口腔诊疗必备
数字化技术全流程详解

Comprehensive Guides to Essential Digital Techniques in
Dental Diagnosis and Treatment：
Full Processes Explained

主　编　刘　峰

副主编　余　涛

编　者　（以姓氏笔画为序）

王妙贞（北京大学口腔医院）　　　　　刘　峰（北京大学口腔医院）

毋育伟（北京大学口腔医院）　　　　　刘诗铭（北京大学口腔医院）

史俊宇（上海交通大学医学院附属　　　杨醒眉（四川大学华西口腔医院）
　　　　第九人民医院）　　　　　　　余　涛（北京大学口腔医院）

师晓蕊（北京大学口腔医院）　　　　　金　地（厦门医学院附属口腔医院）

吕昊昕（苏州牙博士口腔门诊部）　　　童忠春（中山大学光华口腔医学院

任光辉（滨州医学院附属烟台口腔医院）　　　　　　附属口腔医院）

刘　艳（空军军医大学第三附属医院）　撒　悦（武汉大学口腔医院）

人民卫生出版社
·北京·

版权所有，侵权必究！

图书在版编目（CIP）数据

口腔诊疗必备数字化技术全流程详解 / 刘峰主编 .
北京 ： 人民卫生出版社，2025. 4. -- ISBN 978-7-117
-37794-2

Ⅰ. R78-39

中国国家版本馆 CIP 数据核字第 2025B8C146 号

人卫智网	www.ipmph.com	医学教育、学术、考试、健康，购书智慧智能综合服务平台
人卫官网	www.pmph.com	人卫官方资讯发布平台

口腔诊疗必备数字化技术全流程详解
Kouqiang Zhenliao Bibei Shuzihua
Jishu Quanliucheng Xiangjie

主　　编：刘　峰
出版发行：人民卫生出版社（中继线 010-59780011）
地　　址：北京市朝阳区潘家园南里 19 号
邮　　编：100021
E - mail：pmph @ pmph.com
购书热线：010-59787592　010-59787584　010-65264830
印　　刷：北京盛通印刷股份有限公司
经　　销：新华书店
开　　本：889×1194　1/16　　印张：19
字　　数：535 千字
版　　次：2025 年 4 月第 1 版
印　　次：2025 年 4 月第 1 次印刷
标准书号：ISBN 978-7-117-37794-2
定　　价：229.00 元

主编简介

刘　峰　主任医师

北京大学口腔医院门诊部主任、门诊部培训中心主任

北京大学口腔医院医疗质量管理委员会委员

北京大学口腔医院继续教育管理委员会委员

北京大学口腔医院医疗装备管理委员会委员

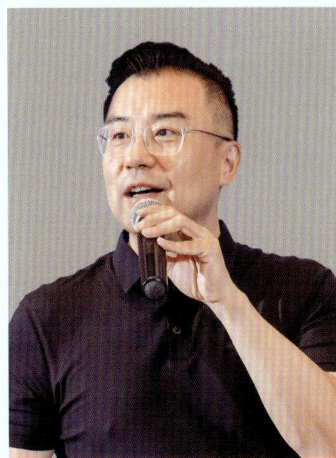

全国卫生产业企业管理协会·数字化口腔产业分会（CSDDI）　会长

国际种植牙医师协会（ICOI）·中国专家委员会　副会长

中国整形美容协会·口腔整形美容分会　副会长

白求恩精神研究会·口腔医学分会　常务理事

白求恩精神研究会·医学人文分会　常务理事

中华口腔医学会·口腔美学专业委员会　常务委员

中华口腔医学会·口腔种植专业委员会　委员

国际数字化牙科学会（DDS）　中国区主席

欧洲美容牙科学会（ESCD）　中国区主席

国际种植学会（ITI）·专家组成员（ITI Fellow）

希腊美容牙科学会（HAAD）荣誉会员

International Journal of Prosthodontics、*International Journal of Esthetic Dentistry* 编委

International Journal of Computerized Dentistry、*Journal of Dentistry* 审稿人

发表中英文学术论著 80 余篇

主持国家级行业标准和专家共识 5 项

参与国家级行业标准和专家共识 5 项

主编出版中文学术专著 21 本（总字数 991.3 万字）、英文学术专著 1 本

副主编简介

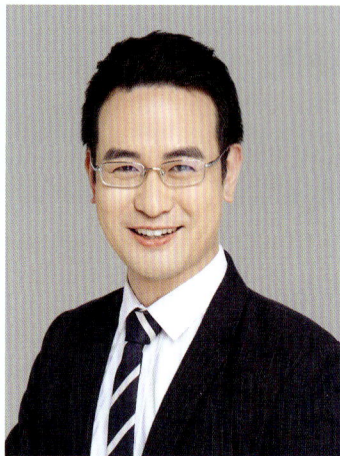

余 涛

  北京大学口腔医学博士。北京大学口腔医院门诊部综合科主治医师。瑞士日内瓦大学牙医学院访问学者。全国卫生产业企业管理协会·数字化口腔产业分会（CSDDI）委员、学术秘书，北京口腔医学会数字化口腔医学专委会委员，国际数字化牙科学会（DDS）中国区委员、学术秘书。主编临床专著《口内数字印模技术》《蜕变——数字化种植导板与全瓷修复中的医技实践》。

编者简介 （以姓氏笔画为序）

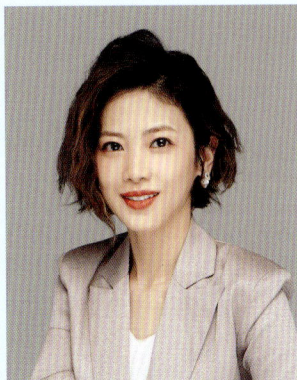

王妙贞

北京大学口腔医学院口腔医学博士。北京大学口腔医院门诊部综合科主治医师。维也纳大学牙科学院口腔种植专业访问学者。全国卫生产业企业管理协会·数字化口腔产业分会（CSDDI）委员，中华口腔医学会口腔种植专业委员会青年委员，国际种植牙医师协会（ICOI）中国专家委员会理事，白求恩精神研究会口腔医学分会理事，中华口腔医学会口腔美学专业委员会青年讲师。《美学区种植——从技术理念到临床实战》副主编。

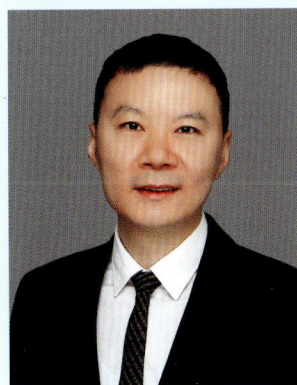

毋育伟

北京大学口腔医院副主任医师，口腔医学博士。美国塔夫茨大学（Tufts University）口腔医学院访问学者。2023年任北京大学口腔医院第二门诊部副主任，2016年至今任北京大学口腔医院第二门诊部科研办公室主任。现为国际牙医研究会会员，兼任中国医学装备协会医用增材制造专业委员会委员、北京市种植专业委员会委员、北京市口腔材料学专业委员会委员、北京市生物专业委员会青年委员。

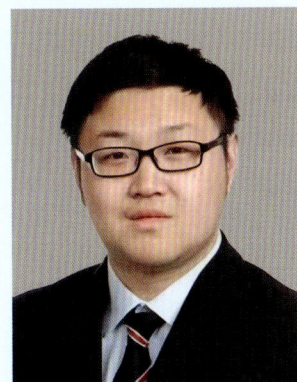

史俊宇

上海交通大学医学院附属第九人民医院口腔种植科副主任医师，副研究员，硕士研究生导师。全国卫生产业企业管理协会·数字化口腔产业分会（CSDDI）常务委员，上海市美学专业委员会委员，*Clinical Oral Implants Research* 杂志编委。上海市曙光学者，上海市东方英才（青年），上海市青年科技星。

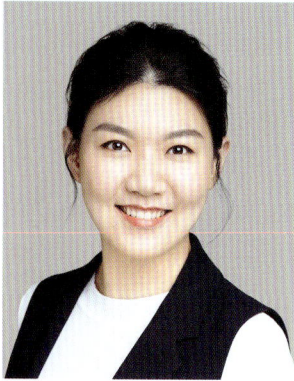

师晓蕊

北京大学口腔修复学博士。北京大学口腔医院门诊部综合科副主任医师。奥地利维也纳大学牙医学院访问学者。全国卫生产业企业管理协会·数字化口腔产业分会（CSDDI）常务委员，北京口腔医学会颞下颌关节病及殆学专业委员会委员，中华口腔医学会口腔美学专业委员会青年委员，中华口腔医学会口腔美学专业委员会首届青年讲师，欧洲美容牙科学会认证会员。主编《面弓殆架应用基本技术》，参编、参译多部学术专著。

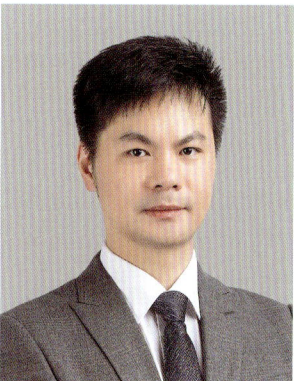

吕昊昕

副主任医师，牙博士集团医疗管理中心医疗管理部总监。全国卫生产业企业管理协会·数字化口腔产业分会（CSDDI）委员；国际种植协会 ITI 专家组成员（ITI Fellow），苏州 ITI club 主管；国际种植牙医师协会（ICOI）·中国专家委员会理事；苏州市口腔医学会种植专业委员会副主委；苏州市口腔医学会常务理事；华人美学牙科学会常务理事；江苏省口腔医学会种植专业委员会委员；白求恩精神研究会·口腔医学分会理事；江苏省口腔医学会美学专业委员会委员。

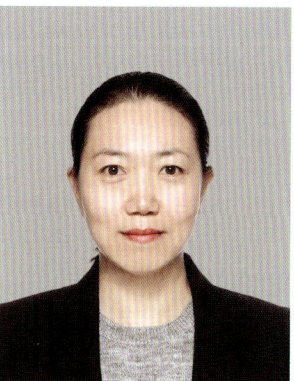

任光辉

主任医师，滨州医学院口腔医学院教授，硕士研究生导师，滨州医学院附属烟台口腔医院咬合门诊主任，滨州医学院口腔医学技术专业负责人。全国卫生产业企业管理协会·数字化口腔产业分会（CSDDI）委员，中华口腔医学会口腔美学专业委员会委员，中华口腔医学会颞下颌关节病学及殆学专业委员会委员，烟台市口腔医学会理事。

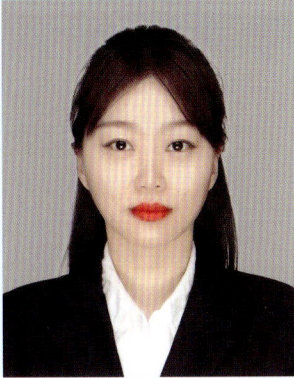

刘 艳

空军军医大学第三附属医院种植科主治医师,研究生毕业于四川大学华西口腔医学院。全国卫生产业企业管理协会·数字化口腔产业分会(CSDDI)委员,中华医学会激光专业委员会青年委员,陕西省种植专业委员会青年委员。参编《口腔种植手术学图谱》《中国口腔数字化病例精选2022》,主译《口腔种植全局观——全身疾病患者口腔种植的循证医学指南》,参译《口腔种植修复学》。在BITC病例大赛中多次获奖。擅长即刻种植、前牙多牙美学修复、口腔数字化复杂种植修复。

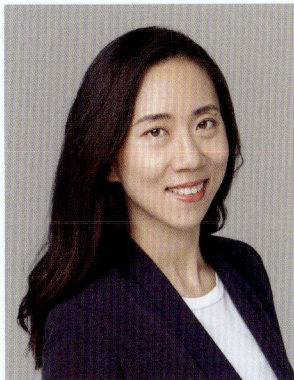

刘诗铭

北京大学口腔医学博士。北京大学口腔医院门诊部综合科主治医师,曾以访问学者身份到访瑞士日内瓦从事关于数字化修复技术相关研究。主要研究方向包括修复材料的临床研究与实验室研究,曾于学术期刊发表多篇相关研究。

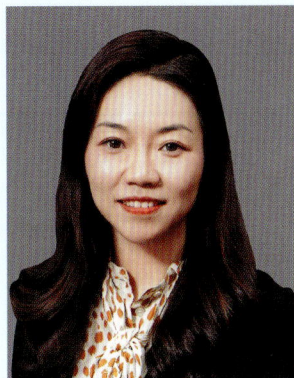

杨醒眉

四川大学华西口腔医院副主任医师,博士。全国卫生产业企业管理协会·数字化口腔产业分会(CSDDI)常务委员,四川省口腔医学会种植专业委员会常务委员。四川省口腔医学会颌面修复专业委员会委员,四川省计算机及数字口腔医学专业委员会委员。2015—2017年受国际种植学会资助在加拿大多伦多大学进行临床类型访学,取得安大略省医师执照并在多伦多大学附属SickKids医院任种植医生,主要进行少牙综合征患者的种植修复。主持国家级和省部级科研项目多项,获国家发明专利3项。获得教育部科技进步奖一等奖一项及其他科技进步奖。多次在BITC及其他各级别种植病例大赛中获奖。

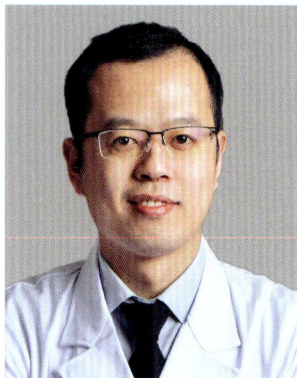

金　地

口腔修复学硕士。厦门医学院附属口腔医院主治医师,数字化美学诊疗室主任,数字化教研室副主任。全国卫生产业企业管理协会·数字化口腔产业分会（CSDDI）青年委员；厦门市口腔医学会口腔修复和材料工艺专业委员会常务委员。擅长不同系统的计算机辅助设计与制作,致力于数字化口腔医学的应用研究。主持省市科研、教研项目5项,已发表中英学术论文11篇,参编教材、专著3部,参译专著1部,获得软件著作权1项。

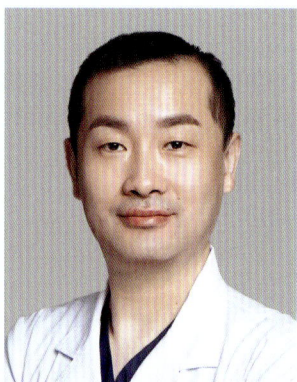

童忠春

中山大学光华口腔医学院附属口腔医院牙体牙髓病科副主任医师,博士后,硕士生导师。研究方向为牙髓根尖周病的免疫机制和牙体缺损修复,近年来主持8项课题基金,累计发表学术论文40余篇,其中SCI收录的作为第一作者和通信作者论文的31篇,最高IF:11.4,获得三项专利技术的申请,长期从事牙体牙髓病学医、教、研工作,擅长数字化椅旁CAD/CAM牙体缺损修复、难治性根尖周病诊治、活髓保存治疗、显微根管治疗等。

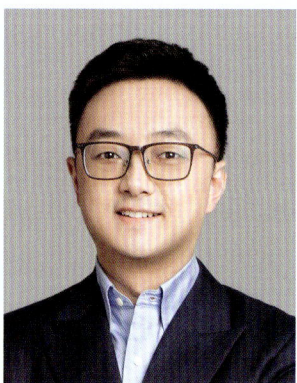

撒　悦

武汉大学和荷兰Radboud University双博士。武汉大学口腔医院修复科副教授,副主任医师,硕士研究生导师。全国卫生产业企业管理协会·数字化口腔产业分会（CSDDI）常务委员,国际种植协会ITI专家组成员（ITI Fellow）,中华口腔医学会口腔修复学专业委员会委员,中华口腔医学会口腔美学专业委员会委员及全国青年讲师,中国食品药品企业质量安全促进会特聘专家,华人美学牙科学会副会长,武汉市中青年医学骨干人才,经典文献公众号"Dr.悦读"创办人及主理人。

序　一

　　口腔医学数字化技术是口腔医学领域重大的科技进步,为口腔医疗带来了革命性变化,也激发了无数口腔医学工作者的探索与创新。北京大学口腔医学院刘峰主任医师及其团队就是其中的代表,由他主编的《口腔诊疗必备数字化技术全流程详解》,是关于数字化技术在口腔医疗领域创新应用的力作。

　　我与刘峰主任医师已相识多年,他作为口腔医学领域知名专家,勤奋努力,著作甚丰,他在数字化口腔诊疗领域深耕数年,作为主发起人,与众多年富力强的专家共同发起成立了全国卫生产业企业管理协会·数字化口腔产业分会(CSDDI)。CSDDI是专注于口腔数字化的专业委员会。近10年来,见证了他们为我国口腔数字化发展做出的大量富有成效的工作和贡献,《口腔诊疗必备数字化技术全流程详解》的出版就是代表。这本书,是刘峰主任医师携手CSDDI的来自全国各大院校的十余位青年专家共同完成的力作,展现了数字化口腔医学新一代中青年专家的集体智慧及对口腔医学数字化技术的追求与梦想,很好地诠释了数字化技术诊疗发展未来。

　　《口腔诊疗必备数字化技术全流程详解》全书共分11章,以数字化口腔修复为主线,将口腔医学的众多数字化技术模块组成系统的口腔医疗网络,分别介绍了口腔数字化技术的发展与应用、口内数字印模技术、数字化美学的诊断与设计、数字化咬合诊断分析、牙体缺损椅旁修复数字化设计与切削、牙列缺损椅旁数字化固定修复、美学区种植数字化设计与手术、美学区种植数字化过渡修复和永久修复、全口种植数字化设计与手术流程、种植体支持式全口固定修复的印模和颌位关系记录、数字化钛网在骨增量程序中的应用等,为从事口腔数字化修复临床医师搭建数字化平台,将复杂的数字化技术转化为口腔临床实际应用。

　　从数字印模的精准获取到数字化美学设计,从咬合设计的科学规划到数字化固定修复、种植手术与种植修复的完整实现,兼顾了临床效果与风险防控。全书凝聚了刘峰主任医师团队的集体智慧与心血,在深入探讨各项技术的原理与操作流程的基础上,理论与实践相结合,通过丰富的临床案例,使读者能够迅速掌握其应用要点,反映了作者团队在该领域具备的专业功底和创新精神。全书对于口腔医学数字化技术的理解与见地,为同道提供了口腔数字化修复临床及未来发展的参考。

　　作者团队来自不同的院校,拥有不同的背景与经历,因对口腔数字化技术的共同追求而紧密联系在一起。正是这种团结协作的精神使得这部著作得以完成,为口腔医学界的发展作出了贡献,也从另一个角度凸显了数字化技术在人工智能口腔医学领域的生命力，是中国新一代口腔学者不懈探索与创新的贡献。希望这部凝聚刘峰主任医师与团队智慧的口腔数字化技术专著，在辅助口腔医师在数字化口腔诊疗的临床实践中发挥更大的作用。

刘洪臣
中华口腔医学会第 4 届、第 5 届理事会副会长
中国人民解放军总医院口腔医学中心主任、研究所所长
全国卫生产业企业管理协会·数字化口腔产业分会（CSDDI）学术顾问
2025 年 4 月

序　二

作为刘峰教授的挚友，能为他的最新临床力作《口腔诊疗必备数字化技术全流程详解》作序，我深感荣幸。在飞速发展的口腔医学领域，数字技术已成为不可或缺的工具，彻底革新了我们在诊断、治疗规划和实施中的工作方式。本书系统阐述了从数据采集整合、美学设计、牙体缺损与牙列缺损修复，到美学区及全口种植治疗等全流程临床实践，堪称一本全面实用的指南，助力临床医师充分挖掘数字化口腔医学的潜力，推动诊疗水平迈向新高度。

从我在国际数字化口腔医学会（DDS）的视角出发，我有幸见证了东西方口腔医学界充满活力的学术交流。尤其值得一提的是，DDS与中国卫生产业企业管理协会·口腔数字化产业分会（CSDDI）建立了长期卓有成效的合作关系，促进了理念互鉴、技术创新与最佳实践的共享。中国数字化口腔技术的蓬勃发展已获得全球瞩目，这一成就凝聚了中国学者与学术团体不懈的努力与奉献。

数字化技术为口腔美学、修复与种植领域带来了革命性突破，使诊断、规划和操作的精准度达到了前所未有的高度。它不仅显著提升了患者疗效与满意度，更通过缩短椅旁操作时间、优化诊疗流程，帮助口腔从业者实现高效诊疗，从而惠及更多患者。

对口腔从业者而言，掌握数字化技术不仅是个人专业成长的阶梯，更是适应现代口腔医学快速变革的必由之路。先进的技术工具与方法论将赋能临床实践，同时培养持续学习与创新的思维模式。这种思维模式对驾驭日新月异的行业浪潮、保持技术领先至关重要。

谨此向本书编撰团队致以诚挚敬意，感谢他们以深厚的专业积淀与辛勤付出铸就此部精品。相信本书必将助力读者在临床实践中更高效地运用数字技术，并在追求数字化口腔医学卓越之路上收获启迪。

弗朗切斯科·曼加诺

国际数字化口腔医学会主席（2024—2025）

Journal of Dentistry 数字化口腔版块科学主编

Digital Dentistry Journal 主编

附序二原文：

As a close friend of Professor Feng Liu, I am truly honored to introduce his latest clinical masterpiece, *Comprehensive Guides to Essential Digital Techniques in Dental Diagnosis and Treatment: Full Processes Explained*. In the rapidly developing world of dental medicine, digital technology has emerged as an indispensable tool, transforming the way we approach diagnosis, treatment planning, and execution. This book meticulously explores a wide range of clinical processes, including data acquisition and integration, esthetic design, restoration for tooth defects and dentition defects, and implant treatment for the esthetic zone and full arch. It serves as a comprehensive, go-to resource for practitioners who are eager to harness the full potential of digital dentistry and elevate their clinical practice to new heights.

From my vantage point at the Digital Dentistry Society (DDS), I have had the privilege of witnessing a vibrant and enriching academic exchange between the dental communities of the West and the East. In particular, DDS has enjoyed a fruitful and long-standing collaboration with the Chinese Society of Digital Dental Industry (CSDDI), fostering mutual learning, innovation, and the sharing of best practices. The remarkable development of digital dental technology in China has garnered worldwide recognition, and this achievement is a testament to the tireless efforts and dedication of Chinese scholars and academic groups.

Digital technology has revolutionized the fields of dental aesthetics, prosthodontics, and implantology, enabling unparalleled precision in diagnostics, treatment planning, and execution. It has significantly enhanced patient outcomes and satisfaction, while also promoting a more efficient and streamlined workflow. By reducing chairside time and improving overall practice efficiency, digital technology has made it possible for oral healthcare professionals to provide better care to more patients.

For oral healthcare professionals, mastering digital techniques is not just a matter of personal and professional growth; it is a necessity in today's rapidly changing landscape of dental medicine. By equipping practitioners with advanced tools and methodologies, digital technology instills a mindset of continuous learning and adaptation. This mindset is crucial for navigating the ever-evolving world of dental medicine and staying ahead of the curve.

I extend my heartfelt appreciation to the authoring team for their dedication, expertise, and hard work in crafting this invaluable resource. I am confident that it will empower readers to harness digital technology more effectively in their clinical practice and inspire them on the journey of digital dental excellence.

Francesco Mangano
President of Digital Dentistry Society (2024—2025)
Scientific Editor, Digital Dentistry Section, *Journal of Dentistry*
Editor in chief, *Digital Dentistry Journal*

序 三

　　《口腔诊疗必备数字化技术全流程详解》这本书经过近一年的筹备终于交稿，即将正式出版面世。这本书完全是基于全国卫生产业企业管理协会·数字化口腔产业分会（CSDDI）的工作，所有中青年专家编者全部来自于 CSDDI。

　　2023 年接近年底的时候，《中国医学论坛报·今日口腔》邀请我组织一期训练营，内容就是"青年医师必备的口腔数字化技能"，希望能在 2023 年底上线。CSDDI 内的中青年专家非常多，似乎每个人都在口腔数字化的一个方面或者多个方面非常精通。经过思考和酝酿，本着广覆盖、多院校、多领域的原则，我们邀请了来自全国多个院校和大型民营医疗机构中非常具有实力的专家们，组成了这个训练营的讲师队伍，并进行了任务分配，使其成为一套非常接近于临床、非常实用的课程。

　　训练营上线后，获得了很多同行的关注，很多青年医师报名参加这个训练营。令我意外的是，这套课程也被人民卫生出版社编辑老师所关注。编辑老师希望我进一步组织这批讲师专家们，把课程中涉及的知识要点编辑成书，便于更多的青年医生进一步系统学习。和大家沟通后，所有讲师都非常高兴有这样一个进一步提升教学效果的机会，于是开始了编写工作。

　　经过几个月的时间，作者们交来初稿，我们组织了作者团队的交叉审核，同时我和我团队的几位核心成员也同步进行了多轮审校、修改。由于数字化技术发展非常迅速，在一些问题上不同院校的概念描述或者技术认识存在一定的差异，对于这类问题，我们和作者、交叉审校专家们分别进行讨论，力求确定一个多个院校共同接受的概念或者描述方式，避免不同的理解可能带来的歧义。

　　这一年多以来，似乎做了很多这种类型的工作，并且都是基于数字化口腔产业分会（CSDDI）。

　　2023 年，依托于 CSDDI 平台，我们组织专家撰写关于口腔数字化技术的"专家共识"，在 2023 年完成了 2 个项目；2024 年，同样是依托于 CSDDI 平台，我们申报立项了五项团体标准，截至目前已经有两项完全完成、可以在国家标准官网上查到，其他几项也已完成提交或即将完成；现在又有 4 个新的团体标准项目已经在酝酿中，2025 年初就将开始新的项目申报。

　　虽然在之前的很多书籍编写中，我们也是经常组织很多院校的专家共同完成，那时就发现过很多院校之间存在差别，但以往的原则是尊重各院校的"个性"，只要没有本质的矛盾，在不同章节中就分别保留各院校的"特色"。但是，在编写"专家共识"和"团体标准"时，就不能采用简单的"求同存异"原则了，需要通过深入的讨论,统一思想、统一认识、统一概念、统一观点,形成"共识"和"标准"。在众多专家思想碰撞的过程中,每个参与者都获得了学习和提高的机会;一系列"专家共识"和"团体标准"的陆续推出,对于口腔数字化行业的进步也将是巨大的促进。在编写本书的过程中,我们也按照这样的思路,通过多轮交互审校,力求做到多院校的融合,推出全书整体一致的概念、理念,避免读者在学习过程中产生困惑。

数字化口腔产业分会(CSDDI)自2016年成立,到现在已经有8年的时间。这8年中数字化口腔产业分会不断成长、不断发展,踏踏实实地完成了很多对专业发展具有推动性的工作,获得了业内专家和同行们越来越多的认可和支持,已经成长为国内口腔数字化领域一个非常活跃的学术组织,成长为一个被很多志同道合的专家们所接受的共同工作、共同努力的学术平台。

我喜欢用登山来形容人生。人生如同登山,既要有爆发力,能够克服眼前的困难,更要有耐力,能够克服自己内心怯懦与恐惧,勇敢前行;既要着眼于眼前的每一步,踏踏实实地前进,更要不断地放眼远方,找准心中的目标;既要能够享受不断攀升的欣喜,也要能够承受偶尔下坡甚至长时间下坡的心理冲击,寻找再次攀升的机会和路线;既要能够承受一个人浪迹天涯的孤独,也要能够享受在团队中的亲情,有机会带队时更要负起责任,带领自己的团队、激励自己的团队突破极限,勇往直前。

很庆幸我现在有两个非常好的团队在身边。一个是我所工作的北京大学口腔医院门诊部(老院区),2025年将迎来门诊部(老院区)自己的30年纪念日,门诊部(老院区)团队现在是一支朝气蓬勃、团结向上、青年才俊辈出的队伍,在未来必将成为中国口腔医学领域非常重要的力量;另一个就是数字化口腔产业分会(CSDDI),这是一支由全国范围内许许多多思想活跃、勤勉实干、面向世界、拥抱未来的兄弟姐妹组成的精英队伍,在这个队伍中我们互相鼓励、互相支持、互相激发、互相成就。

这本书,是这两支队伍又一次深度融合的产物,期待在未来,这两支队伍都能够继续不断壮大、不断成长,不断展现新的精彩和新的辉煌!

刘　峰

北京大学口腔医院　门诊部　主任

全国卫生产业企业管理协会　数字化口腔产业分会(CSDDI)　会长

2025 年 2 月

前　言

在数字化技术日新月异的今天,口腔医学也正经历着从传统诊疗模式向数字化、智能化诊疗模式的深刻转变,广大口腔医学同仁对口腔数字化技术相关知识的需求日益剧增。本书深入剖析常见口腔数字化技术的实践操作和技术细节,旨在为广大口腔医学从业者提供一本全面、系统、前沿的数字化技术临床实践参考,帮助读者紧跟时代步伐,提升数字化诊疗水平。

本书第一章为读者提供了口腔数字化技术的宏观概览,为学习后续各章技术铺垫基础。第二章详细介绍了数字化口内印模技术的原理和操作要点,帮助读者深入理解口内数字印模技术的核心与精髓。美学和咬合是修复设计最为重要的两个方面,数字化技术可有效提高临床工作中修复设计的效率和准确性。第三章、第四章分别阐述了数字化技术在美学、咬合设计中的重要作用,以及各项技术的临床应用方法。牙体缺损与牙列缺损的全瓷固定修复是数字化口腔修复技术的经典应用。第五章、第六章结合临床实际病例,介绍了牙体缺损与牙列缺损椅旁修复数字化设计与切削的操作要点,帮助读者更好地应用椅旁数字化修复技术。

种植外科与种植修复相关的数字化技术在近年来发展迅速,美学区种植和全口种植也属于口腔种植领域热门话题。第七章至第十章则进一步深入到美学区种植、全口种植的相关先进理念和临床技术应用,如导板、导航、机器人等数字化技术提高手术准确性,口扫、面扫、CBCT、下颌运动轨迹等多源数据整合完善修复体设计与制作等。数字化钛网可以有效解决条件复杂的骨缺损问题。第十一章结合大量临床病例,详细解析了数字化钛网在骨增量程序中核心的技术优势、关键的使用步骤和重要的操作细节。

本书注重理论与实践的结合,通过丰富的案例分析和实践指导,希望帮助读者将理论知识转化为实际操作能力。每一章节都附有详细的操作步骤和注意事项,让读者在学习的过程中能够清晰地了解每一步的操作要点和可能遇到的问题,从而更加有效地提升数字化技术的应用能力。

衷心希望《口腔诊疗必备数字化技术全流程详解》能够成为广大口腔医学同仁在数字化时代的得力助手,也期待本书能够激发更多读者对数字化技术的兴趣和热情,共同推动数字化口腔医学事业的繁荣发展。

编　者

2025 年 1 月 6 日

目　录

扫描二维码免费观看视频：

　　1. 首次观看需要激活,方法如下：①用手机微信扫描封底蓝色贴标上的二维码(特别提示：贴标有两层,揭开第一层,扫描第二层二维码),按界面提示输入手机号及验证码登录,或点击"微信用户一键登录";②登录后点击"立即领取",再点击"查看",即可观看配套增值服务。

　　2. 激活后再次观看的方法有两种：①手机微信扫描书中任一二维码;②关注"人卫助手"微信公众号,选择"知识服务",进入"我的图书",即可查看已激活的配套增值服务。

第 一 章
口腔数字化技术的发展与应用

数字化技术在口腔医学领域的深入应用,对口腔诊疗模式的革新具有深远影响。传统的手工操作和经验性判断逐步被数字化评估、设计与制造所取代,大幅提升了口腔治疗的精准度与效率。特别是在口腔修复、种植、正畸、颌面外科等领域,数字技术的应用已成为提升治疗质量和促进患者康复的关键因素。此外,随着大数据及人工智能算法的引入,临床决策的科学性和个性化治疗方案的制订变得更加高效和精确。

口腔数字化技术离不开数据采集,数字印模、锥形束计算机断层扫描、面部三维扫描、下颌运动轨迹是四种非常重要的数据。这些数据目前可被广泛地用于临床诊断与问题分析、修复体设计与制作、数字化引导手术、数字化正畸等领域。人工智能赋能的口腔数字化技术具有更大的潜力,向着智能化、自动化的方向更上一层楼。

第一节　数据采集

数据采集作为口腔数字化技术中的关键环节,对于实现高精度、高效率的诊断与治疗起着举足轻重的作用。在数字化口腔医学的临床实践中,主要采集的数据包括口内数字印模、锥形束计算机断层扫描(cone-beam computed tomography, CBCT)、面部三维扫描、下颌运动轨迹等,它们共同为患者的精准诊断和治疗方案的制订提供了坚实基础。

一、口内数字印模

数字印模是数字化口腔医学技术需要的重要数据之一,通过直接扫描患者口内软硬组织、扫描印模或模型两种方式获得。其中,口内数字印模逐渐占据主流地位。它是通过数字化手段来取代传统物理印模,获取患者口腔结构的高精度三维模型,该过程被称为口内扫描,简称口扫(注:临床实践中,根据不同语境,"口扫"一词也被用来指代口内数字印模设备或口内数字印模数据)。该技术的发展极大提升了口腔医学领域中的诊断精度、治疗规划及修复体和手术导板制作的效率和准确性。

口内数字印模起源于20世纪70~80年代,早期受计算机处理能力、操作简便性的限制,未能得到广泛应用。进入21世纪后,随着计算机水平的发展、数字化加工设备与材料的革新,该技术已得到广泛的认可。尤其最近10余年,技术成熟后设备成本下降,该技术在全世界范围内广受欢迎,已成为口腔临床诊疗工作中的必备环节之一,近年来在国内普及程度已非常高。

口内数字印模技术的发展推动了口腔医学的数字化转型,为患者提供了更高水平的个性化治疗和舒适体验。高效的数字化流程实现了牙科工作的变革,使口腔修复工作从模具制作、手工雕塑等耗时步骤转变为数字化操作,极大地改进了牙科修复制作的效率和质量。此外,这种技术还推动了定制化治疗的发展,使得患者都能够得到更加精准匹配的修复体,从而提升了治疗成功率和长期稳定性。

在被发明之初,口内数字印模被用于修复体设计与制作。随着技术的发展,它的应用范围早已不限于修复专业,而是扩展到口腔临床各专业诸多环节,其应用包括但不限于:

1. 数字化记录与存储　数字模型可方便地存储于计算机中、服务器中或者云盘中,便于随时查阅与管理,避免了传统模型易损坏及占用空间的问题。

2. 数字化诊断与治疗规划　借助数字模型,医生能够更精细地观察患者口腔结构,评估美学、咬合等临床问题,并制订治疗计划。

3. 定制口腔诊疗器械　如修复体、手术导板、矫治器等,可根据数字印模精确制作,提升其适配度和舒适度。

4. 数字化手术导航　将数字印模与 CBCT 影像结合,可以为手术导航系统提供参考标记,从而实现数字化导航或者手术机器人操作下安全、精准的手术。

综上所述,口内数字印模技术是促进口腔数字化诊断技术发展的关键环节。随着扫描设备的持续进步和软件平台的智能化发展,未来有望进一步提高口腔诊断与修复的精准性和便捷性,显著优化临床工作流程,为患者带来更佳的诊疗体验。

二、锥形束计算机断层扫描

锥形束计算机断层扫描通过锥形 X 射线束和二维探测器的设计,实现了在单次扫描中捕获整个颌面区域的图像数据。这一创新,相比传统多层螺旋 CT(multi-slice computed tomography, MSCT),大幅度提高了 X 射线的利用率及数据获取速度,降低了对患者的辐射剂量,其辐射剂量约为 MSCT 的1/20~1/15 倍。

CBCT 在口腔颌面成像中的应用优势,体现在其能够提供高分辨率的三维图像,可以更全面地观察和分析牙齿以及周围结构的详细形态,包括骨密度的变化。其物理层厚可达到 0.1mm,对于诸如牙根吸收评估、异位牙定位等精细观察具有不可替代的重要性。在复杂的颌面解剖结构面前,CBCT 为正畸治疗规划、种植导航以及其他口腔外科手术提供了高可靠性的图像信息,这些信息对制订最终治疗方案具有重要价值。

在临床应用中,CBCT 技术表现出了多角度成像的优越性,能够根据颌面解剖的多变性,通过软件重建不同的观察视角,如矢状面、冠状面和轴面图像,使诊断更加全面准确。对于气道、神经管、颞下颌关节以及软组织等结构,CBCT 亦能清晰展现,尤其在评估颌面部的生长发育以及病变进程中发挥重要作用。

在医疗安全方面,对于大量使用 CBCT 设备的医疗机构来说,减少辐射风险始终是首要任务。CBCT 设备的辐射剂量调控机制得到了不断优化,辐射剂量管理策略也更加科学合理。这些进步在确保诊断效果的同时,为患者健康安全提供了保障。

三、面部三维扫描

面部三维扫描仪可以高效捕捉患者面部的立体数据,为美观修复和颜面复杂结构的重建提供了重要参考。通过结合三维成像技术及虚拟现实技术,面部三维扫描不仅能提供治疗前后的对比分析,还能辅助合成个性化的演示视频,给患者提供直观的治疗效果预览。这种真实与虚拟结合的方式,可以极大增强患者对治疗效果的信心。

早期的面部三维图像并非使用"扫描仪"获得,而是基于立体摄影测量技术(stereophotography),多机位拍摄照片,计算机重建而成,多用于研究颅颌面部生长发育。

随着逆向工程光学扫描技术的革新,一类基于结构光扫描(structured light scanning)的手持式面部三维扫描仪被用于临床。手持式设备要求扫描时设备与被扫描者之间的距离尽量保持一致,对操作能力有一定的要求。目前传感器技术、图像处理算法和机械设计有了更进一步发展,更多台式、立式的大型固定面部三维扫描仪更容易将扫描距离保持在最佳对焦范围内。虽然结构光扫描是非常准确的三维扫描方式,但由于口唇遮挡、牙齿与面部皮肤的空间位置差异等原因,面部三维扫描直接获取的牙齿形态准确性有限,直接与牙列数字印模匹配的真实性虽然可以直接用于多数临床问题的分析,但用于科研或者高要求的临床病例还需要使用中间介质进行匹配。

面部三维扫描目前已广泛用于口腔美学评估与治疗,涉及修复、种植、正畸、正颌等多个口腔专业,被用于口腔美容和美容外科等领域的术前分析、方案制订、术后评估等。

四、下颌运动轨迹

下颌运动轨迹是通过运动面弓动态记录而得,可以精确定义下颌对于上颌的位置关系和运动轨迹。电子运动面弓结合了传统面弓和电子传感技术,在患者头颅和下颌分别固定传感器,通过患者进行各项下颌运动,捕捉和记录相对于上颌的下颌三维运动数据,测量和记录患者下颌的运动。

通过记录下颌运动数据,电子运动面弓可以帮助医生分析患者的咬合功能、下颌运动模式等,从而进行病因诊断和治疗规划。在正畸学中,电子运动面弓可以用于监测正畸治疗过程中下颌的运动变化,更好地评估咬合状态,并辅助医生制订个性化的正畸治疗方案。

第二节 数据应用

一、数字化诊断与分析

解决复杂美学问题之前,医生需要对患者进行美学相关的诊断与分析。传统的方式是拍摄照片,在二维平面上分析问题,设计修复体轮廓,再依据设计手工雕刻诊断蜡型,在患者口内翻制诊断饰面,或试戴诊断义齿,确认美学效果。

随着数字印模的普及,使用数字印模对齐照片或者面扫,进行三维的数字化蜡型设计,3D 打印后可用于诊断饰面的制作,或直接制作诊断义齿。使用口扫比二维照片更容易观察前牙唇舌向角度、位置,设计的诊断蜡型突度更加合适。

CBCT 的加入可以配合分析颌骨相关的外科问题,下颌运动轨迹的加入则有助于咬合相关问题的分析。虽然数字印模、CBCT、面部三维扫描、下颌运动轨迹是四项独立采集的数据,但目前各类数据的开放性逐渐增加,数据间的壁垒已被逐渐打破,多源数据的融合、构建虚拟患者,已经成为用于复杂临床问题的术前评估、方案设计和术后评估等的常用手段。

全国卫生产业企业管理协会数字化口腔产业分会(CSDDI)于 2024 年 11 月发布了《口腔修复数字化美学设计流程指南》团体标准(T/NAHIEM 127-2024),为口腔临床医师学习和掌握多源数据的融合、构建虚拟患者提供了路径指导。

二、数字化修复体设计与制作

制取口内数字印模—计算机辅助设计(CAD)—计算机辅助加工(CAM)修复体,是最经典的口腔数字化技术应用之一,目前数字印模已呈现逐渐代替物理印模的趋势。椅旁 CAD/CAM 使得即刻制作修复体成为可能,从扫描到修复体的设计、再到现场加工,整个过程可以在单次就诊中完成。这种即刻修复的概念对于那些需要快速解决口腔问题、无法承受长时间等待的患者来说,具有显著的优势。

早期的数字化修复主要用于嵌体、贴面、全冠等单牙修复,随着扫描技术、设计软件、加工设备与材料的升级,固定桥的加工精度也逐渐提高,满足临床需求。更复杂的修复体也都有对应的数字化解决方案,比如全口种植固定修复采用口内数字印模结合立体摄影测量技术的数字印模,可摘局部义齿修复采用 3D 打印金属支架,全口义齿修复采用 3D 打印基托甚至连人工牙带基托一体化切削。

三、数字化引导手术

数字化引导手术主要有三类:静态导板、动态导航、手术机器人。三种方式都能够利用相应的数字化技术,在术中引导并实现术前设计,可以提高手术的准确性,减少手术创伤,降低手术风险,减小术后反应,提高手术效率。数字化引导手术中,种植手术占据很大的比例,数字化引导手术已经成为口腔种植领域的发展趋势之一。

数字印模和 CBCT 都被广泛地用于数字化种植的术前设计,且两者对于多数病例来说都是必要的。复杂病例还需要结合患者的面扫、数字化颌位记录等信息,设计虚拟修复,并以之为基础加工放射导板,确认修复体形态,再将放射导板形态数字化,作为种植规划的修复导向。

四、数字化正畸

数字化技术已经十分广泛地应用在正畸治疗的各个环节当中。

越来越多的口内数字印模被用来代替石膏模型进行病历资料的保存,具有易保存、易查看、易复制、不易损坏等优势。无托槽隐形矫治的治疗流程已逐渐脱离对传统印模技术的依赖,口内扫描后直接形成数字化模型,使得隐形矫治的治疗设计周期有所缩短,同时直观地将口内情况展示在患者面前,极大提高了医患沟通效率,获得良好的治疗效果。数字化技术也可以用于各类个性化固定矫治技术,例如数字化定制的个性化舌侧矫治等。

第三节　人工智能对数字化技术的提升

人工智能(artificial intelligence,AI)是目前最热门、未来最重要的科技领域之一,在口腔疾病诊断、治疗方案设计、机器人手术的智能化提升等领域的研究均备受关注。

经过深度学习后,AI 可以通过咬合翼片评估邻面龋坏情况,有研究结果甚至认为 AI 对邻面龋的诊断敏感性比专业医师还高。AI 诊断龋病还可以利用荧光或者红外光口内扫描等,而且已经有相关产品上市,这类无创、无辐射的数据获取方式,便于大规模的龋病筛查。

随着图像识别技术的发展,AI 直接识别数字印模、面扫等三维图形中重要结构形态的能力也逐渐提高,可以与参考值快速比较,进行相关评估。Zhou YS 等提出了一种使用 AI 进行 3D 虚拟患者的美学评估流程,获得较高的一致性和可靠性。

修复体设计需要技师经过修整模型、确定就位道、绘制边缘线、设计形态、调整咬合及邻接触等步骤,AI 设计可以大大节约人力,提高效率。目前,AI 设计单牙修复体的能力已得到证实。Liu CM 等用 AI 设计天然牙全冠,Lerner H 等用 AI 设计单颗后牙种植修复,都获得了令人满意的结果。

种植术前规划时,医生在 CBCT 中除了评估缺牙区牙槽骨以外,还会避开牙根、下牙槽神经管、上颌窦等重要解剖结构。如果是以人工的方式把 CBCT 中的牙、神经管、上颌窦等结构分开,十分费时费力,而人工智能可以在几分钟内识别上述解剖结构。Mangano F 等使用 AI 直接进行种植规划,并引导种植手术,获得良好的治疗结果。

数字化病历管理系统的建立为口腔医生提供了更加便捷和高效的工作平台,患者的个人信息、病史、检查结果、诊断记录等信息进行数字化存储和管理,实现病历信息的快速检索、更新和分享。在 AI 辅助下,这些数据更容易整理、分类、分析,不仅有助于医生更好地掌握患者的病情和治疗过程,还能够为口腔医疗机构的管理和科研工作提供数据支持。AI 在导医、挂号、约诊、分诊、转诊、转科、治疗后监护、随访、病历、影像资料的管理等方面均有极大的发展潜力。

　　通过数字化口腔医学技术,医生已经可以采集患者各个层面的数据,用于各种临床疾病的诊断与治疗,但是数据处理还是以医生或技师人工处理为主,部分由 AI 辅助。从诸多研究报告来看,AI 用于口腔疾病诊疗的各项技术难题正在被逐一破解,未来的数字化口腔医学技术将在智能化、自动化的精准和远程医疗技术方面有更大的突破。

(余　涛　刘　艳)

参考文献

1. DONA LEMUS O M, CAO M, CAI B, et al. Adaptive radiotherapy: Next-generation radiotherapy. Cancers (Basel), 2024, 16(6): 1206

2. KIM S H, KIM K B, CHOO H. New frontier in advanced dentistry: CBCT, intraoral scanner, sensors, and artificial intelligence in dentistry. Sensors (Basel), 2022, 22(8): 2942

3. LIU C M, LIN W C, LEE S Y. Evaluation of the efficiency, trueness, and clinical application of novel artificial intelligence design for dental crown prostheses. Dent Mater, 2024, 40(1): 19-27

4. 黄翠,刘峰,满毅,等. 口内数字印模技术. 实用口腔医学杂志, 2023, 39(6): 689-695

5. REVILLA-LEÓN M, GÓMEZ-POLO M, BARMAK A B, et al. Artificial intelligence models for diagnosing gingivitis and periodontal disease: A systematic review. J Prosthet Dent, 2023, 130(6): 816-824

6. BONNY T, AL NASSAN W, OBAIDEEN K, et al. Contemporary role and applications of artificial intelligence in dentistry. F1000Res, 2023, 12: 1179

7. REVILLA-LEÓN M, GÓMEZ-POLO M, BARMAK A B, et al. Artificial intelligence models for diagnosing gingivitis and periodontal disease: A systematic review. J Prosthet Dent, 2023, 130(6): 816-824

8. AGRAWAL P, NIKHADE P. Artificial intelligence in dentistry: Past, present, and future. Cureus, 2022, 14(7): e27405

9. CHEUNG K, CHEUNG W, LIU Y, et al. Establishment of a 3D esthetic analysis workflow on 3D virtual patient and preliminary evaluation. BMC Oral Health, 2024, 24(1): 328

10. RÓTH I, CZIGOLA A, JOÓS-KOVÁCS G L, et al. Learning curve of digital intraoral scanning-an in vivo study. BMC Oral Health, 2020, 20(1): 287

11. LEE S J, GALLUCCI G O. Digital vs. conventional implant impressions: efficiency outcomes. Clinical Oral Implants Research, 2013, 24(1): 111-115

12. IRENA S, SVEN M, VINCENT F, et al. Randomized controlled clinical trial of digital and conventional workflows for the fabrication of zirconia-ceramic fixed partial dentures. Part Ⅰ: Time efficiency of complete-arch digital scans versus conventional impressions. Journal of Prosthetic Dentistry, 2019, 121(1): 69-75

13. KONG L, LI Y, LIU Z. Digital versus conventional full-arch impressions in linear and 3D accuracy: a systematic review and meta-analysis of in vivo studies. Clinical Oral Investigations, 2022, 26(9): 5625-5642

14. AL YAFI F, CAMENISCH B, AL-SABBAGH M. Is digital guided implant surgery accurate and reliable? Dent Clin North Am, 2019, 63（3）: 381-397

15. 刘峰. 数字化引导技术在口腔美学种植修复中的应用. 中华口腔医学杂志, 2020, 55（5）: 4

16. D'HAESE J, ACKHURST J, WISMEIJER D, et al. Current state of the art of computer-guided implant surgery. Periodontol 2000, 2017, 73（1）: 121-133

17. SHI Y, WANG J, MA C, et al. A systematic review of the accuracy of digital surgical guides for dental implantation. Int J Implant Dent, 2023, 9（1）: 38

18. ROMANDINI M, RUALES-CARRERA E, SADILINA S, et al. Minimal invasiveness at dental implant placement: A systematic review with meta-analyses on flapless fully guided surgery. Periodontol 2000, 2023, 91（1）: 89-112

19. REVILLA-LEÓN M, FERNÁNDEZ-ESTEVAN L, BARMAK A B, et al. Accuracy of the maxillomandibular relationship at centric relation position recorded by using 3 different intraoral scanners with or without an optical jaw tracking system: An in vivo pilot study. J Dent, 2023, 32: 104478

第 二 章
口内数字印模技术的发展和应用

第一节　基本认识

数字化口腔医学已经全面到来,数字化技术的应用遍布口腔医学各个专业。数字印模作为数字化口腔医学技术的重要入口之一,在资料记录、疾病诊断与评估、修复体和矫治器制作、引导手术等诸多方面都有深入应用。

口内数字印模是在口内直接光学扫描软硬组织表面结构获得,属于直接数字印模,它记录牙齿形态的准确度已在大量文献中得到证实。排除明显的人为因素,选择合适的适应证,口内数字印模的准确度可以满足临床需求。因此,口内数字印模成为数字印模的主要方式,临床使用比例远高于扫描印模或者模型的间接数字印模。

一、口内数字印模技术的快速普及

世界上第一套商业化的椅旁数字化修复系统在 20 世纪 80 年代进入临床,最早期的数字化修复技术只覆盖牙体缺损修复这一领域。初代的口内数字印模操作难度大、扫描速度慢、设计软件复杂,数控机床加工能力也很有限。20 世纪 90 年代,我国少数口腔院校从科研的角度引进了椅旁数字化修复系统,但扫描模型还是主要的制取数字印模方式。进入 21 世纪后,图形处理、人工智能等计算机技术发展迅速,制取口内数字印模的操作越来越简便、准确度越来越高。2010 年后,少量医疗机构逐渐可以进行真正的"口内"扫描,但那时主流的印模方式仍是硅橡胶印模和聚醚印模。2013 年人民卫生出版社出版的《精细印模技术》在很多年内都具有很高的销售数量,代表着传统印模技术在那个时代的主导地位。

随着口扫设备不断的升级,人民经济水平提高后对口腔诊疗质量的要求倍增,众多进口和自主品牌的口扫设备相继问世,并且不断升级。近几年口扫设备的扫描能力越来越强,并且成本也越来越低,使用口内数字印模越来越得到普及。

从由国家卫生健康委员会国际交流与合作中心主导、全国卫生产业企业管理协会数字化口腔产业分会(CSDDI)专家为主体进行的《2022 年中国大陆口腔用口内光学扫描系统应用现状调研与评测报告》中可以看到,在 2022 年时,76% 的被调查者使用过口内数字印模,与同年奥地利学者发表的调查结果接近(78.8%),超过 2021 年美国牙科学会在其会员中的调查结果(53%)。该报告还显示几乎所有的口腔医学临床学科都在使用口内数字印模技术,20% 以上的被调查者使用口内数字印模的比例已超过80%,主要集中在修复、正畸、种植三个专业。

时至今日,相信本书的绝大多数读者已经是口内数字印模的使用者,没有使用口内数字印模的医生很快也将成为该技术的使用者,希望通过本章内容,可以加深认识、拓宽认知,通过使用该技术提高临床工作的质量和效率。

二、口内数字印模技术的基本原理

口内数字印模技术的成像原理主要包括:共聚焦显微成像技术(confocal microscopy)、三角测量技术(triangulation)、主动波阵面采样技术(active wavefront sampling, AWS)、光学相干断层扫描技术(optical coherent tomography, OCT)等。在我国获批用于临床的口扫系统多采用前两种成像技术。

口内数字印模是扫描头在多个视场获取图像,软件拼接重建而得。生活中使用手机拍摄的全景照片就是用若干张照片拼接而成,拼接误差逐渐累积会在图像两侧产生畸变。口内数字印模也是在两端的数据最容易产生误差(图 2-1-1)。因此要求制取范围较大的口内数字印模时,需要先保证整体扫描完整、准确,再进行细节的补充扫描。

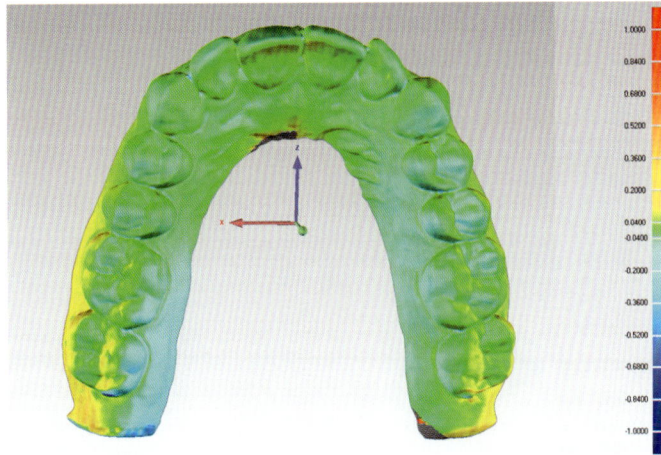

图 2-1-1　全牙列扫描最远中后牙误差相对较大

三、口内数字印模设备的辅助功能

口内数字印模设备主要用于制作数字印模,记录牙列、牙槽嵴、取模配件及相关软组织形态,并且一些辅助功能可提高扫描效率和准确性,优化数字化治疗流程,提供额外数据支持临床工作。

（一）扫描头自动除雾

口腔温暖湿润的环境容易使扫描头镜片起雾,影响扫描。扫描头加热或者冷风吹送,可以减少镜片起雾,提高扫描头取像清晰度。

（二）智能辅助删除多余影像

进行口内扫描时,扫描头易扫描到唇、颊、舌黏膜等不需要的解剖结构,会增大数据量而影响计算速度,影响咬合匹配,或干扰牙齿、扫描杆等扫描配件形态的记录。当扫描软件的口内扫描智能辅助功能关闭或者能力很弱时,容易产生多余影像(图 2-1-2);当开启该功能时,唇颊侧黏膜等多余形态将不被记录(图 2-1-3)。

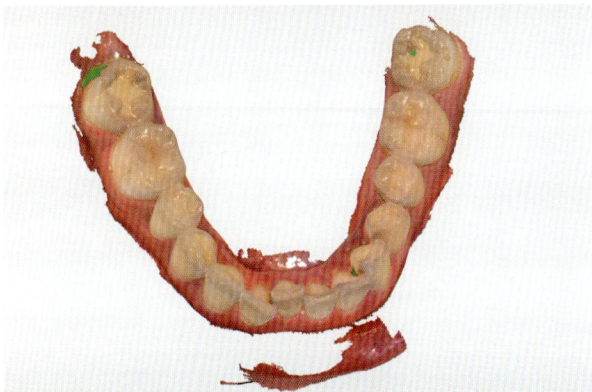

图 2-1-2　关闭智能辅助状态容易产生唇颊舌黏膜等多余影像

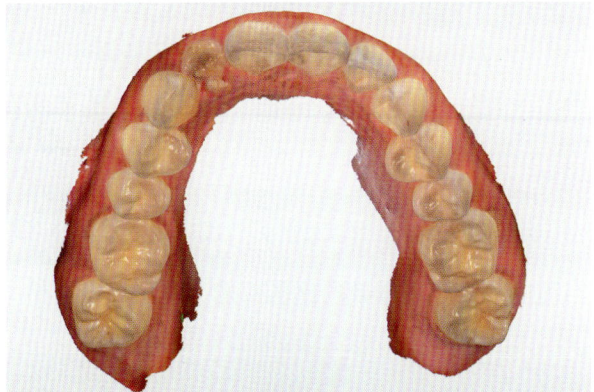

图 2-1-3　开启智能辅助可避免唇颊舌黏膜等多余影像被记录

（三）扫描头控制扫描进程

口内数字印模制取需要切换不同的扫描步骤,操作者戴着手套,不便于触摸键盘、鼠标或触屏切换不同步骤。

扫描头内部的体感装置可以感知位置和角度变化,操作者通过改变扫描头的角度和方向,便可以向扫描软件发出指令,控制扫描进程（图 2-1-4）。

（四）无线扫描

以往大部分扫描头和主机都是有线连接的,用于数据的快速传输。近年来国内外都出现了无线扫描头,它的运动更加灵活,便于操作,能够明显改善临床医生和患者的体验（图 2-1-5）。

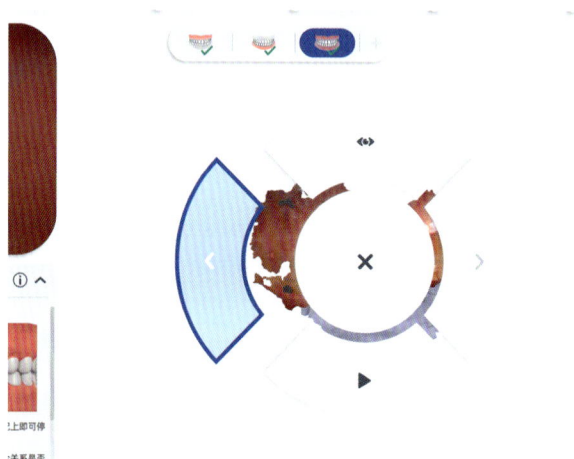

图 2-1-4　扫描头控制扫描进程

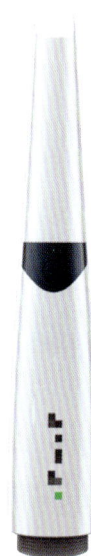

图 2-1-5　无线扫描头

（五）运动记录

口内数字印模是静态的数据,以往只能记录静态咬合信息。目前部分口扫设备可以通过类似视频录制的方式,记录下颌小范围的运动,能够在修复体设计时起到一定的虚拟调𬌗的作用,提高修复体咬合设计的准确性。但是,口扫设备记录的下颌运动还达不到下颌运动轨迹描记仪描记的下颌运动轨迹精度,仍有需要改进的空间。

（六）龋检测

早期的窝沟龋或者邻面龋坏一般都没有症状,体征也不明显,需要临床医生仔细检查才能发现,患者通常难以发现。有些口内扫描设备可以提供特殊光源,辅助隐匿龋坏的诊断（图 2-1-6）。

（七）比色

尽管有一些口内数字印模设备可以提供比色信息,但其直接进行比色的准确性目前还缺乏充足的研究数据支持。临床上目前多数还是借助比色板完成比色,少量会采用专业的电子比色设备来完成,而目前的口内数字印模的比色只能为技师提供一定的参考。

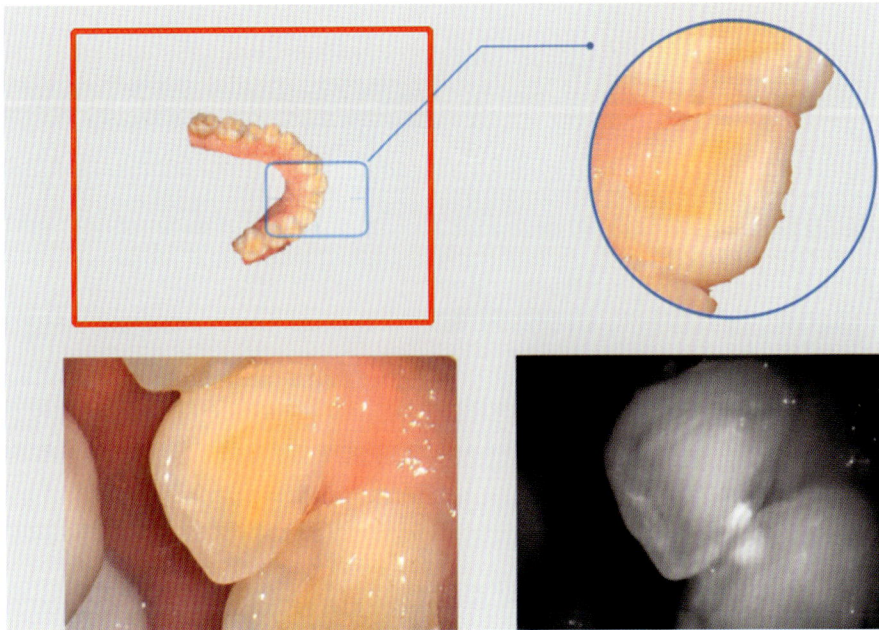

图 2-1-6 口扫设备提供的龋检测

第二节 口内数字印模的基本操作

比起硅橡胶、聚醚等物理印模，口内数字印模的制取过程更加简便，掌握必要的操作方法，有利于提高印模制取的效率和准确性。

一、口内数字印模制取前的设备准备

工欲善其事，必先利其器。要高效准确地制取数字印模，快速获得牙齿及部分周围软组织形态和颜色数据，我们必须提前做好操作前的准备工作。

（一）定期校准

口内数字印模设备包含了精密光学探测器件和复杂算法，定期校准设备是保证扫描数据准确性的日常必要维护工作。设备一般会根据使用时间或者次数提醒用户进行校准，校准需要连接相应的校准装置，系统通常可以实现自动校准（图 2-2-1）。

（二）扫描头灭菌

根据《口腔器械消毒灭菌技术操作规范 WS 506-2016》，扫描头属于中度危险的口腔器械。当扫描头进入患者口腔时，可能会被唾液和血液污染。许多口内扫描设备通常配备了多个可消毒灭菌重复使用的扫描头，轮换使用。为了减少高温灭菌对镜片表面的不利影响，在扫描头灭菌打包时，可以在内部轻轻塞入洁净的干纱布（图 2-2-2）。

（三）设备提前预热

扫描头自动加热，可以减少在温暖湿润的口腔中镜头起雾。提前开启设备，预热扫描头，当需要使用时，可以做到即拿即用，无需等待。有些口扫设备采用的是即时吹送冷气的方式除雾，不需要提前预热。

☀ 亮度调节   ✦ 标定

步骤1   **步骤2**   **步骤3**
请移除扫描头   按图示方式将扫描仪与标定仪对插到底   请将扫描仪和标定仪放置在水平桌面上

▶ 开始

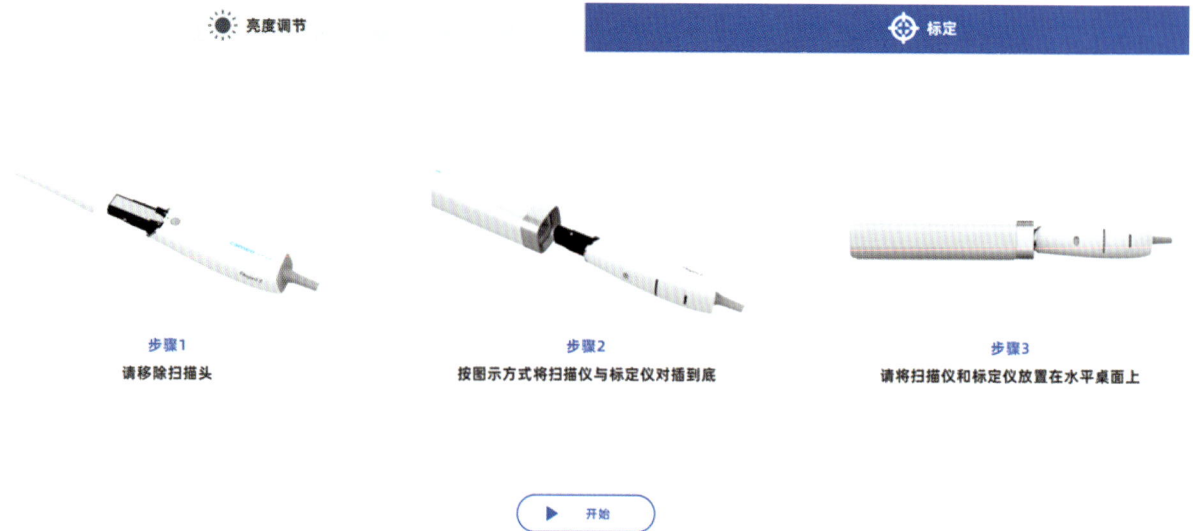

图 2-2-1 校准扫描头

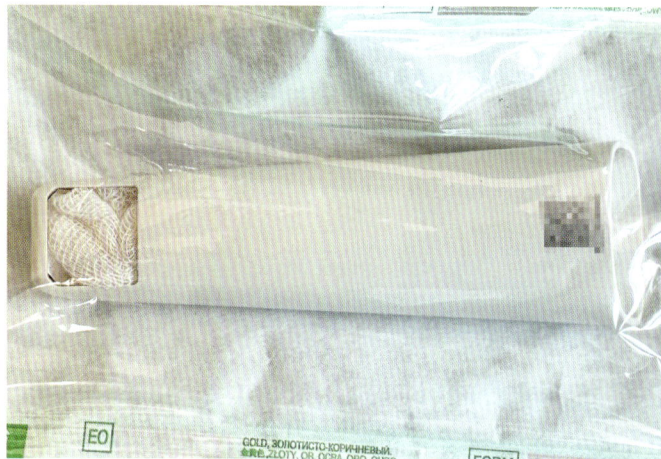

图 2-2-2 扫描头内塞入干纱布再打包灭菌

（四）建立订单

大部分口扫设备都要求首先建立扫描订单,内容通常包括日期、患者姓名、病例号、治疗牙位、治疗类型、修复体材料、修复体颜色、其他备注信息等。信息完善的扫描订单就是一张加工单,技师拿到后可以直接开始工作。

（五）环境光的管理

口内数字印模是通过光学扫描而得,照射强度过大的杂光,会明显影响数字印模的制取。2020年发表的一项体内研究证实,受到牙椅灯光、阳光的直接照射,口内数字印模的准确性下降。另有一项体外实验对比了从500lx至2 000lx不同环境光强度下数字印模的准确性与速度,其结果表明,随光照强度增加,准确性与速度都明显下降。

因此,在口扫开始之前,建议关闭或者移开牙椅灯光、无影灯等高强度的外部光源;对于采光过于强烈的诊室,还应当关闭遮光帘,尽量避免阳光直射患者口腔。

二、口内数字印模制取前的临床准备

（一）天然牙修复的排龈止血

水平型牙体预备的完成线齐龈或者位于龈下时易受到牙龈阻挡,唾液、龈沟液、血液等覆盖,无论是制取物理印模还是数字印模,都需要充分的排龈和止血工作,清晰暴露完成线,并保持干燥(图 2-2-3)。

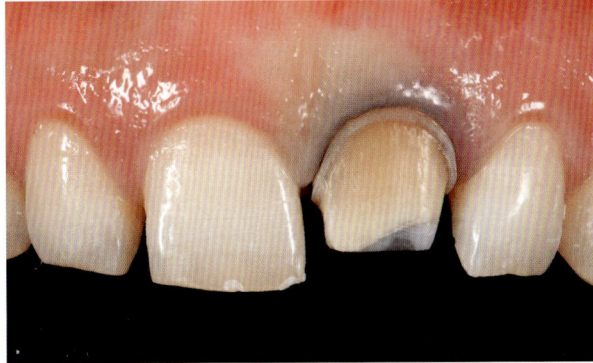

图 2-2-3　排龈后的预备体完成线

排龈后的完成线可以被口内数字印模系统准确识别。Son K 等 3D 打印龈上、齐龈、龈下 1mm 三类不同完成线深度的树脂预备体模型,齐龈和龈下完成线的扫描准确性显著低于龈上边缘,但充分排龈后,三者之间无显著差异;Koulivand S 等在患者口内制备了深度不超过 1.5mm 龈下完成线的预备体,使用口内数字印模与硅橡胶印模制作的修复体边缘密合性没有显著差异。因此,对于齐龈和合理深度的龈下完成线预备体,通过规范的排龈暂时性创造牙龈组织和预备体完成线的物理分离,可以获得清晰准确的口内数字印模。

垂直型牙体预备没有唯一的完成线,而是形成一段完成区域,位于龈缘至龈沟底上 0.5mm 对应的牙面,修复体制作时边缘位于此范围内。由于牙体预备时车针对沟内上皮的"轻刮治"作用,一般完成牙体预备时,牙龈与牙面已经有一定程度的分离。如果无需牙龈塑形,修复体边缘线不必进入龈沟过深,预备体经止血干燥后即可扫描;如果需要牙龈塑形,修复体边缘需要进入龈沟略深,建议应用氯化铝止血剂 + 排龈线或者排龈膏进行机械化学止血和排龈,之后清除排龈用物,将龈沟内彻底冲洗、干燥,清晰暴露龈沟内形态后,即刻进行扫描。

设计和预备得当的齐龈或龈下水平型完成线、垂直型牙体预备完成区域,经过合理的排龈之后,都可以制取准确的口内数字印模(图 2-2-4,图 2-2-5)。

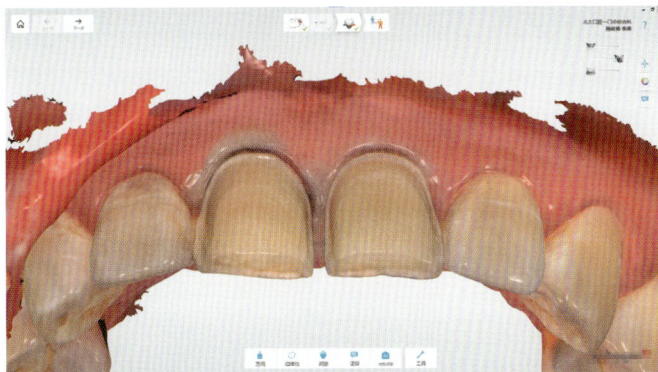

图 2-2-4　水平型牙体预备清晰的完成线

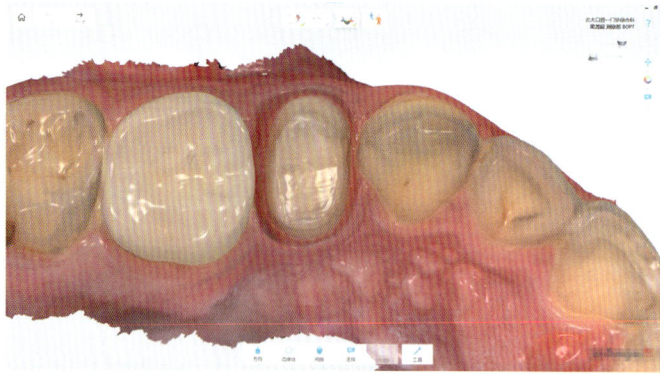

图 2-2-5　垂直型牙体预备清晰的完成区域

（二）种植修复准备扫描杆

制取种植体水平的物理印模需要用转移杆将口内种植体位置转移到模型中,口内数字印模则是通过种植体上连接的扫描杆形态,修复设计软件推算种植体位置。

种植修复数字印模制取前,需准备与待修复的种植体型号匹配的扫描杆。另外,种植修复设计软件数据库中必须具有所使用的扫描杆的数据,才能通过对齐数字印模中的扫描杆与数据库中的扫描杆形态,定位种植体位置。

（三）干燥隔湿

唾液容易在下颌殆面和舌面、上下颌牙颈部外展隙等位置聚集,被唾液覆盖的牙面难以扫描。在扫描过程中,需要牵拉开唇颊舌黏膜,及时吸走唾液,必要时助手用三用枪轻吹牙面保持干燥,可以更顺畅、快速地制取口内数字印模。

使用环形开口器式的橡皮障是很好的牵拉口唇和隔湿方法,在全口扫描和前牙列扫描时较为方便。口内挡舌器可以有效牵拉舌体,对于舌体较大、唾液较多的下颌后牙区扫描可起到辅助作用。使用棉卷,结合专用的棉卷夹持器,也能起到一定的隔湿作用。

三、口内数字印模扫描过程中的基础要点

（一）扫描顺序

上颌、下颌、咬合在扫描软件中各自对应一个数据,不同软件中上下颌出现的顺序不同,扫描时应将患者的上下颌分别扫描到对应的数据中。如果上下颌扫描次序错误,可使用调换扫描件工具进行数据调换,不会影响数字印模的准确性,但会降低工作效率,尤其是同一牙列需要裁切、补扫完成多个印模时。

口内数字印模制取是一个动态过程,是通过大量数据拼接而成,拼接的范围、次数、准确性直接影响印模的准确性。不同的口扫设备拼接图像、重建数据的算法不同,建议扫描头在牙面上的移动顺序（被称为"扫描策略"）也有不同;但对于大范围扫描,总体上都是先要保证整体扫描的准确性,再补充局部扫描的完整性;而小范围扫描由于拼接的范围较小,扫描策略一般差异不大。扫描时,建议尽量避免过多的重复扫描,即尽量减少拼接次数,降低产生误差的可能。

如果整体扫描是按照殆（切）、舌（腭）、颊（唇）不同面分别完成,进行后一个面扫描时取像框中需包含部分上一个面的信息,以保证近远中、颊（唇）舌（腭）两个方向上都有数据和已扫描数据拼接,降低数据拼接的误差（图 2-2-6）。

（二）扫描角度

扫描头倾斜角度越大,取像单元获取图像的角度越大,图像产生畸变的可能性也越大。由于牙列、牙槽嵴形态不规则,很难使得扫描头与被扫结构绝对平行,但应当尽量避免过大的倾斜角度。

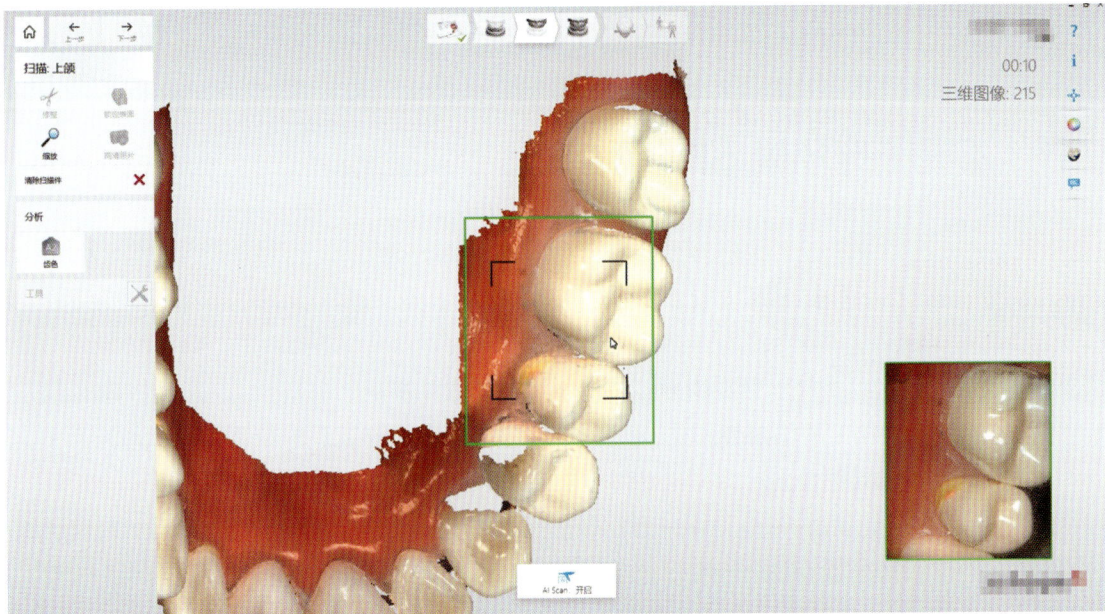

图 2-2-6　腭侧扫描时取像框内同时包含腭侧面和𬌗面

（三）扫描距离

口扫头和被扫描组织之间保持合适的扫描距离,才能在取像单元焦平面上清晰成像。扫描头取像单元有扫描最清晰的焦距,与之对应的扫描头和被扫描组织之间距离则是最佳扫描距离。但扫描并非只能在最佳距离进行。与相机拍照一样,口扫设备取像单元都有一定的景深,在该范围内都可以清晰获取被扫描组织的形态,因此扫描只需要保持在一定的距离范围内,都可以获取清晰的数字印模。景深越大的口扫设备,操作时扫描距离的宽容度越大,可以完成桩核一类景深跨度很大的扫描;但大景深也意味着容易把颊舌黏膜、口镜等干扰结构也记录成像,影响数字印模的制取效率,因此需要更加强大的人工智能算法支持,才能充分体现其技术优势。

（四）口内数字印模的检查

高质量的口内数字印模应达到如下要求:牙列、扫描配件及所需的牙龈、软组织表面光滑连续,无数据拼接分层;对𬌗牙𬌗面完整;咬合关系与口内一致;扫描范围满足临床需求。

每个单颌扫描之后就应该立即检查数字印模的质量。很多扫描软件可以智能地提醒隐蔽位置的数据缺陷,操作者可以马上补扫该区域,获得完整的数字印模。

口内数字印模制取完成后,医生可立刻在软件中分析牙体预备质量,包括修复间隙大小、是否有倒凹、完成线或完成区域是否光滑连续等。如有问题,医生可以立即修整预备体,将印模局部裁切再补扫,即可获得新的更高质量的数字印模,而无需像物理印模那样全部重新制取。

（五）数据储存

扫描获得的原始数据一般需要后处理,才能被设计软件读取。部分扫描系统可以在扫描的同时,对上一个扫描件进行后处理,提高口内数字印模制取效率。数据可以在扫描文件中储存,被专用的设计软件读取,这种形式多见于封闭的扫描 - 设计系统。数据还可以为 STL、PLY、OBJ 等开放格式,用于开放的扫描 - 设计系统。

第三节　不同临床场景下的操作方案

一、常规记录

修复治疗的对颌牙列、治疗前资料留存、治疗后效果评估等基本的口腔检查与记录,没有预备体或扫描杆等特殊的结构,使用常规的整体扫描和必要的局部补扫即可完成口内数字印模制取。

（一）无特殊结构的局部牙列

局部牙列修复的对𬌗牙,没有预备体或者扫描杆等特殊结构,对印模细节的要求少;扫描范围较局限,小范围内的拼接误差也较可控。一种扫描策略是依次按照𬌗（切）、唇颊、舌腭或𬌗（切）、舌腭、唇颊的顺序扫描（图 2-3-1）,另一种是以波浪状路径从远中至近中扫描（图 2-3-2）。

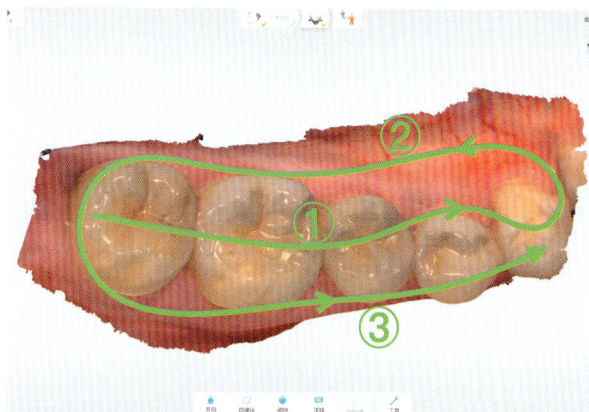

图 2-3-1　三个面分别扫描

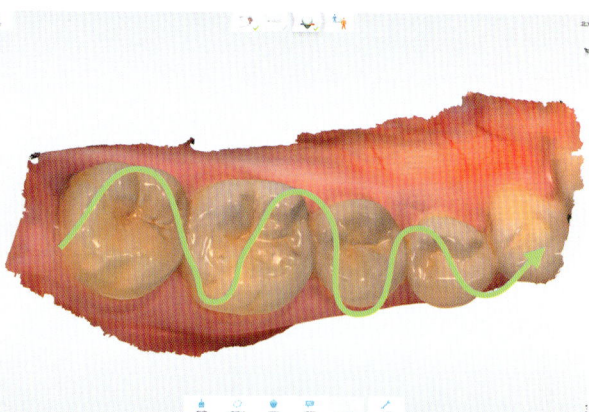

图 2-3-2　波浪状路径扫描

（二）无特殊结构的全牙列

即使没有预备体或扫描杆等特殊结构,全牙列数字印模范围大,流畅的扫描过程不仅节约时间,还能保证图像拼接的准确性。从左侧跨过中线,转到右侧扫描,时常需要翻转扫描,也会增加操作难度。不同的扫描设备在出厂时会根据其成像原理和算法特点,配有相应的扫描策略。当没有明确扫描策略时,以下策略与大多数设备的扫描策略并不冲突,可供参考。

先从左侧最远中𬌗面开始,向右扫描至前牙区,在前牙区波浪状路线移动,以获取更多的前牙形态,便于后续舌腭侧和唇颊侧扫描拼接,在右侧口角附近调转扫描头方向,连续扫描右侧后牙𬌗面至远中最末端;然后平稳地旋转扫描头至舌腭面,向左移动至左侧最后一颗磨牙舌腭面;再从左至右完成唇颊面扫描（图 2-3-3）,如果一次性扫描唇颊侧旋转扫描头较为困难时,可以左右唇颊侧分别自远中向近中扫描（图 2-3-4）。最后再检查印模,补扫不完整的局部。

制取全牙列或者接近于全牙列的大范围口内数字印模时,如果仅进行一次后牙颊侧扫描记录咬合关系,可能会在未扫描的一侧出现较大的咬合关系误差;如果进行双侧后牙颊侧扫描,综合两次扫描结果,计算误差最小的上下颌位置关系,可以得到更准确的咬合记录（图 2-3-5,图 2-3-6）。

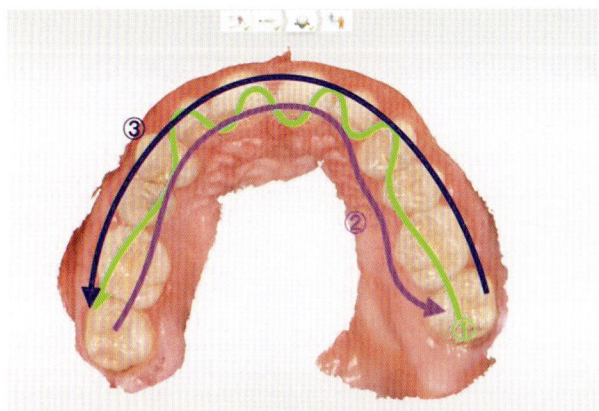

图 2-3-3　全牙列扫描策略一

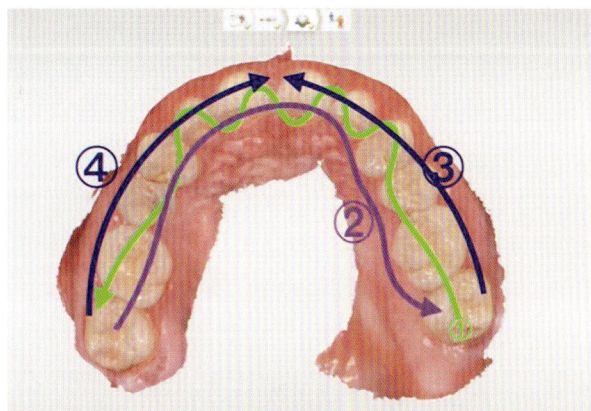

图 2-3-4　全牙列扫描策略二

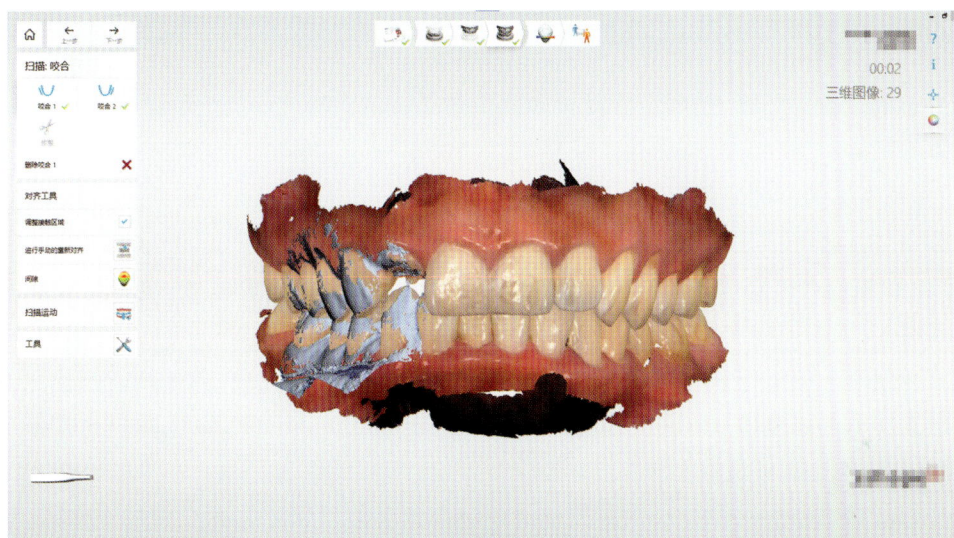

图 2-3-5　右侧颊侧扫描咬合记录

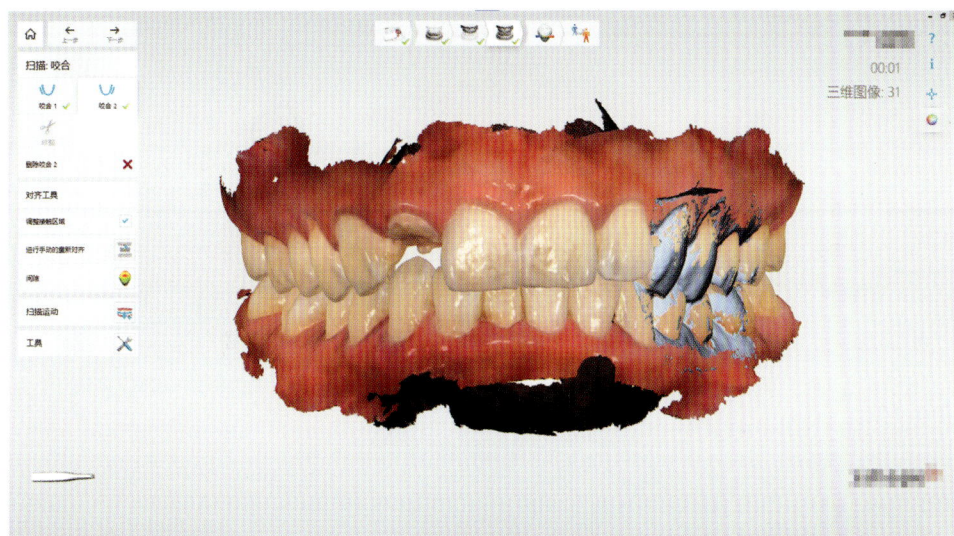

图 2-3-6　左侧颊侧扫描咬合记录

二、数字化正畸

口内数字印模技术在正畸治疗中得到广泛应用,通过数字化扫描设备获取患者口腔准确模型,可用于错𬌗畸形的诊断、治疗计划制订,正畸装置设计制造,以及唇侧或舌侧间接粘接等。这些技术不仅提高了正畸诊断和治疗的准确性和效率,还提升了患者的治疗体验。

用于数字化正畸的口内扫描需要覆盖到𬌗面、唇面、颊面、舌面、腭面以及𬌗、唇、颊、舌、腭的外展隙,龈外展隙有少量不完整是可以接受的。硬腭和颊舌侧软组织轮廓也需要完整清晰地扫描,便于矫治器的制作以及不同时期数据的匹配,评估和跟踪治疗效果。

正畸治疗前及治疗中的患者,由于牙齿排列不正常,异位、倾斜的牙齿可能需要多个角度才能扫描清楚,扫描头移动时需要更加稳定,适应异常的牙弓形态,尽量减少扫描中断。正畸过程中,口内数字印模很难获取很小的牙间隙及相关牙齿近远中邻面的形态,有可能无法准确判断间隙大小,这时需要用间隙测量尺作为口内数字印模的补充,以保证准确记录数字化模型和生产矫治器。

三、天然牙固定修复

预备体形态的完整与清晰,是固定修复体印模的最关键的内容之一,需要在常规记录的基础上,重点关注预备体的扫描。

(一)少量预备体的局部牙列

印模中预备体形态的准确性直接影响加工后修复体组织面的密合程度,严重的不准确可能导致就位困难、稳定性和固位力下降等不良结果;经过排龈干燥的完成线、完成区域,也容易被新渗出的龈沟液、唾液、血液覆盖,影响扫描准确性。

对于存在少量基牙的工作颌牙列的扫描,后牙只需要近远中邻牙完整,前牙则需扫描完整的前牙区以便于设计形态协调的修复体。这两类情况都属于局部牙列扫描,范围并不大,数据拼接带来的误差相对可控,而预备体形态是印模最核心所在。

建议在作好排龈准备后,先重点、快速扫描清楚包含预备体和邻牙邻面在内的工作区,减少新渗出液体对工作区的影响,再向近远中邻牙扩展至合适区域(图 2-3-7)。

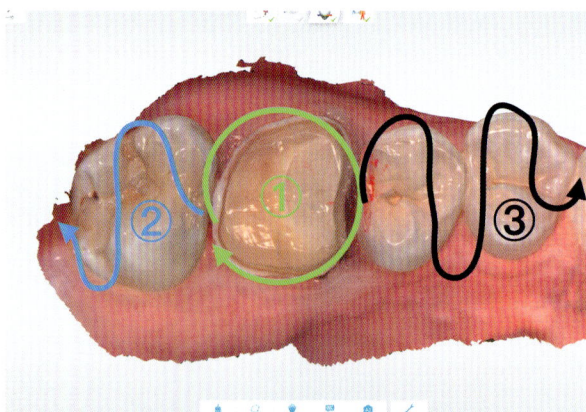

图 2-3-7　少预备体局部牙列扫描策略

(二)多个预备体

如果一次性扫描多个预备体,后扫描的预备体的完成线、完成区域可能就会被新渗出的液体覆盖。一次性完成所有预备体扫描也有一定难度,则需要与物理印模类似的"二次印模法"。

对于此类工作颌牙列扫描,可以先整体扫描,然后裁切去除预备体的完成线、完成区域(图 2-3-8),再次清洁干燥处理后,在保证干燥条件下迅速补扫完成线/完成区域(图 2-3-9)。

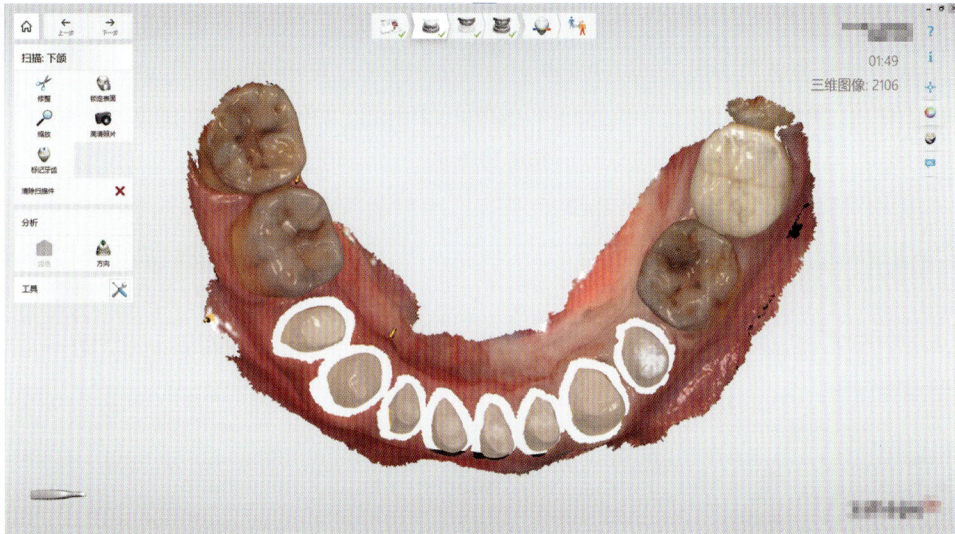

图 2-3-8　裁切完成区域

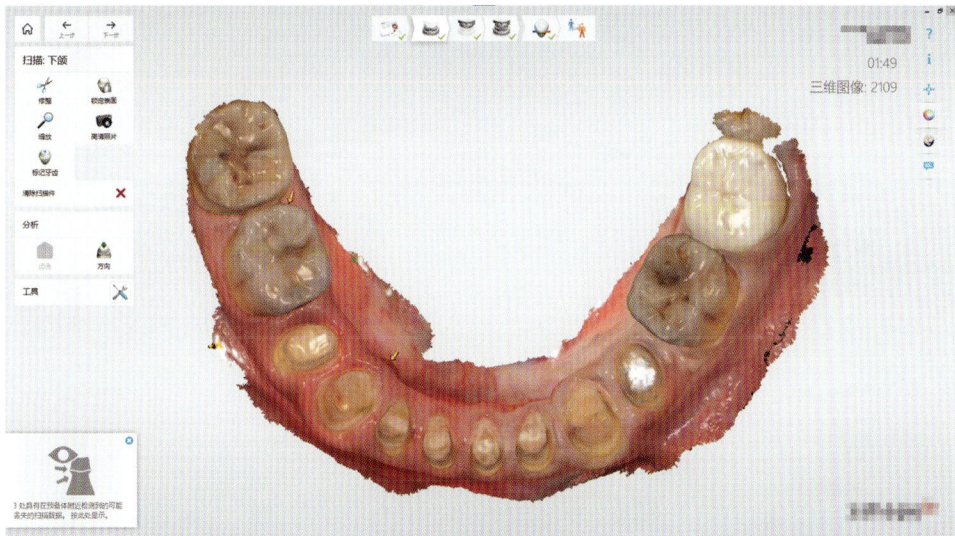

图 2-3-9　补扫完成区域

不同预备体的完成线、完成区域位于龈下的深度不同,周围龈沟液、唾液、血液渗出情况不同,不同操作者和不同扫描设备的扫描能力和速度也不相同,所以多少个预备体可以直接扫描,多少个需要二次印模法,医师应根据临床具体情况决断。

四、种植固定修复

与天然牙修复体不同,种植修复数字印模没有预备体,但需要将扫描杆形态扫描清楚,设计软件才能准确推算种植体位置。扫描杆顶部一般都有一些特殊的形态,是软件识别扫描杆并推算种植体的最关键结构。种植修复的数字印模务必将扫描头顶部扫描清楚。在种植体倾斜角度较大或者邻间隙很小的情况下,扫描杆体部很难全部扫描清楚,此时虽不必苛求绝对完整,但也不能体部数据过少,甚至顶部数据与牙槽嵴数据不相连时,系统可能会将顶部数据当作游离噪点,自动删除,造成扫描失败。

种植修复体的软组织袖口形态也是种植修复的数字印模的另一个重要元素。

（一）单颗后牙种植修复

大量研究证实，比起传统物理印模，口内数字印模用于单颗后牙种植修复的效率和准确性都有明显优势。单颗后牙种植修复需要制取的数字印模十分简便，通常仅需要 4 个扫描文件：工作颌牙列（包含近远中至少一颗邻牙、种植体周围软组织袖口）、扫描杆、对𬌗牙、颊侧（图 2-3-10~ 图 2-3-13）。

一般情况下，扫描杆信息是利用工作颌牙列数据补扫而得，无需重新扫描牙列，也不要求扫描杆数字印模中的邻牙形态完整；有的扫描系统呈现的扫描杆数据仅有补扫时的扫描杆和周围被扫描到的软组织和牙面，但此时的扫描杆已经与牙列的坐标对齐，设计软件通过该扫描杆即可推算出种植的坐标。

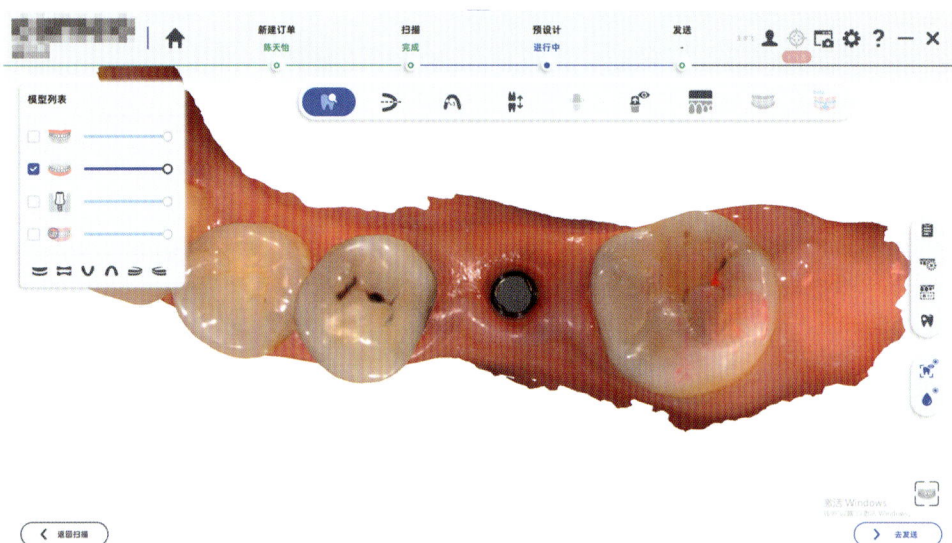

图 2-3-10　单颗后牙种植修复工作颌牙列

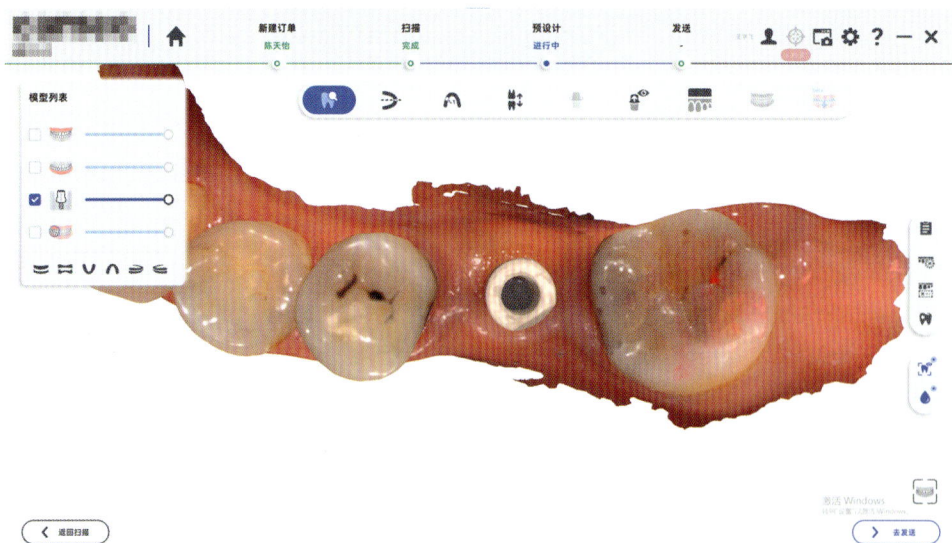

图 2-3-11　单颗后牙种植修复扫描杆

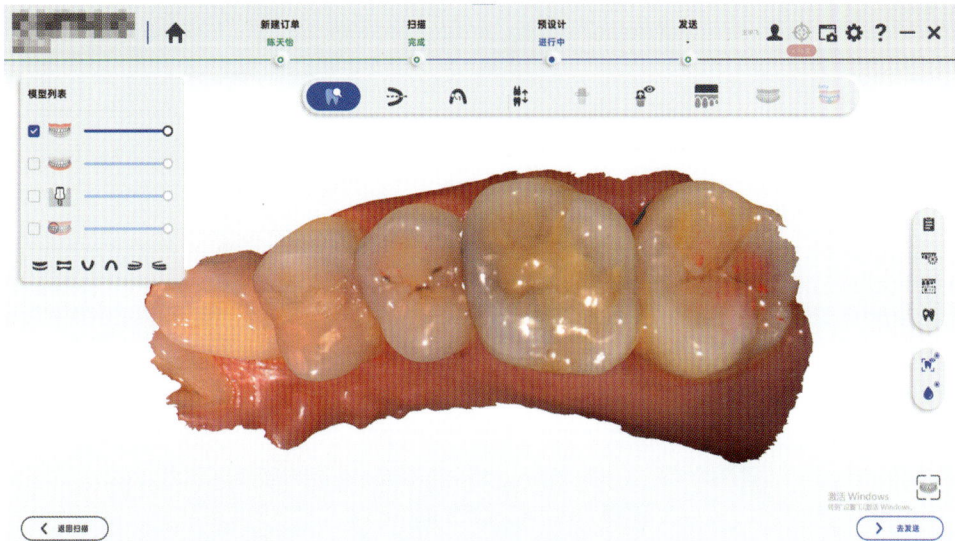

图 2-3-12 单颗后牙种植修复对颌牙列

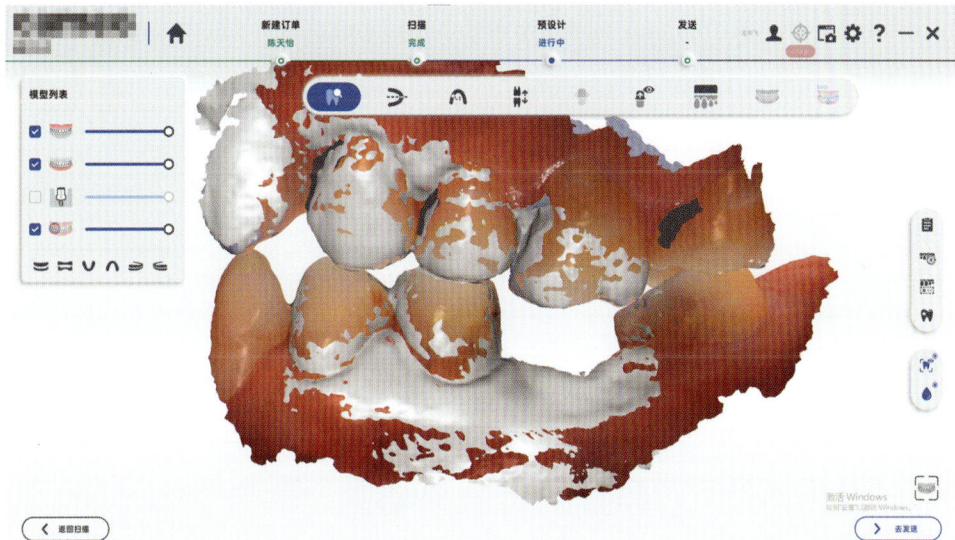

图 2-3-13 单颗后牙种植修复咬合

（二）单颗前牙种植修复

前牙种植修复体穿龈轮廓会明显影响周围软组织形态,具有较大的美学意义。成品修复基台并不具备这样的穿龈轮廓,过渡修复体的穿龈轮廓是技师根据牙槽嵴软组织形态和种植体位置等因素按理想形态设计而得,或者医师根据临床具体情况调整而来。因此,过渡修复的数字印模软组织袖口形态不需要十分准确,但永久修复时,需要准确复制过渡修复体的穿龈轮廓。口内数字印模复制穿龈轮廓有直接扫描软组织袖口和口外扫描过渡修复体两种方式可供参考。

1. 直接扫描软组织袖口 取下过渡修复体后,种植体周围软组织袖口理论上会发生收缩、塌陷,但已有体内研究证实,在刚取下修复体的时候,其变化较小,可以认为此时的软组织袖口形态与过渡修复体的穿龈轮廓基本一致。利用口内数字印模的补扫功能,可以在取下过渡修复体10秒内,记录软组织袖口形态,可以简便地、基本准确地复制过渡修复体穿龈轮廓(图 2-3-14~ 图 2-3-18)。

23

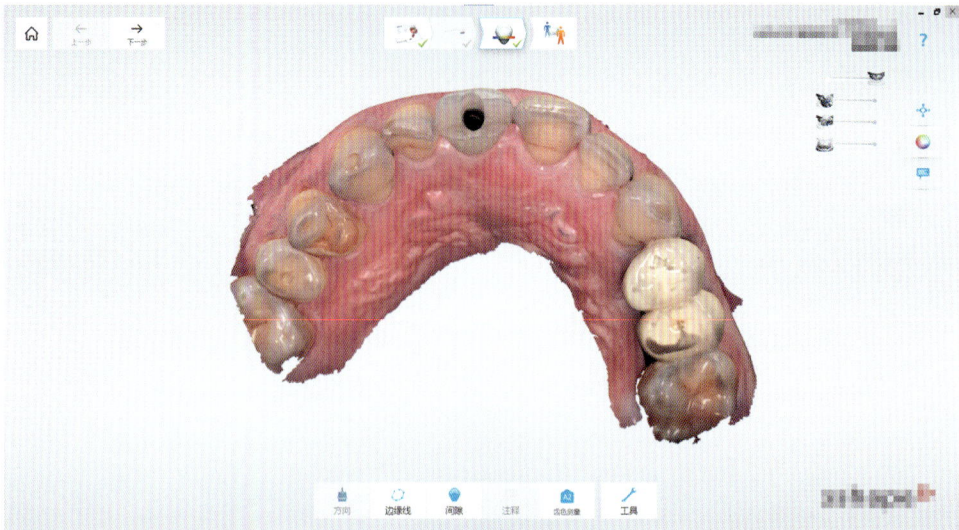

图 2-3-14　戴过渡修复体的牙列

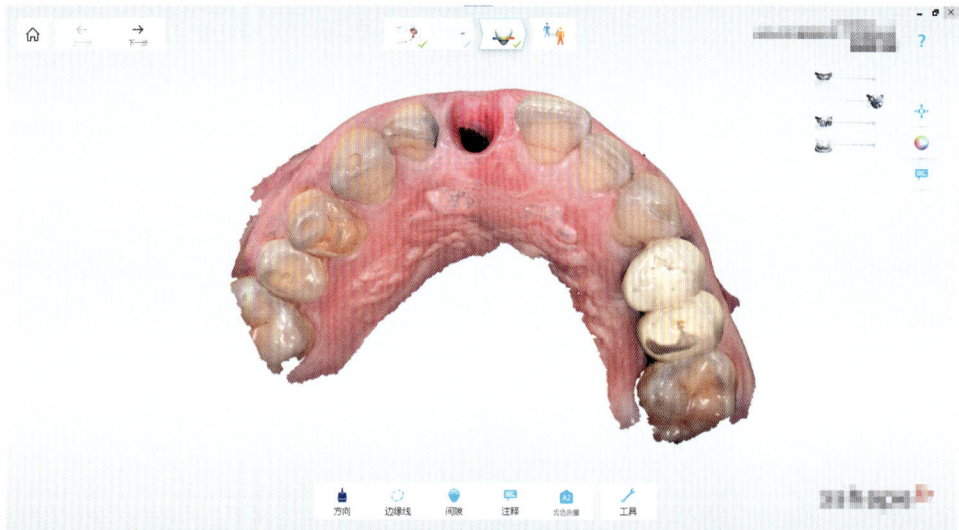

图 2-3-15　快速补扫的软组织袖口

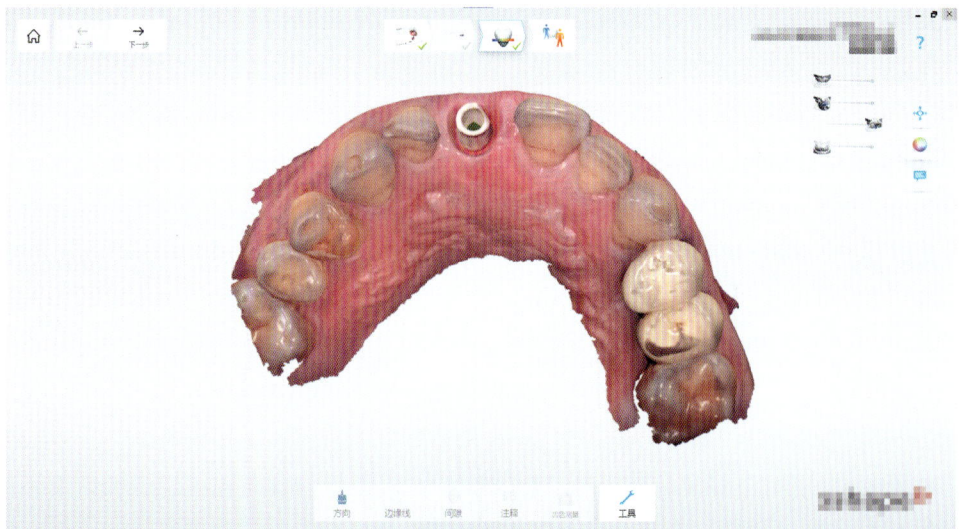

图 2-3-16　补扫的扫描杆

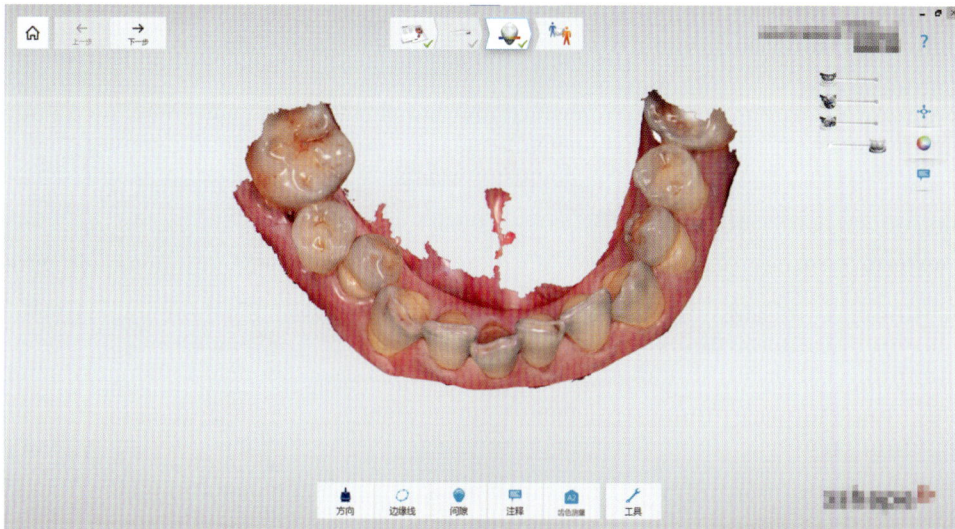

图 2-3-17　对颌牙列

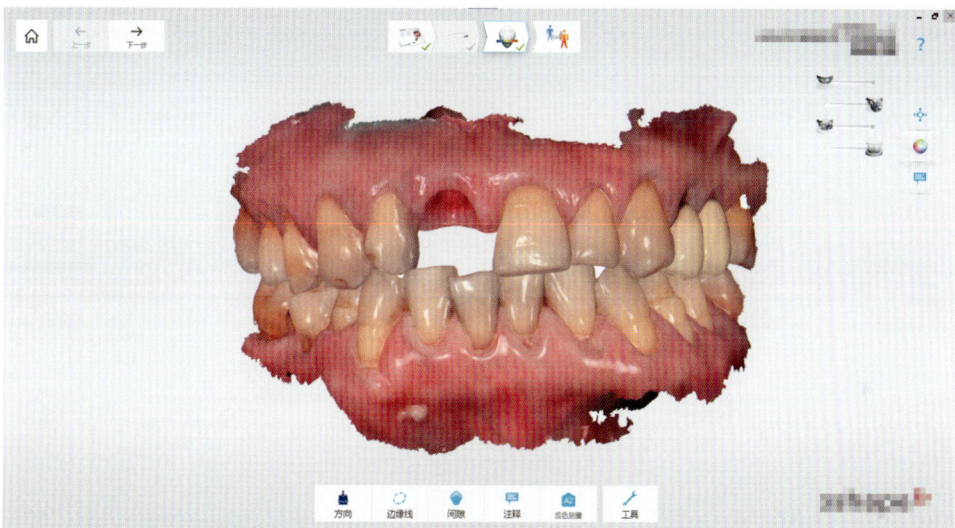

图 2-3-18　咬合扫描确定上下颌数字印模位置关系

2. 口外扫描过渡修复体　对于复制准确性要求较高的病例,建议在前面的扫描基础上,增加口外扫描取下过渡修复体的数据,将此数据与戴着过渡修复体的牙列数据配准,就可以显示出过渡修复体在种植体上就位后穿龈轮廓的形态与位置。技师在设计永久修复体时,就能够参考甚至直接复制过渡修复体的穿龈轮廓。此方法需要 6 个印模数据(图 2-3-19~ 图 2-3-24):①戴过渡修复体的牙列;②取下过渡修复体,补扫邻牙邻面;③扫描杆;④对颌牙列;⑤咬合扫描;⑥将过渡修复体在口外单独进行扫描,获得完整清楚的牙冠及穿龈轮廓。

技师设计永久修复体时可以将数据⑥与数据①配准,直接复制过渡修复体的穿龈轮廓,并不参考牙龈袖口形态。即使数据②中的软组织袖口形态变化了,也不影响穿龈轮廓复制的准确性。

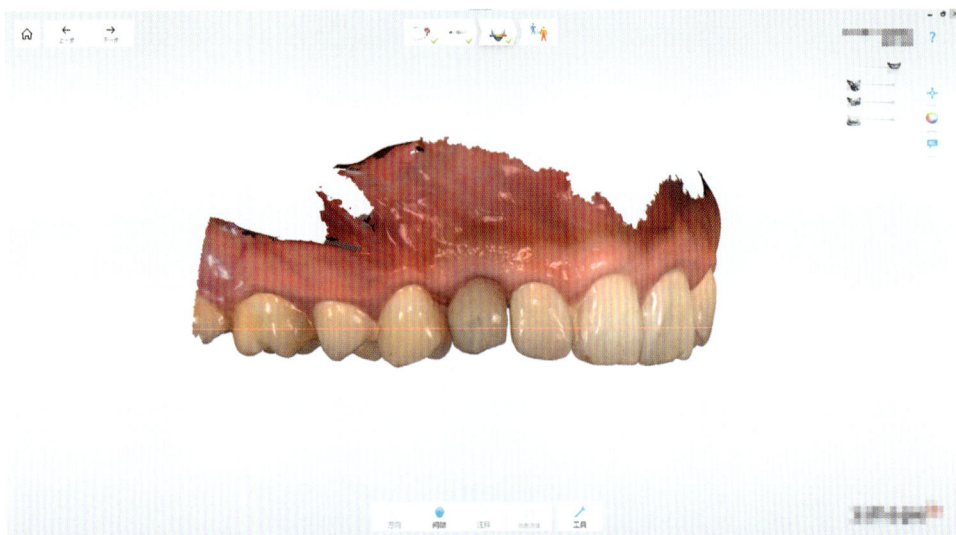

图 2-3-19　戴过渡修复体的牙列

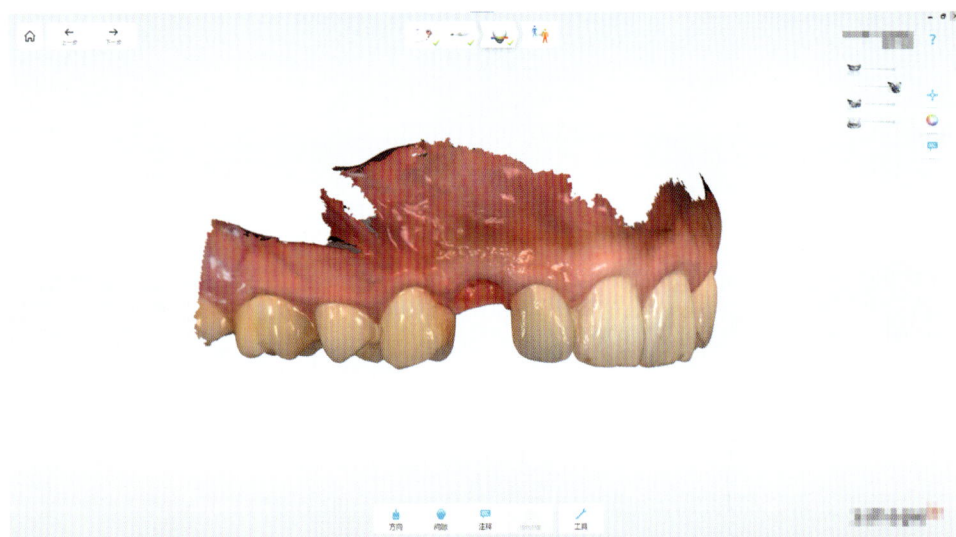

图 2-3-20　补扫邻牙邻面

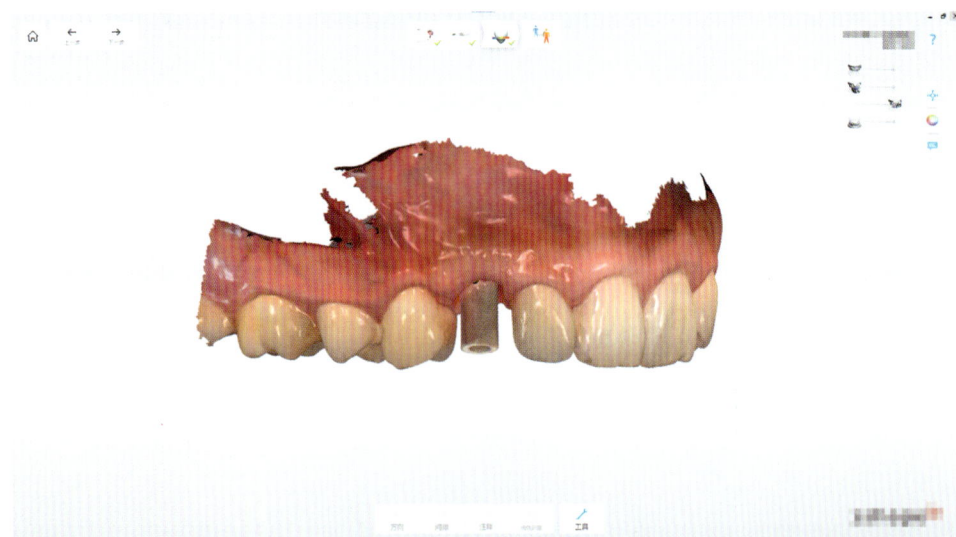

图 2-3-21　补扫扫描杆

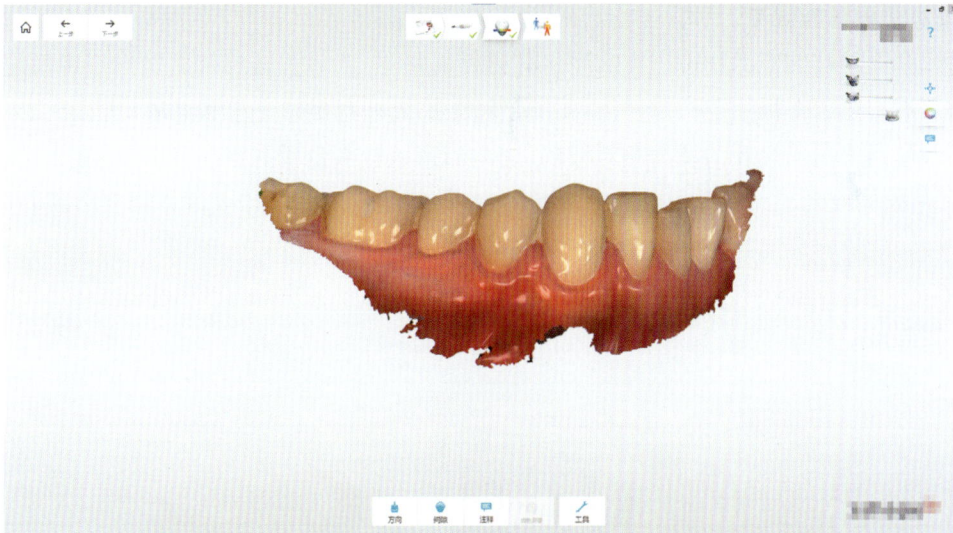

图 2-3-22 对颌牙列

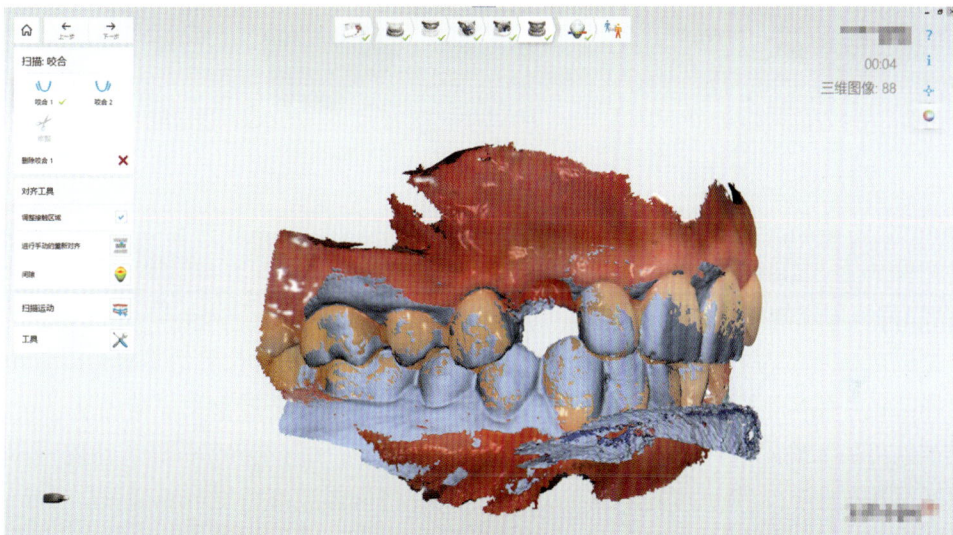

图 2-3-23 咬合扫描

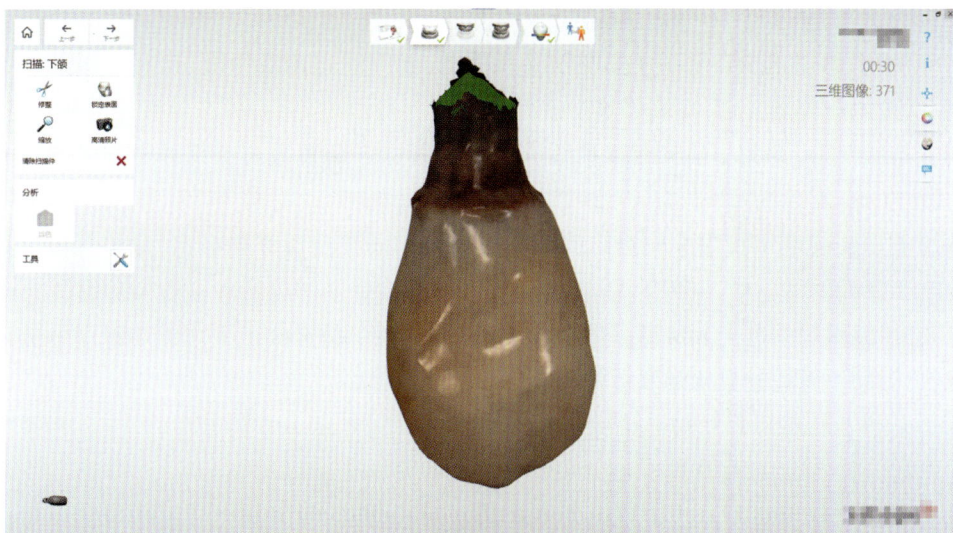

图 2-3-24 口外扫描过渡修复体

（三）连续多颗种植修复

制取连续多颗种植修复的物理印模需要将转移杆夹板固定，确保转移杆之间的位置稳定、准确。口内数字印模并不需要用夹板固定扫描杆，需要的是每个扫描杆都足够完整和清晰（图 2-3-25）。然而，由于口内数字印模系统扫描黏膜的能力相对较弱，因此当跨域较大范围黏膜时，印模的准确性会下降。通常，3 个以上种植体或者超过 5 单位的联冠或者固定桥，使用口内数字印模制作修复体就有可能出现不能获得良好被动就位的情况。

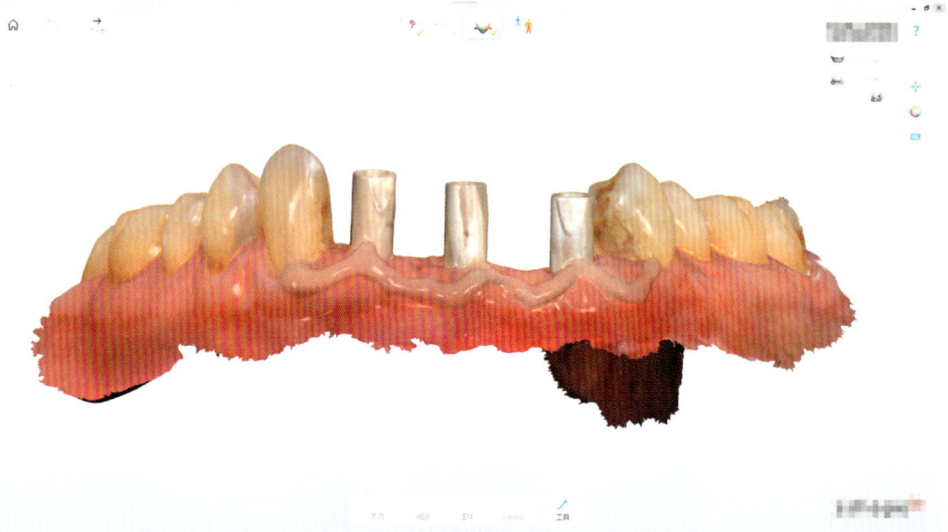

图 2-3-25 连续多颗种植修复扫描杆数字印模

（四）全口种植固定修复

全口种植固定修复口内扫描需要跨越更大范围的黏膜，种植体相对位置的准确性降低的风险较大。很多改良扫描系统在临床上应用，并且在不断改进，可以在一定程度上改善扫描精确度。立体摄影测量技术是目前被认可的准确记录种植体位置的方式，有多项研究显示其准确性高于传统物理印模；口内数字印模记录的牙槽嵴形态可满足修复体组织面设计需求；将两者配准后则可得到全口种植固定修复的数字印模。

五、数字化引导手术

将数字印模与 CBCT 配准，可以虚拟规划外科手术，术中通过静态导板、动态导航或手术机器人等技术，引导手术按术前规划开展，提高手术准确性。根据支持组织不同，静态导板分为牙支持式、混合支持式和黏膜支持式三种，动态导航和手术机器人的参考板固定装置也有这三种不同的支持方式。不同支持方式的数字印模各有不同。

牙支持静态导板或参考板固定装置可以采用口内数字印模获取牙列形态，按照常规记录全牙列的方法尽量将整个牙列扫描完整，牙齿形态清晰，以保证导板或辅助配件的准确就位和固位力（图 2-3-26，图 2-3-27）。对于邻面倒凹过大的区域，可以不要求扫描完整。前牙区手术还需获得完整清晰的前牙区唇侧牙龈形态，以便于虚拟修复体龈缘位置的设计。

混合支持式静态导板或参考板固定装置需要在缺牙区牙槽嵴上安装固位钉，因此要求口内数字印模除了牙列完整以外，还需要缺牙区牙槽嵴形态完整（图 2-3-28，图 2-3-29）。

使用黏膜支持式静态导板或参考板固定装置的病例，多数情况下都建议制作放射导板评估修复体形态。扫描放射导板获得的数字印模可用于导板制作，而不是口内扫描牙槽嵴黏膜。

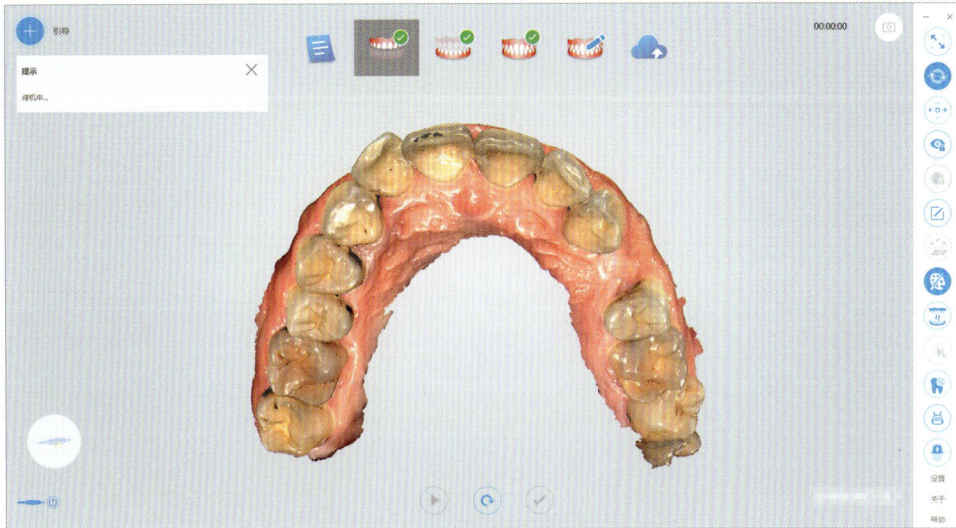

图 2-3-26　牙列扫描完整的数字印模

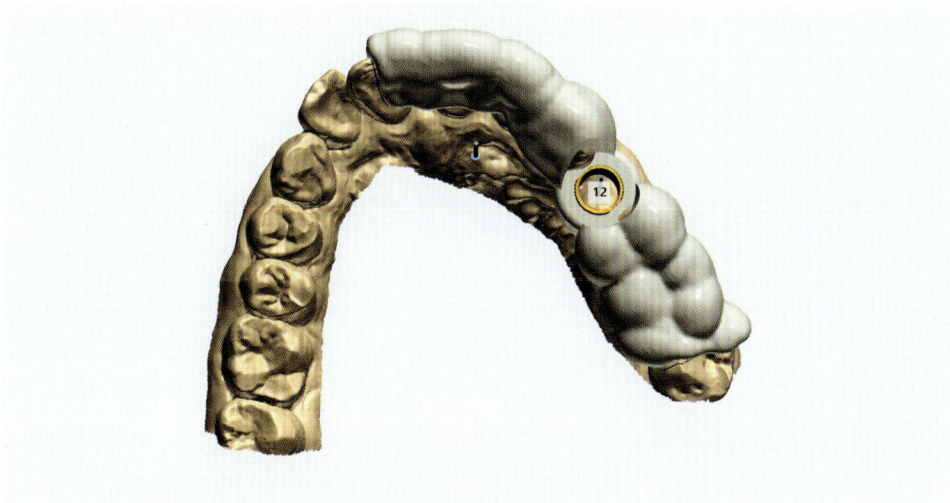

图 2-3-27　设计完成的导板

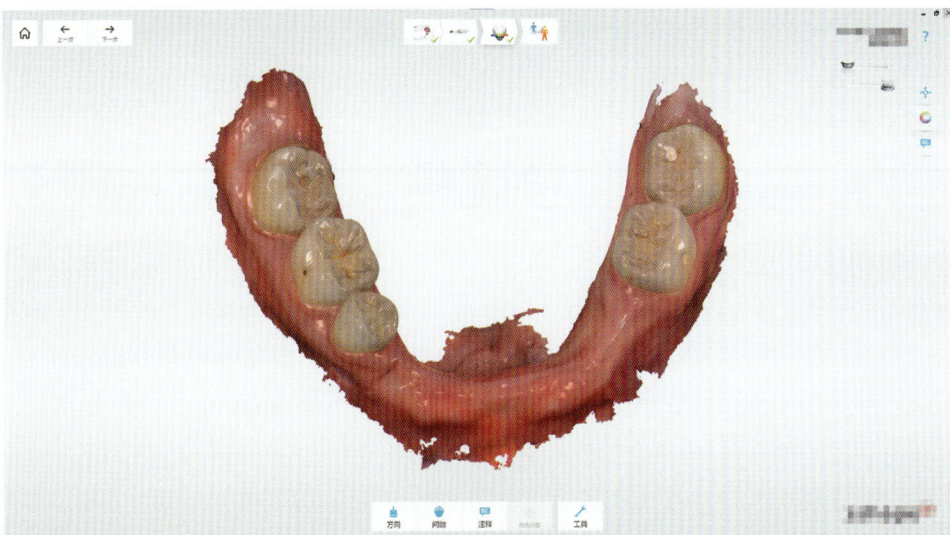

图 2-3-28　黏膜扫描范围足够的数字印模

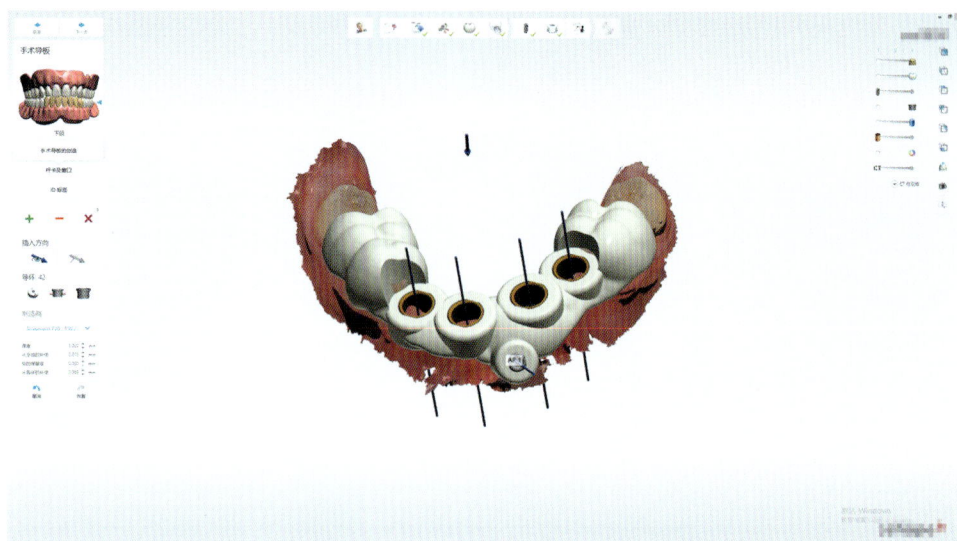

图 2-3-29 制作导板需要在牙槽嵴上放固位钉

第四节 口内数字印模技术的局限性与发展趋势

一、局限性

（一）无法制取功能性印模

全口义齿和游离端牙列缺损的活动义齿是黏膜支持式或混合支持式的，黏膜受到义齿传导的𬌗力后会下沉。选择性压力印模比解剖式印模更适合此类修复。然而，口内数字印模通过光学扫描获得，对黏膜没有接触，无法选择性施加压力。

由于在牵拉过程中唇颊黏膜和舌黏膜的位置并不固定，而且被牵拉状态下的唇颊黏膜和舌黏膜并非位于功能状态下的位置，因此口内数字印模也很难进行类似物理印模的边缘整塑。

（二）润湿表面扫描困难

液体表面的反光特性与牙齿、黏膜表面差异很大，即使肉眼能观察到液面下的结构，但光学扫描却识别困难。被唾液、龈沟液、血液等液体覆盖的组织很难被扫描清楚，甚至无法扫描。

（三）深窄结构的扫描能力有限

较深的位置可能超过某些口扫设备的最大景深范围，较窄的空间能够进入的扫描光线有限。所以深窄结构的扫描需要更大的景深范围和扫描光源强度，有一些口扫设备的相关参数未必完全满足所有深窄结构的扫描需求。例如个性化桩核修复时，很多口扫设备甚至无法获得完整的桩道（图 2-4-1），目前只有少量口扫设备可以获得较准确和完整的桩道形态（图 2-4-2），制取物理印模后仓扫是这类临床情况下另一种妥协性的选择（图 2-4-3）。

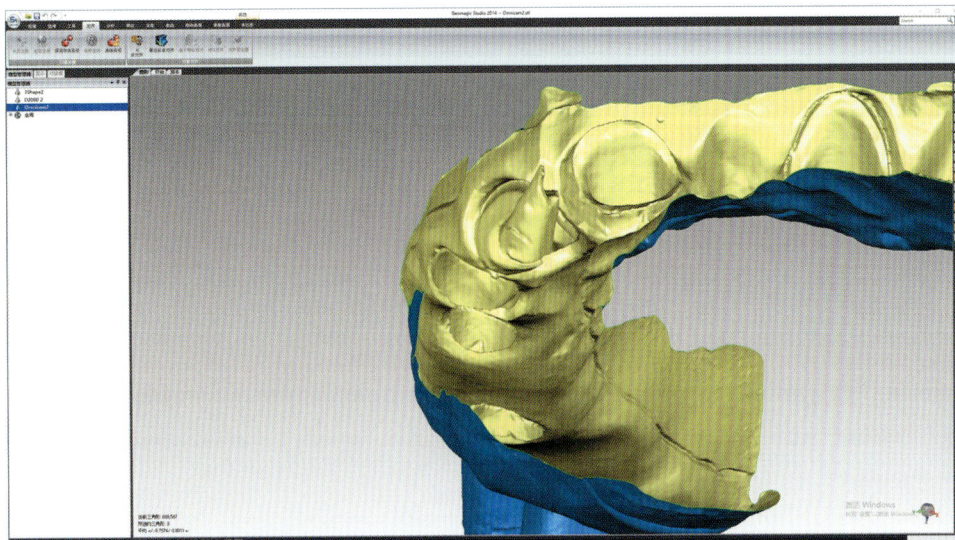

图 2-4-1 口扫获得的不完整桩道形态

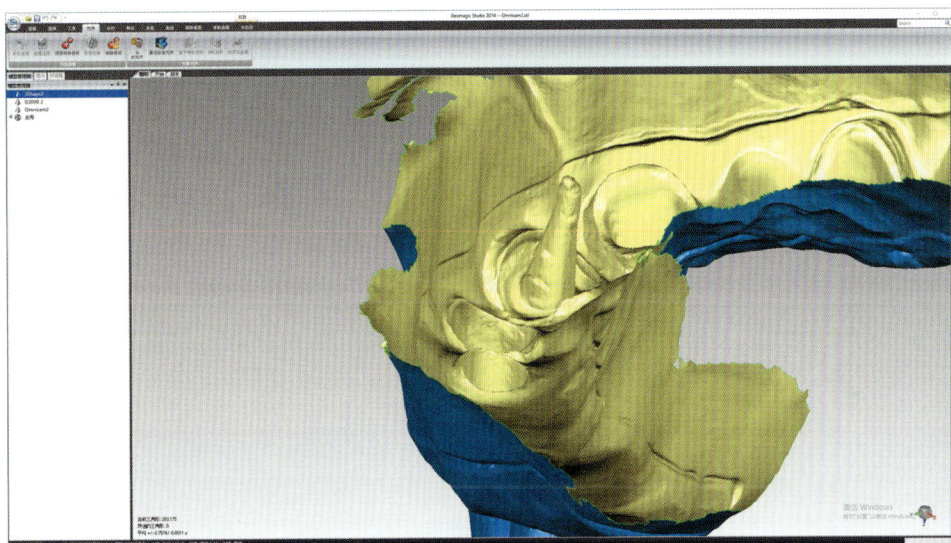

图 2-4-2 口扫获得的完整桩道形态

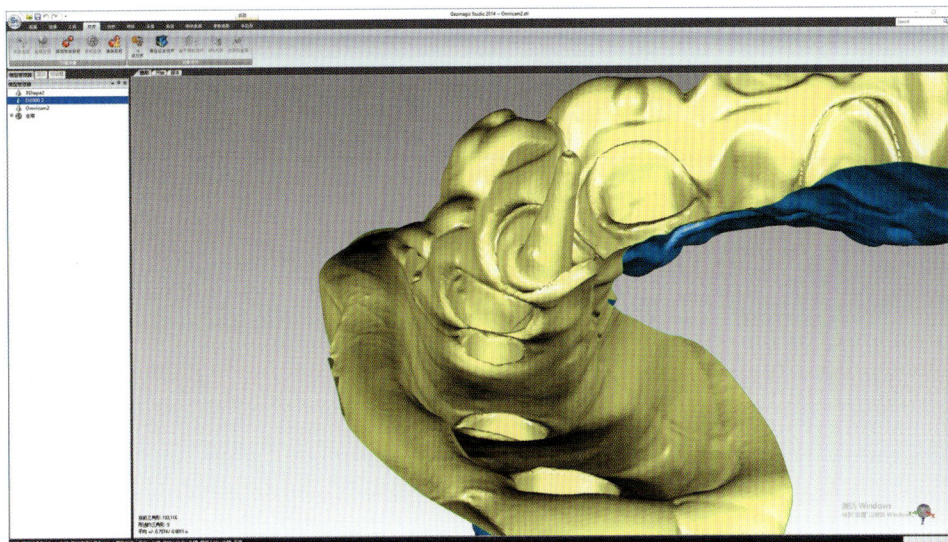

图 2-4-3 仓扫物理印模获得的完整桩道形态

（四）黏膜扫描准确性低

口内数字印模是将多个视场的数据,通过形态特征拼接而成。光滑的黏膜缺乏形态特征点,增加了不同视场数据拼接的难度。黏膜范围越大,扫描难度越大。少数口扫设备甚至会出现拼接错误,黏膜数据出现错层,误差较大(图 2-4-4,图 2-4-5);也有部分口扫设备有专门的黏膜扫描模式,可获得较完整的、相对准确的黏膜形态,但其准确性仍明显不如牙列扫描(图 2-4-6,图 2-4-7)。

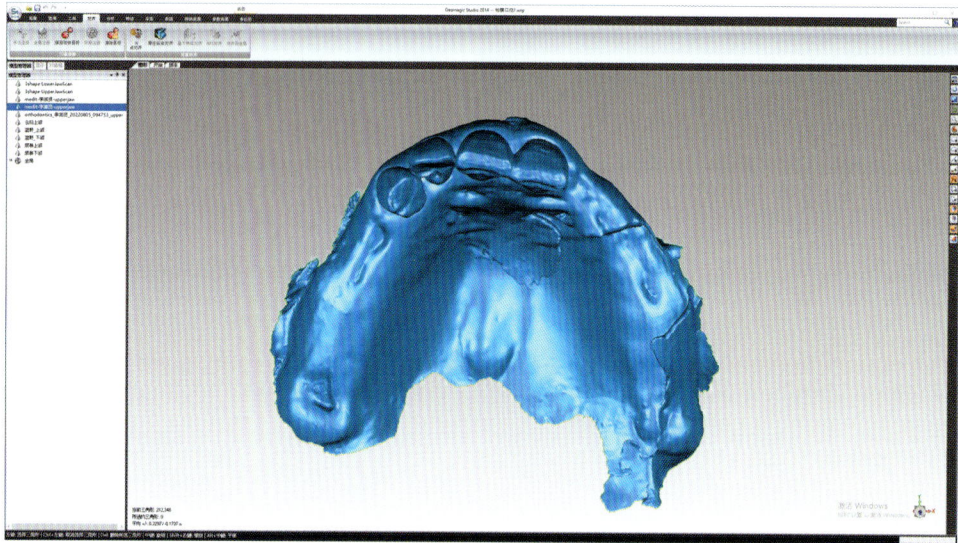

图 2-4-4　黏膜拼接错层

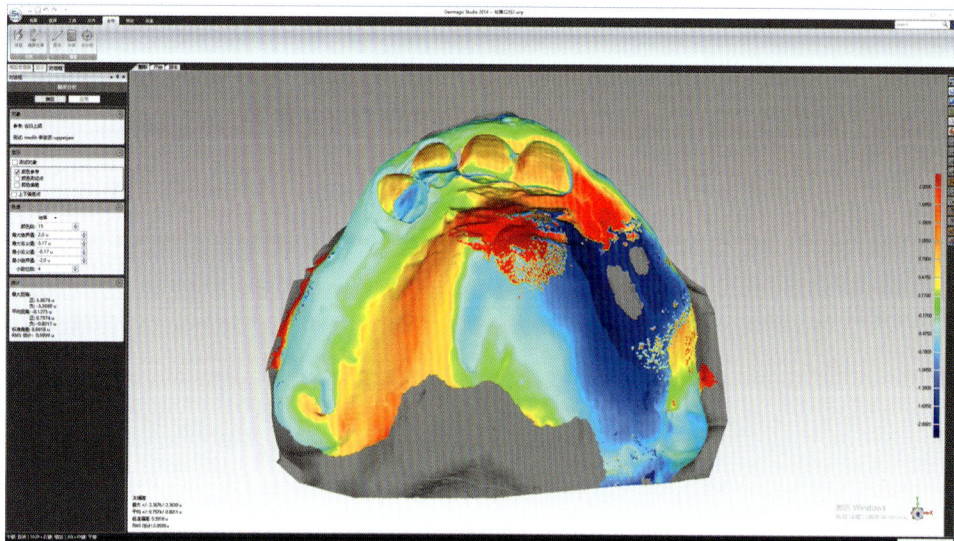

图 2-4-5　黏膜误差较大

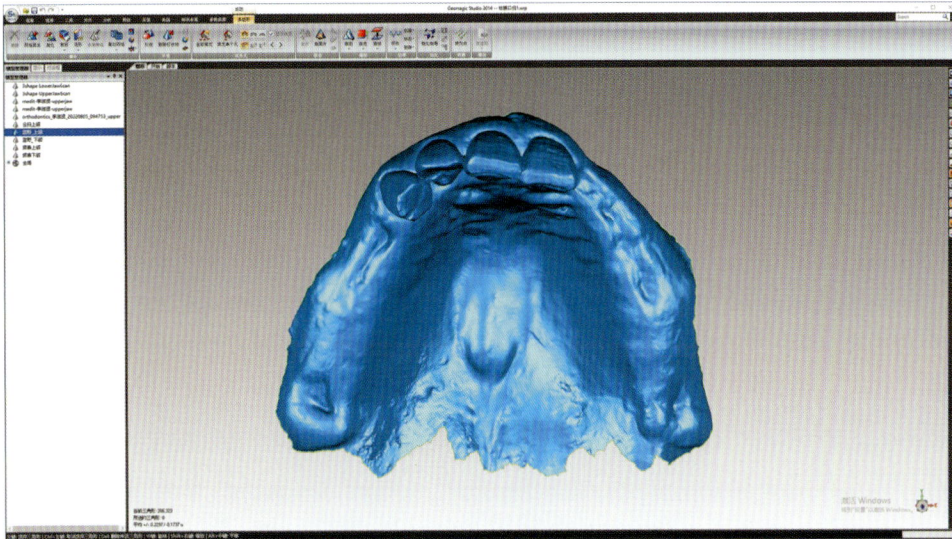

图 2-4-6 黏膜形态光滑连续

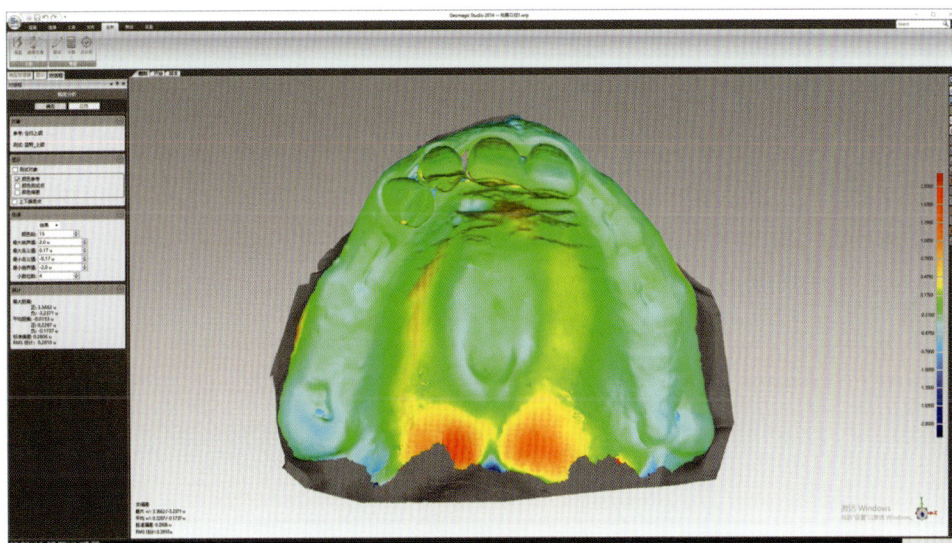

图 2-4-7 黏膜误差较小

二、发展趋势

（一）重建算法深度优化

口内数字印模是把动态扫描获得的成百上千个三维图像拼接重建而成,算法深度优化可以进一步提高图像拼接的能力。更快的拼接速度可以让操作者以更快的速度移动扫描头;更准确的拼接可以降低印模的误差,在扫描范围较大的情况下更明显;更灵敏的拼接可以提高对黏膜、皮肤等表面形态特征较少的组织的扫描能力。部分口扫设备可以直接扫描无牙颌牙槽嵴,用作全口义齿初印。有部分研究使用口扫直接制取全口种植修复的印模,也取得良好的准确性。还有个别口扫设备能将鼻、唇软组织和微笑时暴露的牙齿扫描到一个数据里,用于美学设计时唇齿关系参考。

（二）软件智能化提升

人工智能已经应用到我们工作和生活的多个领域,大大降低了人力劳动负担。人工智能自动制取口内数字印模可能还有些遥远,但口扫软件的智能化程度越高,操作的便利性更高。现有扫描软件已有一些智能化应用,比如智能识别扫描数据不完整之处,并做出标记提醒操作者。但扫描过程还有不少需要手动操作的步骤,比如标记预备体或者种植体的牙位,人工智能已经可以自动识别牙齿并准确判断牙位,但需要一定时间,因此目前扫描软件还需要操作者手动标记牙位。未来人工智能完全可能自动标记牙位,在术前扫描数据中自动且准确地裁切被修复的牙位,甚至自动进行各扫描步骤间转换等,进一步提高扫描的效率,减少人为操作错误。

（三）多层次的数据采集

目前口内数字印模采用的光学系统仅扫描物体表面,被液体和软组织遮挡的组织无法扫描,深窄结构的扫描能力也有限。超声信号可以透过表层组织提供内部结构的影像,Marotti J 等曾利用超声信号制取龈下完成线预备体的印模。光学相干断层扫描具有无创、高分辨率、透照、实时成像的优点,可以观察根管细微结构,还能扫描软组织内部约 3mm 深度的组织结构。红外光探测血流情况,可以评估局部组织验证状态。荧光和红外光也已经用于龋检测。未来可能会出现更多基于不同原理或特性的扫描技术,实现对根管、种植物内部等深层微小结构的成像,制取口内数字印模同时扫描和分析深层组织结构,从而生成多层面的立体数据。

（四）设备轻便化,操作简易化

口内数字印模已经成为口腔临床诊疗工作的重要环节之一,不少医疗机构将它作为初诊患者必要的治疗前资料采集。轻便的设备和简易的操作可以让更多的工作人员学会使用口扫,减轻医生、护士或技师的负担。另一方面,人们对口腔健康的关注程度越来越高,很多基于口内数字印模的人工智能诊断和评估系统已经问世,人们不需要去医疗机构,自己就能口扫,可以更方便地关注自身口腔健康状态。

（余　涛　童忠春）

参考文献

1. REVILLA-LEON M，FRAZIER K，DA COSTA J B，et al. Intraoral scanners：An American dental association clinical evaluators panel survey. J Am Dent Assoc，2021，152（8）：669-670

2. KRASTEV T，PAYER M，KRASTEV Z，et al. The utilisation of CAD/CAM technology amongst austrian dentists：A pilot study. Int Dent J，2023，73（3）：430-434

3. IRENA S，SVEN M，VINCENT F，et al. Randomized controlled clinical trial of digital and conventional workflows for the fabrication of zirconia-ceramic fixed partial dentures. Part Ⅰ：Time efficiency of complete-arch digital scans versus conventional impressions. Journal of Prosthetic Dentistry，2019，121（1）：69-75

4. KONG L，LI Y，LIU Z. Digital versus conventional full-arch impressions in linear and 3D accuracy：a systematic review and meta-analysis of in vivo studies. Clinical Oral Investigations，2022，26（9）：5625-5642

5. PADDOCK S W，ELICEIRI K W. Laser scanning confocal microscopy：history，applications，and related optical sectioning techniques. Methods in Molecular Biology，2014，1075：9-47

6. HADDADI Y，BAHRAMI G，ISIDOR F. Accuracy of crowns based on digital intraoral scanning compared to conventional impression-A split-mouth randomised clinical study. Clin Oral Investig，2019，23（11）：4043-4050

7. REVILLA-LEON M，SUBRAMANIAN S G，ÖZCAN M. Clinical study of the influence of ambient light scanning conditions on the accuracy（trueness and precision）of an intraoral scanner. J Prosthodont，2020，

29（2）: 107-113

8. MANISHA J, SRIVASTAVA G, DAS S S, et al. Accuracy of single-unit ceramic crown fabrication after digital versus conventional impressions: A systematic review and meta-analysis. J Indian Prosthodont Soc, 2023, 23（2）: 105-111

9. GRANDE F, CELEGHIN G, GALLINARO F, et al. Comparison of the accuracy between full-arch digital scans and scannable impression materials: an in vitro study. Minerva Dent Oral Sci, 2023, 72（4）: 168-175

10. HUSEIN H A, MORAD M L, KANOUT S. Accuracy of conventional and digital methods of obtaining full-arch dental impression（in vitro study）. Cureus, 2022, 14（9）: e29055

11. 中华口腔医学会口腔修复学专业委员会. 椅旁计算机辅助设计与辅助制作全瓷修复技术指南. 中华口腔医学杂志, 2022, 57（10）: 5

12. REVELL G, SIMON B, MENNITO A, et al. Evaluation of complete-arch implant scanning with 5 different intraoral scanners in terms of trueness and operator experience. J Prosthet Dent, 2022, 128（4）: 632-638

13. 刘峰, 余涛. 美学区种植过渡修复体对种植体周围软组织的调控. 口腔颌面修复学杂志, 2022, 23（4）: 7

14. BRATOS M, BERGIN J M, RUBENSTEIN J E, et al. Effect of simulated intraoral variables on the accuracy of a photogrammetric imaging technique for complete-arch implant prostheses. Journal of Prosthetic Dentistry, 2018, 120（2）: 232-241

15. MAROTTI J, BROECKMANN J, CHUEMBOU PEKAM F, et al. Impression of subgingival dental preparation can be taken with ultrasound. Ultrasound Med Biol, 2019, 45（2）: 558-567

16. CHEN C, ZHANG W, LIANG Y. Evaluation of apical root defects during canal instrumentation with two different nickel-titanium（NiTi）systems by optical coherence tomography（OCT）scan. J Dent Sci, 2022, 17（2）: 763-770

第 三 章
数字化美学的诊断与设计

第一节　数字化美学设计基本流程

现代社会，"美"已成为不可或缺的重要组成部分。随着生活品质的提升，人们的审美观念也在不断变化，对美的追求也日益增强。对于口腔医学专业而言，人们从过去的"以牙为贵"到现在的"以笑为荣"，更加重视牙齿的美观程度。越来越多的人认为，拥有一口漂亮的牙齿不仅能提升自信心，还能展现个人的生活品质和品位。人们开始注重通过自己的口腔美学形象来提升自己的社交魅力。

口腔美学作为美学领域的一个重要分支，结合了艺术、科学和医学的原理，它不再只局限于消除症状、恢复咀嚼功能，还包括改善和优化人们的口腔健康和美观。由于不同患者的口腔初始条件千差万别，如何实现患者的个性化美学需求，是医生和患者共同关注的话题。在数字化并不发达的过去，医生通过标准示教模型、修复体照片等给患者描述最终修复效果。显然，这不能满足患者个性化、可视化的需求。后来，医生通过在患者石膏模型上制作诊断蜡型（wax-up），再翻制到患者口内制备树脂罩面（mock-up）来和患者交流，确定美学效果。这样虽然可以和患者有较好的沟通，且有一定的美学呈现，但整个过程略显烦琐，还有模型运输、保存的成本。而且一旦患者觉得不满意，所有过程需要再重新来一次，时间、人力成本都比较高。

随着科技的飞速发展，数字化技术已经深入到我们生活的方方面面。在口腔美学领域，通过数字化手段获取患者信息，从而对信息进行分析作出诊断，再根据诊断进行数字化设计和辅助治疗已经成为了美学区数字化修复和种植的重要组成部分。基于此，数字化的微笑设计（digital smile design，DSD）应运而生。

一、二维 DSD

DSD 是一种应用数字技术和艺术知识的口腔牙齿美学设计方法，它可被应用于口腔修复医学、正畸医学以及口腔美容医学等领域，为患者提供个性化、精准和美观的口腔治疗方案。最初的 DSD 是二维美学设计。医生通过拍摄照片，对患者进行口腔数字化采集，再通过 Keynote 等软件，按照经典的美学原则和牙齿呈现效果等，对患者的照片进行美学设计规划。医生可以使用各种设计元素和规则，通过调整牙齿长度、形状、颜色等各种参数，得出精细的美学方案。医生将方案与患者进行呈现和沟通。如有必要，可根据患者的要求在已有方案上再次进行修改，达到令患者满意的呈现效果。最终，医生和与其配合的技师根据患者要求进行修复体的制作。和上文中提到的传统石膏模型制作美学蜡型相比，数字化的 DSD 设计显然在医患沟通中更有效率。

二、三维 DSD

基于患者数码照片的 DSD 是早期的一代二维 DSD，虽然解决了患者口内状况可视化和沟通的问题。但因为数码照片是二维，而实际的最终美学效果是以牙齿的三维形态呈现。因此，二维 DSD 不能完全满足医患沟通的要求。所幸，随着口内扫描技术的发展和精度的不断提高，三维 DSD 逐渐完善。

通过使用专业的数字化扫描仪，对患者的牙齿进行全面扫描，获取精确的牙齿数据。再将扫描数据导入计算机软件，进行牙齿形态的模拟和调整，直至达到与二维 DSD 一致、理想的美学效果。根据模拟结果，医生会为患者制订详细的牙齿美容方案，包括牙齿的形态、颜色、排列等方面。患者同意后，医生按照此设计方案进行治疗。笔者将在下文中针对天然牙和种植牙的数字化美学设计,将单颗牙到多颗牙的设计要点做相应阐述。

第二节　天然牙数字化美学设计要点

一、单牙修复美学设计要点

单牙美学是最简单,也最经典的一种设计形式。然而,即便如此,依然需要医生认真对待,和患者充分沟通,才能做出让患者满意的效果。笔者以一例右上中切牙缺损为例,介绍单颗天然牙的数字化美学设计流程。

患者右上中切牙原修复体折裂,导致切端缺损。患者自觉不美观,前来求诊。检查后发现,患者11、21龈缘对称,中线无偏移,余牙切缘位置等无异常(图3-2-1)。患者对牙齿颜色满意,要求将11恢复正常美观外形即可。

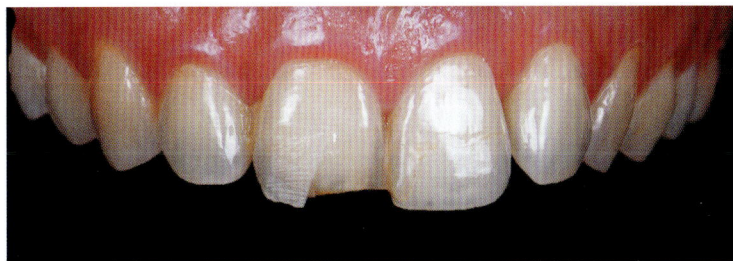

图 3-2-1　患者初始口内照

通过口内扫描仪,将患者口内信息进行记录,得到上颌三维数字化诊断模型(图3-2-2)。

技师在计算机软件中,通过对21形态提取,对11牙体缺损进行三维美学重建,重建时尽量对称模拟21形态(图3-2-3)。

通过数字化的美学重建,可以清楚看到未来修复体的形态以及与基牙和余牙的相对位置关系(图3-2-4)。

利用这样的方式,修复体设计效果清晰且生动地呈现在患者眼前。患者可以根据效果提出自己的建议,在和医生达成一致后,就可以进入11牙体预备环节。

经过牙体预备(图3-2-5)、比色(图3-2-6),医生可以再次通过口内扫描获取预备后的牙齿形态,并在基牙上进行修复体的设计。

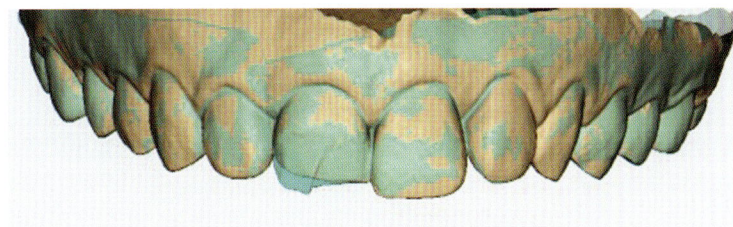

图 3-2-2　患者初始状态口扫三维数据

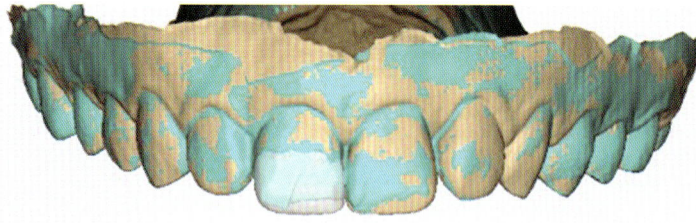

图 3-2-3　患者三维数字化 DSD 效果图

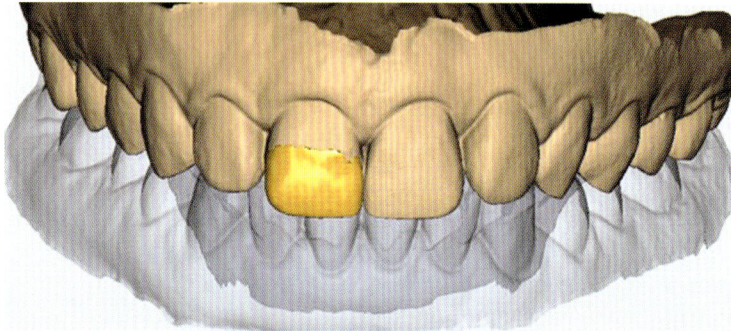

图 3-2-4　基于三维 DSD 的患者部分贴面设计图

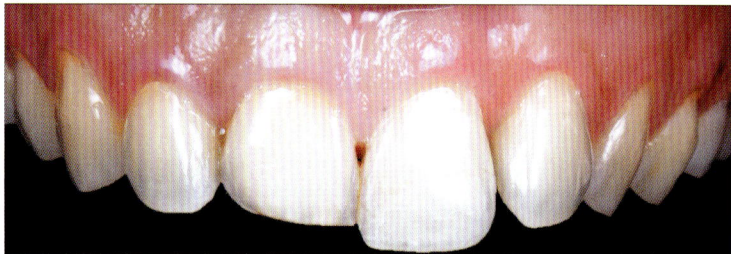

图 3-2-5　11 牙体部分贴面预备后口内正面观

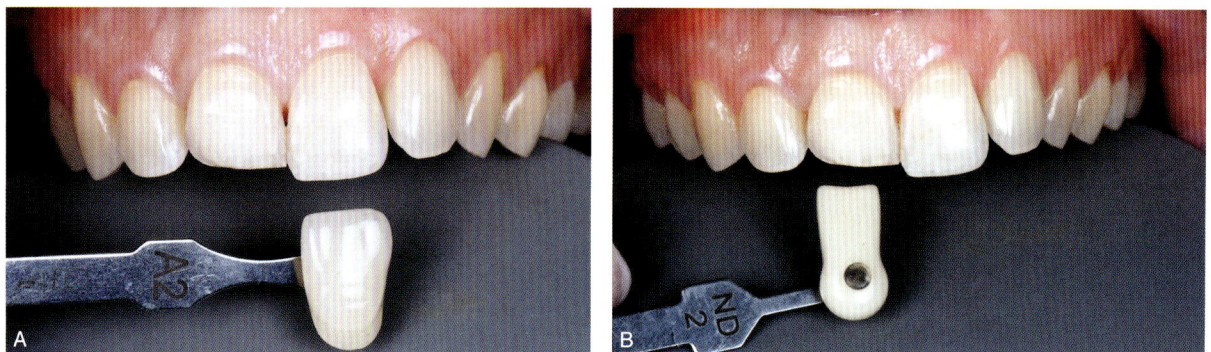

图 3-2-6　比色
A. 牙釉质比色；B. 牙本质比色。

通过计算机软件,技师设计出最终修复体的形态,并且该修复体的尺寸,与基牙和邻牙、对殆牙的相对距离关系都一目了然(图3-2-7)。这都是数字化带来的便利,这样的可视化呈现在以往传统修复中是不可能实现的。

最终,技师根据数字化设计,制作11最终修复体。给患者试戴11修复体,患者对修复效果满意(图3-2-8)。

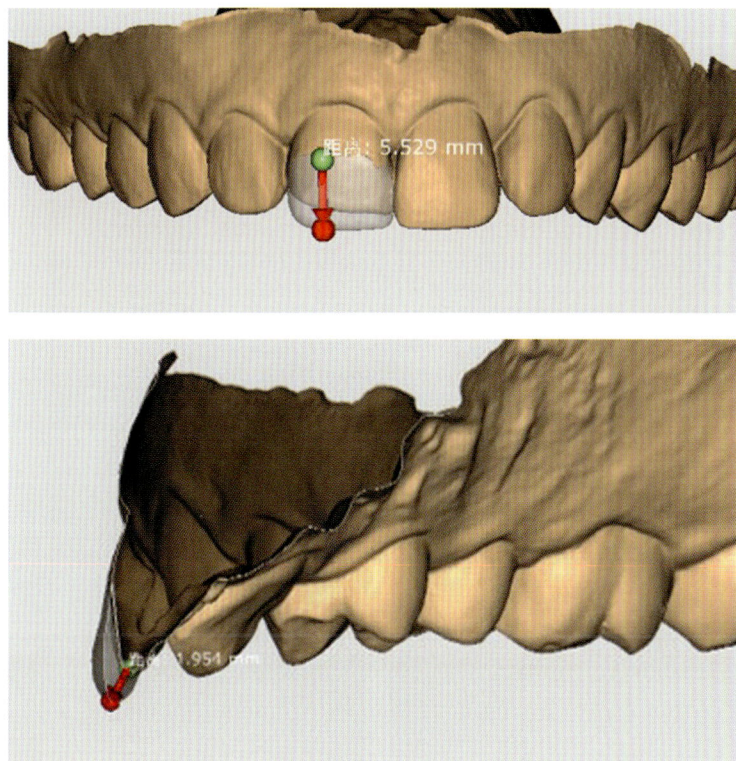

图 3-2-7　11 数字化模型的部分贴面设计图

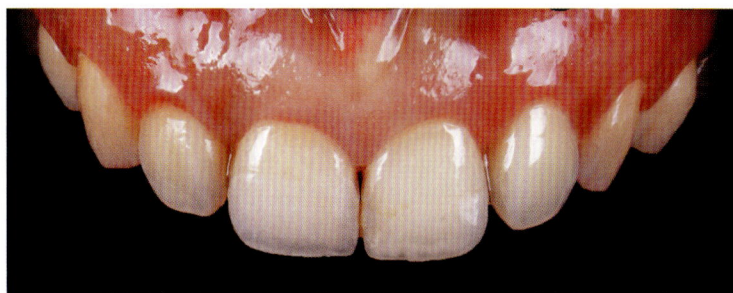

图 3-2-8　11 部分贴面试戴效果图

由以上例子不难看出,美学区单颗天然牙的美学设计是最简单,也是最经典的一种设计,通常只需要尽量模仿对侧同名牙即可完成,但数字化技术无疑让整个过程更加简单、精准、可视、可控。

二、多颗前牙修复美学设计要点

美学区天然牙的多颗前牙美学设计比单牙要更加复杂,涉及多颗牙齿的排列、比例、粉白美学的对称及协调等。以下通过几个典型案例,呈现数字化在天然牙美学设计中的应用,并逐一进行总结。

（一）案例一

患者正畸术后欲行上颌前牙美学修复改善美观效果（图 3-2-9~ 图 3-2-11）。

由于金属托槽的存在，无法通过传统的印模方式给患者制取印模。而有了数字化技术，就可以通过口内扫描，在获取的数字化模型上实现患者的美学设计和美学诊断。

在获取患者的口内扫描模型后，患者有 3 种美学方案可供选择（图 3-2-12~ 图 3-2-14）。

通过和患者的交流讨论，患者最终决定选择方案 2，这种方案既能获得不错的美学效果，又相对微创，不磨除更多的牙体组织。这种数字化三维牙体形态的呈现，使医患间以及不同学科的医生之间沟通都更加顺畅。

患者选择方案 2 后，正畸医生拆除托槽，正式进入修复阶段（图 3-2-15）。

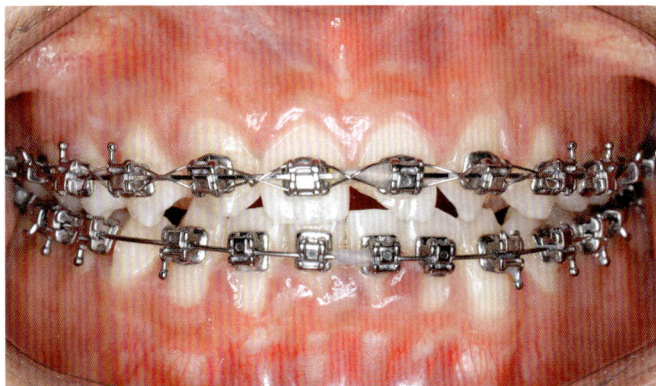

图 3-2-9　正畸术后口内正面观

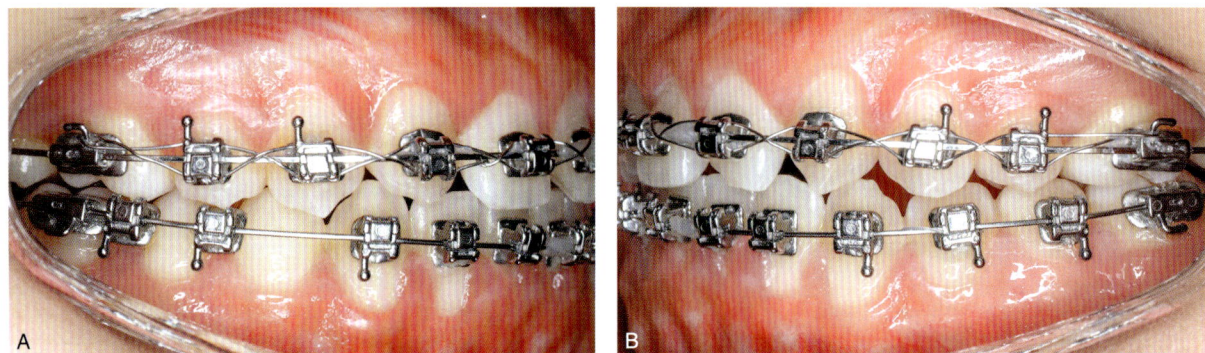

图 3-2-10　正畸术后口内侧面观
A. 右侧观；B. 左侧观。

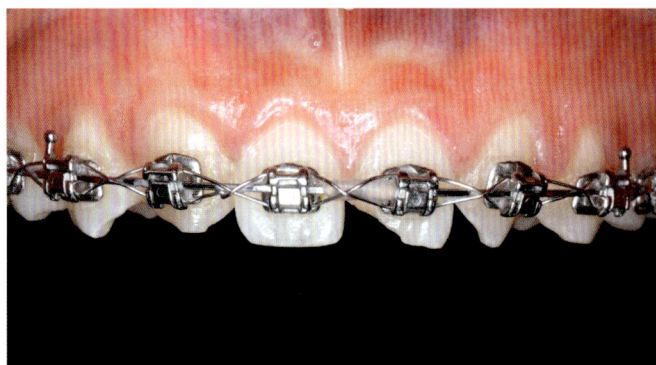

图 3-2-11　正畸术后上颌口内局部正面观

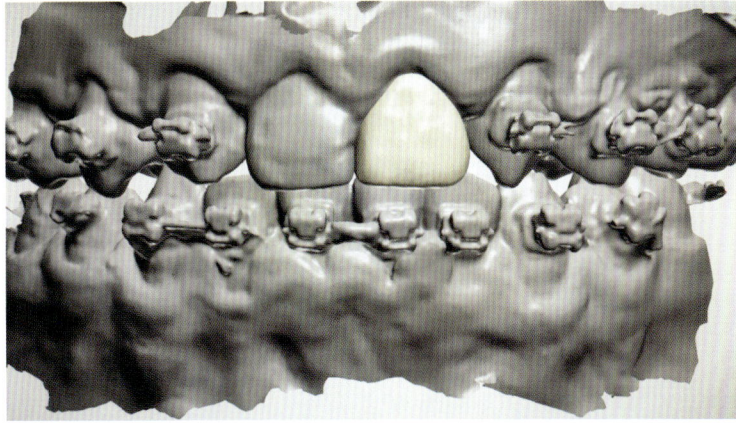

图 3-2-12　方案 1——只保证上颌中切牙的形态对称

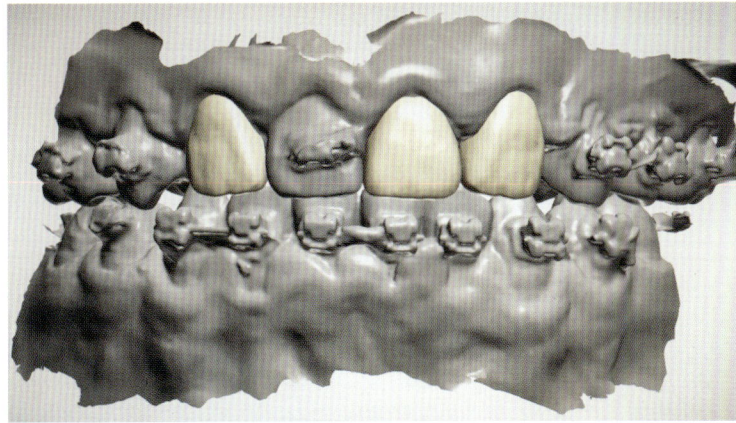

图 3-2-13　方案 2——在方案 1 的基础上，将 13、23 改型成 12、22 的形态

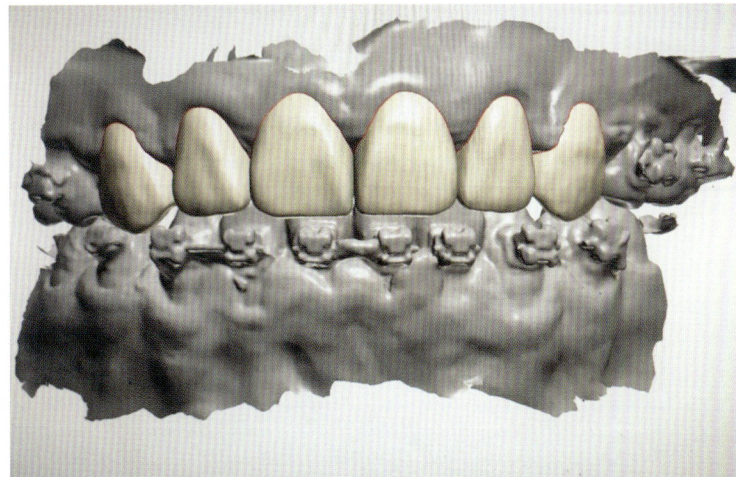

图 3-2-14　方案 3——在方案 2 的基础上，再将 14、24 改成 13、23 的形态

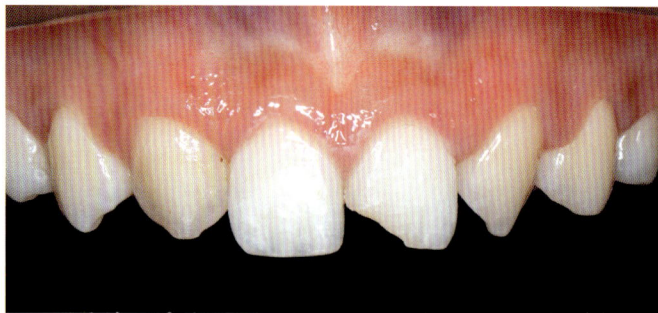

图 3-2-15　拆除托槽后的患者口内牙列情况

再次对拆除托槽后的牙齿进行口内扫描,获取患者口内牙列信息(图 3-2-16),然后按照方案 2,利用软件对上颌前牙进行美学设计并观察基牙和修复体的相对位置关系,确定最终修复体形态(图 3-2-17,图 3-2-18)。

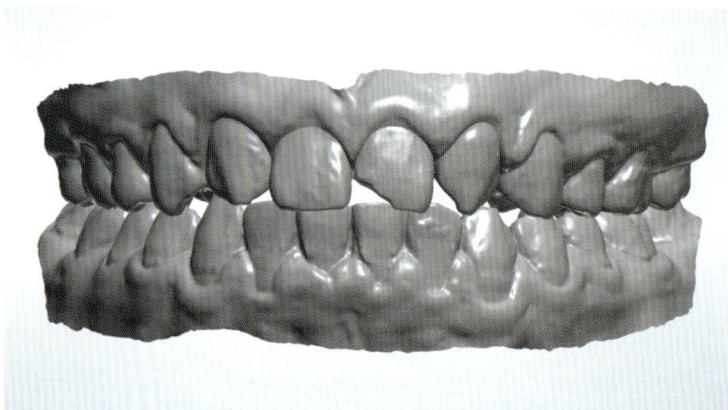

图 3-2-16　拆除托槽后的口内牙列信息

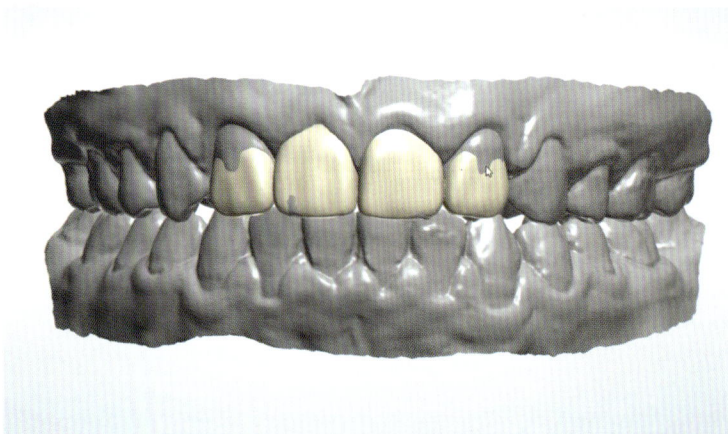

图 3-2-17　基牙和修复体的相对位置关系

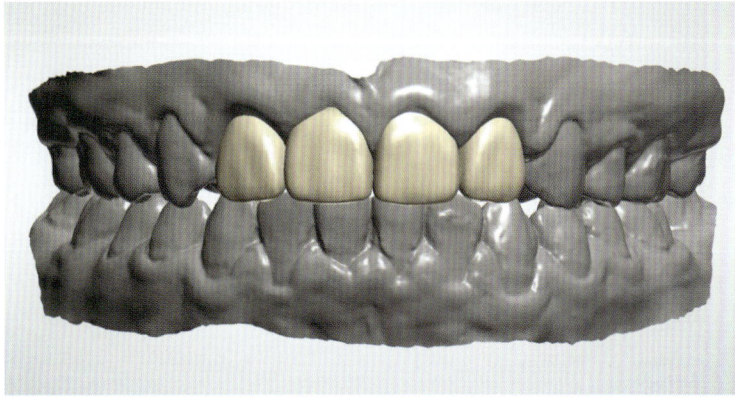

图 3-2-18 最终目标修复体的形态

随后,将最终修复体形态转至患者口内再次评估(图 3-2-19),患者无异议后对其进行牙体预备(图 3-2-20),再经过比色、制作最终瓷贴面并戴入患者口内(图 3-2-21)。患者满意最终效果(图 3-2-22,图 3-2-23)。

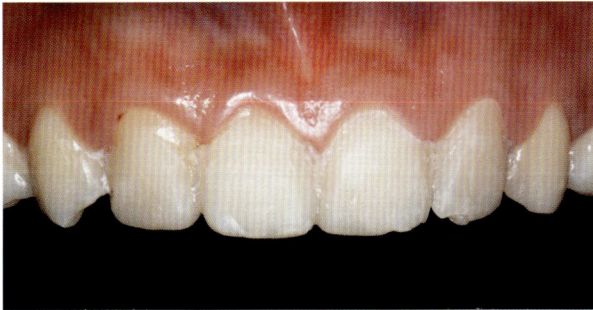

图 3-2-19 按照数字化诊断蜡型将最终修复体
形态转至患者口内

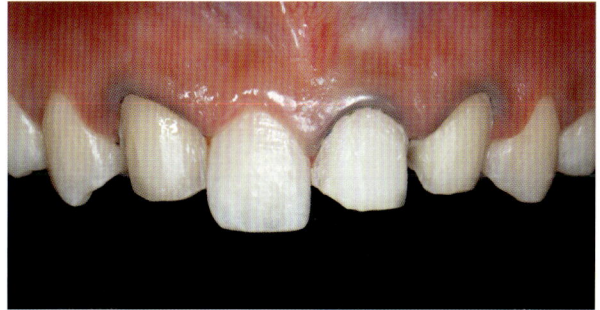

图 3-2-20 对患者进行微创牙体预备

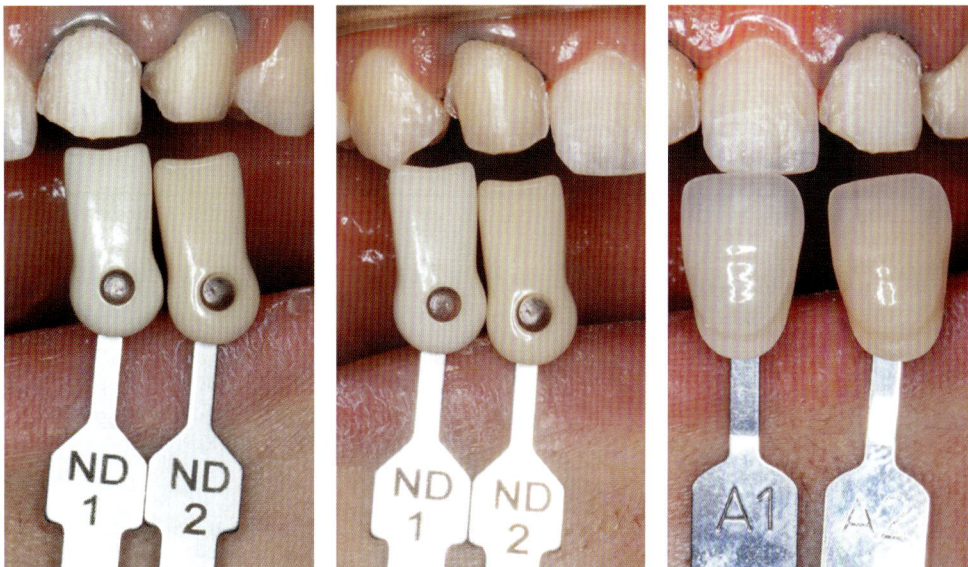

图 3-2-21 对预备过的基牙及邻牙进行比色

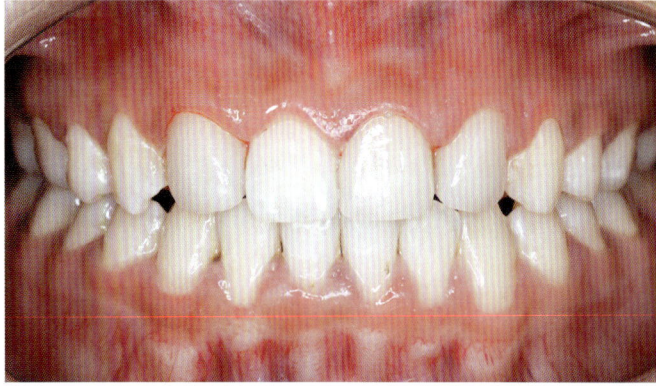

图 3-2-22 最终修复体的口内戴入正面观

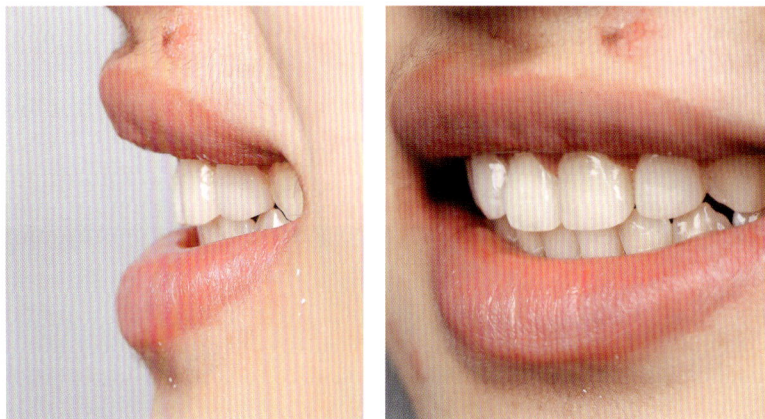

图 3-2-23 最终修复体的口外侧面观及左侧 45°观

通过以上病例设计和分析不难发现,数字化在这样一个有正畸参与并有托槽影响的病例中起到了至关重要的作用。如果没有数字化技术,传统印模无法制取,医生和患者之间、医生和医生之间的交流沟通不会如此顺畅。由此可见,数字化技术的出现让多学科合作的病例有了更好且可预期的结果。

(二)案例二

患者自述因上颌前牙牙体扭转数年导致牙列不齐,不美观,前来求诊(图 3-2-24,图 3-2-25)。由于患者职业要求,无法接受缺牙期,但又迫切需要看到修复后的效果,因此采用数字化技术在诊断、设计和治疗过程中予以助力。

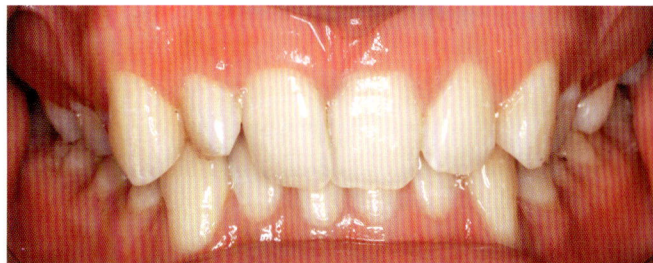

图 3-2-24 患者口内初始状况正面观

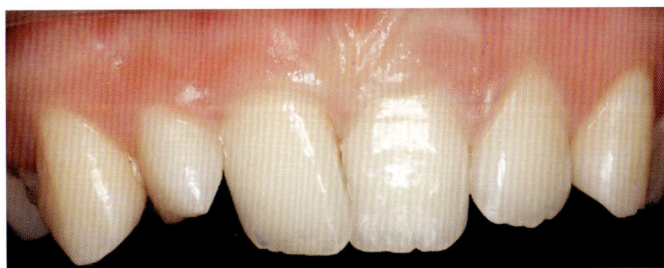

图 3-2-25 患者口内上颌前牙局部

首先对患者的牙齿进行口内扫描,获取患者口内牙列信息(图 3-2-26),然后利用软件对上颌前牙进行美学分析(图 3-2-27~ 图 3-2-29),分析现有上颌前牙的牙齿比例和理想范围内牙齿的形态,以此为基础设计修复体形态并和患者交流(图 3-2-30~ 图 3-2-32)。

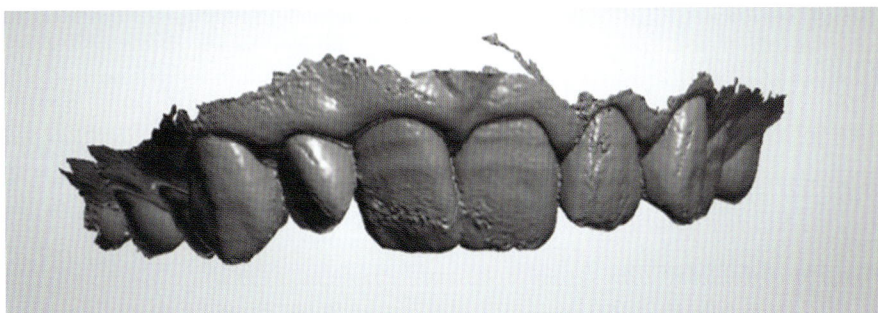

图 3-2-26 患者初始口内牙齿排列

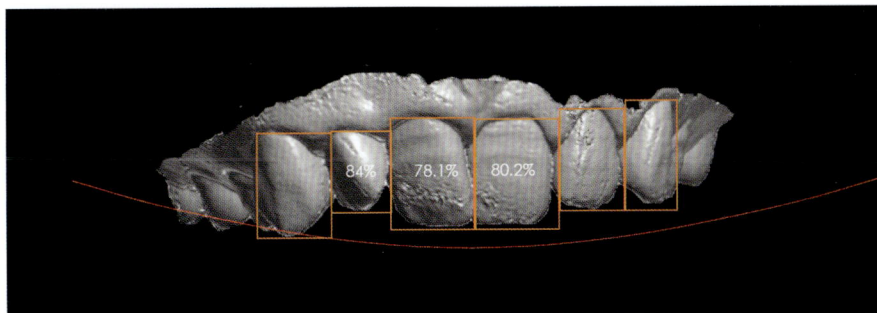

图 3-2-27 患者初始牙齿比例

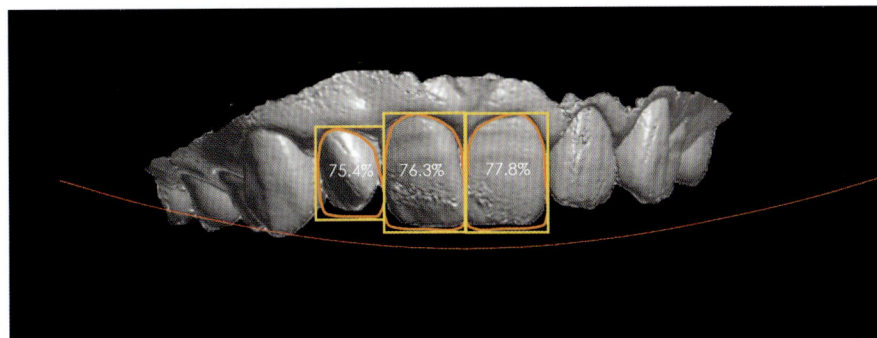

图 3-2-28 患者理想二维牙齿形态 1

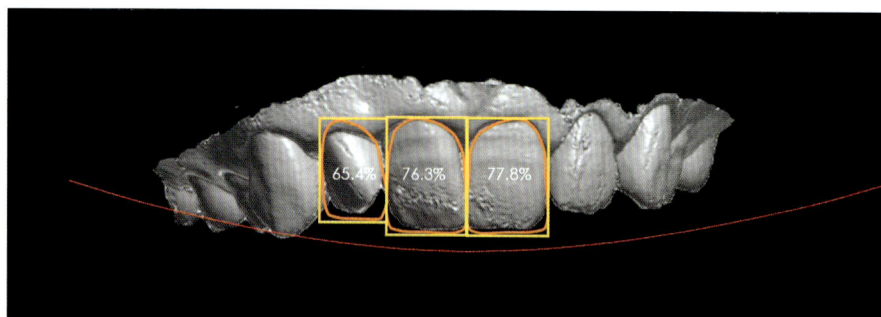

图 3-2-29　患者理想二维牙齿形态 2

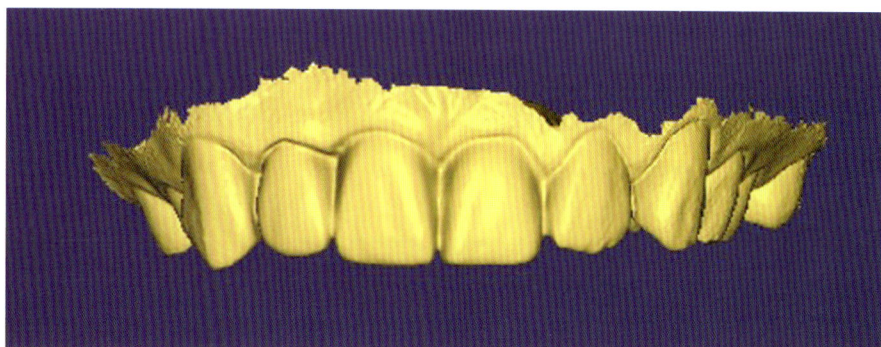

图 3-2-30　以二维形态为基础进行理想三维形态模拟和呈现

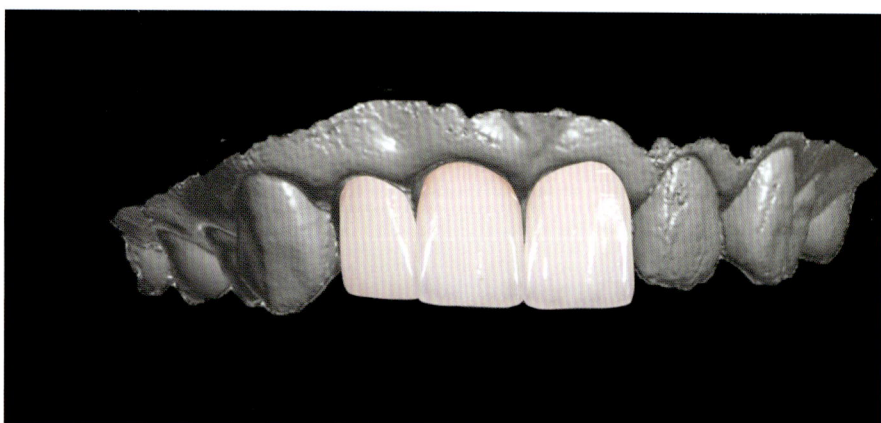

图 3-2-31　以三维模型 + 二维图片的形式呈现模拟效果

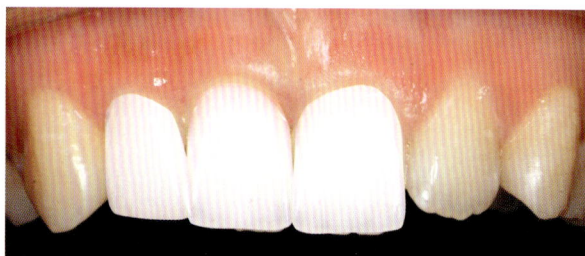

图 3-2-32　以三维图片呈现模拟效果

患者满意二维和三维 DSD 效果后,将三维效果模型输出打印数字化模型,并与患者初始牙齿状态进行对比(图 3-2-33)。因 12 扭转牙为实现最终效果,牙体预备较多,故先对患者行 12 根管治疗,而后再根据美学效果对 12、11、21 进行牙体预备(图 3-2-34)。随后,再次通过口内扫描获取预备后的牙齿形态,并在基牙上进行修复体的设计(图 3-2-35)。

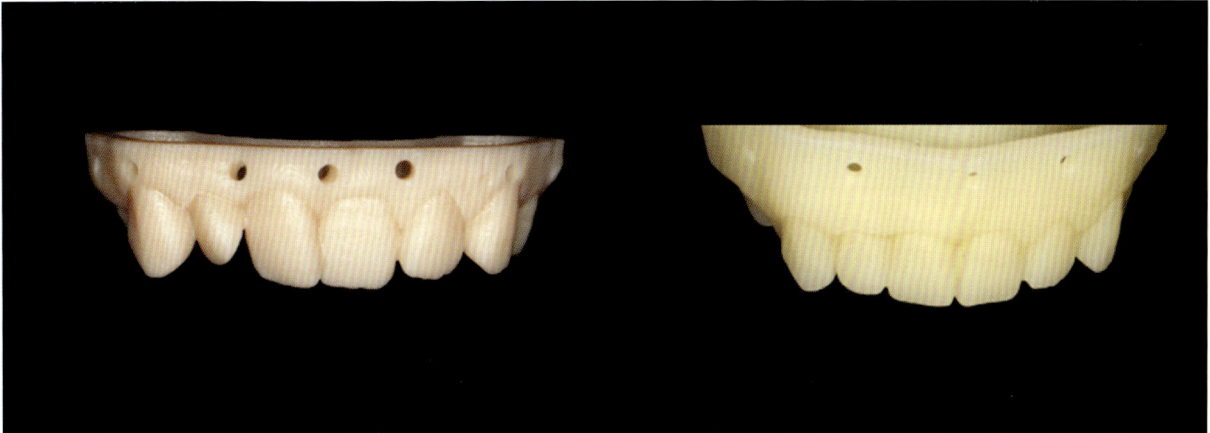

图 3-2-33　打印三维 DSD 模型(右),与患者初始模型(左)进一步对比

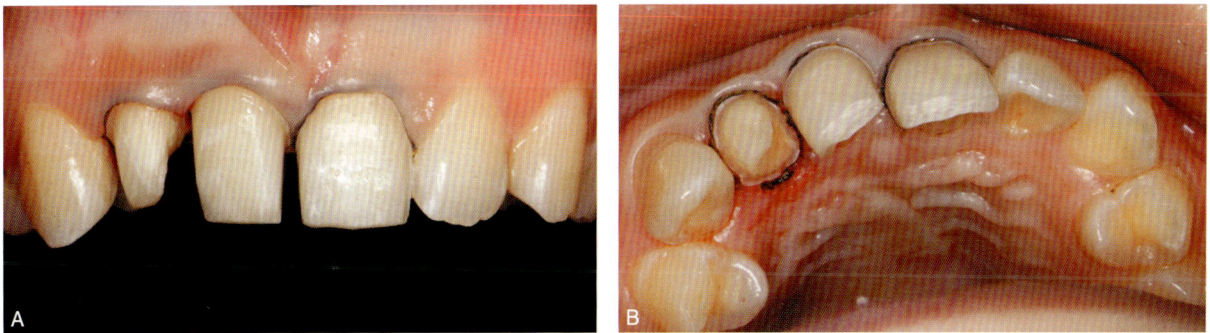

图 3-2-34　12、11、21 牙体预备
A. 正面观;B. 𬌗面观。

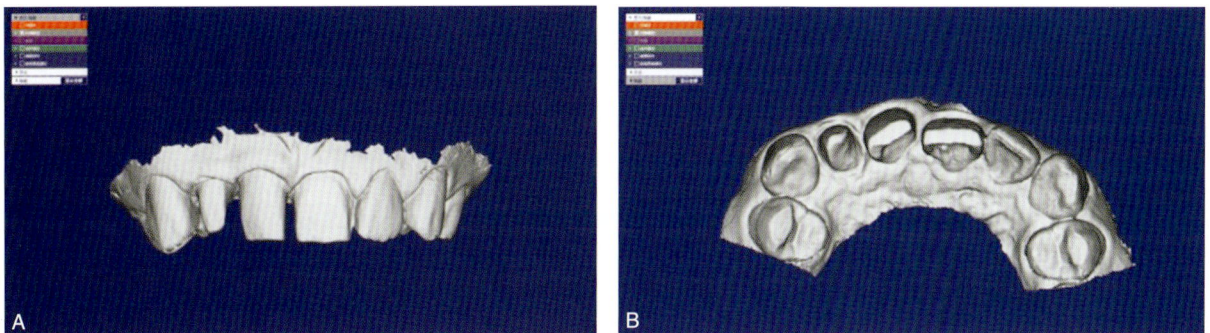

图 3-2-35　口内扫描获得基牙模型
A. 正面观;B. 𬌗面观。

通过软件分析可知,数字化可以非常精准地看到基牙预备量以及未来修复体的空间,和最终修复体的形态和排列(图 3-2-36,图 3-2-37)。

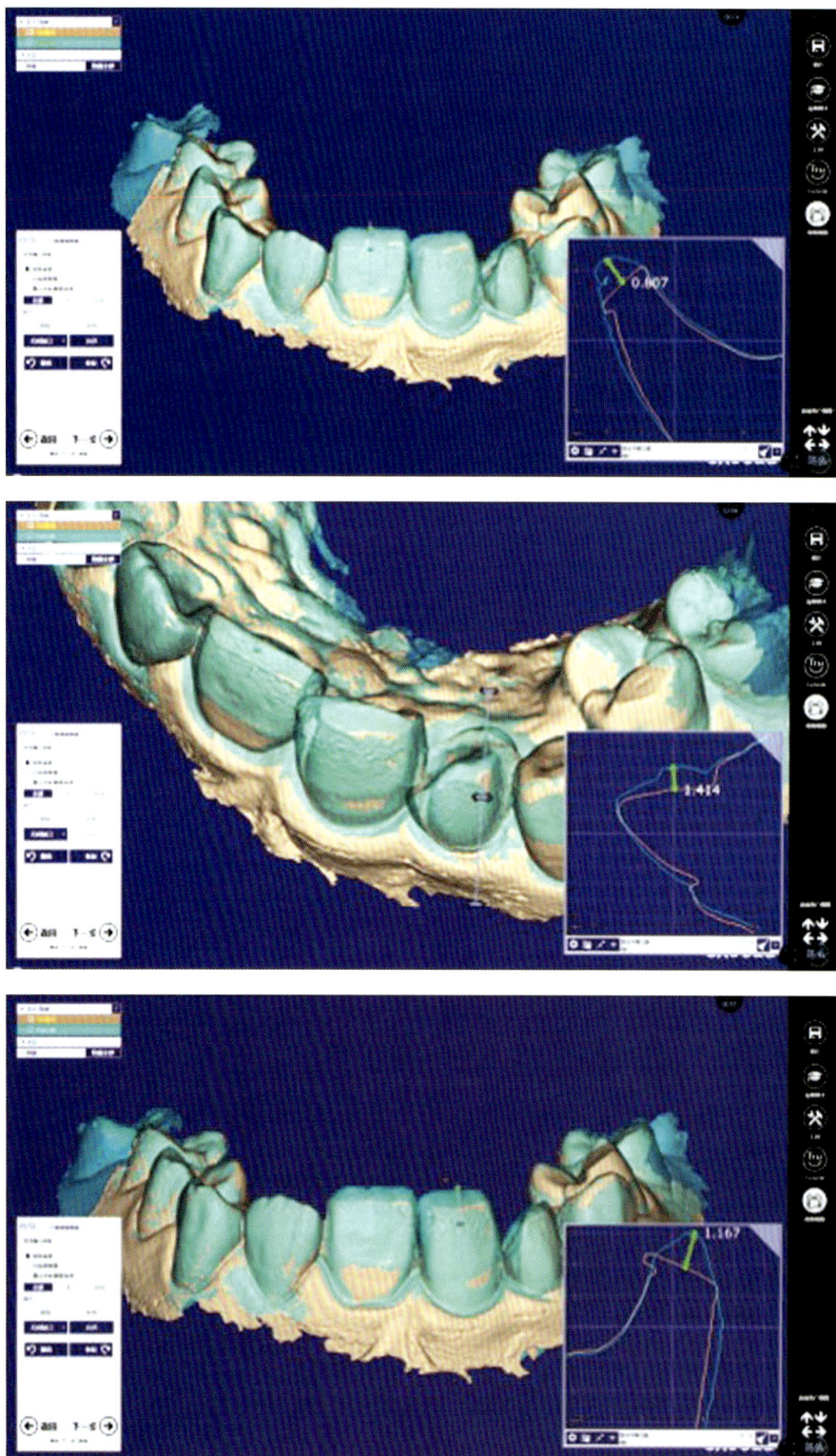

图 3-2-36　计算机软件设计修复体

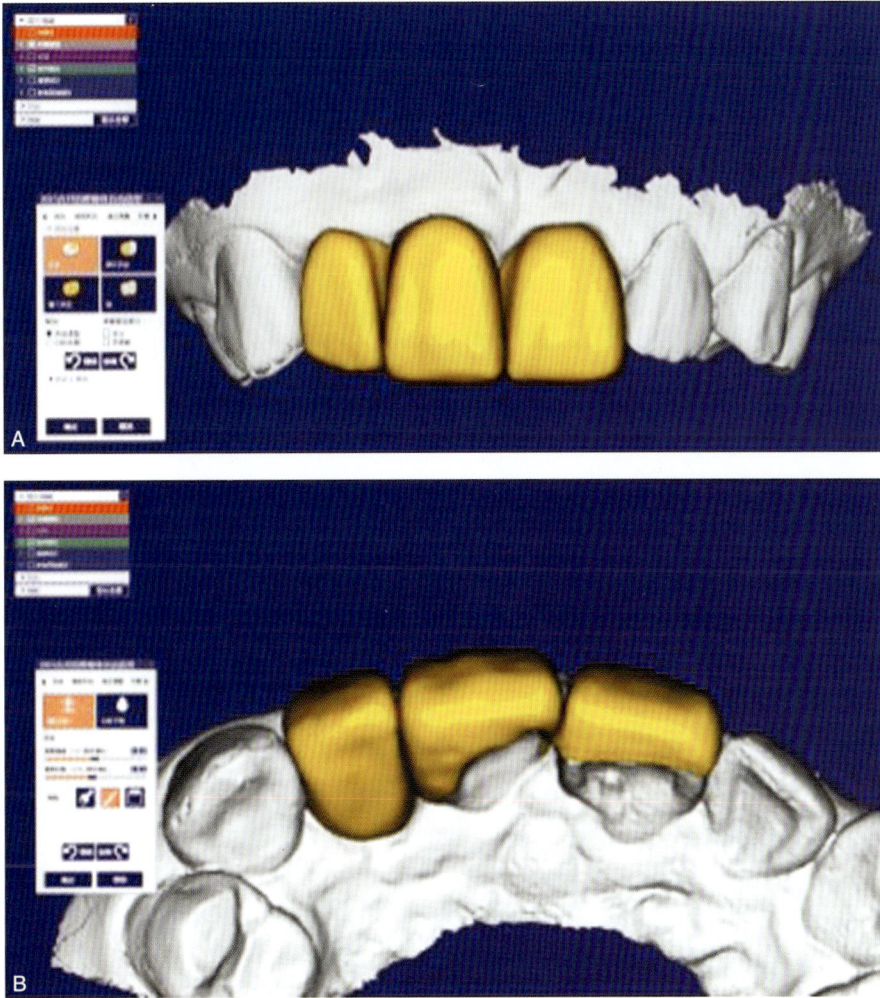

图 3-2-37　最终修复体的形态和排列
A. 正面观；B. 殆面观。

　　最终的修复体，根据固位方式不同，有冠和贴面两种形式（图 3-2-38，图 3-2-39）。通过在患者口内酸蚀、冲洗、干燥、粘接，最终使患者获得了良好的美学效果（图 3-2-40）。这都是基于数字化信息的获取、数字化信息的改善、数字化信息的诊断和设计，才有了最终的呈现。

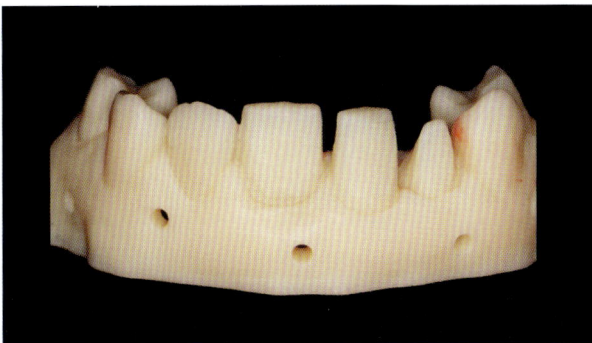

图 3-2-38　最终模型的呈现

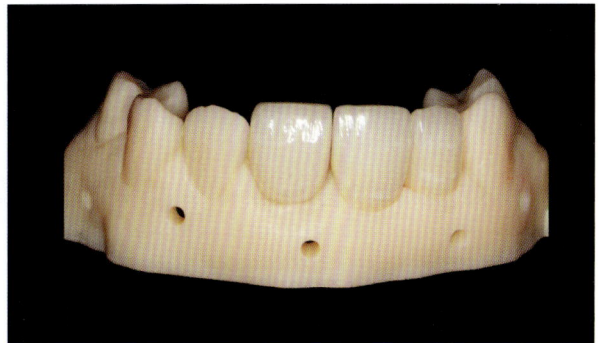

图 3-2-39　最终修复体的呈现

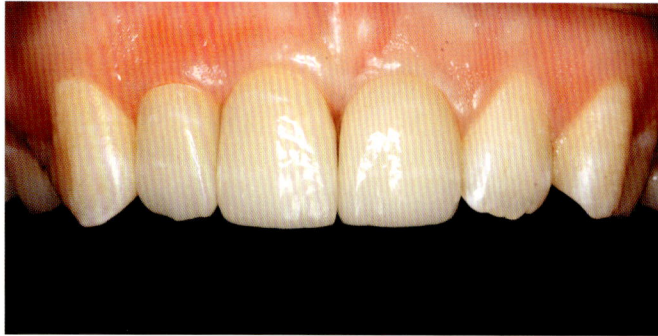

图 3-2-40　最终修复体的美学效果

（三）案例三

数字化在诊断和设计方面的优势还体现在对失败病例的二次修复。

患者来就诊时口内存在不良修复体，导致牙龈红肿（图 3-2-41）。经口内检查和诊断，发现原修复体侵犯了牙周生物学宽度。那么如何对该状况进行改良，尤其是在现有情况下如何让患者恢复信心，是一个摆在临床医生面前的难题。

为了解决难题，先对患者口内修复体进行二维 DSD 分析，数字化分析可知 21 整体偏短（图 3-2-42），可以通过对 21 的牙冠进行冠延长做到其相应美化。考虑到 11 和 21 龈缘对称性以及邻牙的美学效果，可以在软件上进行 12—23 最终理想龈缘的设计，并与患者进行交流、确认美学效果（图 3-2-43）。

经沟通，患者对二维 DSD 效果满意（见图 3-2-43）。为了更精准的美学效果，对患者进行口内扫描（图 3-2-44），通过口扫数据在二维 DSD 的基础上进行三维 DSD 的转换（图 3-2-45），并以此为基础，设计三维牙冠延长术导板的边缘，以便更好控制手术精度（图 3-2-46）。

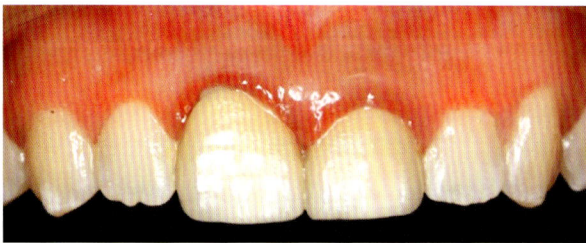

图 3-2-41　原修复体导致龈缘红肿

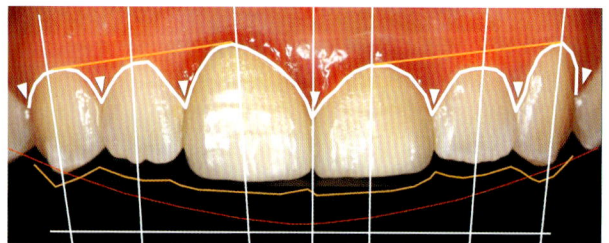

图 3-2-42　对原修复体进行美学分析

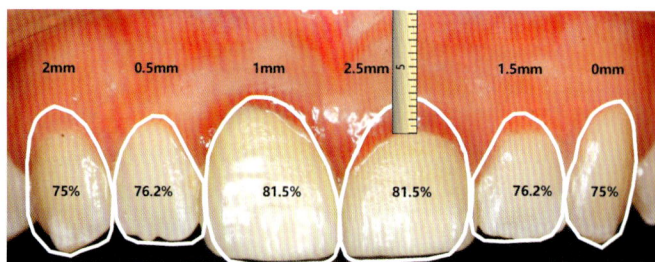

图 3-2-43　对原修复体进行 DSD 美学设计

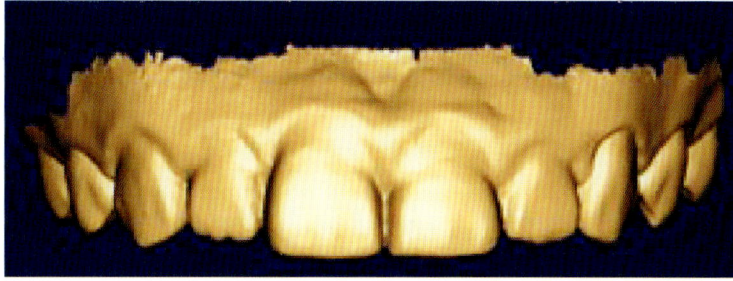

图 3-2-44　患者口内扫描数据

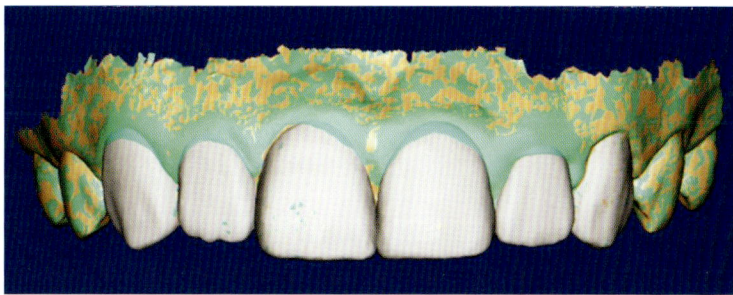

图 3-2-45　患者结合二维 DSD 得到三维 DSD

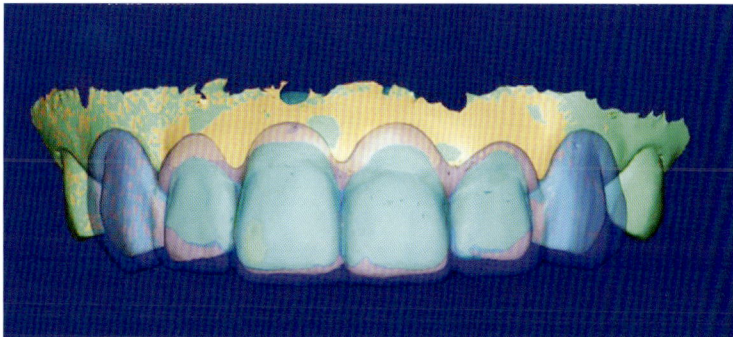

图 3-2-46　冠延长切龈导板的设计

　　考虑术后效果的稳定性以及生物学宽度,仅仅去除牙龈的边缘是不够的,还需要对边缘骨进行修整。因此,采集患者 CT 数据,并将 CT 数据与口扫数据进行拟合,设计冠延长去骨导板(图 3-2-47,图 3-2-48)。

　　和患者沟通后,对上述模型和导板进行打印输出,并进一步和患者进行确认和口内导板试戴(图 3-2-49~ 图 3-2-53)。在导板指示下,在临床上完成切龈和翻瓣后的去骨(图 3-2-54~ 图 3-2-56)。

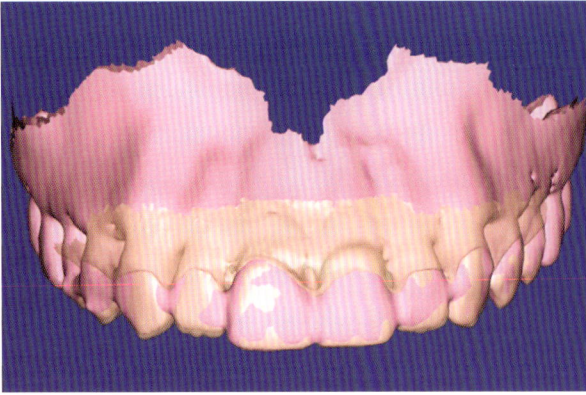

图 3-2-47　将 CT 数据和口扫数据进行拟合

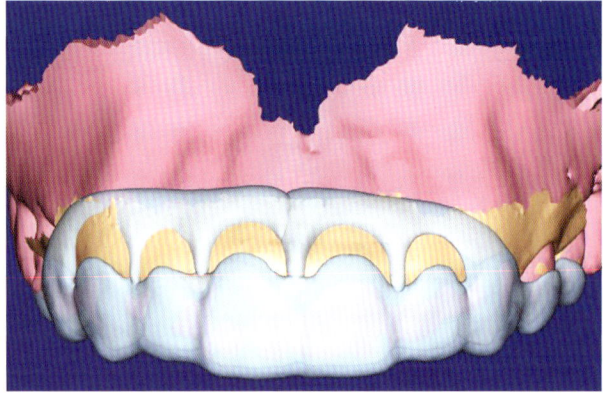

图 3-2-48　根据冠延长切龈导板的设计进行去骨导板的设计

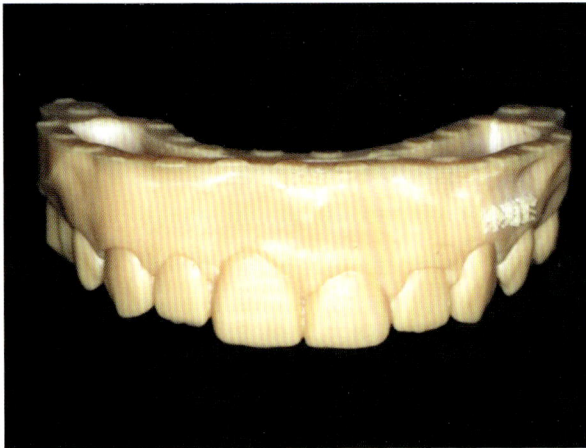

图 3-2-49　患者原始口内模型

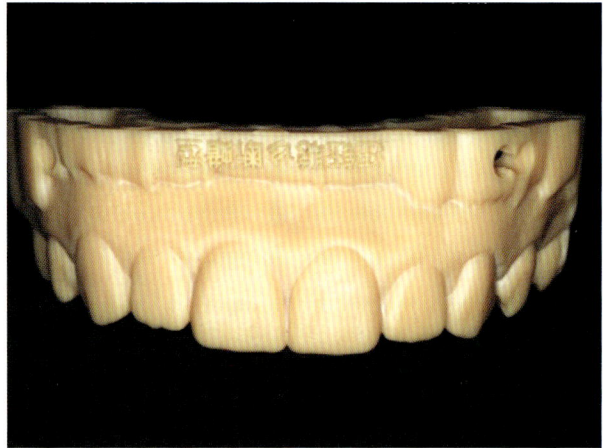

图 3-2-50　患者理想美学效果的模型

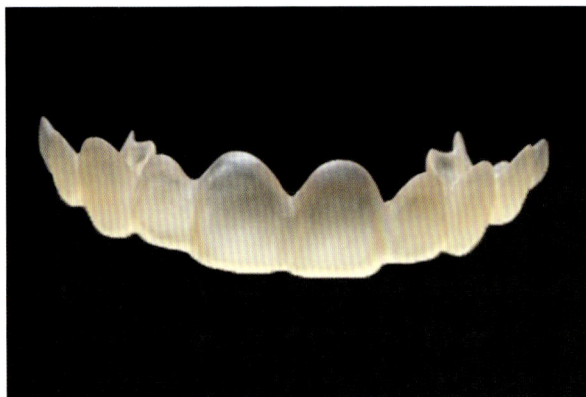

图 3-2-51　冠延长切龈导板

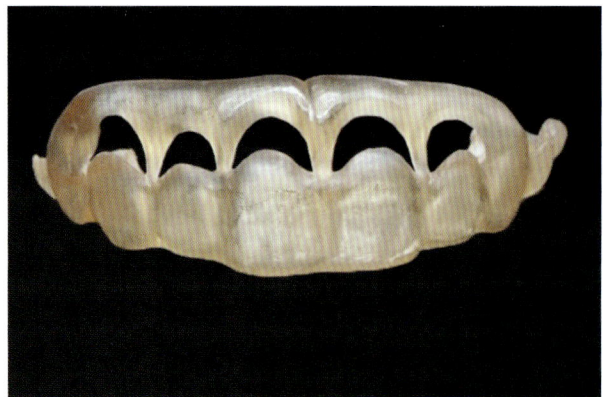

图 3-2-52　冠延长去骨导板

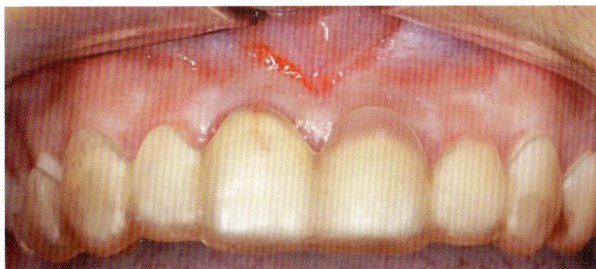

图 3-2-53　试戴切龈导板

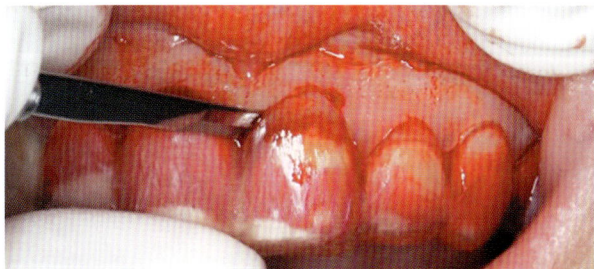

图 3-2-54　切龈导板指示牙龈切除

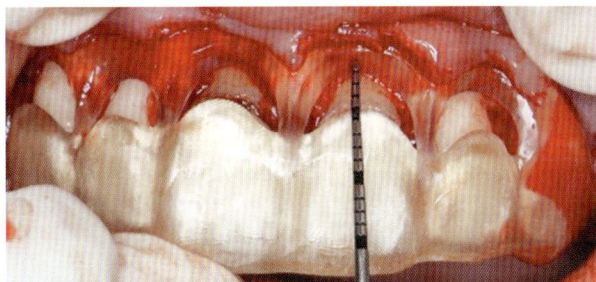

图 3-2-55　试戴去骨导板

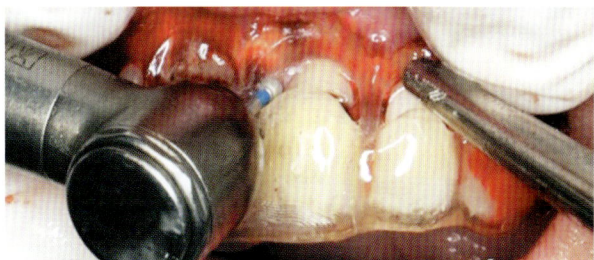

图 3-2-56　去骨导板指示去骨

术后通过精细备牙并制作修复体,逐渐诱导牙龈成形(图 3-2-57,图 3-2-58)。术后 6 个月,观察到牙龈状态稳定,再次进行口内扫描并制作修复体(图 3-2-59)。最终,患者对修复体满意(图 3-2-60)。

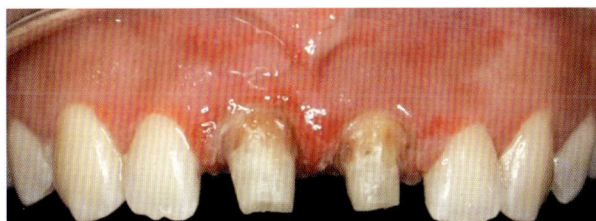

图 3-2-57　在重新设定的牙龈边缘下进行牙体预备

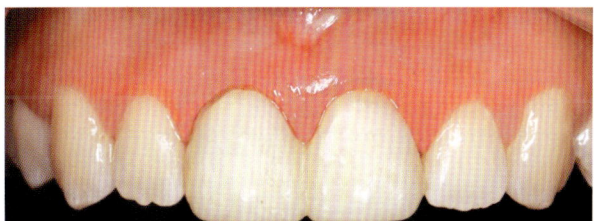

图 3-2-58　制作 11、21 临时修复体恢复美观

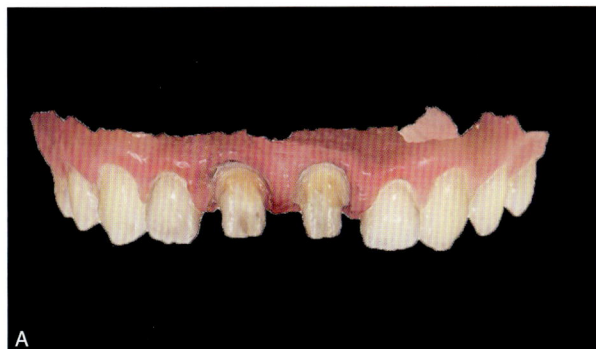

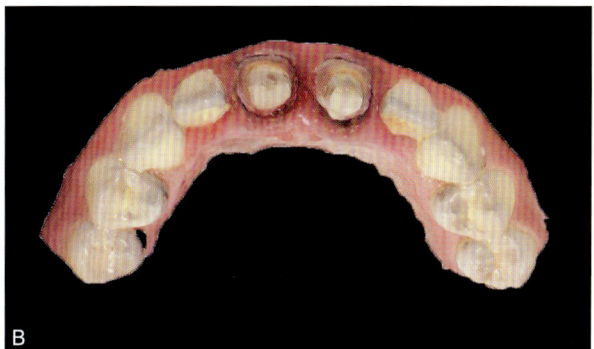

图 3-2-59　牙龈稳定后获取 11、21 口内扫描模型
A. 正面观;B. 殆面观。

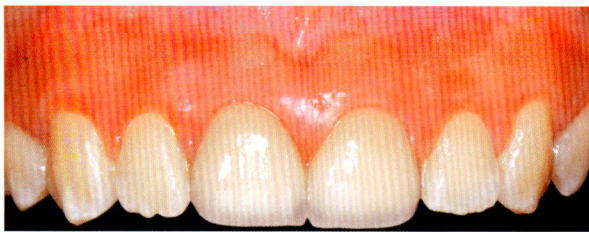

图 3-2-60　最终 11、21 牙冠及邻牙的美学效果呈现

　　通过对术前失败修复体和术后修复体的对比,可知数字化技术对整个治疗效果帮助很大。无论是最初二维 DSD 的设计、三维 DSD 的呈现,还是后期口内扫描数据的呈现、切龈、去骨导板的使用,无一例外都离不开数字化技术的帮助。

　　回顾以上 3 个病例,不难看出,无论是天然牙中单颗牙、多颗牙的设计和诊断,还是失败病例的二次修复,因为涉及复杂的美学呈现以及多次的医患沟通,传统修复技术和流程有一定的局限性,而数字化技术的使用会对最终良好美学效果的呈现和患者的满意提供很大的帮助。

　　综上,现将天然牙数字化美学设计要点总结如下。

　　1. 三维数据精准采集与对称协调　通过口内扫描仪获取高精度三维模型,结合对侧同名牙形态进行对称模拟;利用数字化软件分析牙齿比例、龈缘位置等参数,确保修复体与邻牙、对颌牙的协调。

　　2. 多学科协作与可视化沟通　多学科(如正畸、修复)通过三维 DSD 模型共享设计方案,优化治疗流程;提供多种修复方案,通过二维 / 三维可视化效果辅助患者决策,减少沟通成本。

　　3. 导板辅助手术与生物学宽度控制　针对复杂病例,结合 CT 数据设计冠延长导板,精准控制牙龈切除和去骨范围;利用数字化技术模拟生物学宽度,确保修复体边缘与牙周组织的长期健康。

第三节　种植牙数字化美学设计要点

　　除了修复之外,数字化在美学种植当中也有很多的应用。众所周知,种植义齿修复已然成为了当今牙列缺损的主要修复方式。数字化技术在单牙、多牙、无牙颌的种植方案设计及执行过程中都起到了非常关键的作用。下面通过几个典型的案例,帮助大家在临床上多一些思考。

　　(一)案例一

　　患者数年前上颌前牙外伤,根管治疗后一直未行修复,现感觉影响美观和功能,前来就诊。口内检查见 11 牙折断至龈上 3~4mm,根管口见白色充填物,牙龈未及出血,牙周未探及深牙周袋。前牙深覆𬌗,覆盖正常,牙列整齐。牙体形态为卵圆形,中厚龈生物型(图 3-3-1)。CBCT 辅助检查示 11 牙根内吸收,根管膨大,唇侧骨板连续、完整(图 3-3-2)。11 牙根偏唇侧。以上症状提示 11 无法保留。与患者沟通后,决定行 11 拔除后种植义齿治疗。

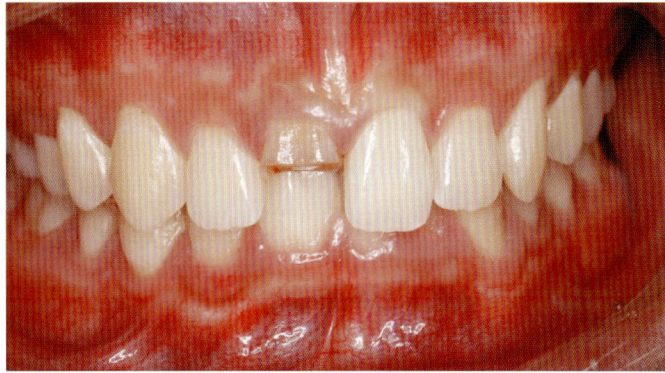

图 3-3-1 11 牙体折断

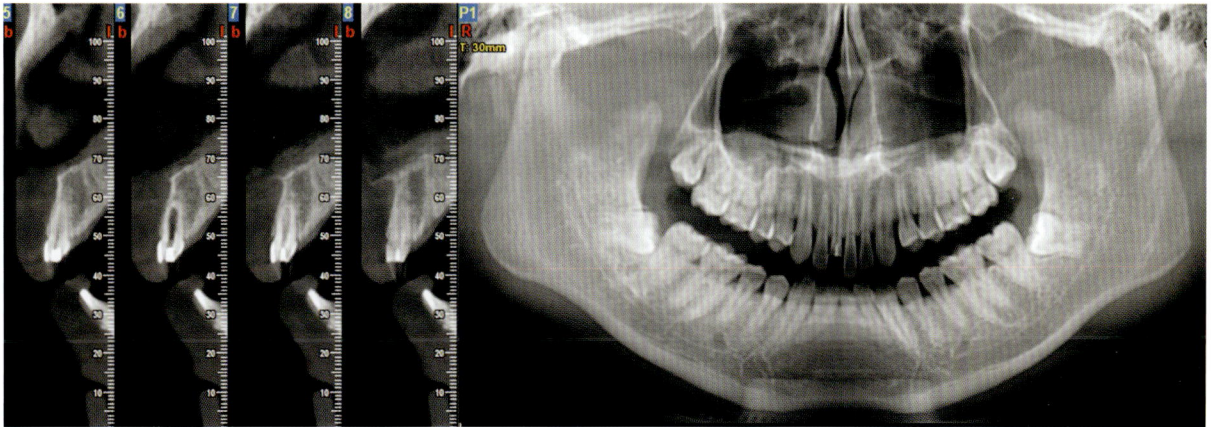

图 3-3-2 11 术前 CBCT

CBCT 片示 11 牙根内吸收,根管膨大,唇侧骨板连续、完整。11 牙根偏唇侧,唇舌向厚度约为 7.2mm,近远中距离约为 7mm。向患者讲解病情及可选治疗方案,同时告知患者相应的治疗程序、可能出现的并发症、预后、费用、治疗过程中及治疗结束后所需的维护及预防等相关问题。患者不想损伤邻牙,并想先尽快恢复前牙的美观,综合考虑,患者决定拔除 11 后即刻种植即刻修复。通过 DSD 进行数字化美学设计和分析,绘制出种植修复后的效果(图 3-3-3,图 3-3-4)。

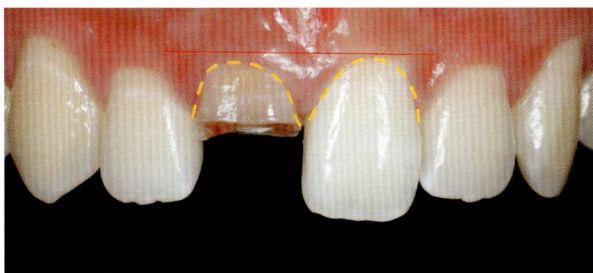

图 3-3-3 基于口内照片的 11、21 牙位 DSD 龈缘设计

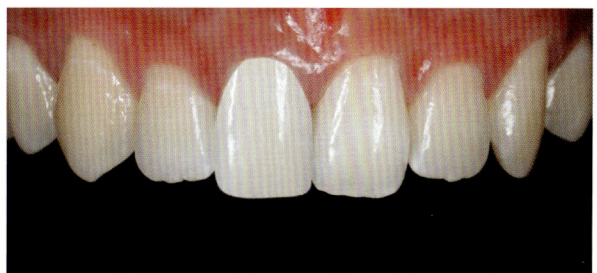

图 3-3-4 基于口内照片的 11、21 牙位 DSD 形态设计

　　患者满意 DSD 二维设计效果。随后对患者进行口扫,获取口内牙齿及黏膜信息。将光学扫描模型与 CT 数据匹配后在三维影像资料中进行 11 的种植体和牙冠的设计,在模型、颌骨及种植体三方面检查种植体设计的合理性(图 3-3-5)。起初我们对种植体方向设计了 3 个方案:方案一,理想位点种植角度,偏斜角度为 0°,种植体从未来牙冠舌隆突位置穿出,但种植体初期稳定性欠佳;方案二,种植体根尖向腭侧偏斜 15°,种植体初期稳定性充分,种植体颈部从未来牙冠的切端穿出;方案三,种植体根尖向腭侧偏斜 25°,种植体初期稳定性好,但种植体颈部穿出位点太偏唇侧(图 3-3-6)。经过评估后,最终确定方案二,即种植体根尖方向比理想角度向腭侧偏斜 15°,这样既保证了种植体的初期稳定性,满足患者即刻修复的要求,又可以在最终修复时通过可最多转角 25° 的 ASC 基台的应用达到螺丝固位,利于后期的维护。种植方案确定后,根据种植体设计生成虚拟导板及临时牙(图 3-3-7),并打印出数字化种植外科导板和 11 种植临时牙(图 3-3-8)。

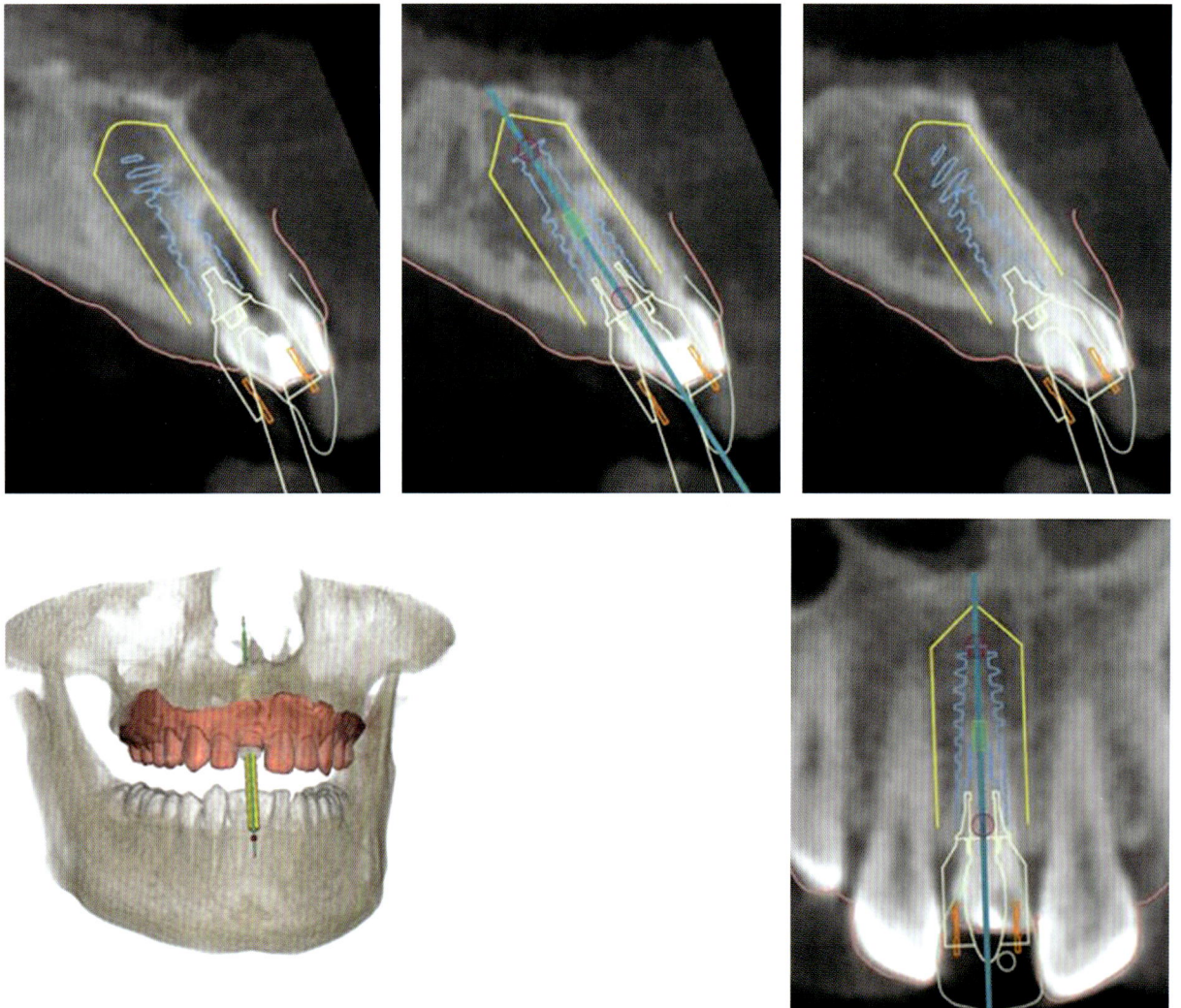

图 3-3-5　术前模拟设计种植位点

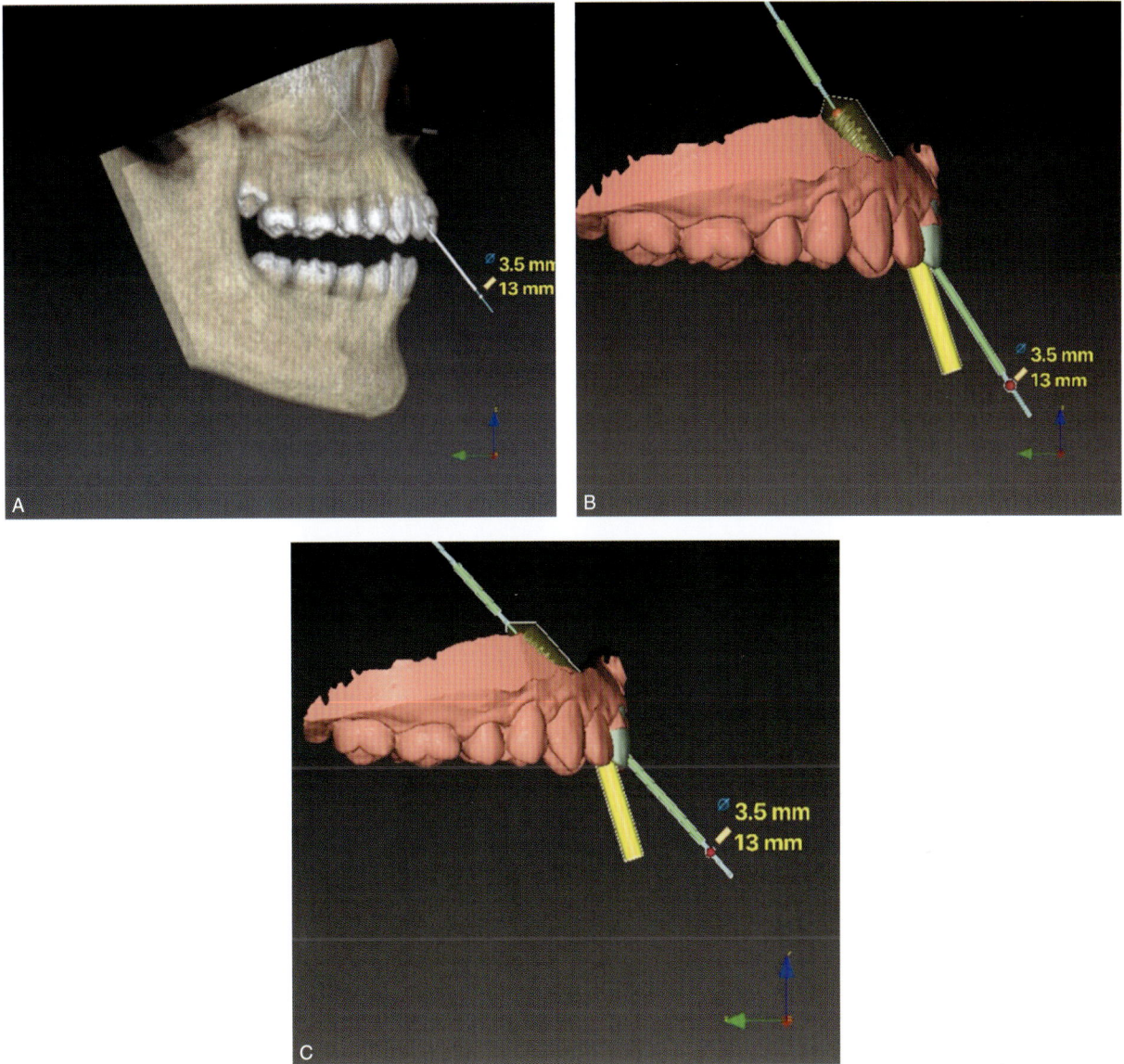

图 3-3-6　术前种植体向腭侧偏斜 0°、15°、25° 三种数字化设计方案
A. 0°；B. 15°；C. 25°。

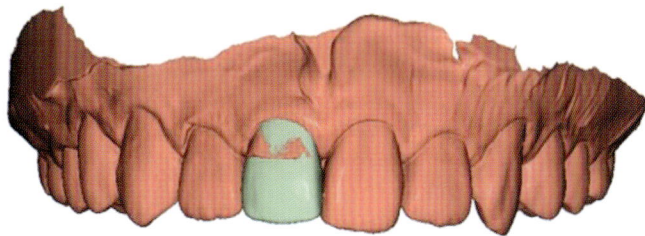

图 3-3-7　数字化模拟种植临时牙

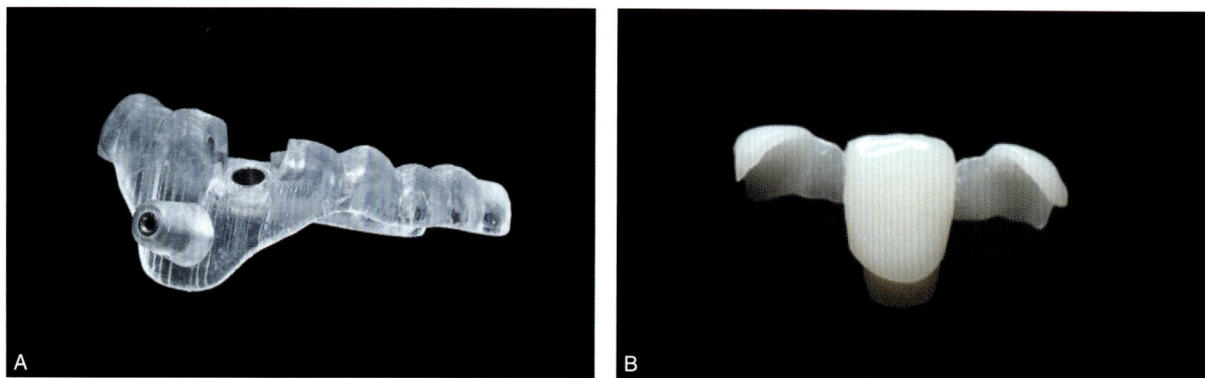

图 3-3-8 种植外科导板和临时牙
A. 种植外科导板；B. 种植临时牙。

　　术前口外模拟演练 11 拔牙和数字化导板引导下的 11 种植窝洞的预备。

　　行口颌区域三维 CT 扫描重建并用光学探头直接扫描口内软、硬组织信息。利用数字化软件模拟，将 11 牙根拔除（图 3-3-9），并 3D 打印出拔除的 11 牙根和拔牙后的口腔模型（图 3-3-10）。术前在 3D 打印的口外模型上模拟 11 拔牙，试戴手术导板并验证导板准确性（图 3-3-11）。同时演练数字化导板引导下的即刻种植手术。

　　之后按照数字化美学设计，对患者进行手术，并完成最终修复（图 3-3-12~ 图 3-3-21）。

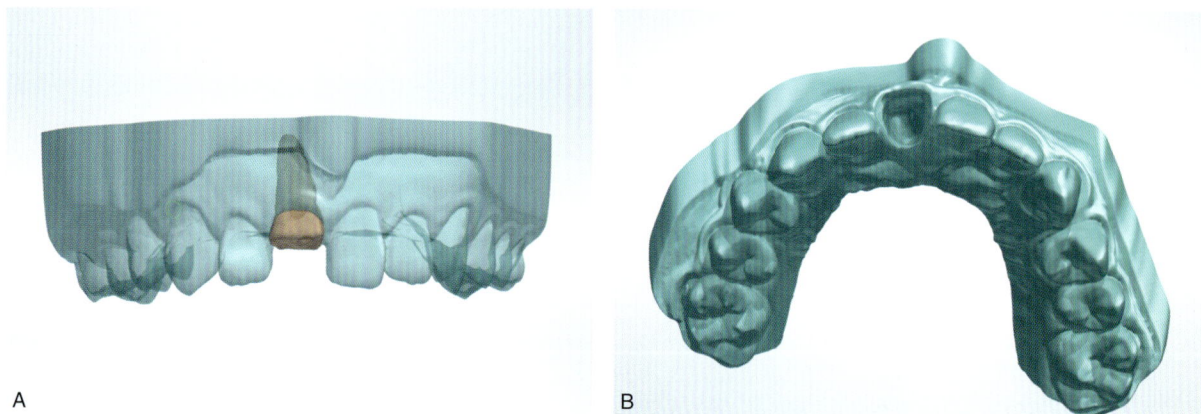

图 3-3-9 数字化软件模拟拔除 11
A. 数字化软件分离 11 牙根；B. 分离后 11 拔牙窝。

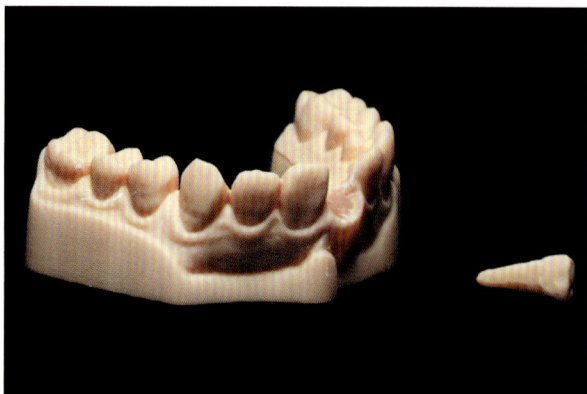

图 3-3-10 3D 打印 11 牙根和拔牙后的口腔模型

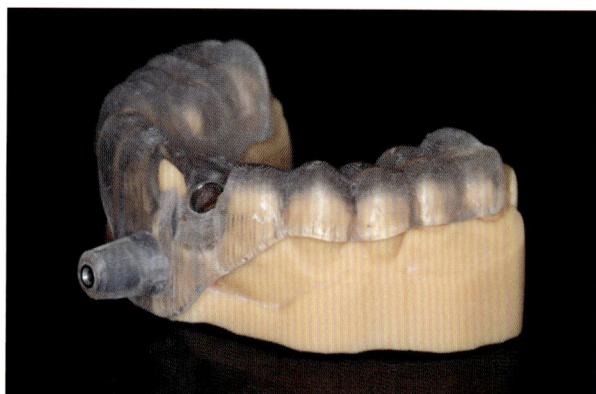

图 3-3-11 口外试戴数字化导板种植手术

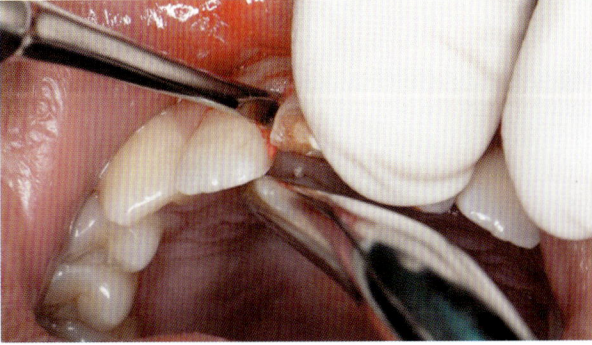

图 3-3-12　微创挺松患牙

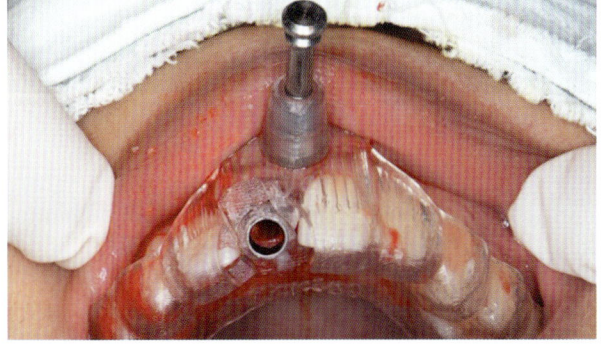

图 3-3-13　就位手术导板

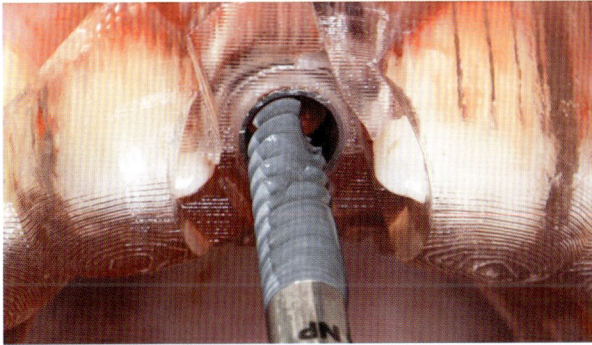

图 3-3-14　植入种植体

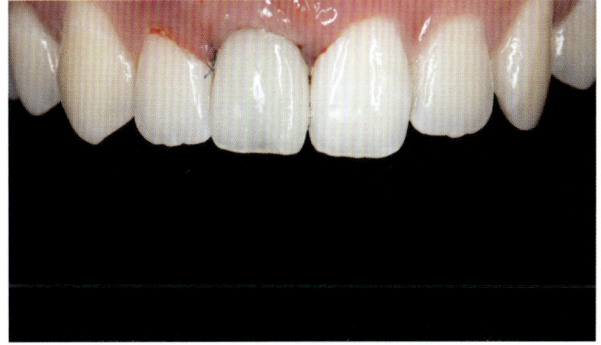

图 3-3-15　戴入临时修复体即刻

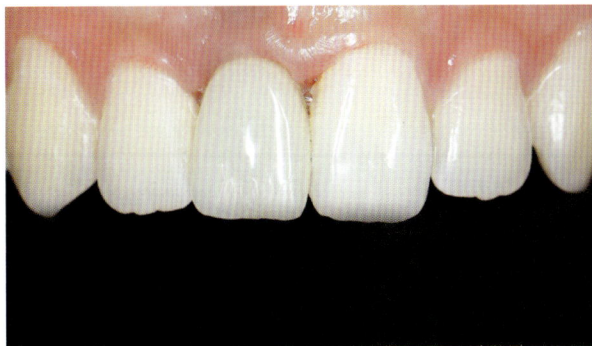

图 3-3-16　临时修复 4 个月

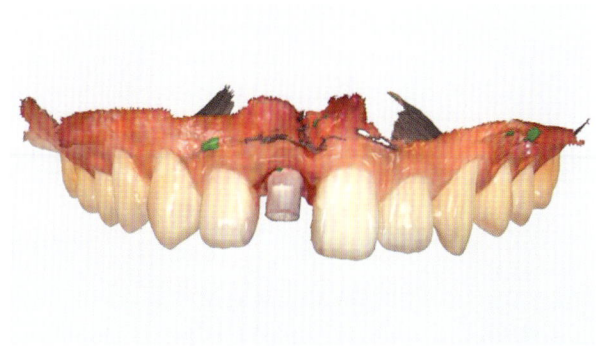

图 3-3-17　口内扫描获得种植体模型和穿龈轮廓

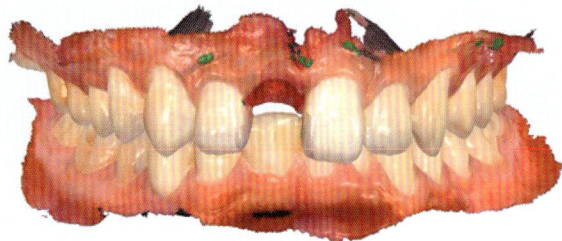

图 3-3-18　获取口内咬合信息

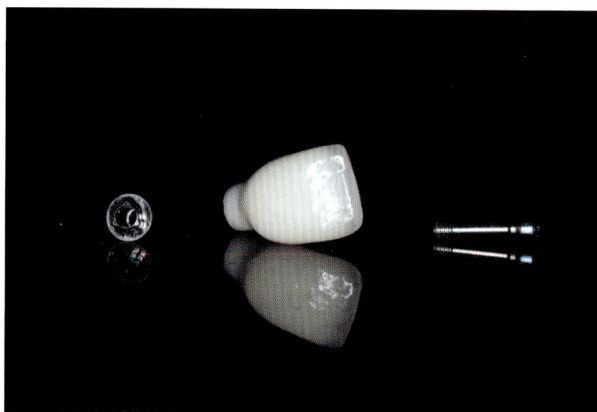

图 3-3-19　最终修复体选择 ASC 转角修复基台

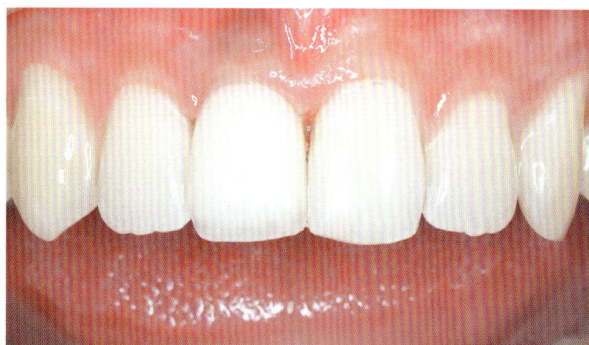

图 3-3-20　最终修复体口内正面观

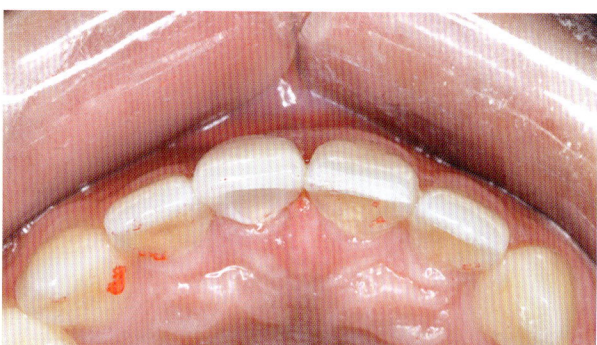

图 3-3-21　最终修复体口内𬌗面观，ASC 基台
使最终修复体实现螺丝固位

患者对 11 种植修复效果满意，在整个过程中，数字化对治疗方案设计、实现和最终修复体的呈现都起到非常重要的作用。

（二）案例二

患者 2 年前曾行上颌肿瘤治疗后血管化髂骨重建手术，现牙列缺损，影响美观及咀嚼功能，来笔者科室就诊。口内检查见 17—21 连续缺失，牙槽嵴黏膜缺少角化黏膜组织，颌间距离小，前牙深覆𬌗，覆盖正常，前庭沟浅。余留牙未见明显异常（图 3-3-22~ 图 3-3-25）。口内检查可知，若患者行活动义齿修复，无法达到理想的固位效果，因此考虑行种植义齿修复。

由于患者角化龈大量缺失，前庭沟浅，且颌骨重建所选的自体骨瓣为髂骨，骨密度较低，若行种植体支持固定义齿修复，则无法保证日后义齿清洁。与牙周科会诊后可知，患者行角化龈移植的难度大，预后差。因此，杆卡支持式种植覆盖义齿应作为首选修复方式。

但由于杆卡所需患者修复空间较大，目前该患者深覆𬌗无法满足治疗要求（见图 3-3-22）。对患者进行 CBCT 检查可知，患者骨量虽充足，但由于是髂骨移植，形态和牙槽骨差别较大（图 3-3-23），是否能满足种植体修复要求尚不可知。因此，需要对患者进行数字化义齿设计。

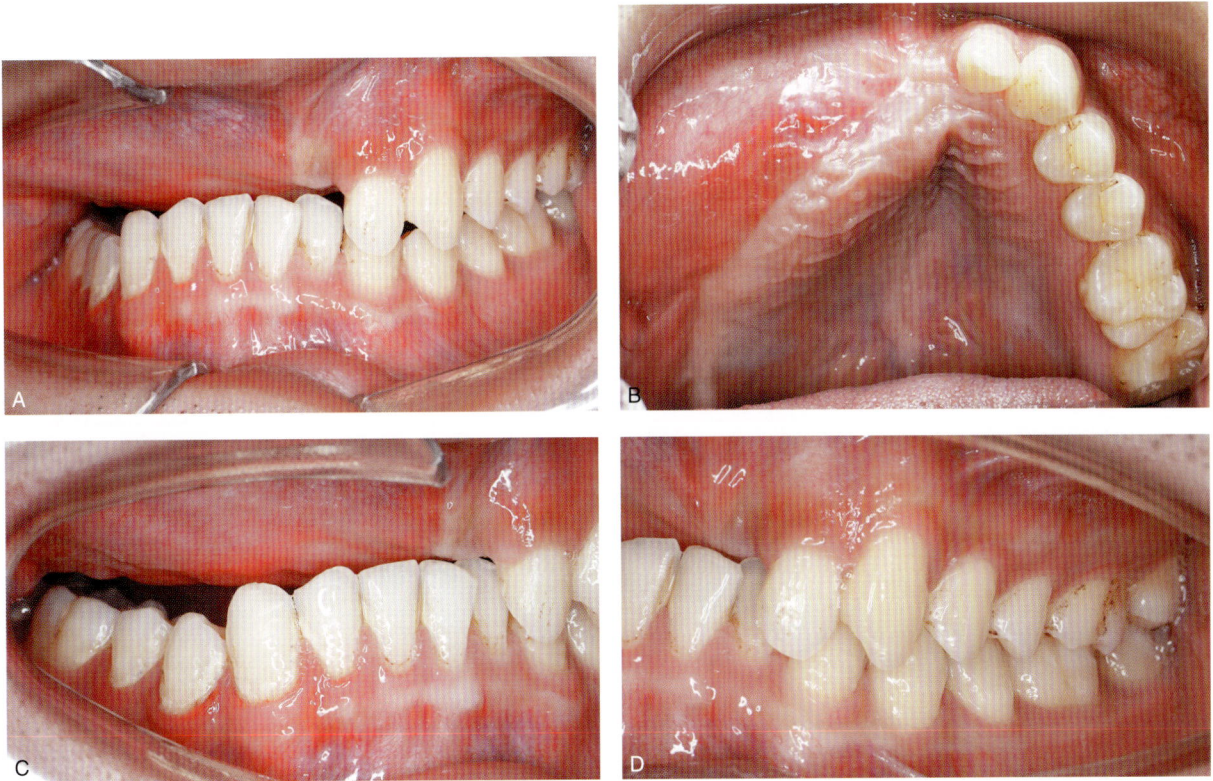

图 3-3-22　患者口内初始状况
A. 正面观；B. 殆面观；C. 右侧观；D. 左侧观。

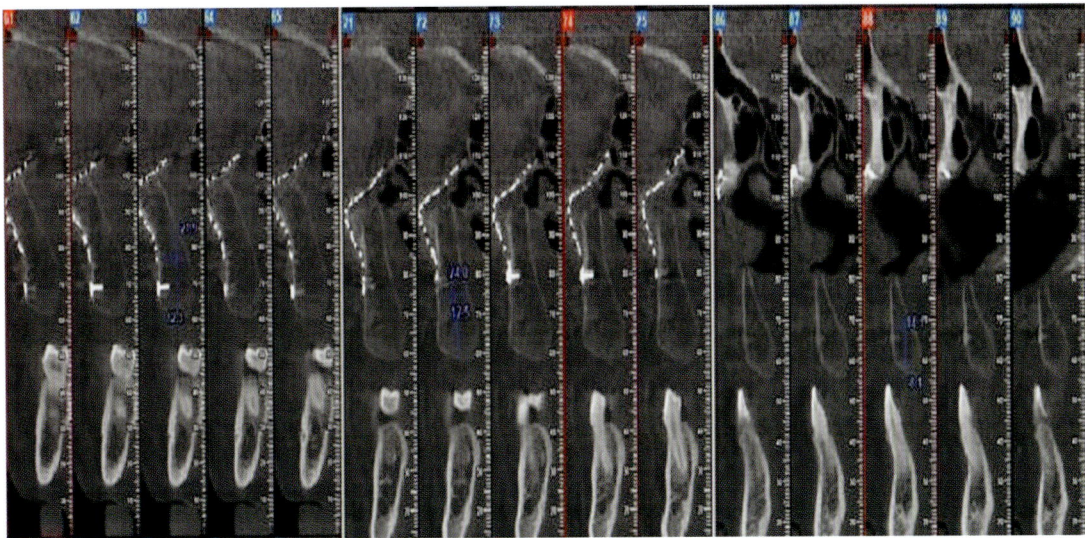

图 3-3-23　术前 CBCT 检查见骨量充足，缺牙区牙槽嵴朝向腭侧

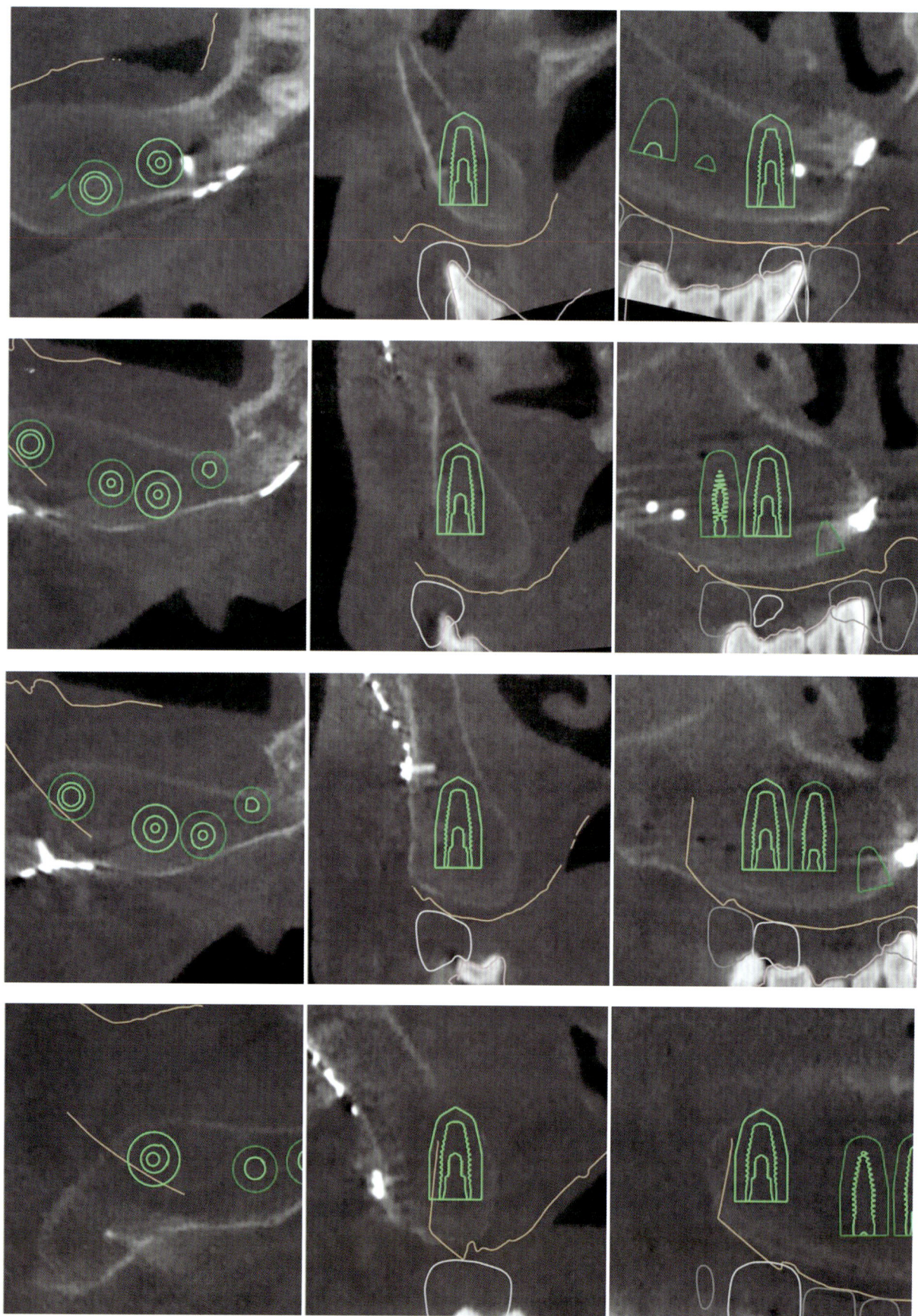

图 3-3-24　术前数字化模拟排牙设计,确定种植体与基骨的相对位置关系

经过术前数字化模拟排牙设计,需要对现有牙列进行咬合抬高以满足种植体修复空间的需求(图 3-3-24)。为顺利实现垂直距离升高,首先进行垂直关系转移并制作诊断性𬌗垫,嘱患者佩戴并观察关节及咬合状况(图 3-3-25)。患者佩戴诊断性𬌗垫 3 个月后,无不适,随后制作数字化种植导板并打印上颌模型以进行导板确认和匹配(图 3-3-26)。

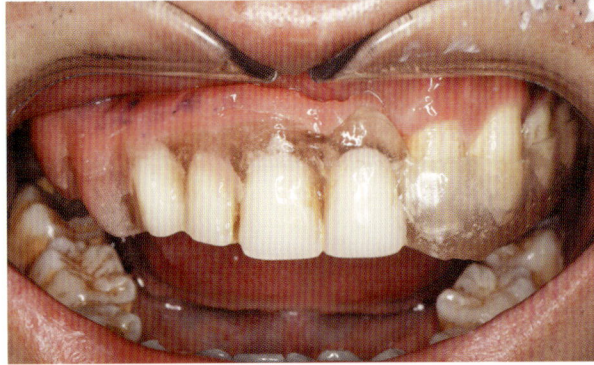

图 3-3-25 术前佩戴诊断性𬌗垫以观察升高的垂直距离是否合适

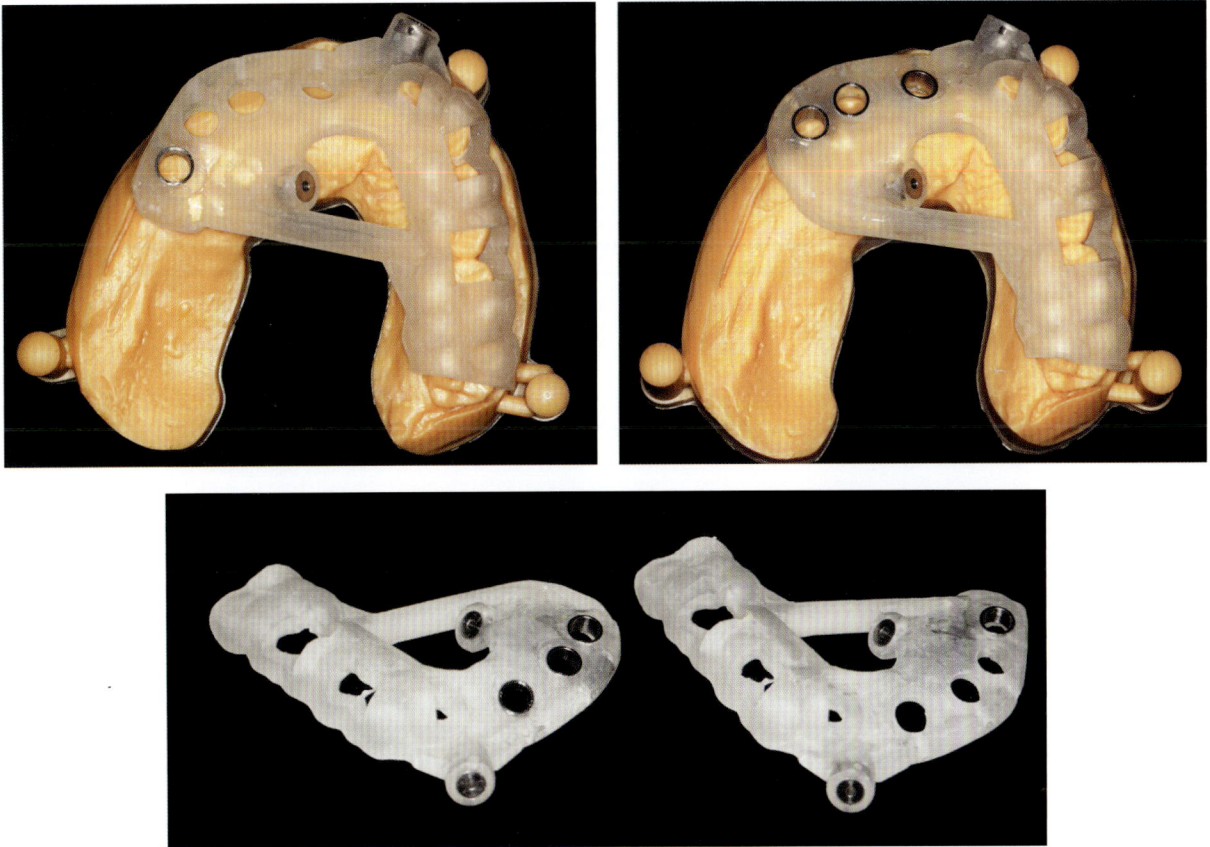

图 3-3-26 打印种植外科导板

术中根据数字化术前设计和种植导板引导,将 4 枚种植体植入缺失区(图 3-3-27)。术后分析可知,种植体植入位置符合术前要求(图 3-3-28)。

术后 9 个月复查,种植体骨结合良好(图 3-3-29)。随后进行二期手术(图 3-3-30),制取模型,试排牙并最终戴入修复体(图 3-3-31)。可见种植体支持杆卡固位和咀嚼效果良好,符合术前设计。患者对修复效果满意。

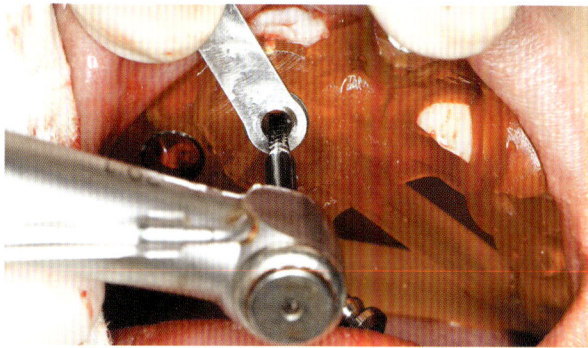
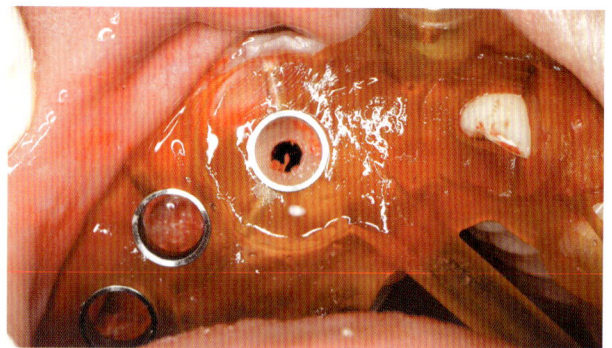
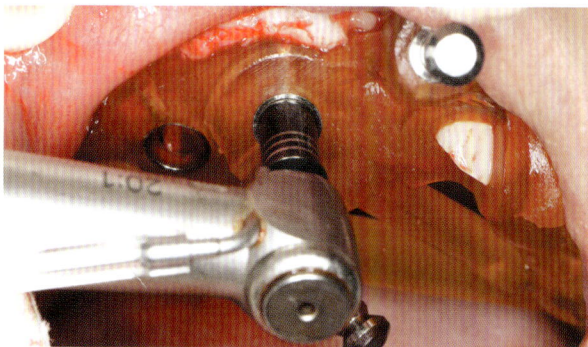
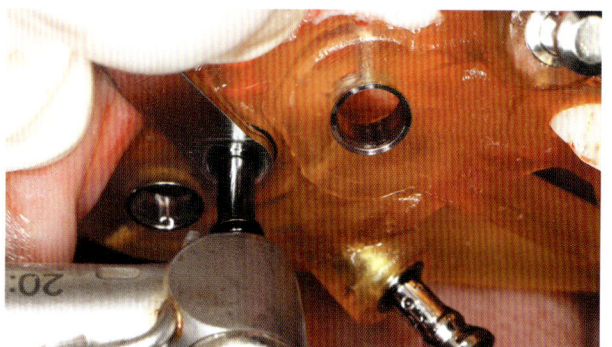
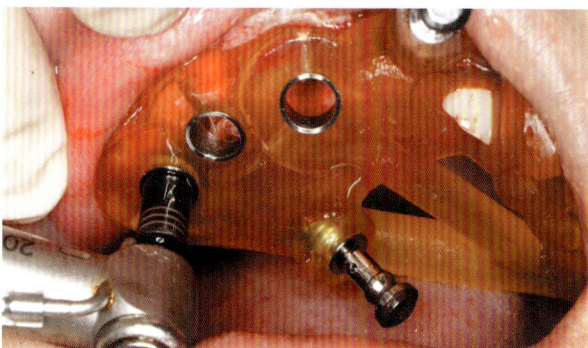
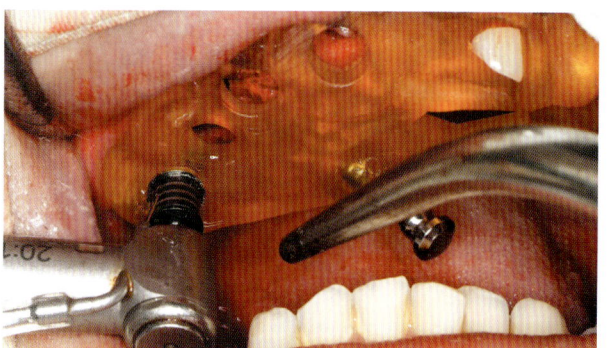
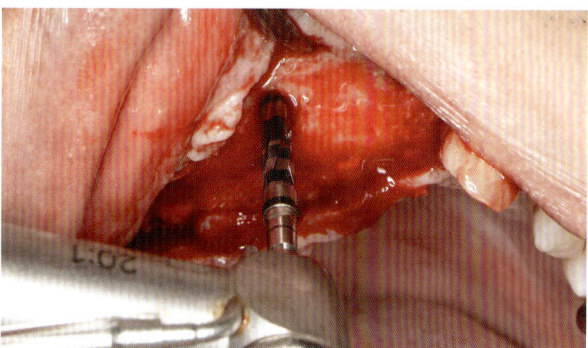
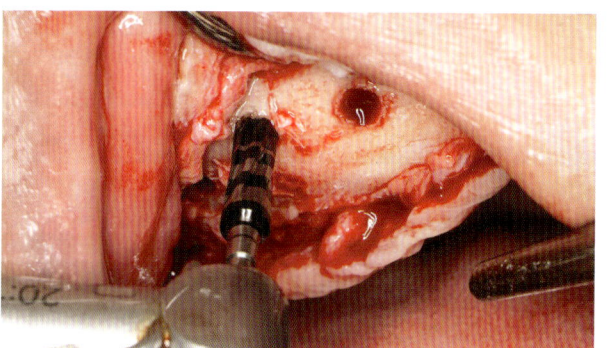

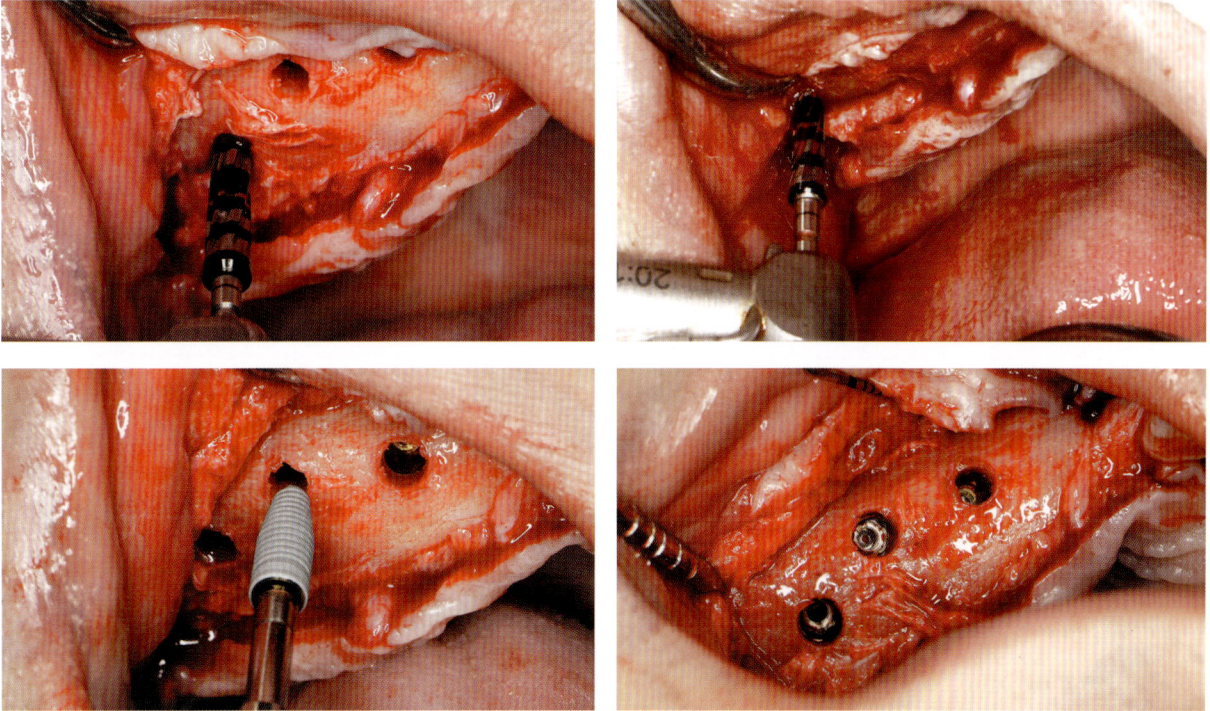

图 3-3-27　种植一期手术
种植导板引导下种植窝洞预备、植入种植体。

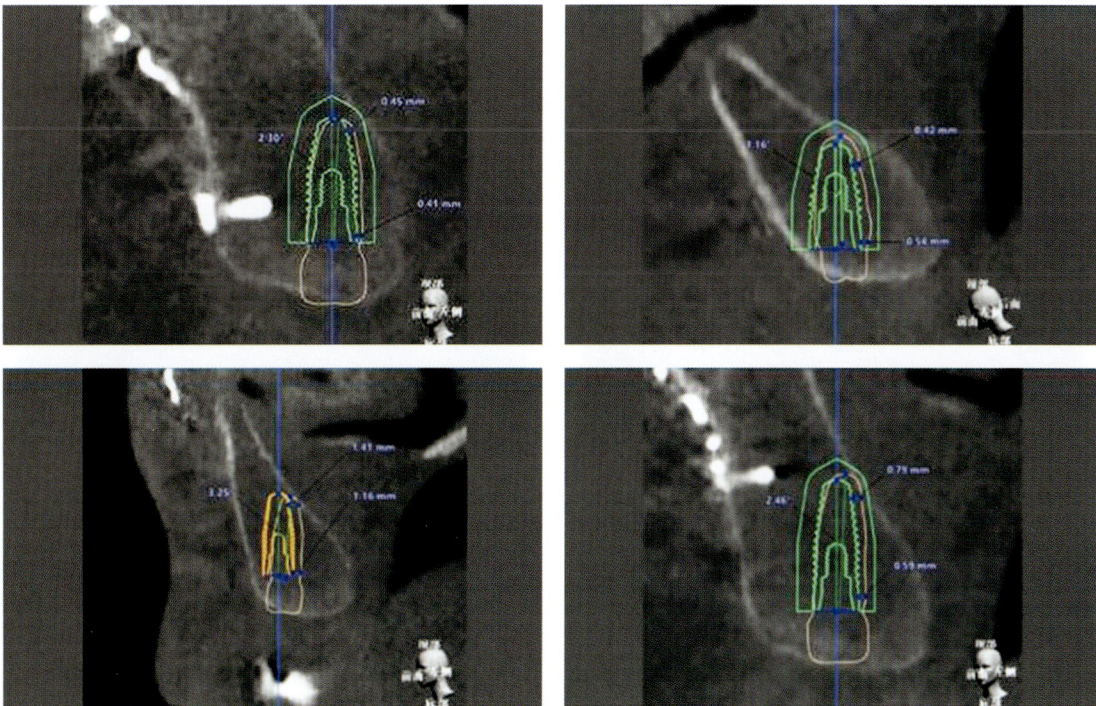

图 3-3-28　种植一期术后即刻进行种植体精度分析
误差均在可接受范围内。

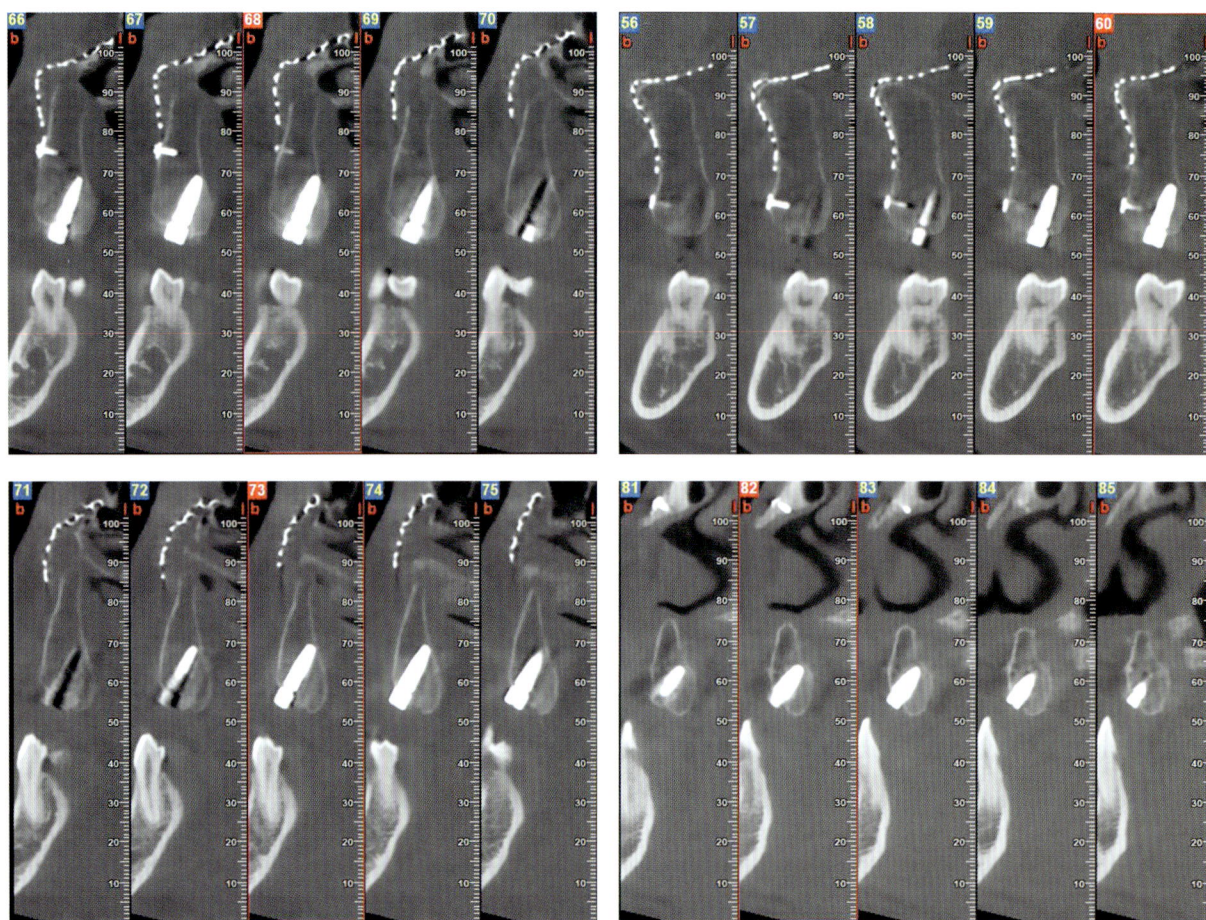

图 3-3-29　种植一期术后 9 个月影像学检查

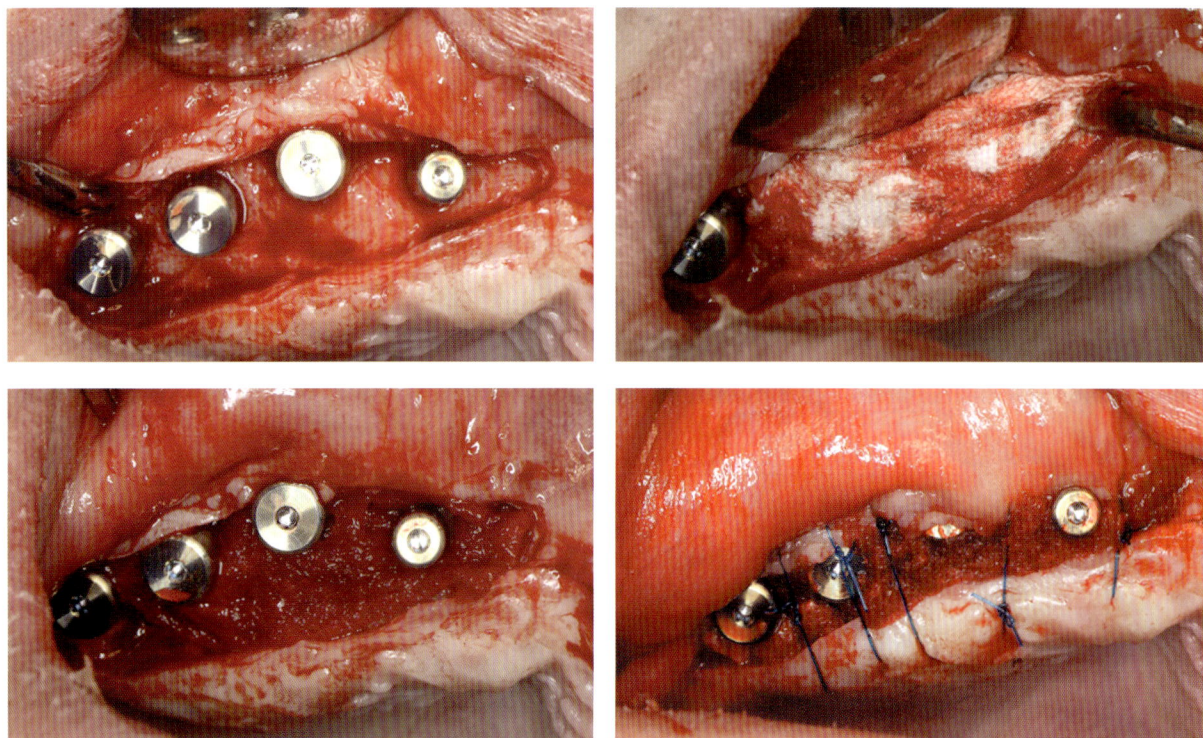

图 3-3-30　种植二期手术
翻瓣、更换愈合基台、覆盖胶原蛋白海绵。

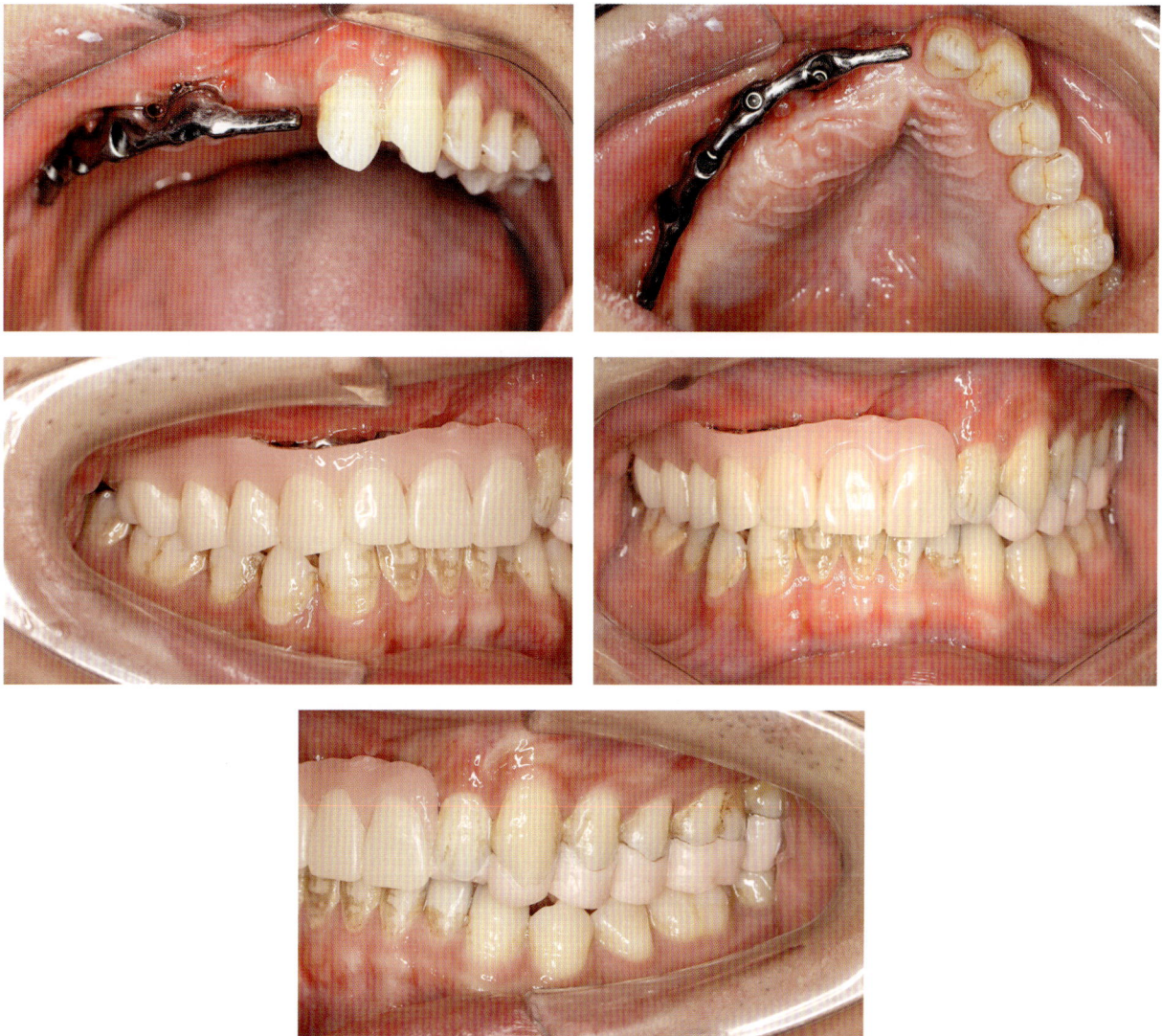

图 3-3-31　试支架、试排牙

　　回顾此病例可知,患者为肿瘤治疗术后颌骨重建,牙列缺损的范围较大。治疗此类型患者不单要恢复咬合功能,还需要恢复患者的美观,治疗的难度较大。此外,此患者缺牙区牙槽嵴的骨量虽然非常充足,但其朝向偏向腭侧,对于种植体植入的三维位置有较高的要求,自由手植入种植可能造成角度偏差,从而影响后续的种植修复。数字化技术无疑在该病例的设计、计划与执行中都起到了非常重要的作用。

　　综上,现将种植牙数字化美学设计要点进行总结。

　　1. DSD 与 CBCT 结合的三维种植规划　通过 DSD 设计种植体位置与角度,结合 CBCT 评估骨量、邻牙关系,优化种植方案;通过虚拟模拟种植体与修复体的衔接,确保美学效果与功能。

　　2. 导板引导下的精准种植与即刻修复　通过打印种植导板,实现术中精准定位,减少手术误差;通过数字化临时牙设计,在种植同期恢复美观,缩短治疗周期。

　　3. 复杂病例的多学科协作与咬合管理　针对颌骨重建、深覆𬌗等复杂情况,联合多学科制订治疗方案;利用数字化排牙模拟咬合关系,确保修复体的咬合功能与长期稳定性。

(撒　悦)

参考文献

1. JAFRI Z, AHMAD N, SAWAI M, et al. Digital smile design-an innovative tool in aesthetic dentistry. Journal of Oral Biology and Craniofacial Research, 2020, 10（2）: 194-198

2. THOMAS P A, KRISHNAMOORTHI D, MOHAN J, et al. Digital smile design. Journal of Pharmacy and Bioallied Sciences, 2022, 14（Suppl 1）: S43-S49

3. 黄进静, 陈洛, 于海洋, 等. 数字化微笑设计在前牙美学修复中的应用及研究进展. 口腔医学, 2022, 42（9）: 860-864

4. 斯特凡诺·因格莱塞. 口腔美学修复策略: 艺术, 科学, 技术. 刘峰, 师晓蕊, 译. 沈阳: 辽宁科学技术出版社, 2016

5. 撒悦. 美学区单颗牙种植修复 ABCD 原则. 沈阳: 辽宁科学技术出版社, 2022

第 四 章
数字化咬合诊断分析

　　咬合诊断分析在口腔治疗中扮演着至关重要的角色。它涉及上下颌牙齿之间的动静态接触关系,通过对下颌运动轨迹、咀嚼肌张力、咬合接触的动静态变化等进行观察和测量,分析评估是否存在功能障碍以及咬合功能是否正常。当患者主观感受与客观检查存在不一致时,咬合诊断分析还可能涉及心理因素和感觉异常。

第一节　咬合诊断分析的重要性

　　咬合诊断分析对于维护口腔健康、预防和治疗口腔疾病、提高患者的生活质量具有重要意义。通过咬合分析,医生可以更好地理解患者的咬合问题,制订合适的治疗方案,同时还有助于评估治疗效果,监测患者的康复进程。

　　咬合诊断分析的主要内容包括以下几个方面。

　　1. 评估咬合关系的稳定性和合理性　通过观察牙齿之间的接触情况,如邻接点位置、中线对齐情况、是否存在反殆错殆等,可以了解咬合关系是否稳定及可否满足功能需求。

　　2. 评估咀嚼肌稳定性及颞下颌关节功能　通过观察和测量咀嚼肌张力,可以了解张力是否稳定,发现可能导致咀嚼功能受损、面部肌肉疼痛等问题的原因。通过观察和测量下颌边缘及功能运动,如开口度、侧方运动、前伸运动等,可以了解颞下颌关节功能是否正常。

　　3. 诊断和治疗计划的制订　通过咬合关系的检查、接触干扰的识别、下颌运动轨迹判读等手段,评估口颌系统功能,以明确诊断、发现风险因素并辅助治疗方案的制订。

第二节　传统咬合诊断分析方法

一、传统咬合诊断分析方法的临床应用

(一)咬合纸法

　　临床上通常用 Miller 钳夹持的不同颜色及不同厚度的咬合纸(12~200μm),在干燥隔离唾液的上下牙齿殆面之间嘱患者做叩齿或者前伸后退、侧方运动(图 4-2-1)。

　　通常叩齿运动用红色咬合纸进行记录,反映最大牙尖交错位时上下颌牙齿的静态接触(图 4-2-2);前伸运动、两侧侧方运动甚至后退咬合运动用蓝色咬合纸进行印迹(图 4-2-3),反映牙齿引导下上下颌牙齿的动态接触,然后针对印迹进行咬合诊断分析。

　　用止血钳固定聚酯薄膜或咬合锡箔纸(8μm)来进行抽取实验,判断是否存在咬合接触及接触紧密程度。若接触紧密,咬合锡箔纸无法抽出;若轻咬合接触,则抽取实验时咬合锡箔纸可被有阻力抽出,详见视频 4-2-1。

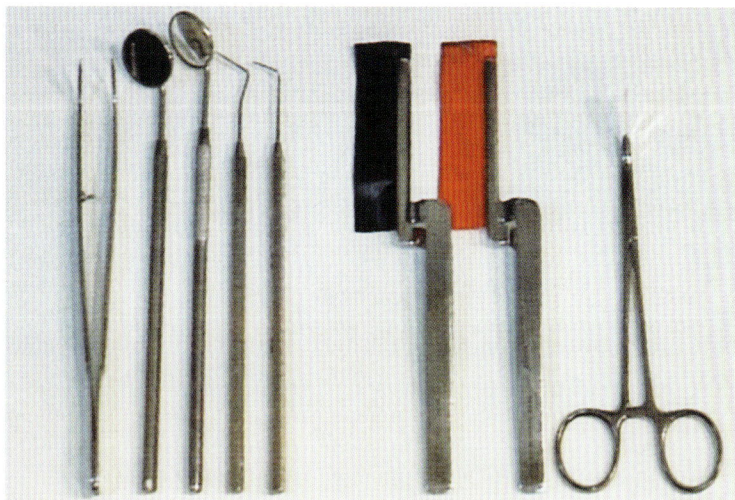

图 4-2-1 临床使用咬合纸法需要准备的器械和材料

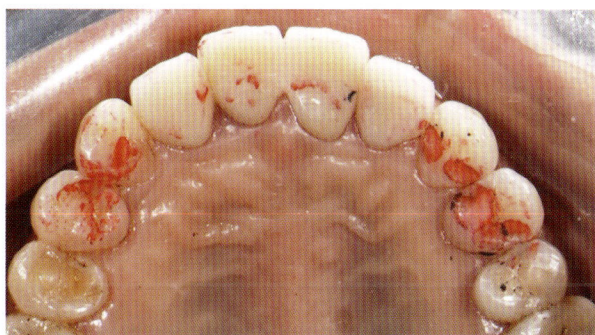

图 4-2-2 最大牙尖交错位咬合时的接触点印迹，前牙轻于后牙

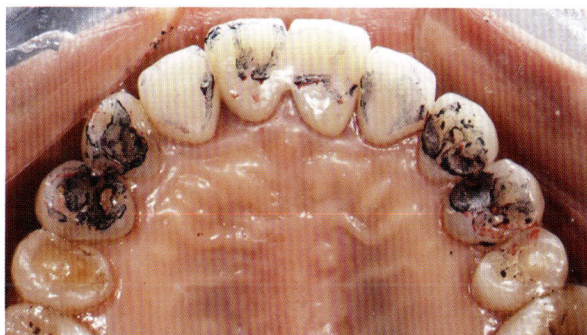

图 4-2-3 前伸、左右侧方咬合时的接触点印迹

视频 4-2-1 前牙轻咬合的抽取实验
①扫描二维码
②用户登录
③激活增值服务
④观看视频

使用咬合纸法进行咬合诊断分析时可参照以下检查顺序：首先判断是否存在早接触，其次进行上下颌牙列静态接触部位、范围与紧密程度的诊断，最后再进行动态接触咬合干扰的诊断。如果使用照片方式记录咬合接触情况，应拍摄上下牙弓𬌗面影像，注意拍摄时镜头长轴应垂直于被摄面。

（二）模型上𬌗架法

制取上下颌牙列研究模型，并通过面弓转移上𬌗架，可以在口外直观进行咬合诊断分析。模型上𬌗架法可以从舌侧更清晰地观察上下颌牙齿的基础状态，尤其是深覆𬌗的程度、后牙的反覆𬌗情况以及上颌功能尖与下颌中央窝的对应咬合情况。同时在𬌗架的辅助下，可以定量测量后牙𬌗平面斜度、牙尖高度、前牙切导斜度等重要的运动参数，在参数的辅助下完成对于患者下颌运动的模拟，便于全面了解患者的咬合特点，进行辅助咬合检查。

临床多使用半可调或全可调𬌗架进行上下颌模型的咬合检查。通过多个下颌模型及不同颌位关系记录,可以评估不同颌位关系状态下双侧关节位置关系,如现有最大牙尖交错位与正中关系位是否一致。通过制作分段可摘卸石膏模型,可以进行咬合诊断及模拟性调𬌗。

二、传统咬合诊断分析方法的局限性

1. 主观性强 传统的咬合诊断分析很大程度上依赖于牙医的临床经验和主观判断,并且直接观察时,采光、观察角度等都会影响直接诊断的效果,这可能导致诊断结果的不一致性和不准确性。

2. 精度受限 传统的咬合纸法虽然能够提供咬合接触的初步信息,但难以精确测量接触点的具体位置和力度分布,这限制了对咬合问题的深入分析和治疗计划的制订。使用咬合纸容易受唾液、患者配合度、修复体表面性质及咬合力变化的干扰,导致牙齿上附着的颜色区域面积及颜色深浅不可控,客观性和可重复性均欠佳。

3. 动态分析不足 传统方法往往侧重于静态的咬合分析,而难以捕捉到下颌运动的实时动态变化,如在开口、闭口、前伸和侧方运动中的咬合接触变化。

4. 数据记录和分析困难 传统方法记录的数据多为定性或半定量,难以进行大规模的数据分析和长期跟踪,也不便于医患沟通和教学研究。

5. 治疗反馈和调整困难 在治疗过程中,传统方法难以实时监测治疗效果和咬合变化,导致治疗调整和优化主要依赖于医生的主观判断。

6. 患者体验和接受度 某些传统诊断方法可能会给患者带来不适感,如长时间保持开口状态,或者佩戴可能引起不适的检查设备。

第三节 数字化咬合诊断分析

咬合诊断分析领域借助于可视化信息表达、计算机建模、有限元分析、模拟下颌运动功能、数据统计分析等数字化技术将原来抽象、模糊的咬合信息通过直视、动态甚至四维角度进行了准确呈现与精准分析,通过 CT、磁共振、表面激光扫描技术进行口内、面部扫描,建立咀嚼系统的各组成部分的数字化模型,将抽象的数据可视化,提高工作效率和精度,也可帮助医生、技师以及患者理解覆𬌗等咬合问题。

在上下颌数字模型基础上,数字化咬合诊断可设定各种负载条件进行口颌系统各区域的应力分布状况的评价,对一些咬合相关疾病的病因、发病机制及治疗方案提供理论依据;也可采集下颌个性化的运动数据,结合牙列数字模型、面部数字模型以及 CBCT 构建虚拟患者,模拟上下颌牙列间的动态咬合接触关系乃至口颌系统的动态关系;还可以从海量的数据、图像中分析得出具有诊断意义的参数和指标。

一、上下颌牙齿咬合接触的数字化分析

数字化技术应用的初期,学者们主要通过患者口内制取的硅橡胶咬合记录,将咬合记录信息换算成数字信息,或者记录被咬透区域,或者计算非咬透区域的厚度来进行咬合分析,如 AnaBiter 系统、Greifswald 数字分析系统。随着采集方式及软件算法的进一步优化,目前常用的进行上下颌牙齿咬合接触的数字化分析系统主要有以下几种。

（一）借助压力感应的咬合评估系统

属于力化学感应式的咬合评估系统。进行分析时，将 $100\mu m$ 厚度的压力敏感薄膜放到患者口内进行咬合，受到咬合力后薄膜中的微胶囊破裂，其内的色素释放，与显影剂反应形成红色标记并显示，颜色的深浅和受压强度相对应，采用配套的设备可以定量分析颜色的密度以及颜色分布的部位、面积，从而了解咬合力的大小和分布。

（二）借助压电感应的咬合评估系统

又称为咬合力计系统。采用微电子数字传感技术制成超薄𬌗力感应膜片，在患者口内测量咬合接触的强度、空间分布以及时间顺序，如与肌电仪等配合还可以显示不同咬合接触相对应的时间节点的肌电信息。

结合相应软件分析，可自动生成力学动态影像，分析𬌗力数值及对比（相对数值）、𬌗接触时间、𬌗分离时间、𬌗力中心及𬌗力中心轨迹以及便利性或者习惯性力型（图 4-3-1）。

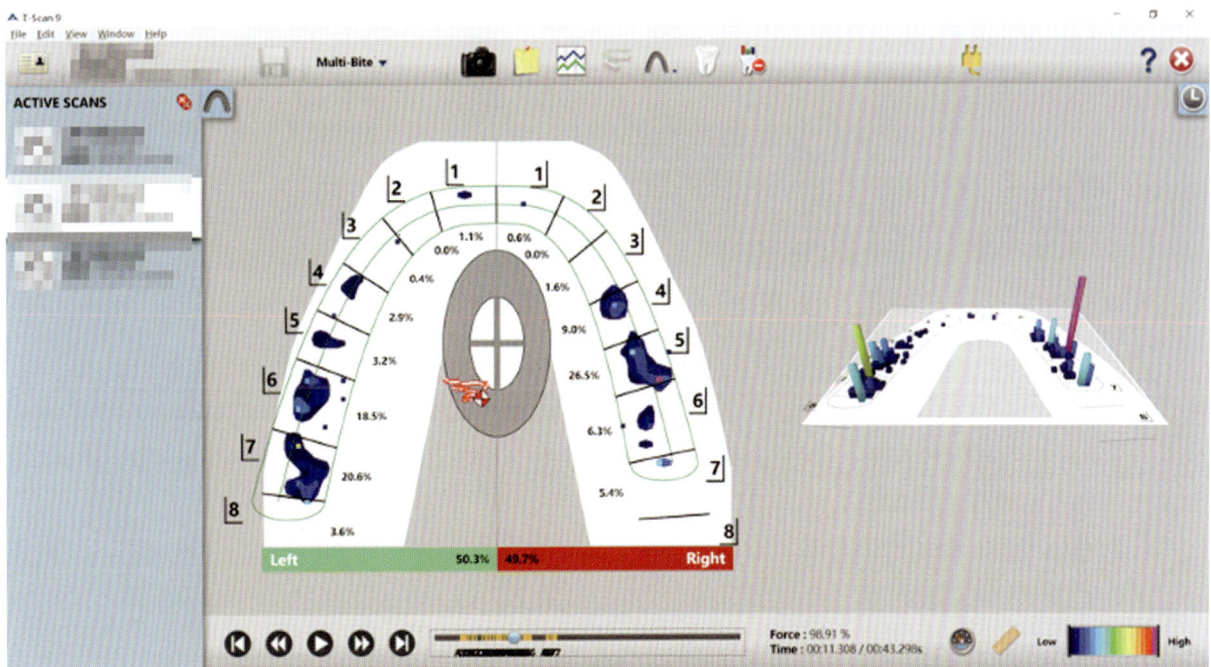

图 4-3-1　咬合力计系统进行上下颌牙齿接触的咬合评估

数字化咬合力计系统因其自身膜片的厚度，应用在天然牙检查中会因牙周膜的缓冲存在误差，但在种植修复体（无牙周膜缓冲）咬合检查中却占有优势，尤其是全牙列种植固定修复。

上述两类数字化咬合诊断分析系统均需借助于咬合介质，介质的硬度、厚度、形变能力及粗糙程度都会影响咬合的准确判断。这些物理性质局限性导致其无法充分贴合牙齿表面，只能体现咬合接触区域在二维平面上的投影面积。咬合接触区域尖窝沟峰的复杂牙面形态会导致二维面积结果与实际三维面积存在较大区别。无法反映真实的三维咬合接触面积。

（三）口内扫描系统的咬合评估

目前常用的口内光学扫描系统，可以直接扫描口腔内的自然状态，避免了因粉末喷涂不均而导致的数字印模错误。既可以获得口腔环境的真实彩色数字模型，也可通过扫描上下颌颊侧的空间位置，匹配得到上下颌数字模型之间的静态咬合关系，还可实时获取口腔上下颌运动图像，从而标记静态咬合接触点以及动态的咬合接触轨迹。

将口扫数据导入 CAD 设计软件（图 4-3-2）或其他数字化软件（如 Geomagic），通过不同的计算方式也可以获取相应的三维咬合接触面积及位置。王勇、赵一姣等通过比较发现数字化算法间的检测结果差异性不大,但数字化方法与传统方法检测出来的咬合接触面积有一定差异。

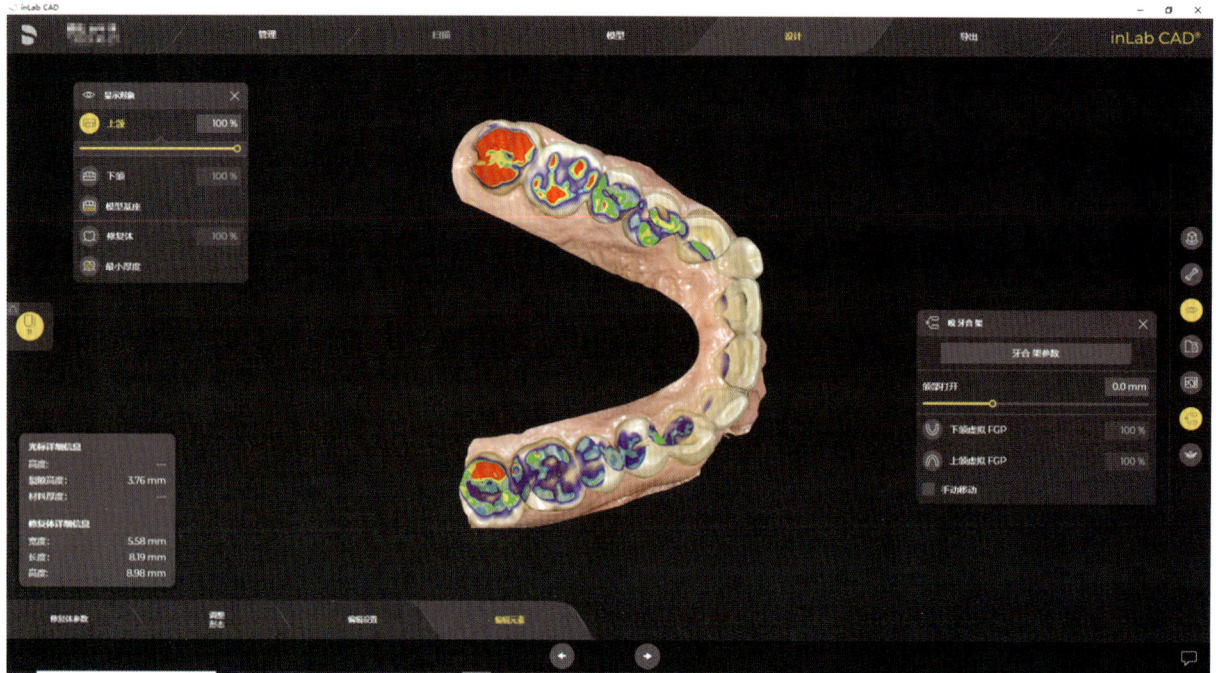

图 4-3-2　CAD 软件界面上显示的牙尖交错𬌗接触

若在 CAD 设计软件内使用虚拟𬌗架进行咬合接触的模拟,选择平均值𬌗架或全可调𬌗架,最后产生的咬合接触区是存在差异的(图 4-3-3,图 4-3-4)。这是因为上颌数字模型在𬌗架上的不同的咬合平面角度,导致使用相同的下颌运动轨迹描记仪数据仍然产生咬合误差。因此,在 CAD 软件中使用虚拟𬌗架进行咬合接触模拟分析时仍然要精准确认上颌位置。

一些口扫系统软件可以根据扫描时的咬合状态生成咬合接触印迹图像,同时会根据咬合空间的大小设置调整显示出不同面积的咬合接触面积(图 4-3-5,图 4-3-6)。若扫描时记录了动态的咬合运动,则会生成动态咬合接触影像,如视频 4-3-1。

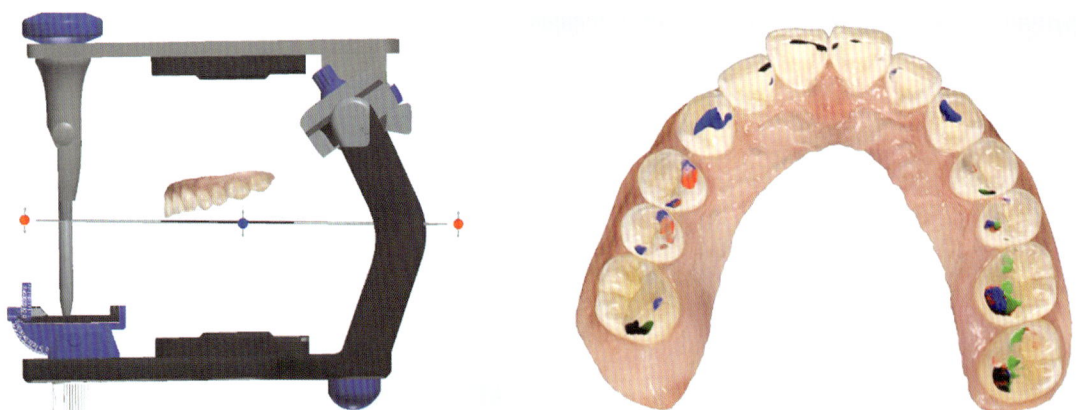

图 4-3-3　全可调虚拟𬌗架生成的咬合接触影像

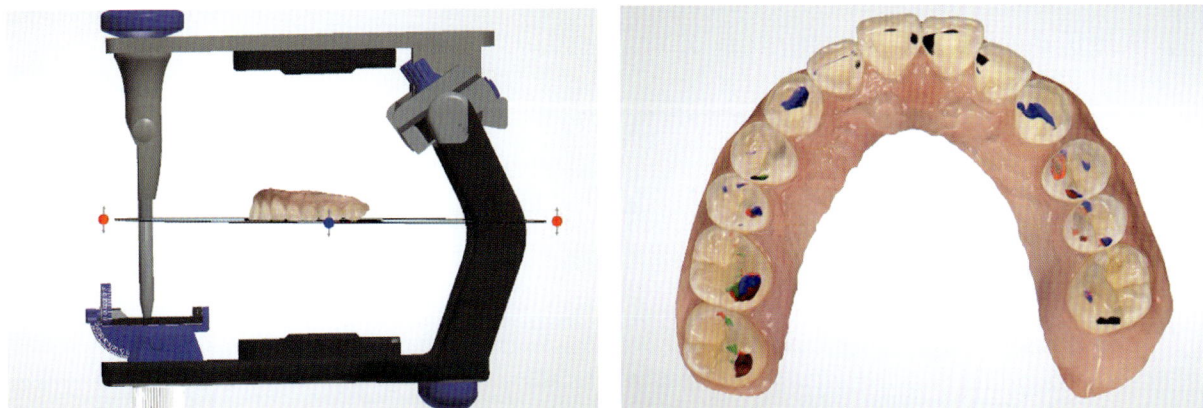

图 4-3-4　平均值虚拟𬌗架生成的动态咬合接触影像

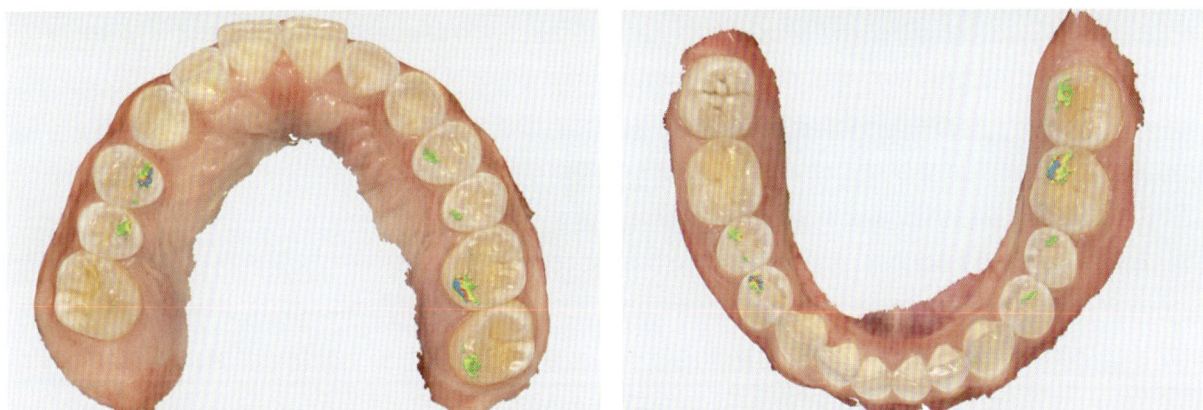

图 4-3-5　设置 0.1mm 咬合空间显示的牙尖交错𬌗咬合接触区域

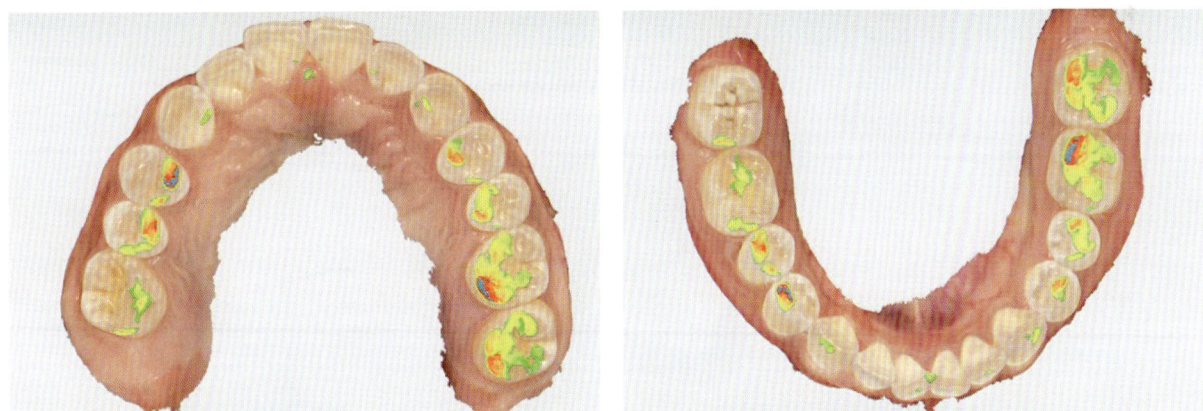

图 4-3-6　设置 0.2mm 咬合空间显示的牙尖交错𬌗咬合接触区域

视频 4-3-1　下颌动态咬合
①扫描二维码
②用户登录
③激活增值服务
④观看视频

二、下颌运动轨迹的数字化分析

下颌运动轨迹记录仪可记录动态、精确、个性化的下颌运动。所记录数据的定量数值、描记轨迹的可重复性、偏差和运动范围等,能辅助临床医生以全局方式分析下颌运动模式(包括边缘运动范围及咀嚼、言语、吞咽等功能运动),帮助寻找准确、可重复的"铰链轴位置",检测异常功能,为诊断和治疗计划提供指导。

(一)下颌运动轨迹的数字化记录方法的分类

1. 电子接触描记式下颌运动轨迹描记 下颌运动数据的采集通过与下颌牙列粘固链接的电子描记针,与放置于双侧耳前区电子描记板间的相对滑动及转动实现。通过配套软件,在三维方向上将双侧髁突铰链轴点运动路径的数据处理再现,可以一定程度上反映关节内部结构的运动情况并计算下颌运动的个性化参数,用于咬合诊断分析或修复体制作参数的设定。

2. 超声感应式下颌运动轨迹描记 下颌运动数据的采集通过对下颌𬌗叉与上颌面弓内超声感应原件的相对位置运动计算获得,上下颌描记装置不形成接触。此类运动面弓同样可以获得三维方向上的个性化下颌运动数据及𬌗架设定所需的参数,还可配套肌电检查获得肌电图数据。

3. 光学感应式下颌运动轨迹描记 下颌运动数据的采集方式与超声感应式类似,但信号获取的途径是通过描记部件间的光学感应实现,也是目前主流应用的数字化设备。

(二)根据下颌运动轨迹描记数据进行𬌗架参数设定

在进行上颌位置定位及下颌运动轨迹描记之后,配套软件可以生成对于实体𬌗架的指导数据报告,报告中包含患者个性化的下颌运动数值,前伸髁导斜度、侧方髁导斜度、shift角、迅即侧移、咬合后退距离以及前导等,可以用于诊断分析及修复体的制作。相应参数根据选用的𬌗架系统不同而存在个性化调整,图4-3-7为同一个患者在不同𬌗架系统中的报告参数数值。

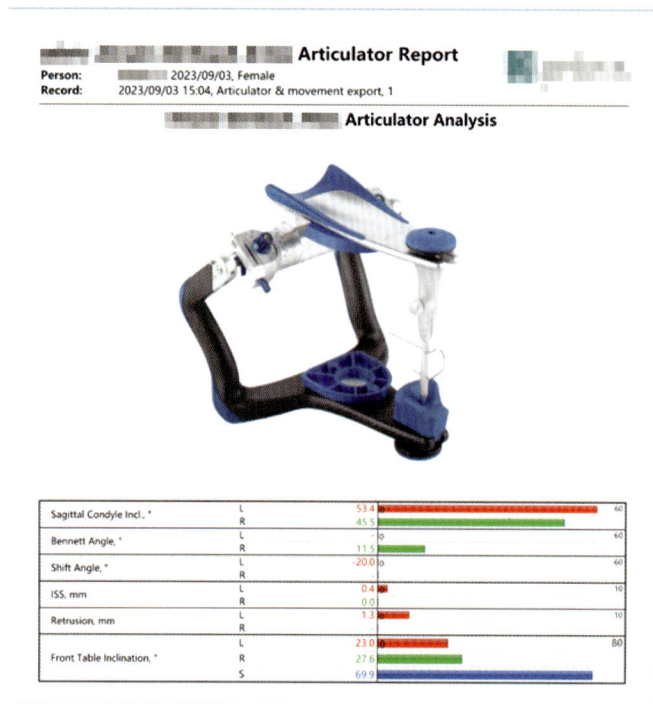

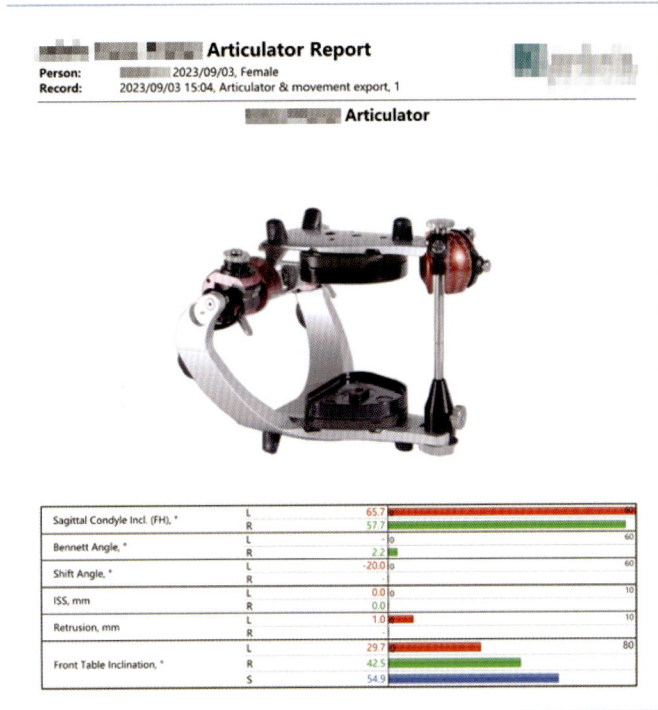

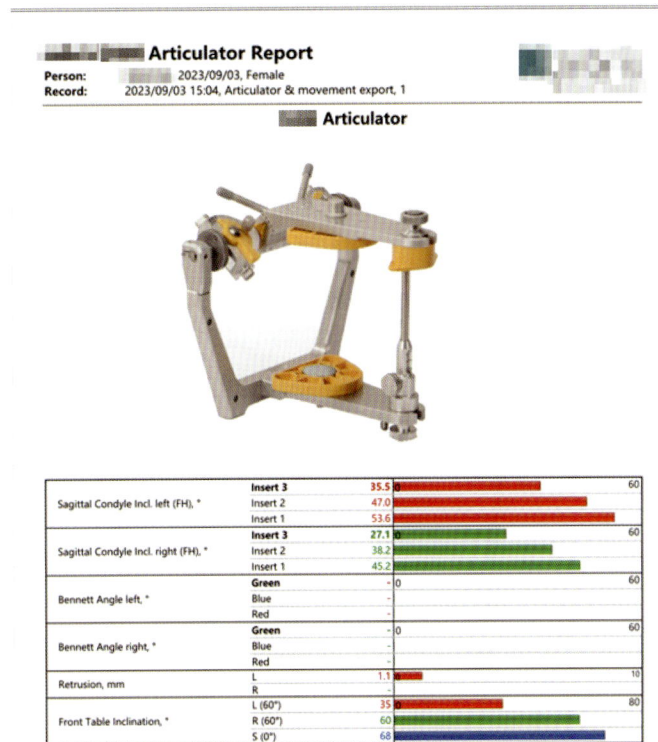

图 4-3-7 同一患者使用不同殆架系统的参数数值

（三）根据下颌运动轨迹描记进行下颌运动分析

数字化下颌运动轨迹描记可帮助医生获取患者真实的铰链轴位置。通过设备标定或帮助患者进行小开口运动/前伸后退结合开闭口运动,可获取经验铰链轴、个性化铰链轴或运动铰链轴,通过对于铰链轴点运动轨迹的描记和分析,可在一定程度上辅助判断颞下颌关节内部的结构状态,如是否存在关节盘的移位(图4-3-8~图4-3-10)。也可根据治疗前后的运动轨迹描记图像,直观对比,评估治疗效果。

（四）根据下颌运动轨迹描记进行下颌位置分析

数字化下颌运动轨迹描记,可以在同一坐标系下标记多个下颌位置时关节铰链轴点的位置并进行定量测量。侧面反映不同下颌位置下髁突的位置,进一步完善咬合诊断(图4-3-11)。

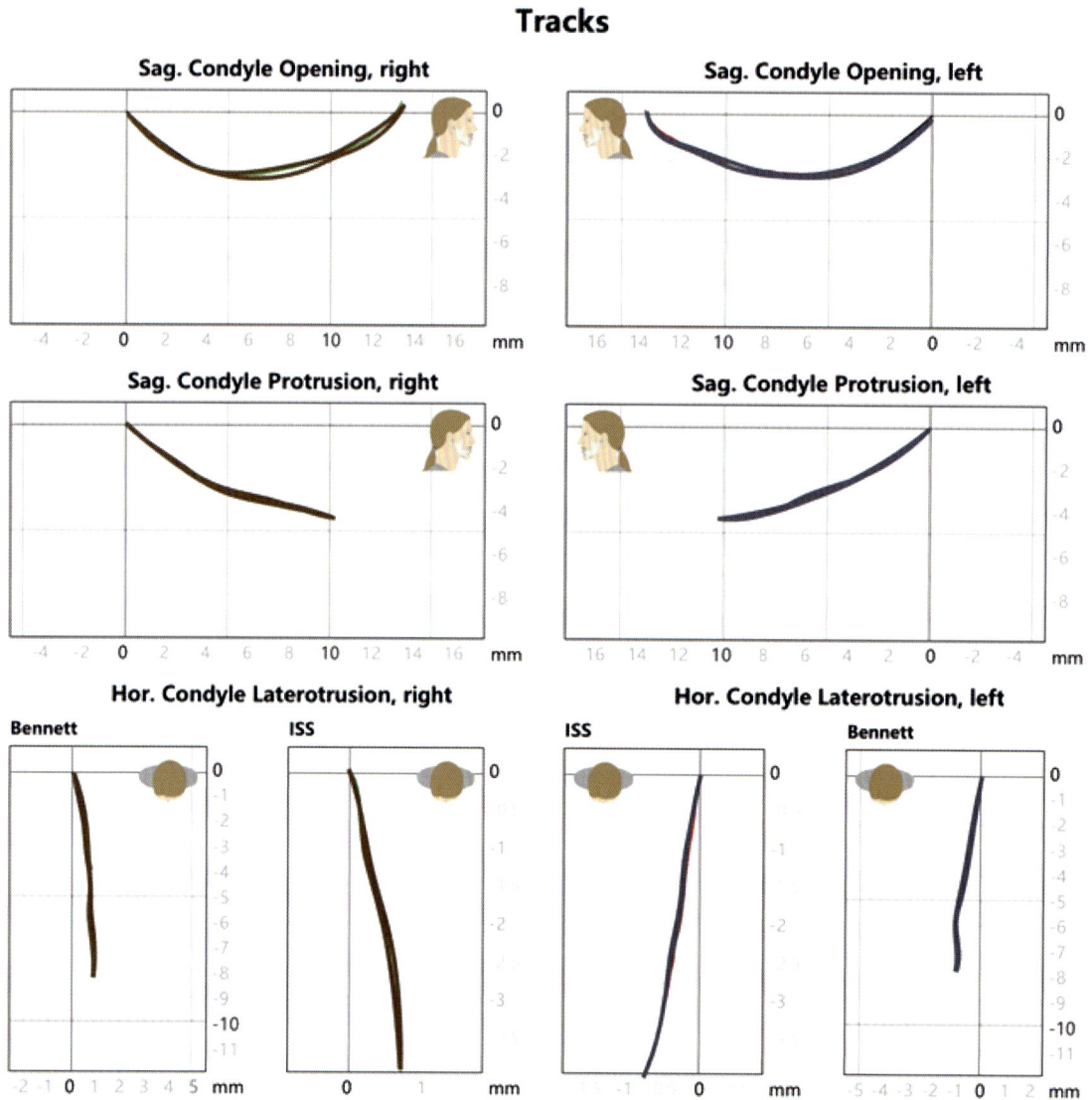

图 4-3-8　正常的铰链轴点运动轨迹报告

Tracks

Sag. Condyle Opening, right

Sag. Condyle Opening, left

Sag. Condyle Protrusion, right

Sag. Condyle Protrusion, left

Hor. Condyle Laterotrusion, right

Bennett　　ISS

Hor. Condyle Laterotrusion, left

ISS　　Bennett

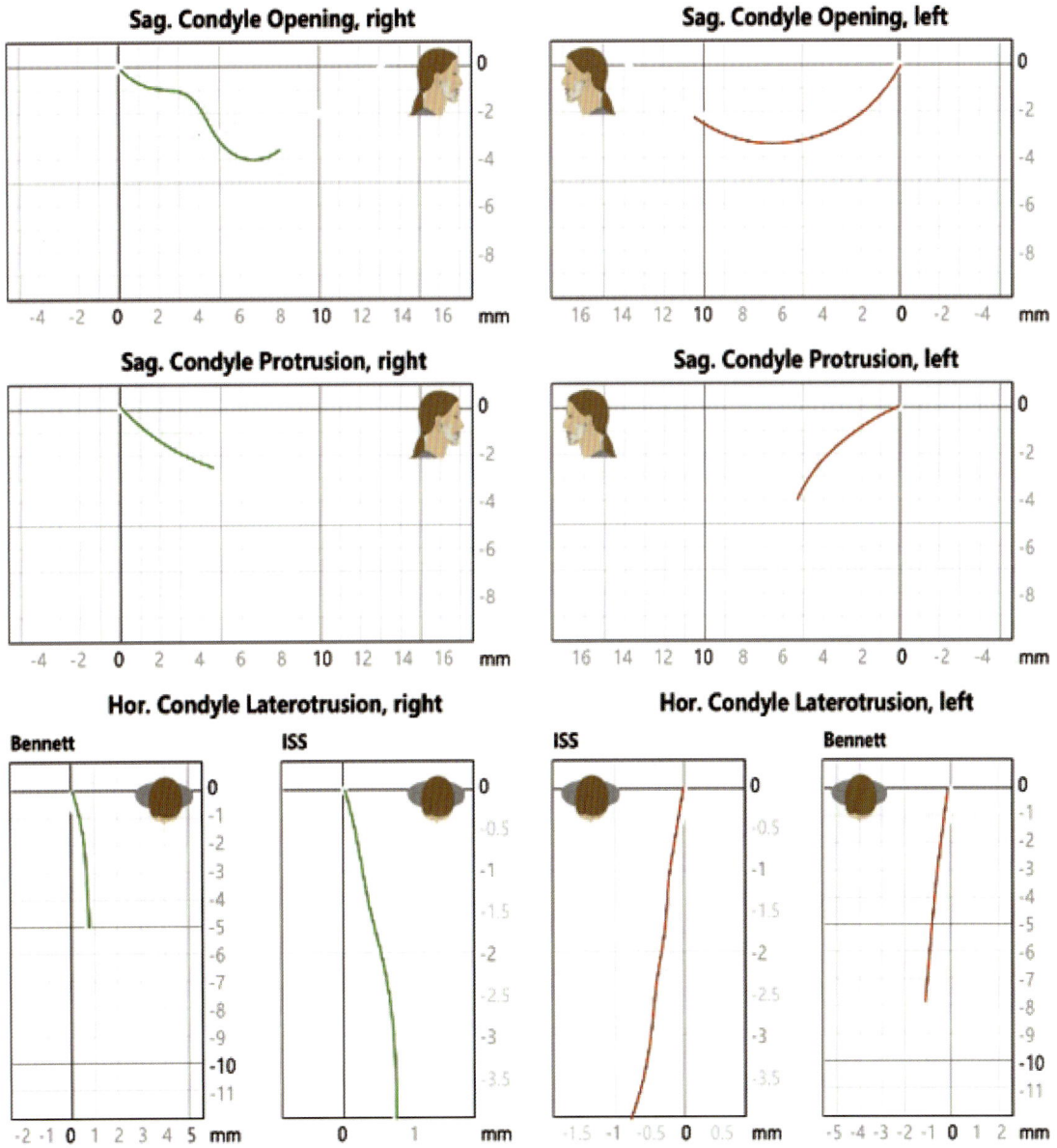

图 4-3-9　存在异常的铰链轴点运动轨迹报告

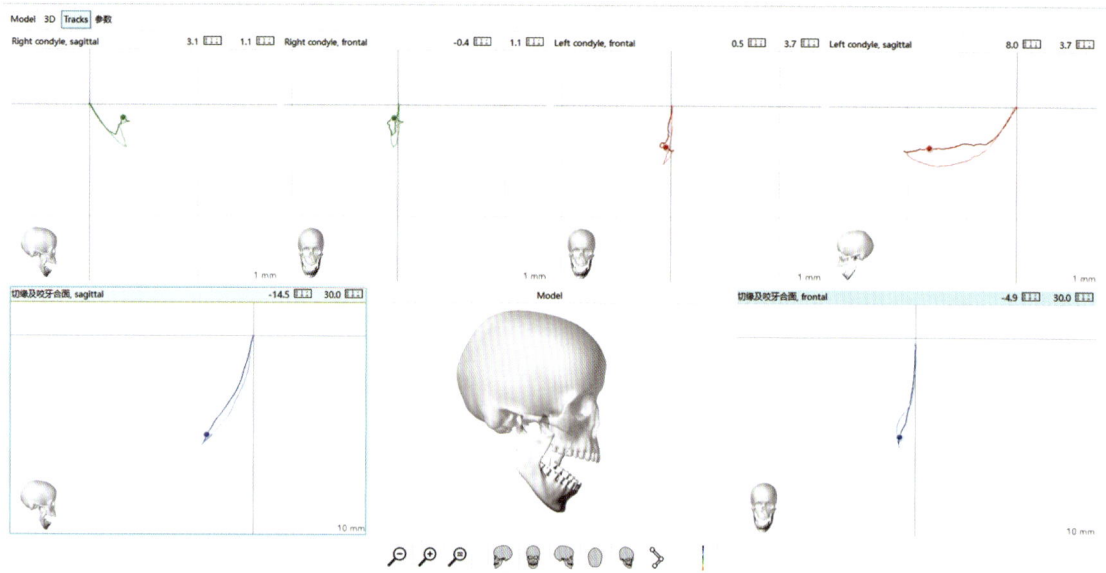

图 4-3-10　左侧关节可复性盘前移位,右侧关节不可复性盘前移位

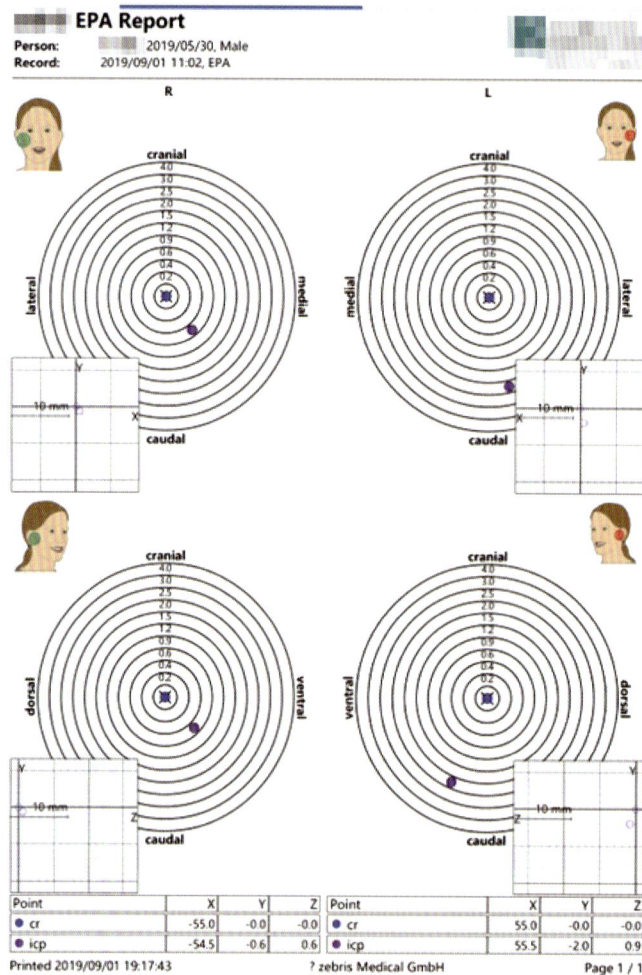

图 4-3-11　关节位置评估报告,可结合下颌运动轨迹图像进行关节疾病诊断

　　评估不同下颌位置后,数字化下颌轨迹描记系统可辅助确定最终治疗的上下颌颌位关系,生成上下颌颌位关系的坐标文件。通过数字化设计加工的上颌去程序化装置(图 4-3-12),进行下颌前伸、后退及侧方等多方向哥特式弓描记,获取正中关系(图 4-3-13)。进行多次叩齿运动,确定肌力闭合道重点位置,进行诊断评估。同时决定治疗选择的颌位关系后,可通过描记设备进行引导下𬌗记录的制取。

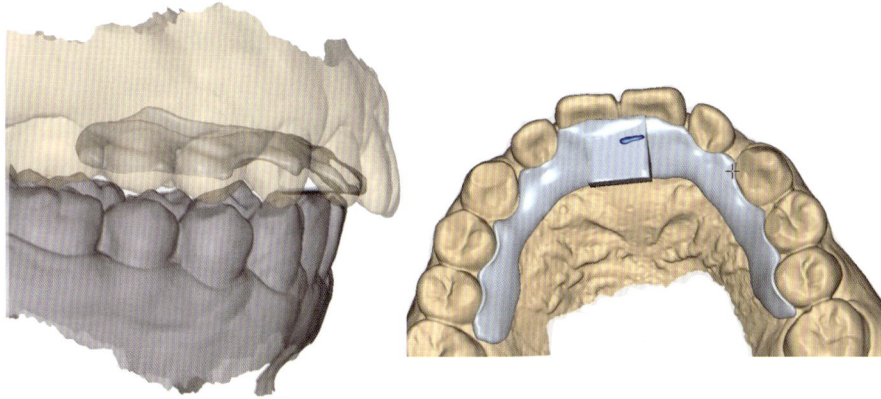

图 4-3-12　数字化加工设计用于制取正中关系的去极化装置

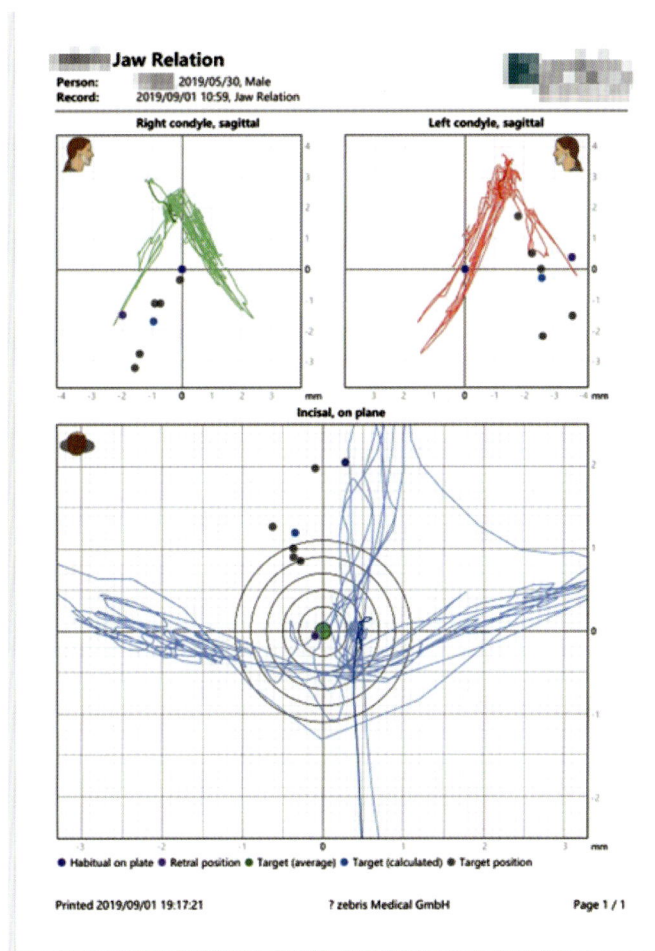

图 4-3-13　数字化辅助确定正中关系

三、口扫联合下颌运动轨迹的数字化分析

以磨牙症的咬合诊断为例,介绍口扫数据及下颌运动轨迹描记数据联合应用分析的过程。

如果将口扫数据(图 4-3-14)及下颌运动轨迹描记数据(图 4-3-15)导入第三方软件中,也可以生成静态咬合印迹及全牙列动态咬合印迹联合进行咬合诊断分析和评估(图 4-3-16,视频 4-3-2),图像显示与口扫软件中生成的咬合印迹图像差别不大(图 4-3-17)。

将口扫获得的磨牙症患者口扫数据提前导入下颌运动轨迹描记软件内,可以将两者结合,在软件中呈现上下颌牙齿的实时咬合接触,乃至每个牙齿的运动轨迹图(图 4-3-18~ 图 4-3-21)。

可以通过调整数字模型的透明度,使之前不易观察到的咬合接触在软件中变得可视化(图 4-3-22)。同时可以直接看到牙齿准确的覆𬌗覆盖,并可对舌侧咬合接触进行判断。同时还可以根据患者个性化的下颌运动轨迹,进行不同运动状态下不同牙位咬合引导及咬合分离状态的评估(图 4-3-23)。

软件中还可同时联动观察下颌牙列及关节铰链轴点的运动状态,进行量化评估(图 4-3-24)。模拟垂直距离增加时,髁突的移动方向(图 4-3-25)。必要时可通过不同方向的截面图像,对不同位置上下颌牙列间的咬合空间进行不同维度的多方位展示,便于后续治疗计划的制订(图 4-3-26,图 4-3-27)。

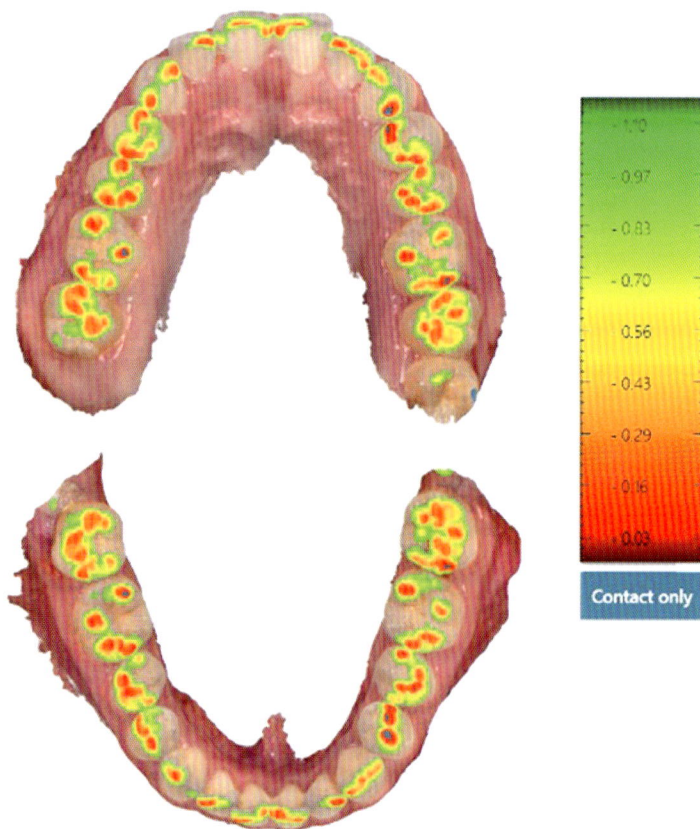

图 4-3-14　口扫数据

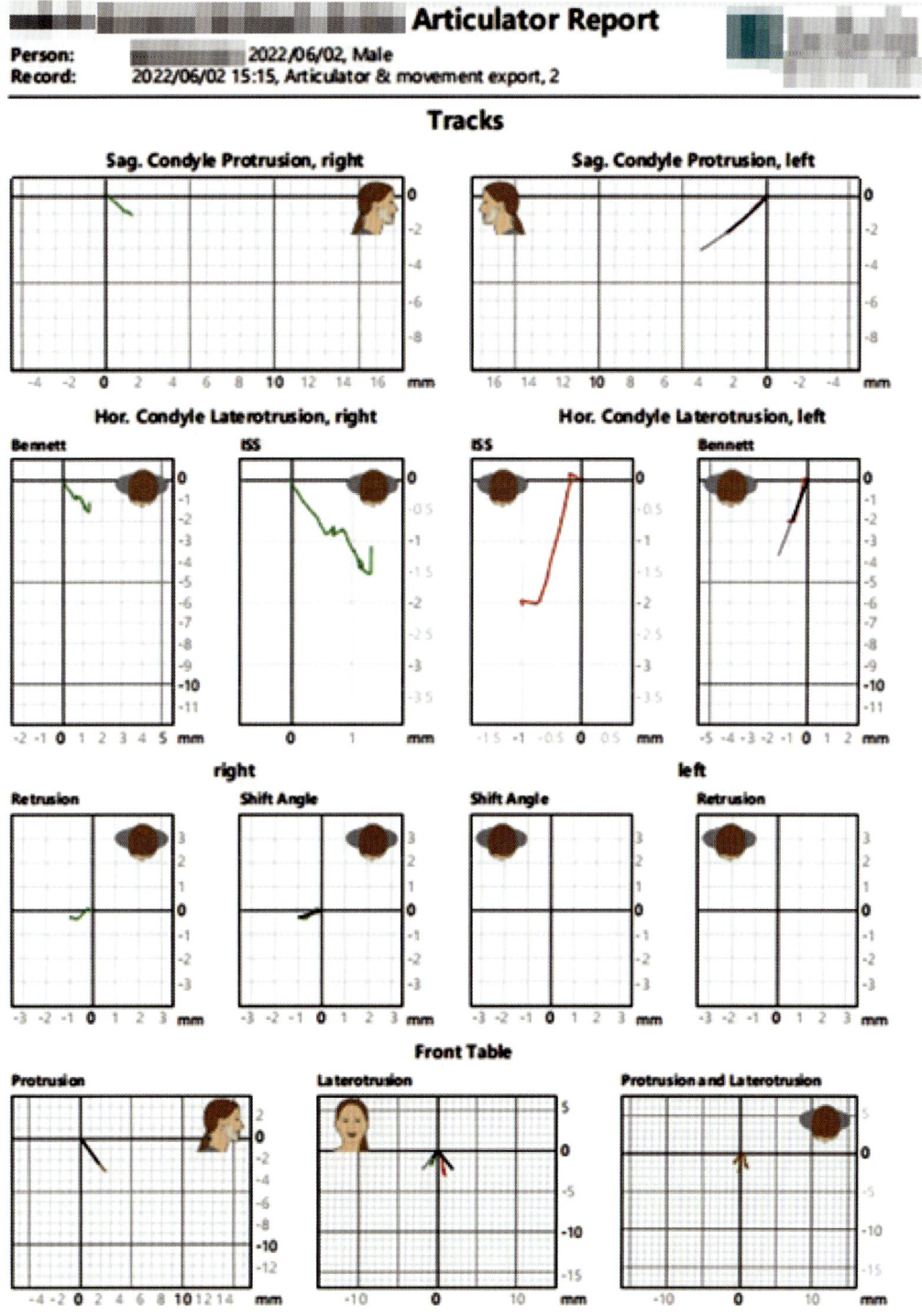

图 4-3-15 下颌运动轨迹描记报告

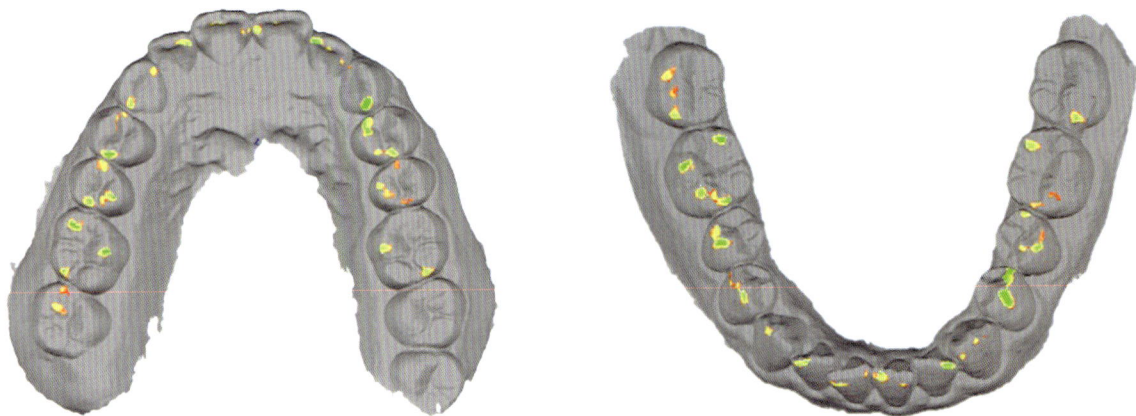

图 4-3-16　在第三方软件中生成的咬合印迹影像

视频 4-3-2　在第三方软件中显示的动态咬合
①扫描二维码
②用户登录
③激活增值服务
④观看视频

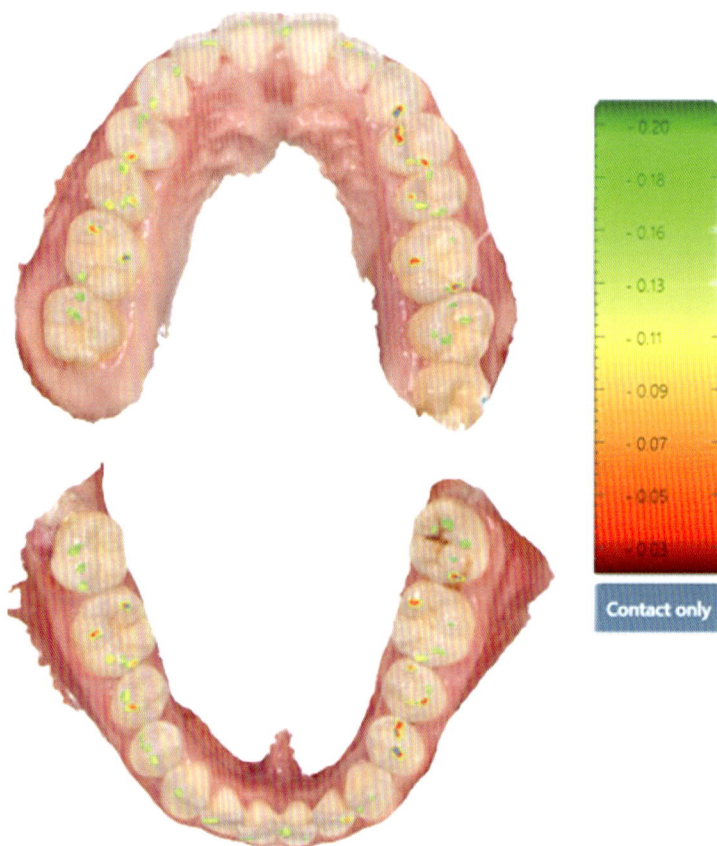

图 4-3-17　同一患者在口扫软件中生成的咬合印迹图像

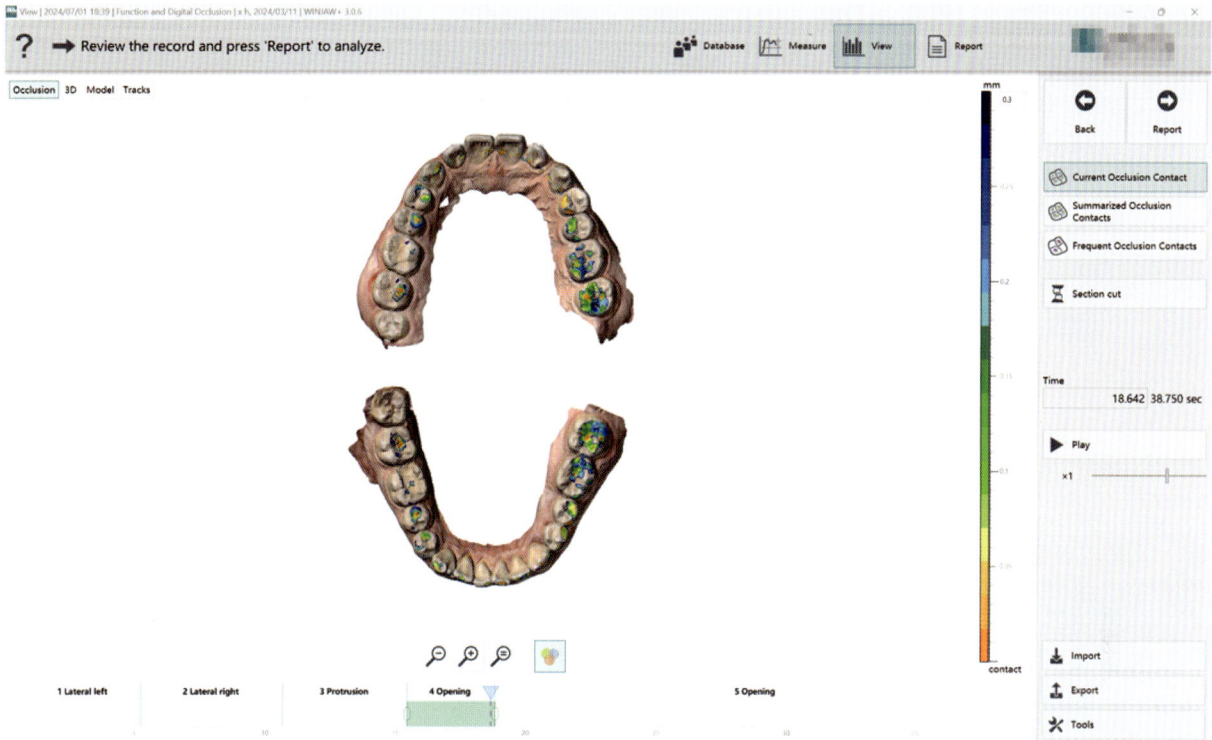

图 4-3-18 结合口扫数据显示的正中咬合接触

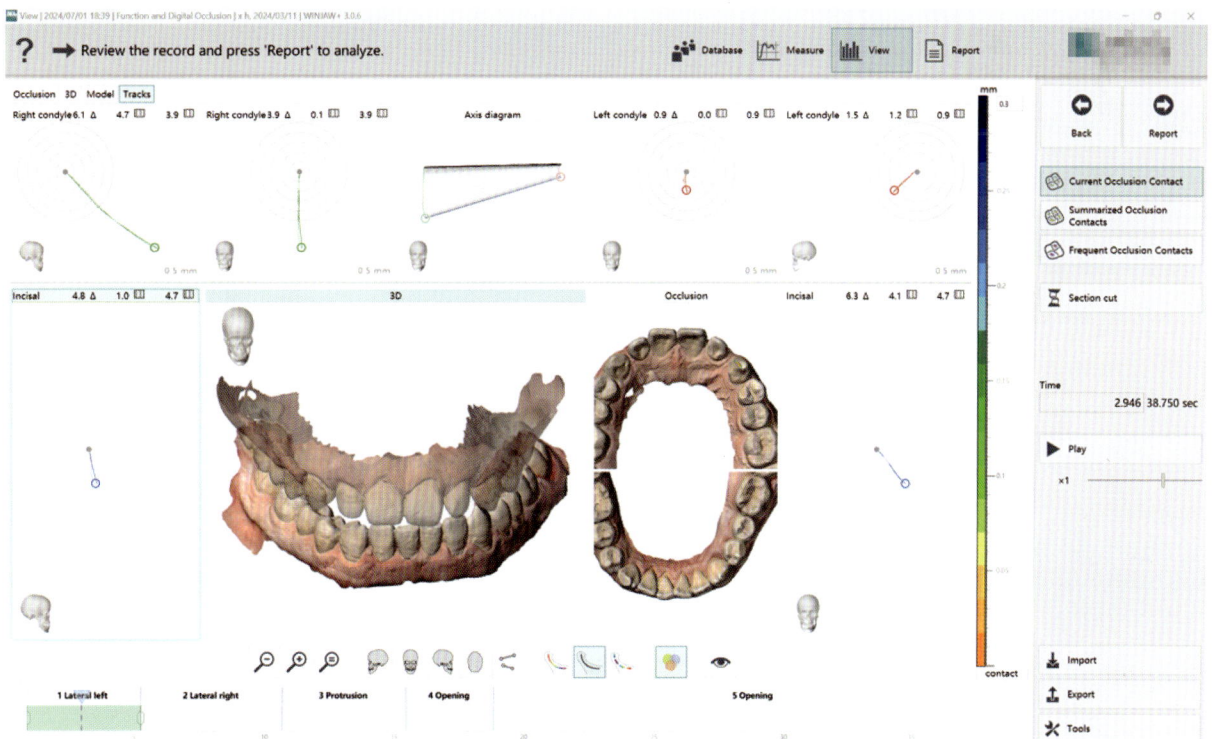

图 4-3-19 左侧尖牙保护殆咬合接触影像

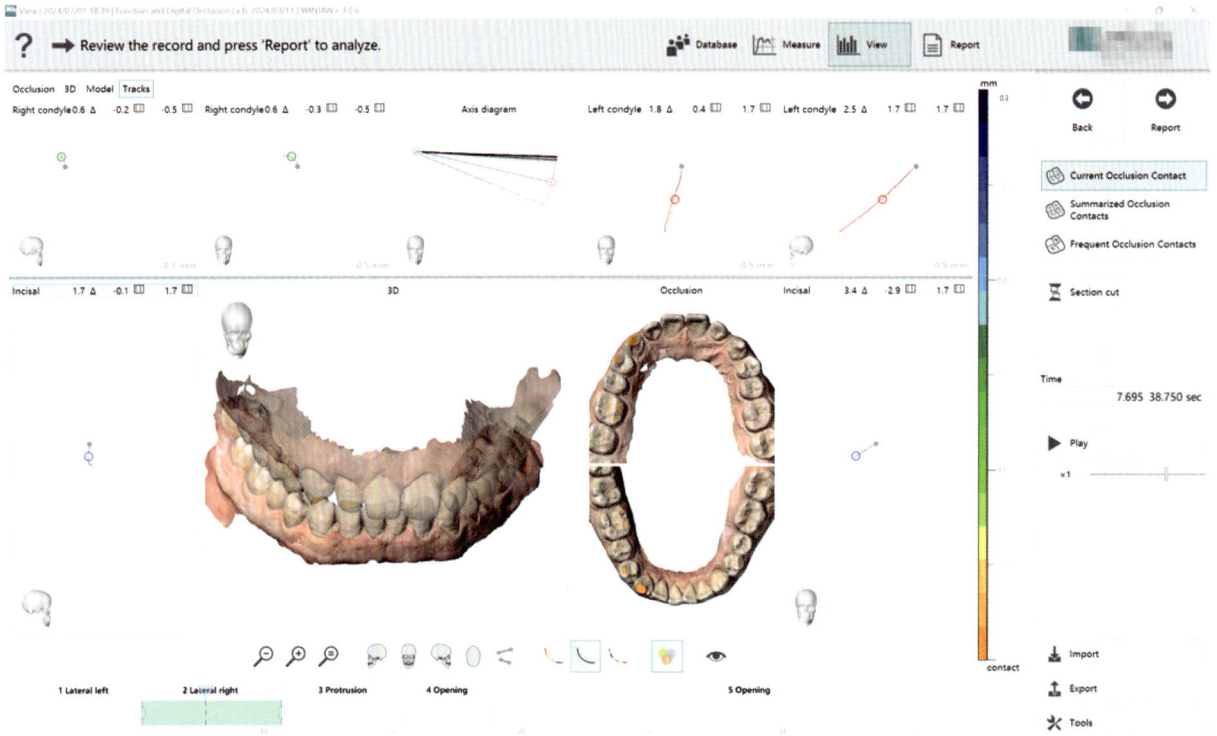

图 4-3-20 右侧组牙功能殆咬合接触影像

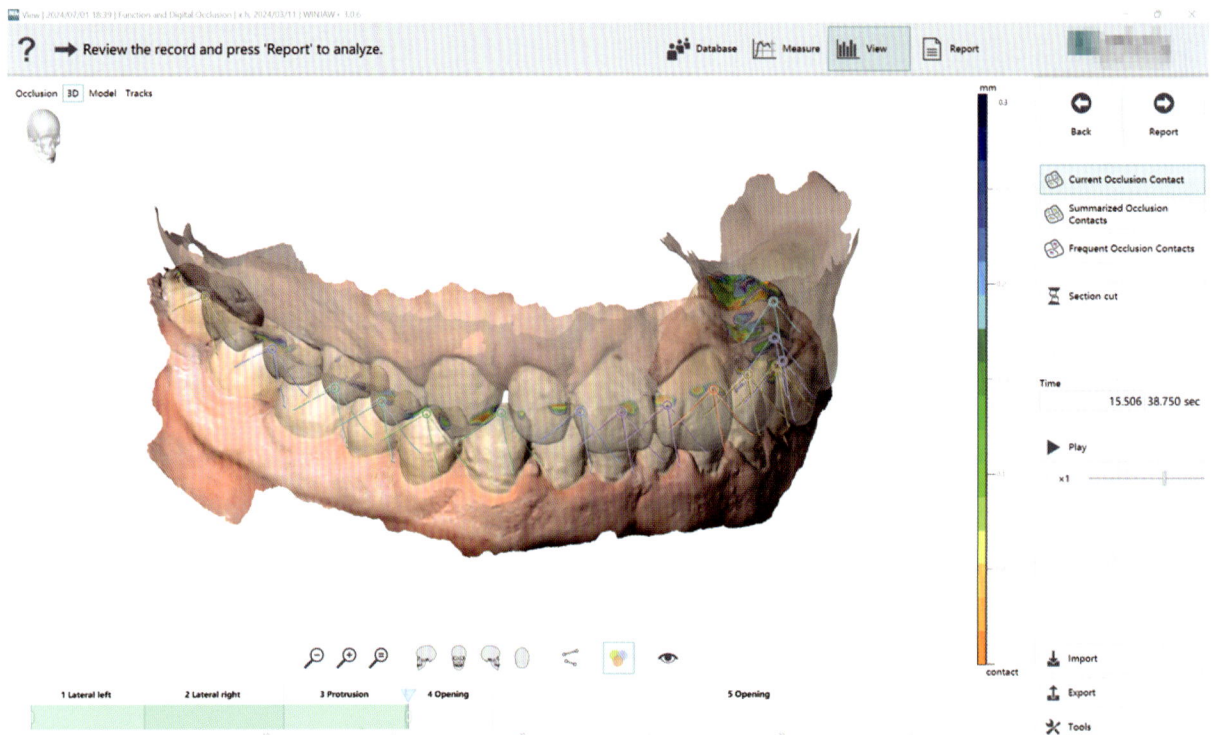

图 4-3-21 单个功能尖的运动轨迹图像

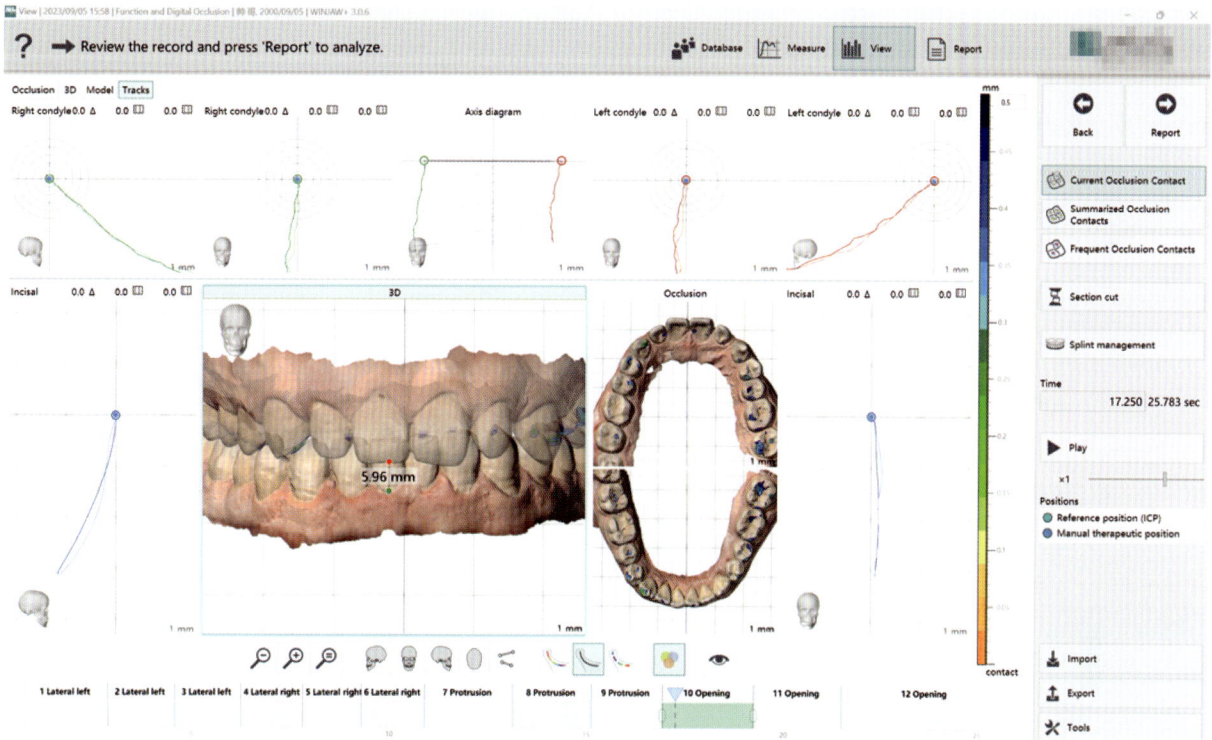

图 4-3-22　调整数字模型透明度,使咬合接触更易观察

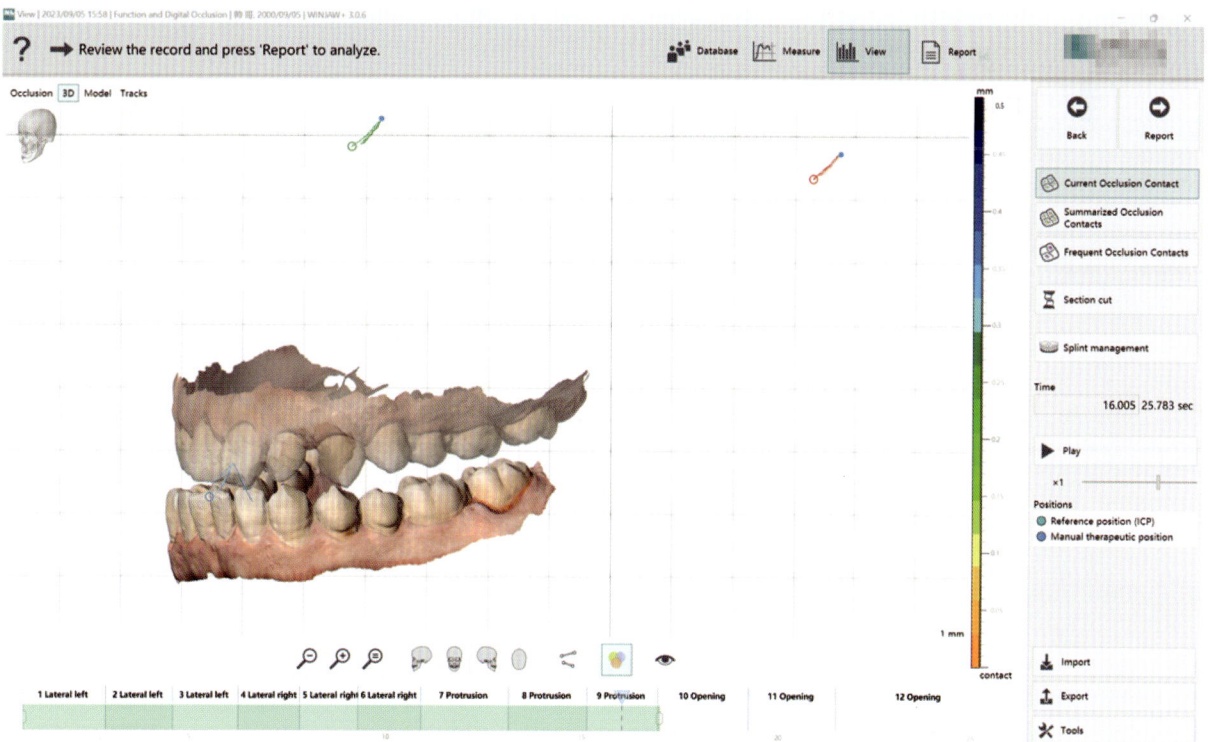

图 4-3-23　前伸运动时的前导显示

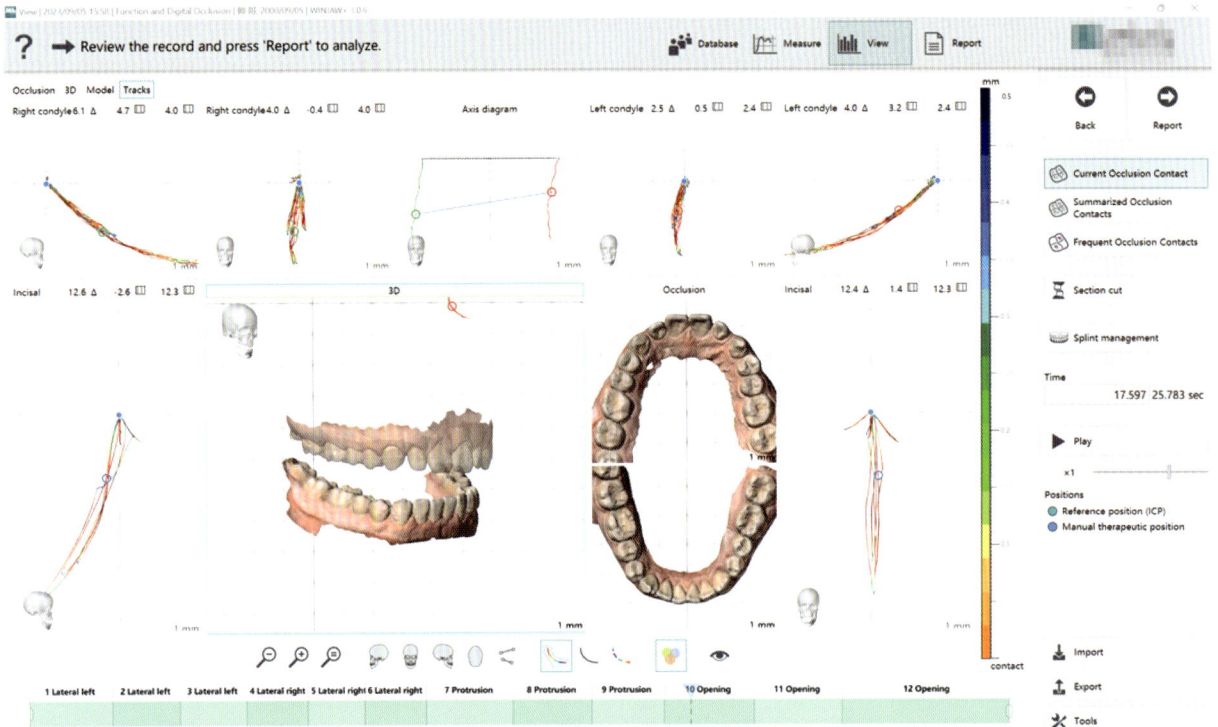

图 4-3-24 与关节联动显示下颌运动

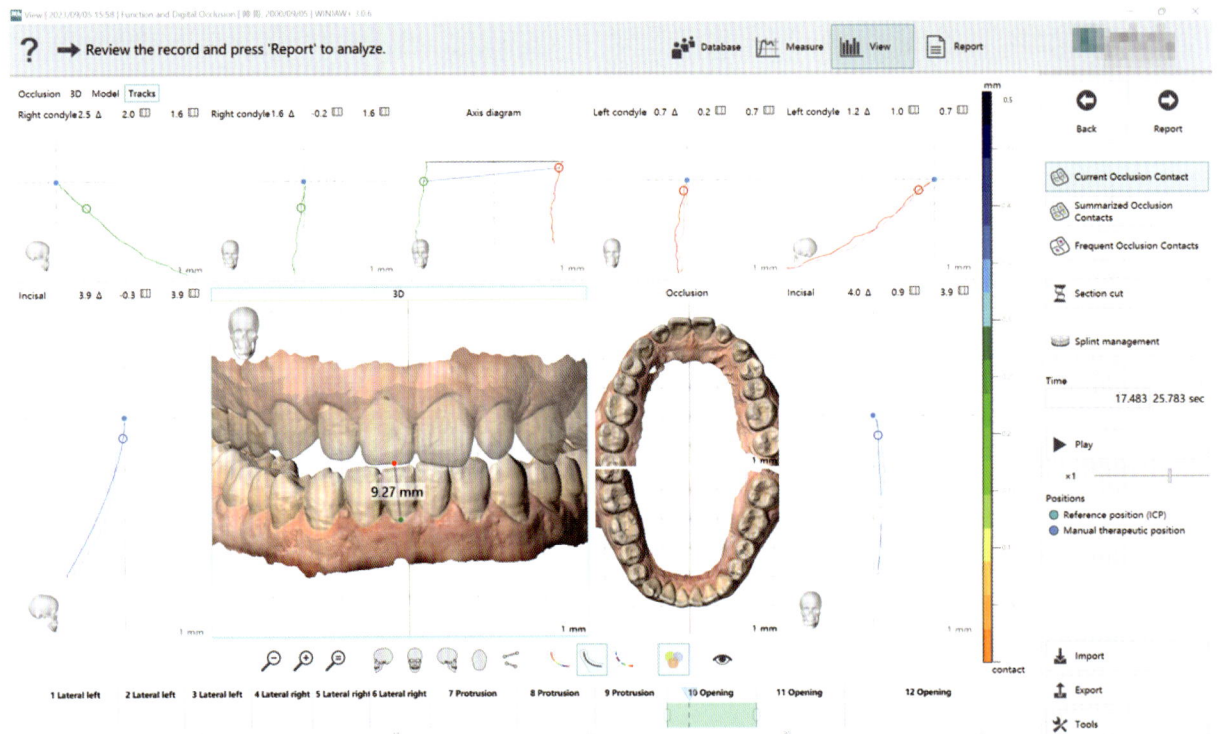

图 4-3-25 模拟垂直距离增加时髁突的移动方向

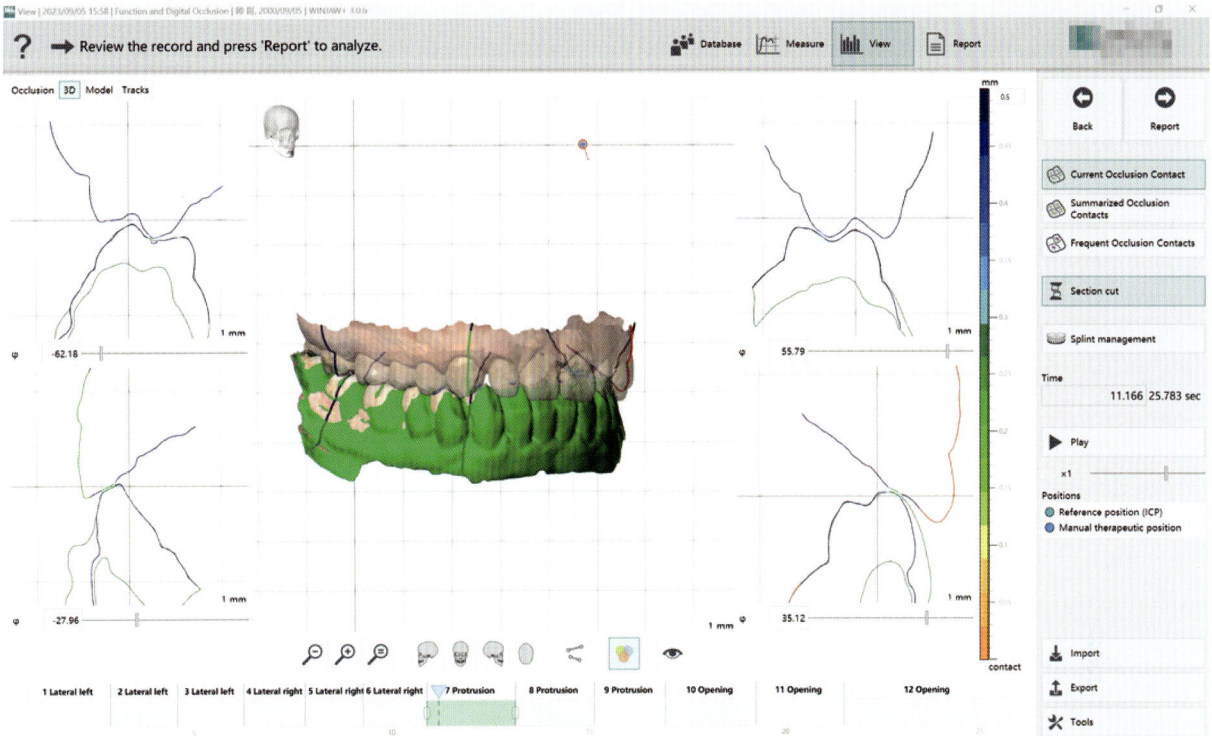

图 4-3-26　静态咬合时的三维截面图显示

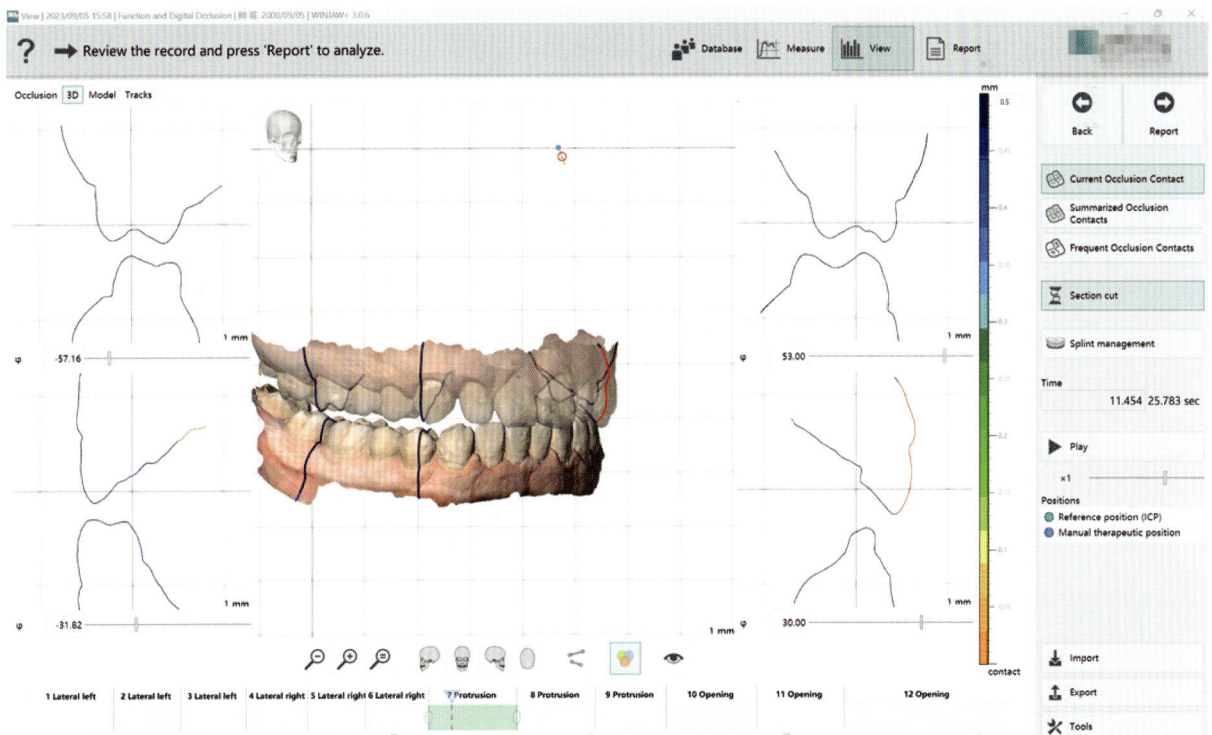

图 4-3-27　动态咬合时咬合空间的三维截面图显示

四、三维头影测量

头影测量软件与影像学检查相结合,进行特定标志点的标记及定量评估,为治疗提供精确的数据支持,特别是在多学科联合治疗中发挥作用(图 4-3-28)。其作用主要体现在以下几个方面。

1. 术前评估　通过软件进行详细的咬合分析,帮助医生了解患者的牙齿和颌骨状况,制订个性化的治疗计划。

2. 手术规划　在正颌手术前,用来模拟手术效果,预测手术后的咬合关系和面部美学变化,为手术提供参考。

3. 术后评估　手术后再次用来评估患者的咬合关系和面部形态,确保治疗效果符合预期。

4. 治疗监测　持续监测患者的牙齿移动和颌骨变化,及时调整治疗计划。

时期	SNA	SNB	ANB	颅底平面角
术前	82.09°	78.67°	3.42°	7.96°
术后	82.15°	76.41°	5.74°	7.96°

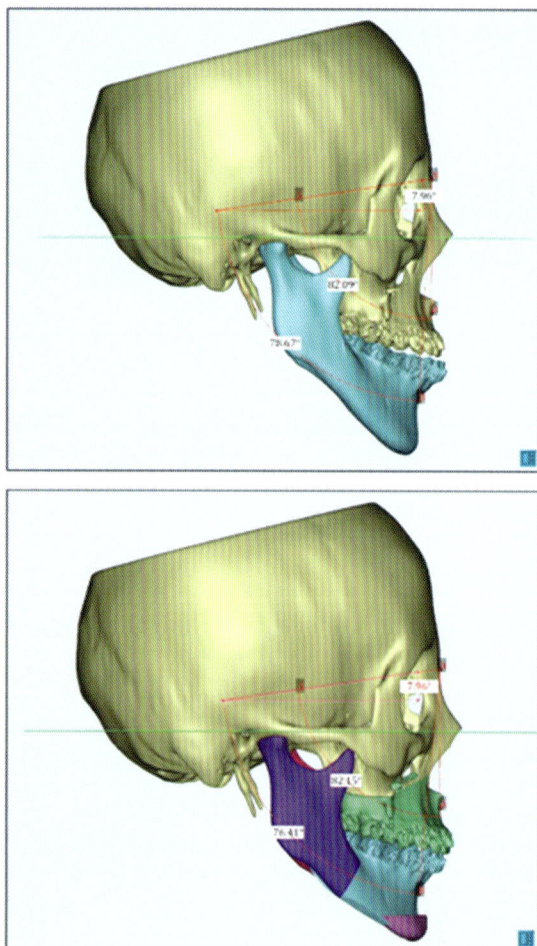

图 4-3-28　结合头影测量用于正畸正颌治疗

五、面部扫描

面部扫描技术在咬合诊断分析中的应用是多方面的,它通过高精度的三维扫描设备获取患者的面部和口腔数据,为咬合重建和诊断提供了重要的信息。其主要应用在以下方面。

1. 多模态数据融合(视频 4-3-3)　面部扫描仪可以直接用于口腔医学中的面部形态测量和重建,为口腔颌面外科和正畸治疗提供辅助诊断和治疗规划。也可以与口内扫描、锥形束计算机断层扫描(CBCT)和下颌运动轨迹等数据相结合,创建四维虚拟患者模型。这种多模态数据融合技术能够提供患者口颌系统的全面视图,包括静态咬合和动态咬合关系,以及颞下颌关节的状况,从而为临床医生提供有效的诊断与修复手段。

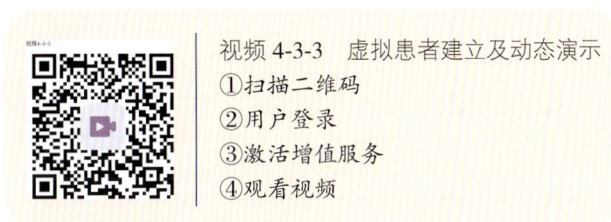

视频 4-3-3　虚拟患者建立及动态演示
①扫描二维码
②用户登录
③激活增值服务
④观看视频

2. 咬合重建修复　面部扫描技术可以帮助医生在虚拟环境中模拟升高咬合垂直距离,寻找适宜的建𬌗位置,并进行咬合重建模拟设计,在保证修复空间与颞下颌关节安全的情况下,实现个性化的咬合重建修复。

3. 数字化咬合分析及颌位关系确定　通过四维虚拟牙科患者模型,医生可以在任意角度观察分析静态咬合、动态引导、咬合面积等,从而快速分析口腔功能运动、牙列咬合接触状况等信息。

4. 深度学习的应用　面部扫描技术与深度学习结合,可以用于牙颌面畸形的诊疗,提高诊断的准确性和手术设计的精确性。

随着面部扫描技术在咬合诊断分析中的全面且深入的应用,不仅提高了诊断的准确性,也为治疗规划和实施提供了强有力的支持。对于颌位完全丧失的患者,可借助于患者的自然头位(natural head position,NHP),结合面部扫描来确保修复的精确性和治疗的舒适度(图 4-3-29~ 图 4-3-32)。

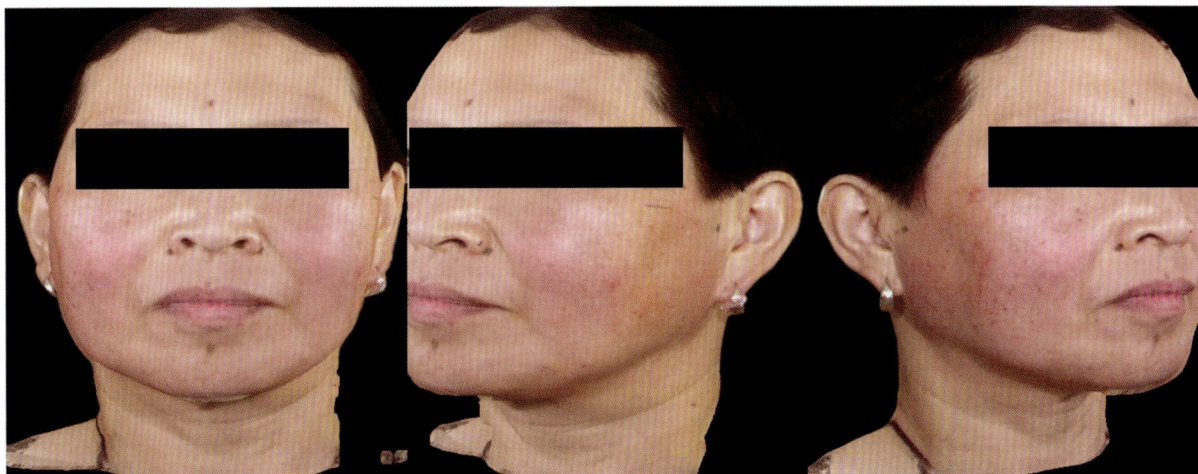

图 4-3-29　自然头位状态进行多个角度面部扫描

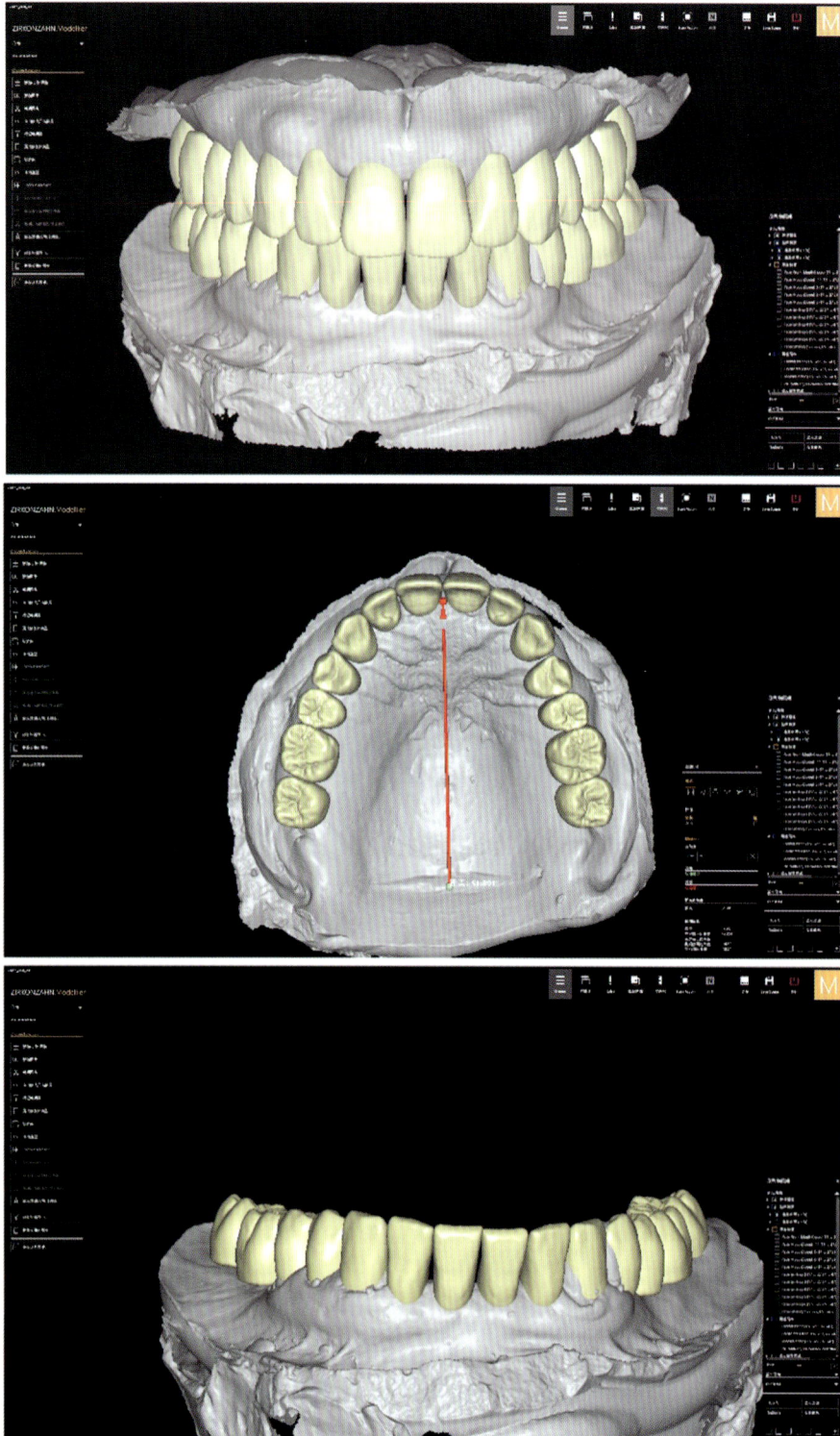

图 4-3-30　虚拟排牙

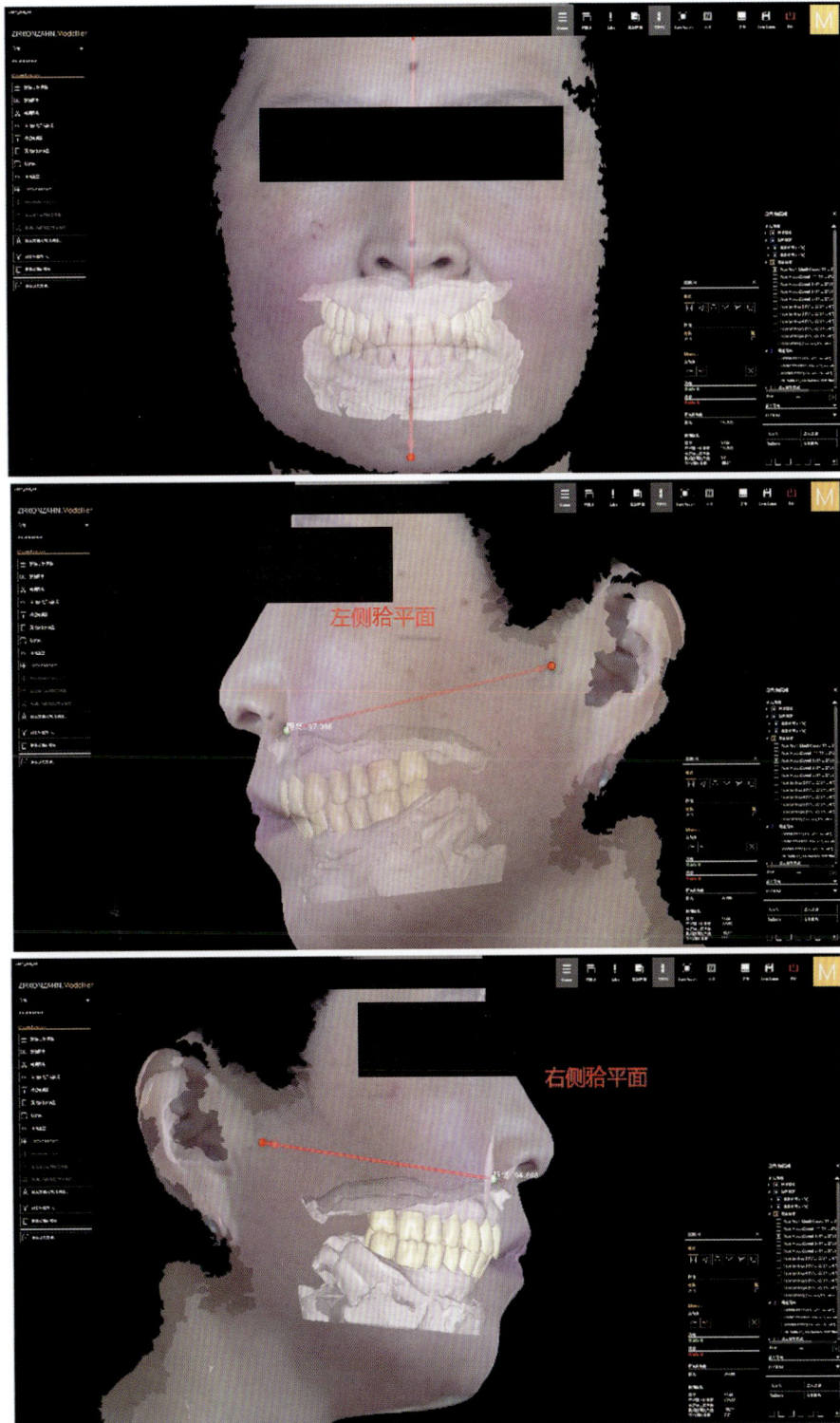

图 4-3-31 虚拟排牙与面部扫描数据拟合

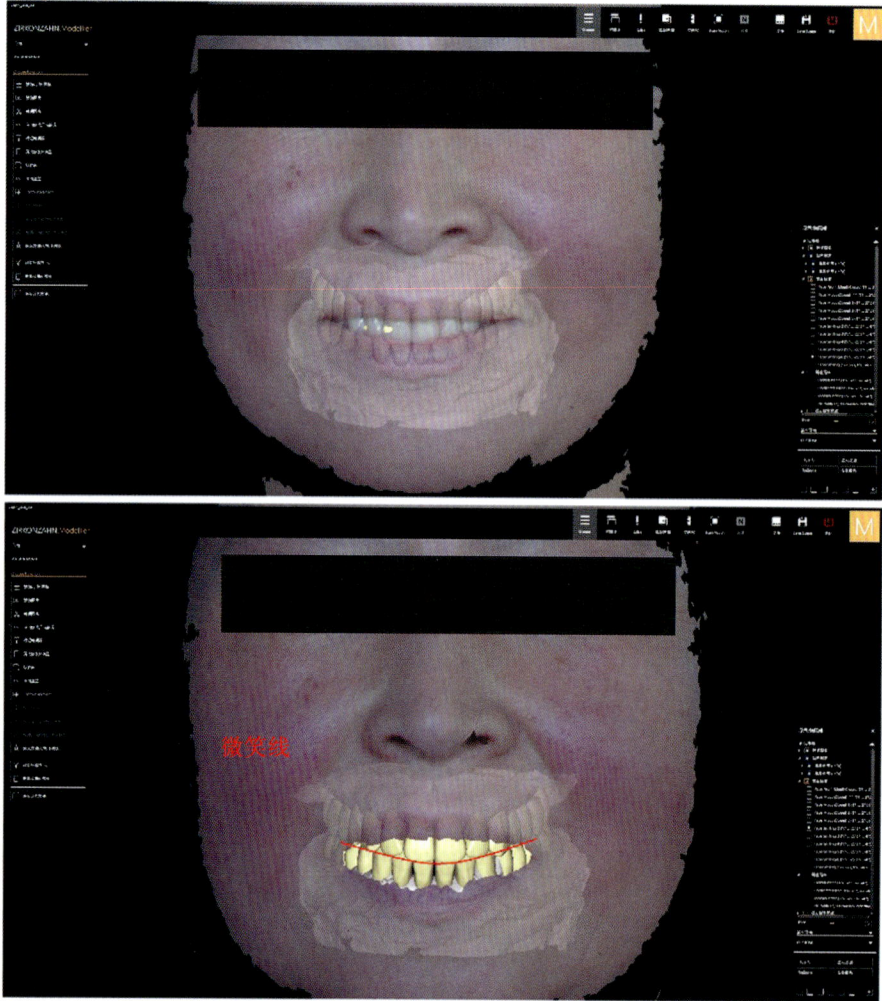

图 4-3-32　结合面部扫描数据进行静息及微笑状态时的牙齿美学评估

第四节　数字化咬合诊断分析系统的临床应用

病例：联合多种数字化系统辅助进行咬合诊断分析

　　患者，男性，23 岁，身体健康，右侧上颌后牙缺失多年未行修复，拟行种植，但自述后牙咬合不适（图 4-4-1，图 4-4-2），使用口内扫描仪进行全牙列扫描及扫描记录咬合关系，同时采集了下颌前伸侧方时动态咬合关系，在扫描仪自带的软件中采用三维色差分析方法分别显示了不同咬合空间设置下的牙尖交错𬌗时的咬合印迹，左面是设置的 0.1mm 咬合空间，右侧是设置的 0.2mm 咬合空间，咬合印迹均显示后牙正中咬合时咬合不平衡，且咬合点落在牙尖斜面上，导致咬合不稳定（图 4-4-3）。动态咬合功能、数字化咬合力分析仪检测以及将口扫数据结合下颌运动轨迹描记数据导入数字化软件的虚拟𬌗架中均显示下颌前伸时有咬合干扰（16 牙远中与 47 牙近中）（图 4-4-4~ 图 4-4-9，视频 4-4-1，视频 4-4-2），结合患者夜间紧咬牙以及上颌对𬌗牙缺失多年的临床病史，诊断为牙齿轻度磨耗以及下颌牙严重伸长导致的咬合干扰。

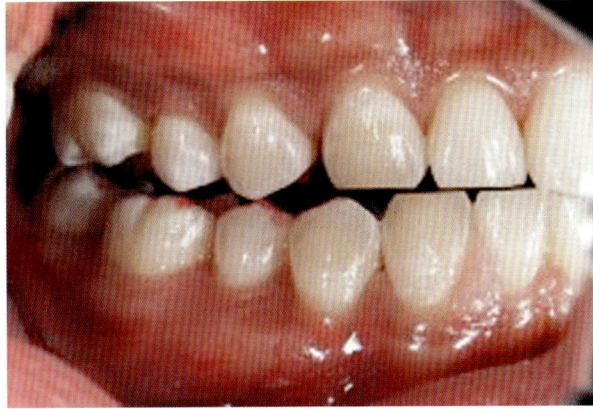

图 4-4-1 口内侧面像显示下颌前伸时深长的 47 牙疑似产生干扰

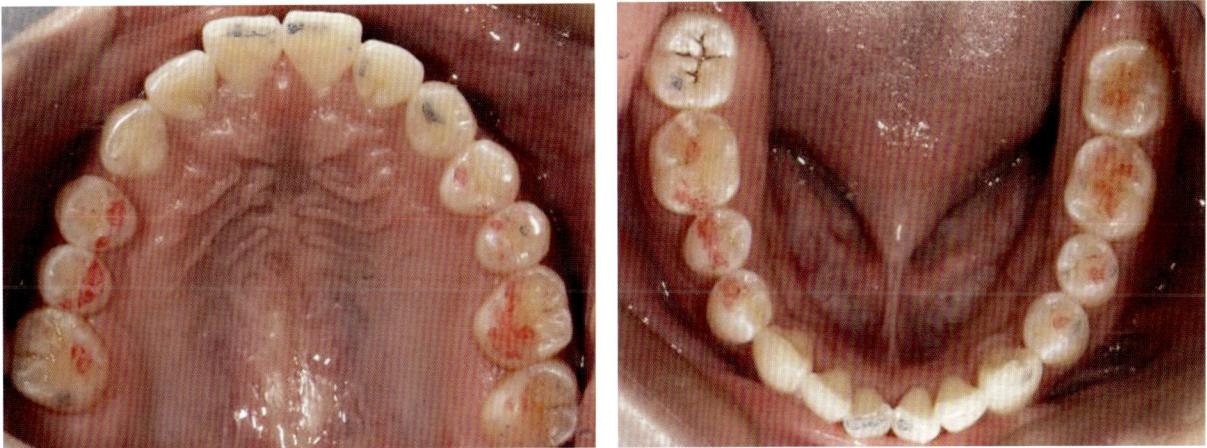

图 4-4-2 咬合纸印迹显示前伸运动时 47 牙有咬合干扰（蓝色印迹）

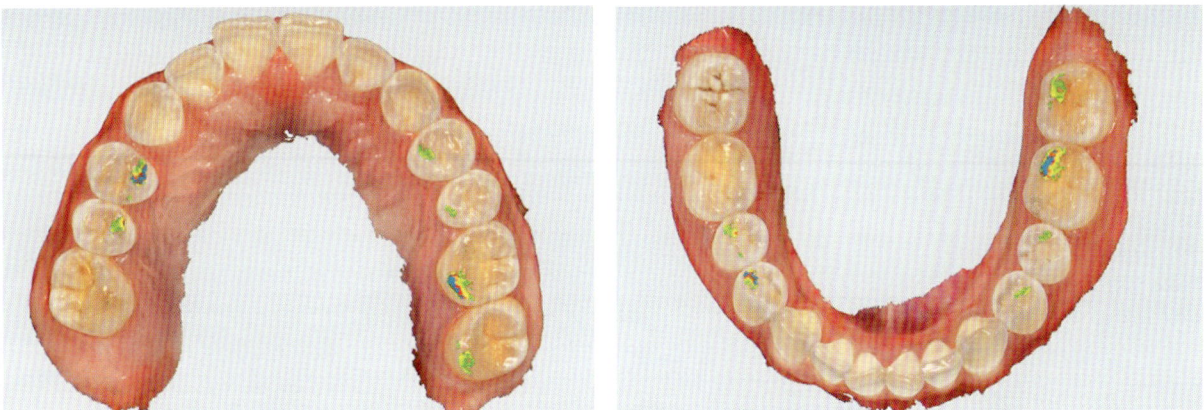

图 4-4-3 口扫数据显示正中咬合时后牙咬合不平衡

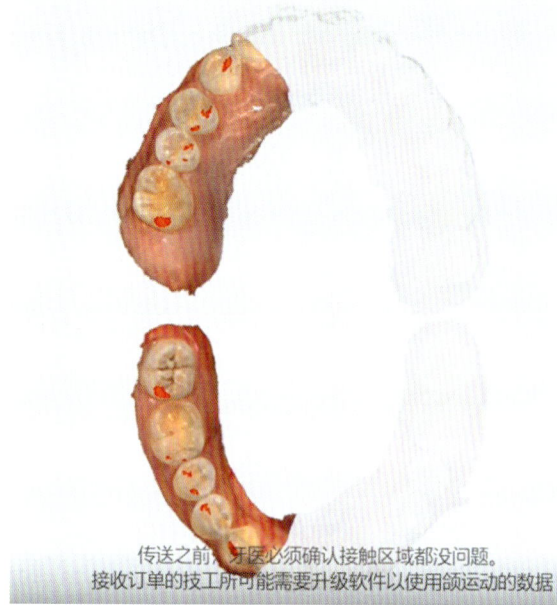

图 4-4-4 动态咬合显示前伸时有咬合干扰

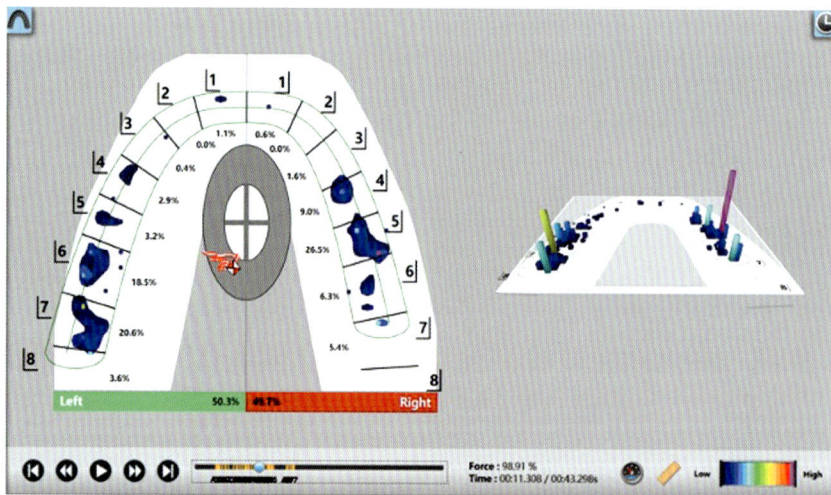

图 4-4-5 咬合力计检测正中咬合

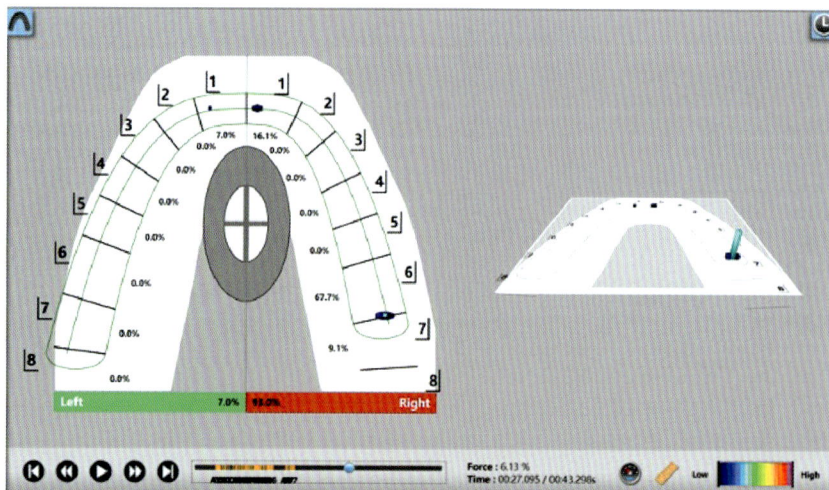

图 4-4-6 咬合力计检测前伸时右下后牙有咬合干扰

Tracks

Sag. Condyle Protrusion, right

Sag. Condyle Protrusion, left

Hor. Condyle Laterotrusion, right

Bennett

ISS

Hor. Condyle Laterotrusion, left

ISS

Bennett

right

Retrusion

Shift Angle

left

Shift Angle

Retrusion

Front Table

Protrusion

Laterotrusion

Protrusion and Laterotrusion

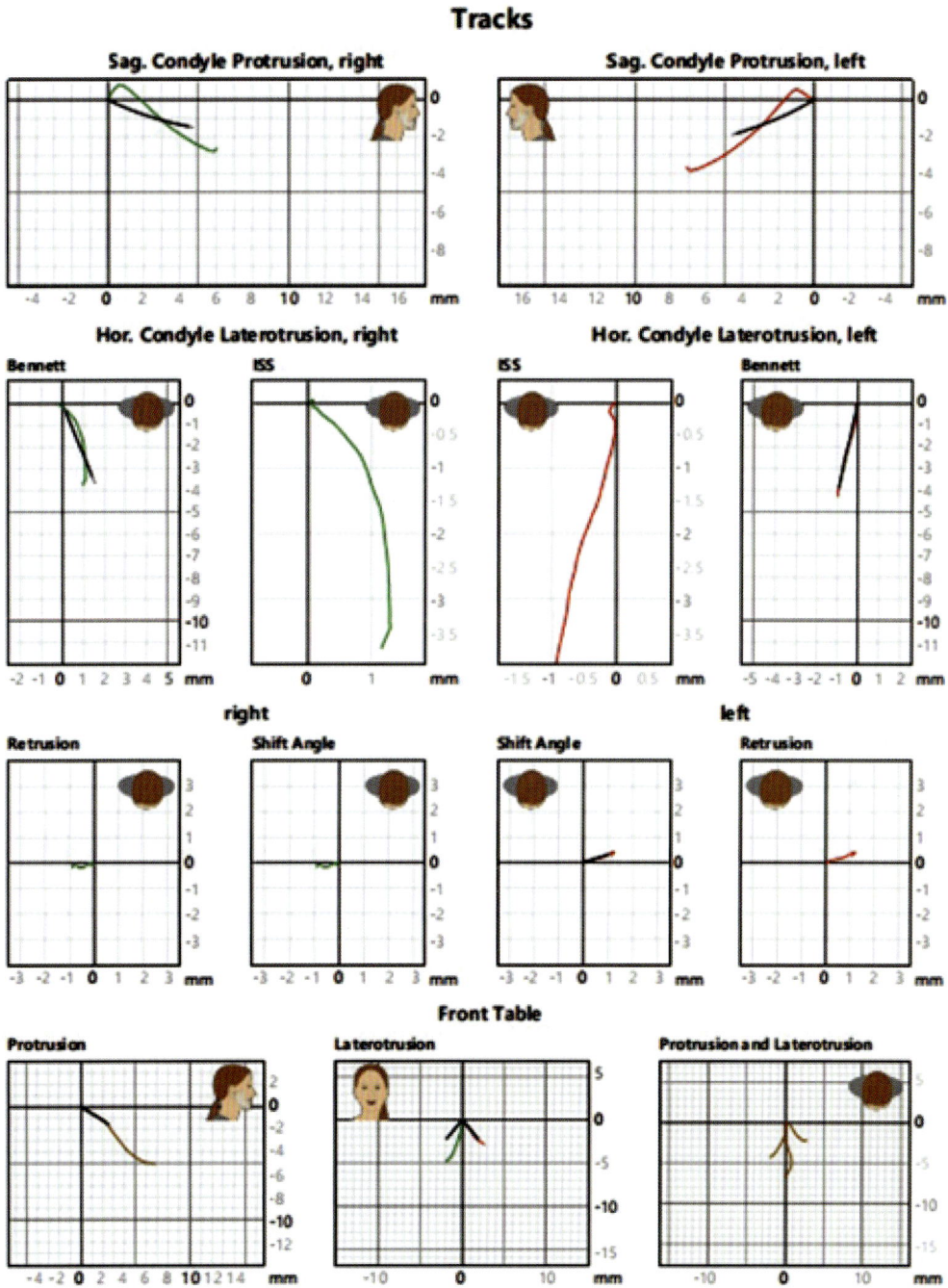

图 4-4-7　进行下颌运动轨迹描记

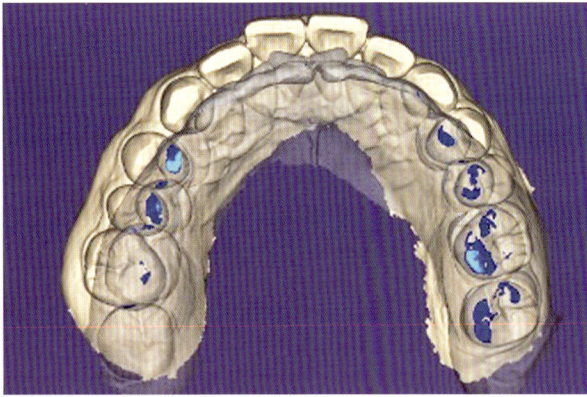

图 4-4-8　将口内扫描数据与下颌运动轨迹描记数据导入第三方软件,生成正中静态咬合图示

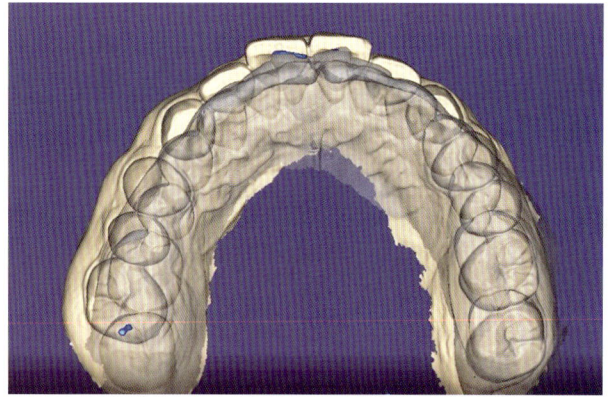

图 4-4-9　将口内扫描数据与下颌运动轨迹描记数据导入第三方软件,生成前伸时的咬合干扰图示

视频 4-4-1　数字化咬合力分析仪显示下颌前伸时,右侧后牙有咬合干扰
①扫描二维码
②用户登录
③激活增值服务
④观看视频

视频 4-4-2　虚拟𬌗架显示下颌前伸时,右侧后牙存在咬合干扰
①扫描二维码
②用户登录
③激活增值服务
④观看视频

（任光辉　师晓蕊）

参考文献

1. HARPER K A, SETCHELL D J. The use of shimstock to assess occlusal contacts: a laboratory study. Int J Prosthodont, 2002, 15: 347-352

2. 萧宁,孙玉春,赵一姣,等.三种数字化分析算法测量咬合接触分布及面积的对比研究.北京大学学报（医学版）,2020,52（1）:8

3. AFRASHTEHFAR K I, QADEER S. Computerized occlusal analysis as an alternative occlusal indicator. Cranio, 2016, 34（1）: 52-57

4. CORDEIRO N, SPLIETH C H, RUGE S, et al. Validation of digital analysis of occlusion in primary and mixed dentition using GEDAS. Int J Comput Dent, 2021, 24（3）: 275-282

5. KORDAß B, BEHRENDT C, RUGE S. Computerized occlusal analysis-innovative approaches for a practice-oriented procedure. Int J Comput Dent, 2020, 23（4）: 363-375

6. GRANATA S, GIBERTI L, VIGOLO P. Incorporating a facial scanner into the digital workflow: A dental technique. J Prosthet Dent, 2020, 123（6）: 781-785

第 五 章
牙体缺损椅旁修复数字化设计与切削

第一节　数字化牙体缺损修复特征

牙体缺损（tooth defect）是口腔常见病和多发病，是指各种牙体硬组织生理解剖外形的损坏或异常，常表现为正常牙体形态、咬合及邻接关系的破坏。牙体缺损不仅对牙体、牙髓和牙周组织造成不同程度的不良影响，而且会破坏牙列的完整统一性，有损于牙列的对称、和谐与均衡，影响患者的美观、咀嚼、发音功能。牙体缺损一旦发生，牙齿本身无法修复重建，需要口腔专科医生进行修复治疗。

牙体缺损的原因主要是龋病、牙外伤、磨损、楔状缺损、酸蚀症、发育畸形等，较小的牙体缺损可以采用直接充填术，对于缺损较大的牙体缺损简单的充填术效果不佳，通常会采用间接修复术。本章重点介绍数字化椅旁 CAD/CAM 牙体缺损修复。

一、数字化牙体缺损修复材料概述

CAD/CAM 数字化技术需要三步流程：①光学取模；②通过软件确定修复体边缘、形态、咬合和接触；③通过对瓷块的机械加工最终生成修复体。第一代 CAD/CAM 设备出现在 20 世纪 80 年代，只能进行设计和研磨出粗制的瓷修复体。如今主要的椅旁系统如 CEREC、PlanScan、Carestream 等均可以实现全数字化流程，生成不同的修复体，如嵌体、高嵌体、贴面、髓腔固位冠、冠和桥体等。

椅旁 CAD/CAM 修复材料主要分为玻璃陶瓷和复合瓷。传统玻璃陶瓷材料的优点是透明性良好，局限是机械强度一般。这类材料的成分中含有很高比例的玻璃成分，可通过氢氟酸处理、硅烷化，实现与牙齿的粘接。粘接后的玻璃陶瓷修复体抗折性能明显增强，并且能保证修复体的固位。传统的玻璃陶瓷主要包括：长石质玻璃陶瓷（例如 Vitablocs Mark Ⅱ）和白榴石增强玻璃陶瓷（例如 IPS Empress CAD），这两种材料的挠曲强度为 150~160MPa，弹性模量为 40~60GPa，可以制作贴面、嵌体、高嵌体、前牙单冠等。

随着玻璃陶瓷的新材料发展，机械强度明显增强，如二硅酸锂玻璃陶瓷（例如 IPS Emax CAD）和氧化锆颗粒加强型玻璃陶瓷。完全结晶的 IPS Emax CAD 主要成分为二硅酸锂晶体 LS_2，具有更高的挠曲强度，强度可以达到约 360MPa；但材料中仍然含有足够的玻璃成分，因此仍然具有良好的透明度，并且能够通过酸蚀处理进行粘接，适用于一般情况下的粘接修复需要。IPS Emax CAD 适用于贴面、嵌体、高嵌体、单冠、前牙区三单位固定桥和种植上部单冠修复。

氧化锆加强硅基锂基玻璃陶瓷的成分中，除了二氧化硅、氧化锂之外，还含有约 10% 的二氧化锆均匀分散于玻璃相。二氧化锆成分的高度分散性可防止氧化锆成分结晶，形成不透明或低透明度的外观。Vita Suprinity（Vita）和 Celtra Duo（Densply）是这种类型材料的代表。

Vita Suprinity 是一种未完全结晶的瓷块材料，与二硅酸锂加强型玻璃陶瓷一样需要进行结晶。Vita Suprinity 瓷块呈棕黄色的糖果色，中文商品名为"琥珀瓷"，未结晶前的挠曲强度约为 180MPa，切削后结晶完成后成为正常的牙色，挠曲强度达到 420MPa，其弹性模量约为 70GPa。

Celtra Duo 瓷块是已经完全结晶的材料，切削过后的即刻挠曲强度约为 210MPa，可用于贴面、嵌体或高嵌体修复病例，切削后的修复体经过调磨、规范抛光处理后可以直接粘接。但对机械强度要求较高的单冠修复病例，需要进行结晶，强度可升高到 370MPa，可以满足较高的强度需求。氧化锆加强硅基锂基玻璃陶瓷可适用于贴面、嵌体和高嵌体、单冠、种植体上部单冠修复体。

复合瓷是将陶瓷和树脂两种材料相结合，融合两种材料的优势，机械强度和美学性能接近传统玻璃陶瓷,同时兼具树脂材料的高韧性和陶瓷材料的高强度的新型复合材料。复合瓷具有口内操作简单、快速研磨、不需要进入烤瓷炉中结晶等优点。不同复合瓷由于研发出发点和思路不同,材料性质差异明显。以玻璃陶瓷为框架,增加树脂成分的材料,其性能更接近传统玻璃陶瓷;以传统树脂为基础,大量增加陶瓷成分的填料,其性能更接近传统树脂。

Vita Enamic(Vita)是在长石瓷框架结构中注入高分子聚合物,两者相互交叉混合而成,具备瓷材料的强度以及树脂材料的韧性,又称为树脂渗透陶瓷,其中文名称为"弹性瓷"。Vita Enamic 的挠曲强度为 150~160MPa,弹性模量为 30GPa,与天然牙本质弹性模量接近;切削性能良好,边缘连续性及完整性优于传统 CAD/CAM 玻璃陶瓷;在酸性环境下结构稳定,不易着色,经氢氟酸酸蚀处理后,树脂与陶瓷框架之间形成表面多孔结构,能够获得良好的粘接强度;适用于贴面、嵌体、高嵌体、后牙殆贴面、前牙区种植体上部结构等多种修复类型。

纳米树脂陶瓷是复合树脂为基质,混合高比例纳米陶瓷填料的一种复合瓷,这种预先固化的致密块状材料中的陶瓷颗粒(二氧化硅和二氧化锆),经过硅烷化处理后可以与树脂基质紧密结合在一起。Lava Ultimate(3M ESPE)、Ceram age Block(Shofu)、润瓷(爱尔创)、CeraSmart(GC)均属于纳米树脂陶瓷材料。该类型材料具有类似复合树脂的韧性,不易折断,挠曲强度在 120~160MPa 之间。它的耐磨损性能不及玻璃陶瓷,可切削性能优于玻璃陶瓷,可用于制作边缘锐利的修复体。纳米树脂陶瓷材料在粘接前需要进行喷砂,使用树脂基水门汀实现粘接固位。

二、根管治疗后牙体缺损快速修复

根管治疗后牙齿抗折性能下降,主要原因是开髓窝洞预备及牙体组织本身缺损引起的牙体解剖结构的丧失,特别是牙冠殆面边缘嵴等重要解剖结构的丧失,导致根管治疗后牙齿抗折力下降。研究表明,根管预备、Ⅰ类洞预备和 MOD 洞型预备分别使剩余牙体组织抗力下降 5%、20% 和 63%;大锥度镍钛器械根管预备、高浓度次氯酸钠冲洗、根管侧压和垂直加压充填对牙体抗力也会产生一定影响。此外,根管治疗后牙齿由于牙髓组织丧失,与牙囊组织相关的神经反射消失,这将降低咀嚼运动中对牙齿的反射性保护,增加牙体折裂的风险。因此,根管治疗过程中应尽可能保留健康的牙体组织,维护牙体组织结构的完整性;根管治疗后良好的冠方修复可以提高根管治疗后患牙的强度和抗折力,这是保证根管治疗成功的重要因素。因此,根管治疗后患牙的保护性修复原则上应尽早完成,防止牙齿折裂。

随着数字化口腔修复技术的发展,椅旁 CAD/CAM 牙体修复已经在临床中普遍使用。椅旁 CAD/CAM 牙体修复技术可以帮助患者一次完成牙体缺损的修复,缩短了修复的疗程,可以更好地修复和保护根管治疗后的患牙。

三、数字化牙体缺损在活髓牙体缺损中的优势

在牙体缺损的患牙中如果没有出现牙髓感染,通常不需要进行牙髓治疗直接进行牙体缺损修复,对较小缺损可以直接进行树脂充填,恢复牙体正常形态,对于缺损较大的患牙,以往通常使用嵌体的修复方法进行恢复牙齿形态和功能,尽管常规的直接树脂充填也可以完成修复,但是较大缺损的患牙进行大面积的树脂充填易产生聚合收缩,远期易形成继发龋,导致治疗失败,此时更建议进行数字化牙体缺损的间接修复。

牙体预备后若采用传统的硅橡胶取模进行修复,需要制备临时修复体,但临时修复体由于固位型不佳和粘接力不足易脱落,近髓处牙体组织暴露时间过长,可能引起牙髓感染。采用数字化椅旁 CAD/CAM 一次性修复,可以避免临时修复体的制作和多次复诊,提高活髓牙间接修复的成功率。在牙体预备时应尽量保留更多的牙釉质粘接面,通过双固化树脂水门汀粘接固位,以确保粘接效果。

四、牙体缺损修复的粘接流程

椅旁 CAD/CAM 全瓷修复体的粘接对牙体缺损修复具有重要作用,目前 CAD/CAM 修复材料主要还是以玻璃陶瓷和树脂复合瓷最为常用。

玻璃陶瓷脆性大,受力不均时易发生断裂;有效的粘接有利于将修复体上受到的咀嚼压力传递至基牙,避免因修复体内应力集中而导致的折裂,粘接剂粘接后修复体抗压强度明显增加。双固化树脂水门汀具有高强度、高粘接性、低溶解性等特点,是目前应用最广泛,也是最有效的全瓷粘接类材料。玻璃陶瓷全瓷修复体在粘接前需要对粘接面进行氢氟酸处理,以二硅酸锂玻璃陶瓷为例,通过氢氟酸的酸蚀作用可有选择性溶解硅基陶瓷中的玻璃基质,使晶体结构暴露,酸蚀后的硅基陶瓷表面会有更多微嵌合的结构形成,增强硅基陶瓷与树脂粘接剂之间的机械锁合力。硅基陶瓷表面经表面粗化处理再应用硅烷耦联剂后,可以在陶瓷与树脂之间形成化学共价键和氢键结合,提供硅基陶瓷修复体与树脂粘接剂之间的化学粘接力(图 5-1-1)。

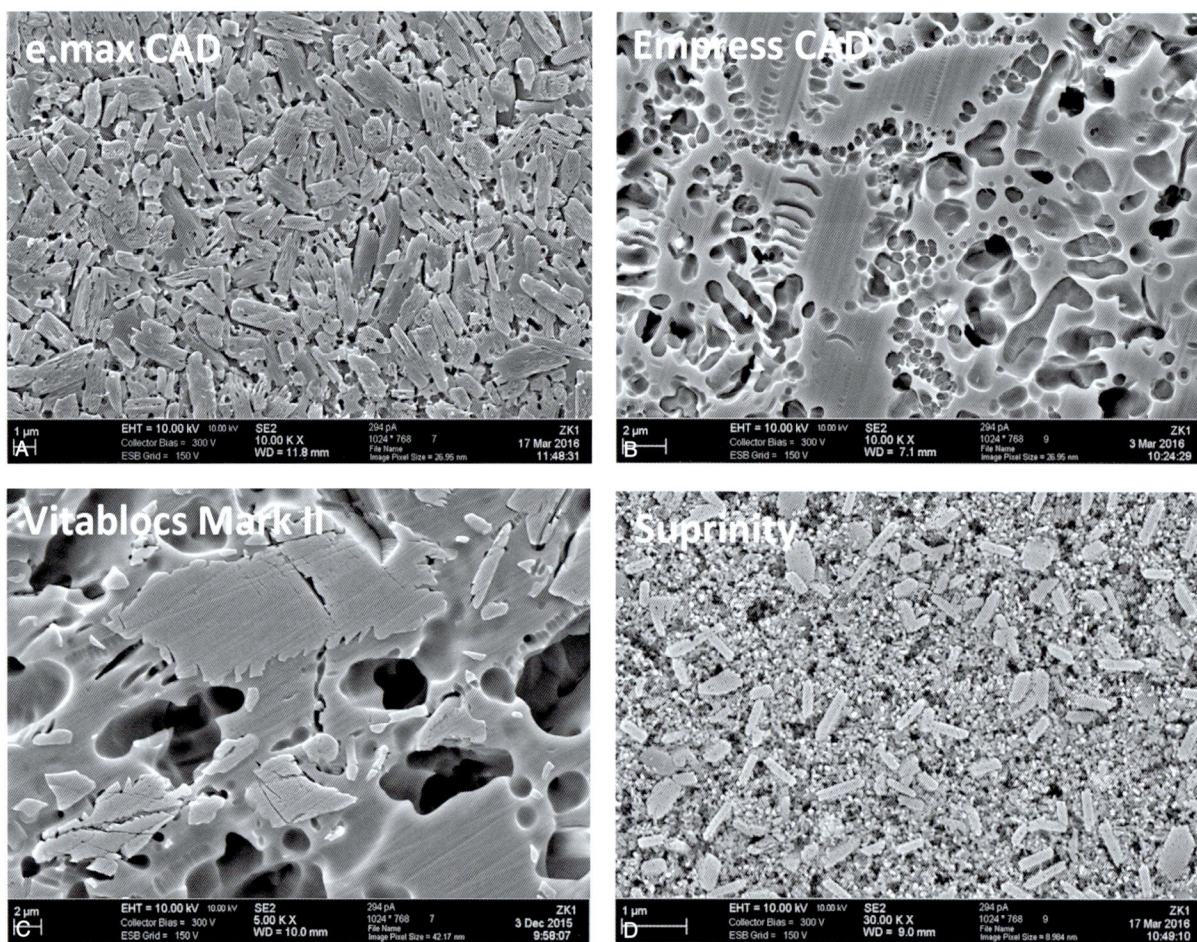

图 5-1-1　四种玻璃陶瓷材料氢氟酸处理后的粘接面
A. 二硅酸锂玻璃陶瓷;B. 白榴石增强玻璃陶瓷;C. 长石质玻璃陶瓷;D. 氧化锆加强硅基锂基玻璃陶瓷。

复合瓷修复体的表面处理一般不用氢氟酸,如优韧瓷一般会采用氧化铝粒子喷砂的方法,氧化铝粒子喷砂是一种表面粗化的方法,不仅可以去除修复体表面的玷污层,还可以粗化粘接表面,有利于形成微机械嵌合力,并且增大粘接面积,能显著提高新型树脂-陶瓷复合材料的树脂粘接强度。

(一)玻璃陶瓷修复体的粘接流程

图 5-1-2 以一例后牙高嵌体粘接为例,展示玻璃陶瓷修复体的粘接流程。

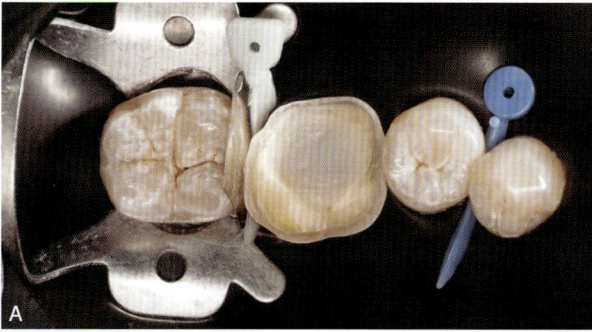

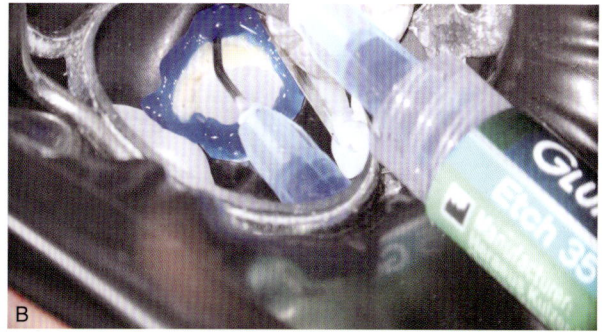

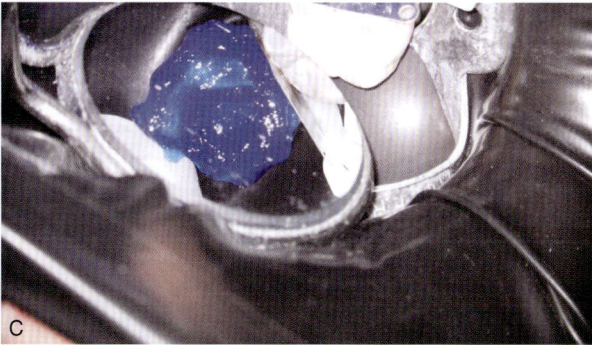

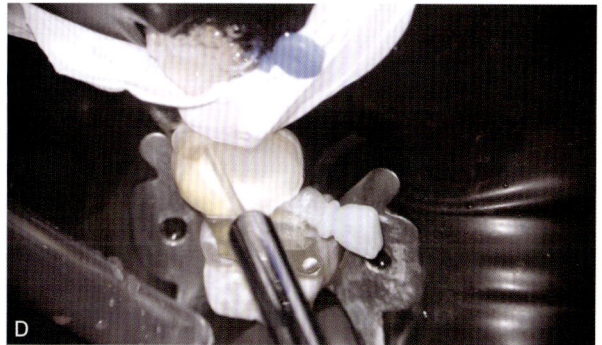

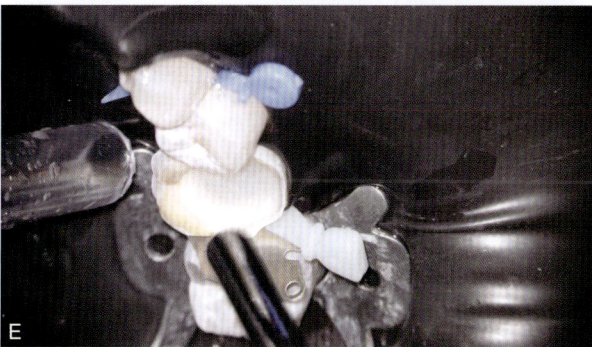

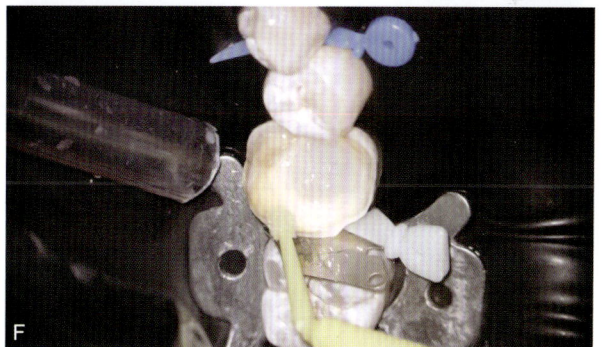

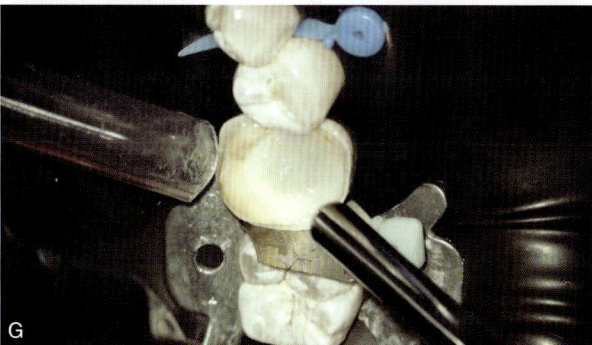

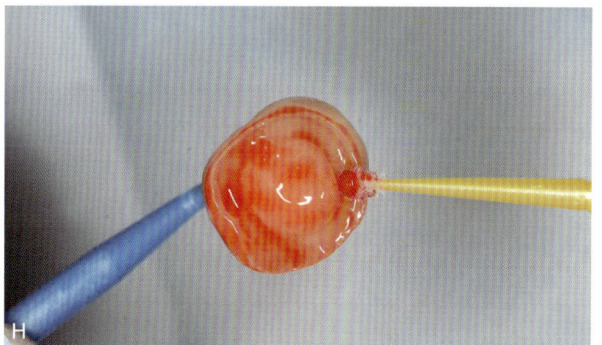

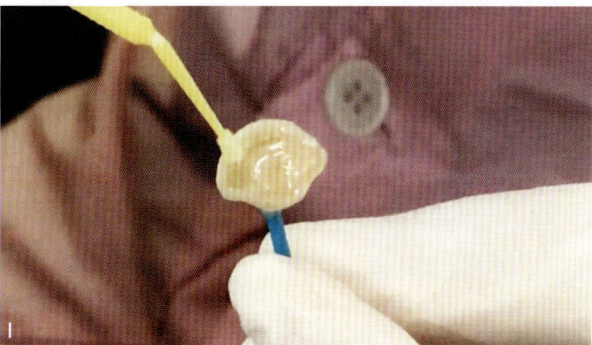

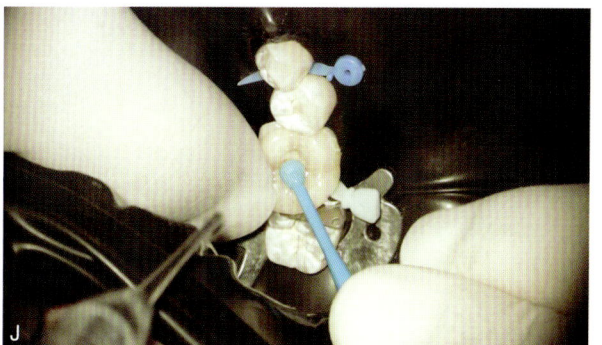

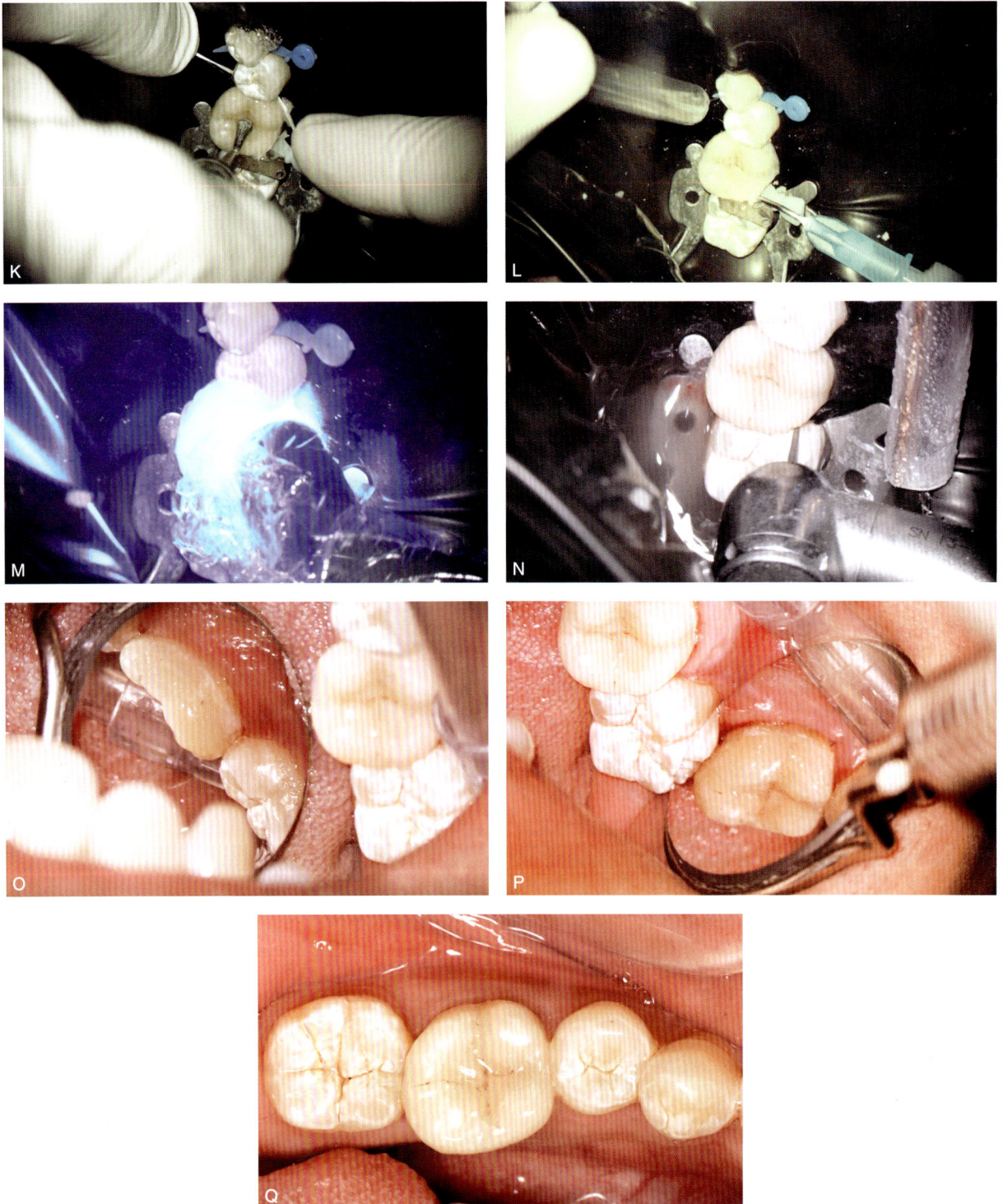

图 5-1-2　后牙玻璃陶瓷高嵌体粘接流程

A. 上橡皮障；B. 磷酸酸蚀（牙釉质）；C. 磷酸酸蚀（全酸蚀）；D. 冲洗；E. 牙面吹干；F. 涂布粘接剂；G. 吹匀；H. 修复体粘接面氢氟酸酸蚀；I. 修复体涂布粘接剂；J. 修复体就位；K. 牙线清理邻间隙多余树脂水门汀；L. 阻氧剂封闭；M. 永久光固化；N. 抛光修复体边缘；O. 舌侧检查；P. 颊侧检查；Q. 8 天后复查。

玻璃陶瓷嵌体粘接操作过程总结如下。

1. 牙面处理 用橡皮障隔湿,确保操作区域干燥、清洁。用 37% 磷酸酸蚀剂对牙体粘接面进行酸蚀处理,一般酸蚀时间为 15~30 秒,然后用大量清水冲洗干净,去除酸蚀剂和玷污层,再用压缩空气吹干,此时牙面应呈现出白垩色。

2. 涂布粘接剂 在酸蚀后的牙面上均匀地涂布一层薄薄的粘接剂,如全酸蚀粘接剂或自酸蚀粘接剂,用小毛刷或涂布器确保粘接剂覆盖整个粘接面,避免出现气泡或涂布不均匀的情况。然后用轻柔的空气流将粘接剂吹匀、吹薄,使其充分渗透到牙体组织的微孔中。

3. 嵌体处理 对玻璃陶瓷嵌体的粘接面进行清洁和处理,一般用氢氟酸凝胶对其表面进行酸蚀处理,酸蚀时间根据产品说明书而定,酸蚀后用清水冲洗干净并吹干。然后在嵌体粘接面上涂布一层硅烷偶联剂,放置 1~2 分钟,待其充分挥发干燥。

4. 调和树脂水门汀 根据所选树脂水门汀的类型和说明书要求,将树脂水门汀的 A、B 两组分按照正确的比例挤出到调和纸上,用调和刀迅速、均匀地调和,直至颜色均匀一致,调和时间一般为 30~60 秒。

5. 粘接嵌体 将调好的树脂水门汀迅速放入嵌体的组织面,然后将嵌体准确地放回牙洞内,用手指或器械轻压嵌体,使其就位,同时挤出多余的树脂水门汀。光照 1 秒后,刮除边缘多余的树脂水门汀,用牙线清除牙间隙中多余的树脂水门汀,避免其残留影响美观和牙龈健康。

6. 光照固化 使用高强度的光固化灯对树脂水门汀进行固化,根据树脂水门汀的厚度和光固化灯的功率,确定合适的光照时间,一般为 20~40 秒。光照时应确保光固化灯与嵌体表面垂直,距离适当,以保证树脂水门汀充分固化。

术后检查与调磨则主要包括以下几点。

1. 检查咬合和邻接 用咬合纸和牙线再次检查嵌体的咬合和邻接情况,如有必要,进行微调拾,调拾后再使用抛光轮进行表面抛光。

2. 清理边缘 用尖锐的器械或牙洁治器清理嵌体边缘,去除可能残留的树脂水门汀或其他杂质,确保边缘光滑、密合。

3. 医嘱 告知患者术后注意事项,如 2 小时内避免进食,24 小时内避免用粘接侧咀嚼硬物,保持口腔卫生等。

(二)复合瓷修复体的粘接流程

图 5-1-3 以一例后牙高嵌体粘接为例,展示复合瓷修复体的粘接流程。

复合瓷嵌体粘接操作过程总结如下。

1. 嵌体表面处理 研磨制作的复合瓷嵌体用旋风轮进行抛光处理,置于 95% 酒精溶液中清洁荡洗 3~5 分钟,用清水冲洗干净,吹干,然后在嵌体粘接面上进行氧化铝粒子喷砂处理,涂布第八代通用粘接剂。

2. 牙体表面处理 清洁与酸蚀:使用橡皮杯蘸取适量的抛光膏对牙体粘接面进行清洁,去除表面的污垢、菌斑和残留的暂封材料等,然后用清水冲洗干净,吹干牙面。接着,在牙体粘接面上均匀涂布酸蚀剂,酸蚀时间一般为 15~30 秒,酸蚀后用清水彻底冲洗,确保酸蚀剂完全去除,吹干牙面,此时牙面应呈现出白垩色。

3. 涂布粘接剂 在牙体的粘接面上涂布一层均匀的第八代通用粘接剂,注意避免产生气泡,然后用光照固化灯进行固化,固化时间一般为 20~40 秒,根据粘接剂的种类和光照强度适当调整。

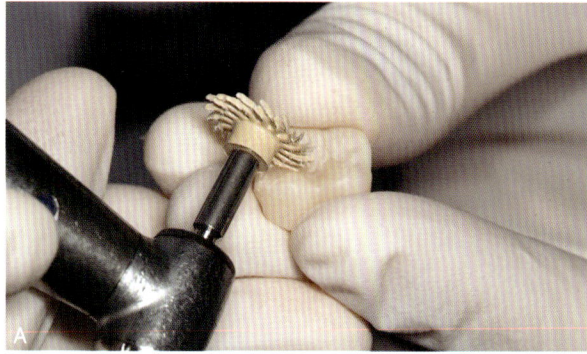
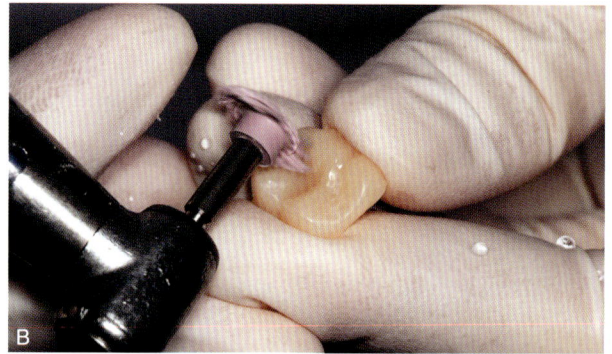
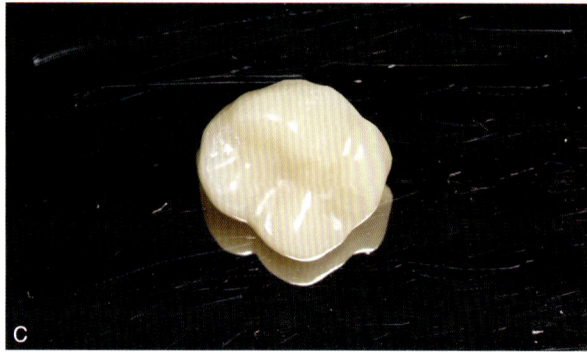
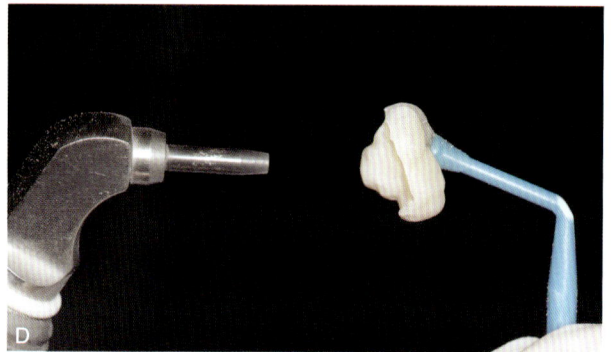
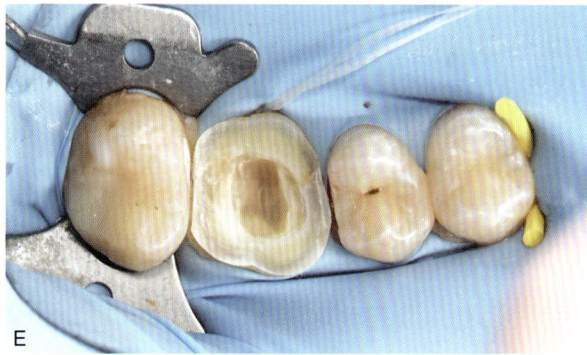
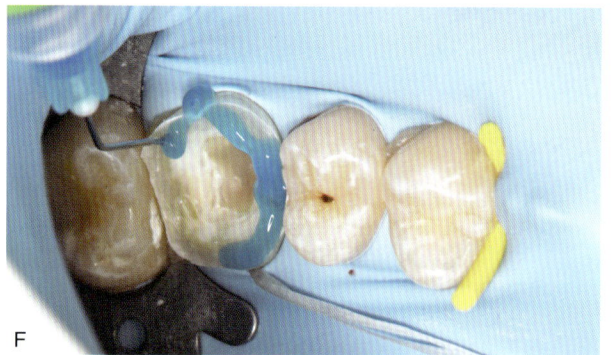
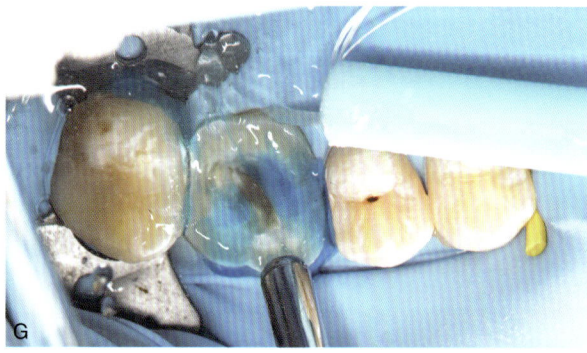
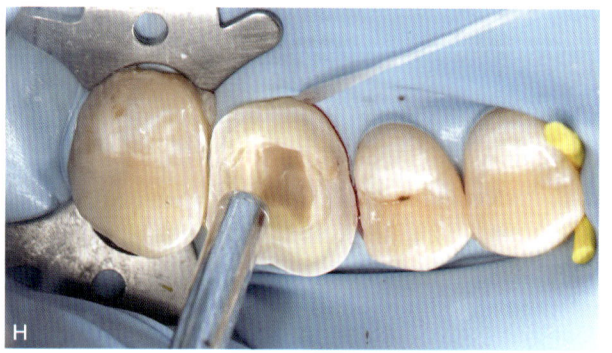
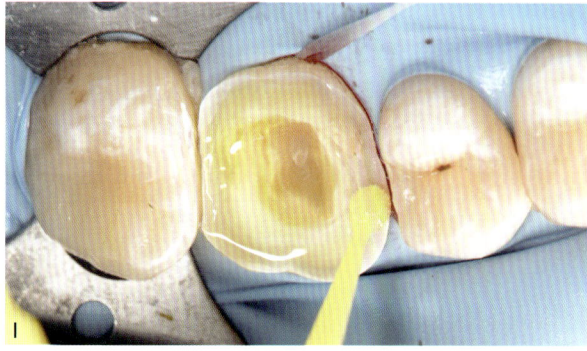
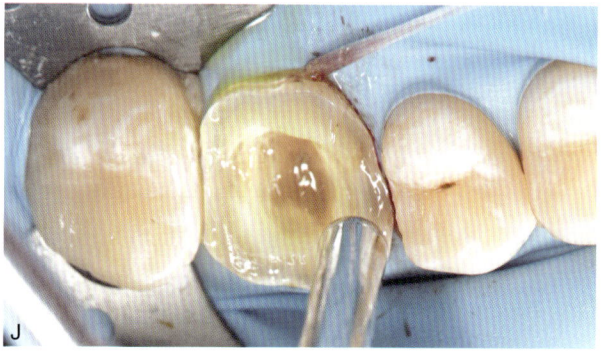

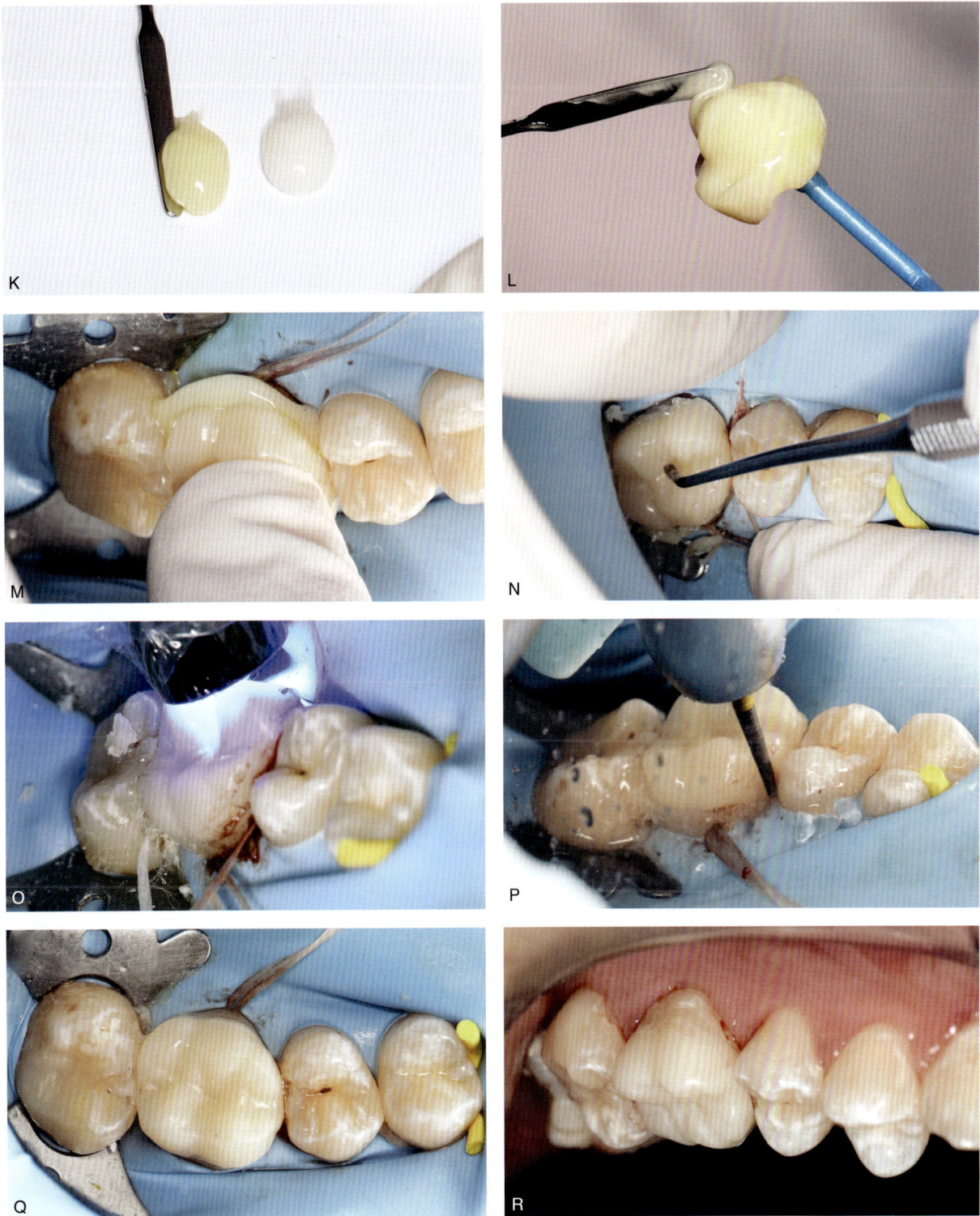

图 5-1-3 后牙复合瓷高嵌体粘接流程

A. 修复体抛光（粗抛）；B. 修复体抛光（细抛）；C. 修复体抛光完成；D. 喷砂，形成粗糙粘接面；E. 上橡皮障；F. 磷酸酸蚀 30 秒；G. 冲洗；H. 吹干；I. 涂布粘接剂；J. 吹匀；K. 调制双固化树脂水门汀；L. 树脂水门汀涂于修复体上；M. 修复体就位；N. 牙线清洁邻间隙水门汀；O. 光照；P. 边缘抛光；Q. 粘接完成；R. 粘接后口内照。

4. 就位与固化　在嵌体的粘接面上均匀涂布适量的树脂水门汀,将嵌体迅速准确地放入预备后牙体上,轻轻加压,使嵌体就位,光照1秒后,刮除边缘多余的树脂水门汀,用牙线清除牙间隙中多余的树脂水门汀,避免其残留影响美观和牙龈健康,然后用光照固化灯从不同方向对嵌体进行照射固化,确保粘接剂完全固化,固化时间一般为40~60秒。

术后检查与调磨同玻璃陶瓷嵌体修复。

第二节　不同类型的牙体缺损修复操作流程

牙体缺损的修复体种类主要包括嵌体、贴面、全冠和桩核冠。①嵌体:嵌体为嵌入牙冠内的修复体,可以很好地恢复缺损形状,一般适用于缺损范围较大的牙体,在后牙牙体修复中主要分为嵌体(inlay)、高嵌体(onlay)和超嵌体(overlay)三种类型。嵌体是指没有覆盖任何一个牙尖的修复体,对牙体组织不具有保护作用;高嵌体是指覆盖至少一个牙尖,但没有覆盖全部𬌗面的修复体,高嵌体修复体可以承担一定的𬌗力,对剩余牙体组织具有一定的保护作用;超嵌体是指覆盖𬌗面全部牙尖,对牙体组织具有良好保护作用的修复体,临床上使用的𬌗贴面和髓腔固位冠均属于超嵌体。②贴面:通常应用于前牙牙体缺损或美学修复,多为树脂或瓷制作的、主要覆盖牙冠唇颊面的部分修复体,美观度较高,牙体预备量较少。③全冠:为覆盖牙冠全部表面的修复体,是固位力最好的一种修复体,同时也是牙体预备量最大的一种修复体,按照材料可分为金属全冠、树脂全冠、全瓷冠和复合材料全冠。④桩核冠修复:通常应用于牙体缺损严重(如残冠或残根)的修复,先通过在根管内置桩,通过核恢复部分牙体组织,然后进行全冠修复,是临床上用来保存天然牙的一种重要修复方式。

数字化椅旁CAD/CAM修复操作的临床流程一般如下。

(一)术前准备

1. 口腔清洁消毒　使用相应的口腔清洁用品和消毒剂,去除牙面的软垢、菌斑和食物残渣,为后续操作创造清洁的环境,降低感染风险。

2. 口腔检查与诊断　医生使用口镜、探针等工具对患牙进行详细检查,评估牙齿的缺损情况、颜色、咬合关系等。必要时拍摄X线片或进行口腔扫描,以获取更准确的牙齿内部结构和邻牙关系等信息,为制订修复方案提供依据。

3. 修复方案制订　根据检查结果,医生与患者沟通,介绍数字化椅旁CAD/CAM牙体缺损修复的优势、过程和预期效果等,共同确定修复方案,包括选择合适的修复材料,如树脂、陶瓷等。

(二)牙体预备

1. 去除龋坏组织　使用高速手机、钻针等工具,彻底去除牙齿的龋坏组织,确保病变组织被完全清除,防止龋病进一步发展。

2. 修整牙齿外形　根据修复体的要求,对牙齿进行适当的磨除和修整,为修复体提供足够的固位力和适合的空间,保证修复体能够稳定地附着在牙齿上。

(三)数字化印模采集

1. 比色　在自然光下,参照邻牙、对侧同名牙以及牙体预备前的牙齿颜色,结合患者年龄、肤色以及美学要求,选择与患者天然牙齿颜色相近的修复材料颜色,确保修复体的颜色协调美观。

2. 口内扫描 使用口内扫描仪对患者预备后的牙齿及周围组织进行扫描,获取牙齿的数字化图像,精确记录牙齿的形态、咬合关系和邻牙情况等信息。

（四）计算机辅助设计（CAD）

1. 导入数据 将口内扫描获取的数字化图像数据导入到 CAD 软件中。

2. 设计修复体 医生或数字化技师使用 CAD 软件对扫描图像进行处理,根据牙齿的缺损情况、咬合关系和邻接关系等,设计出嵌体的数字化模型,确定嵌体的外形、边缘位置、厚度等参数,确保嵌体与牙齿组织紧密贴合,恢复牙齿的正常功能和美观。

（五）计算机辅助制造（CAM）

1. 选择材料与设备 根据设计要求和患者情况,选择合适的修复材料,如玻璃陶瓷、复合瓷等,并将其安装在 CAM 设备的夹具上。

2. 切削加工 CAM 系统根据 CAD 设计的数字化模型,控制微型数控铣床或激光设备等,对修复材料进行精确切削或加工,将材料制作成与设计模型一致的修复体形态。

（六）试戴与调整

1. 口内试戴 将制作好的修复体在患者口腔内进行试戴,检查修复体的咬合情况,确保上下牙齿在咬合时修复体与对颌牙接触正常,无早接触或咬合高点;检查边缘密合度,看修复体边缘与牙齿预备体边缘是否紧密贴合,有无缝隙;检查邻接关系,确保修复体与邻牙之间的接触关系正常,既不过紧也不过松,避免出现食物嵌塞等问题。

2. 调磨与修整 根据试戴情况,对修复体进行必要的调磨和修整,如去除咬合高点、调整边缘形态、改善邻接关系等,使修复体完全符合患者的口腔情况和功能需求。

（七）粘接与固化

1. 表面处理 对修复体和牙体表面进行清洁、酸蚀、涂布粘接剂等处理,以提高粘接效果,确保修复体能牢固地附着在牙齿上。

2. 就位与固化 将处理好的修复体准确地放置在牙齿预备体上,使用光固化灯或化学固化剂使粘接剂固化,完成修复体的粘接固定。

（八）术后检查与抛光

1. 术后检查 再次检查修复体的咬合、外形和边缘,确保修复效果满意,牙齿的功能和美观得到良好恢复,患者无不适症状。

2. 抛光处理 使用抛光工具对修复体进行抛光,使其表面光滑,减少菌斑附着,降低细菌滋生和继发龋的发生风险,同时提高患者的舒适度和美观度。

（九）术后医嘱

医生向患者交代术后注意事项,如在短期内避免食用过硬、过黏的食物,以免损坏修复体;保持口腔卫生,掌握正确的刷牙方法,学会使用牙线清洁牙缝,定期到医院进行口腔检查和洁牙等,以延长修复体的使用寿命,维护口腔健康。

以下列举三种常规修复方式的操作流程:嵌体、全瓷冠和桩核冠。

一、嵌体修复操作的临床流程

详见图 5-2-1。

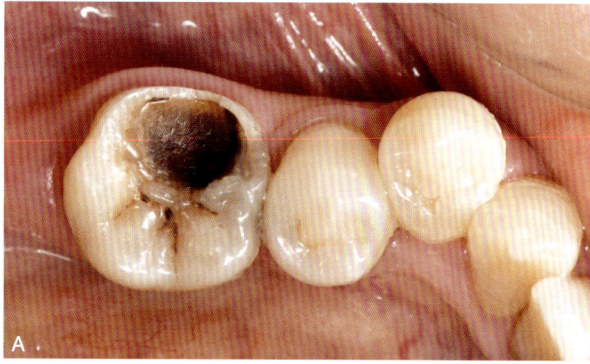

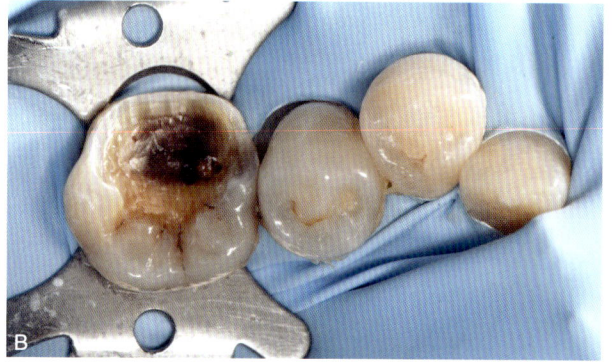

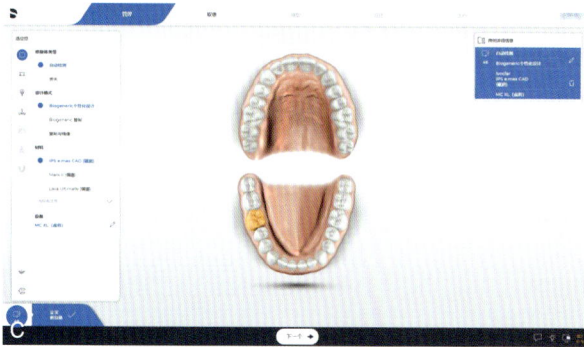

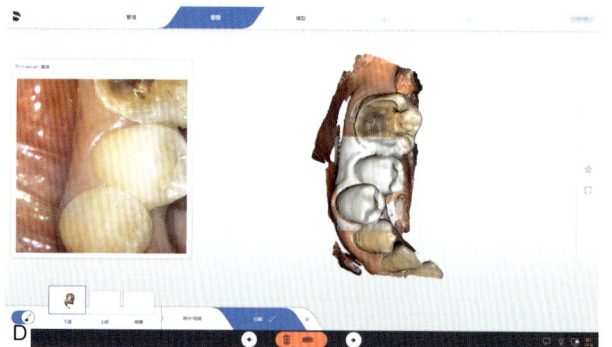

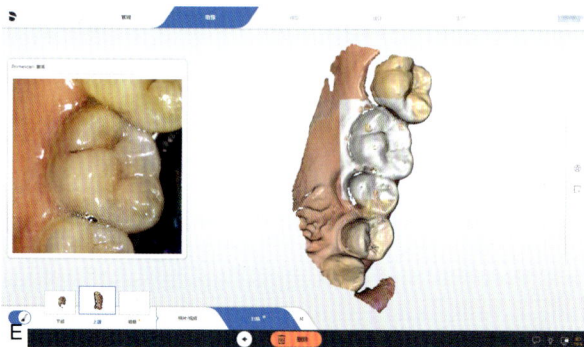

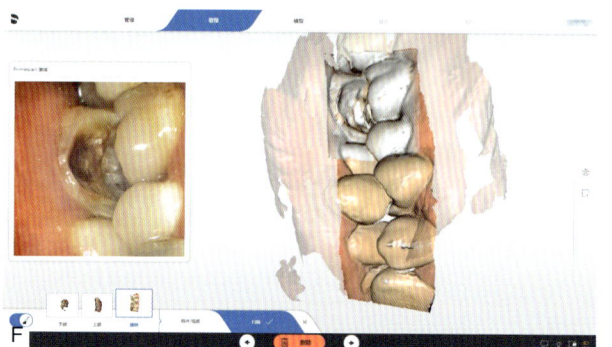

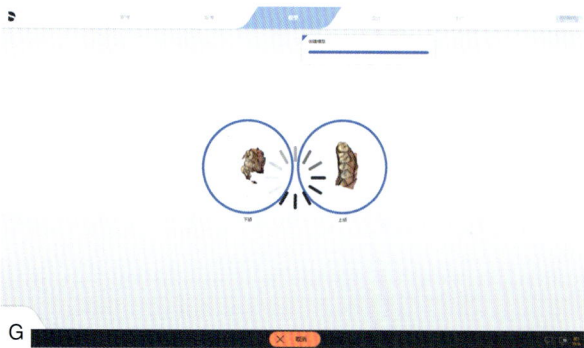

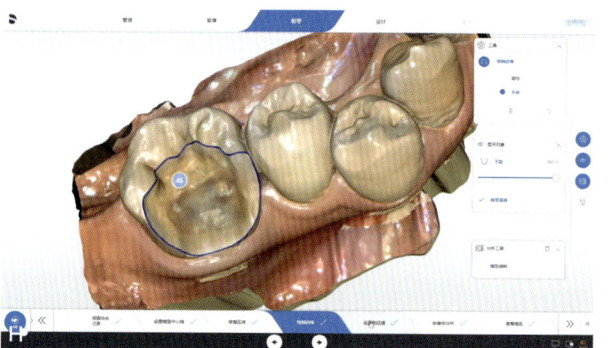

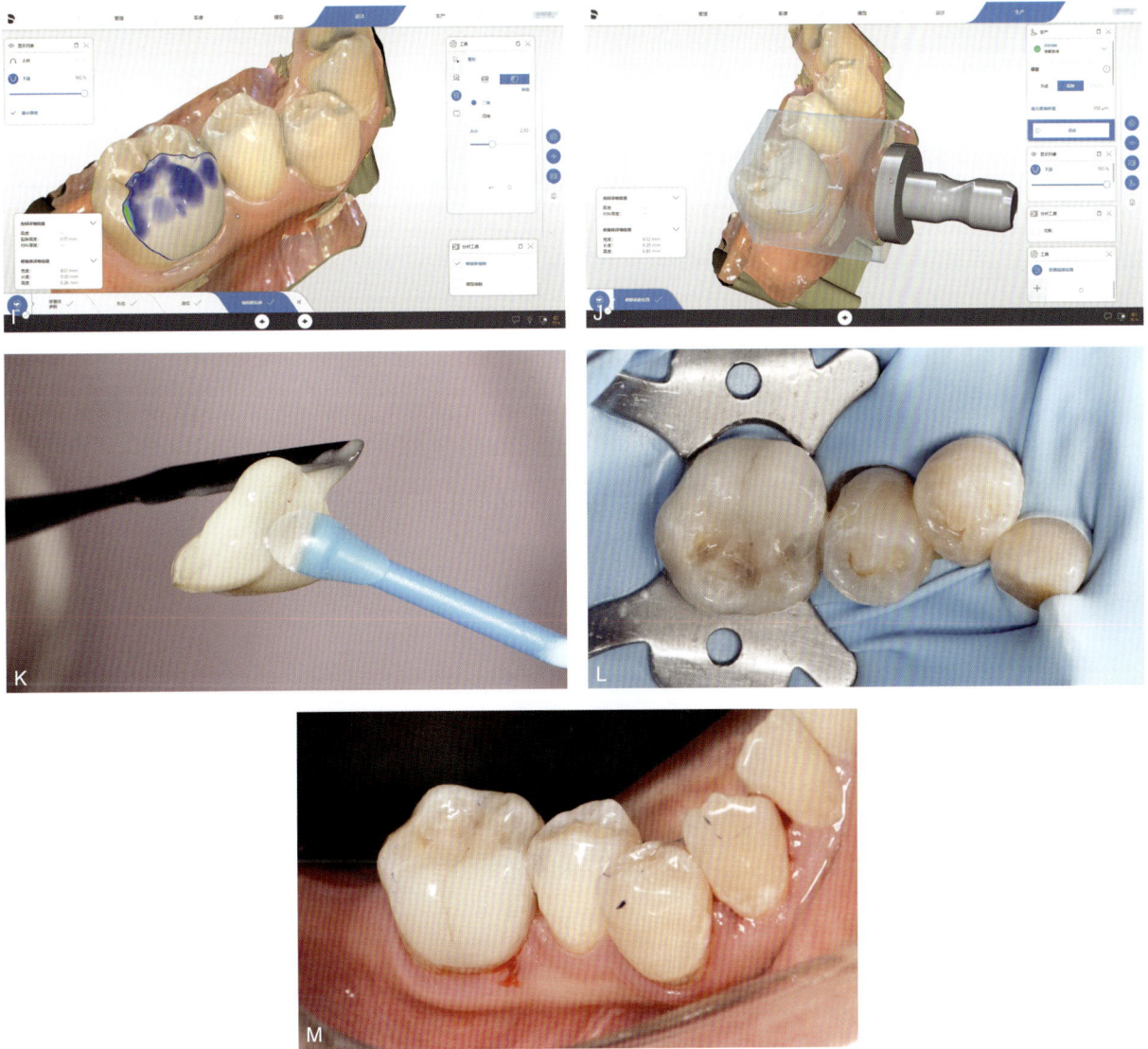

图 5-2-1　嵌体修复操作流程

A. 36 修复前口内照；B. 36 牙体预备后；C. 输入设计信息；D. 下颌牙扫描；E. 上颌牙扫描；F. 咬合关系扫描；G. 创建模型；H. 确定修复体边缘线；I. 嵌体调整；J. 准备研磨；K. 双固化树脂水门汀粘接；L. 粘接完成；M. 粘接完成后口内照。

二、全冠修复操作的临床流程

详见图 5-2-2。

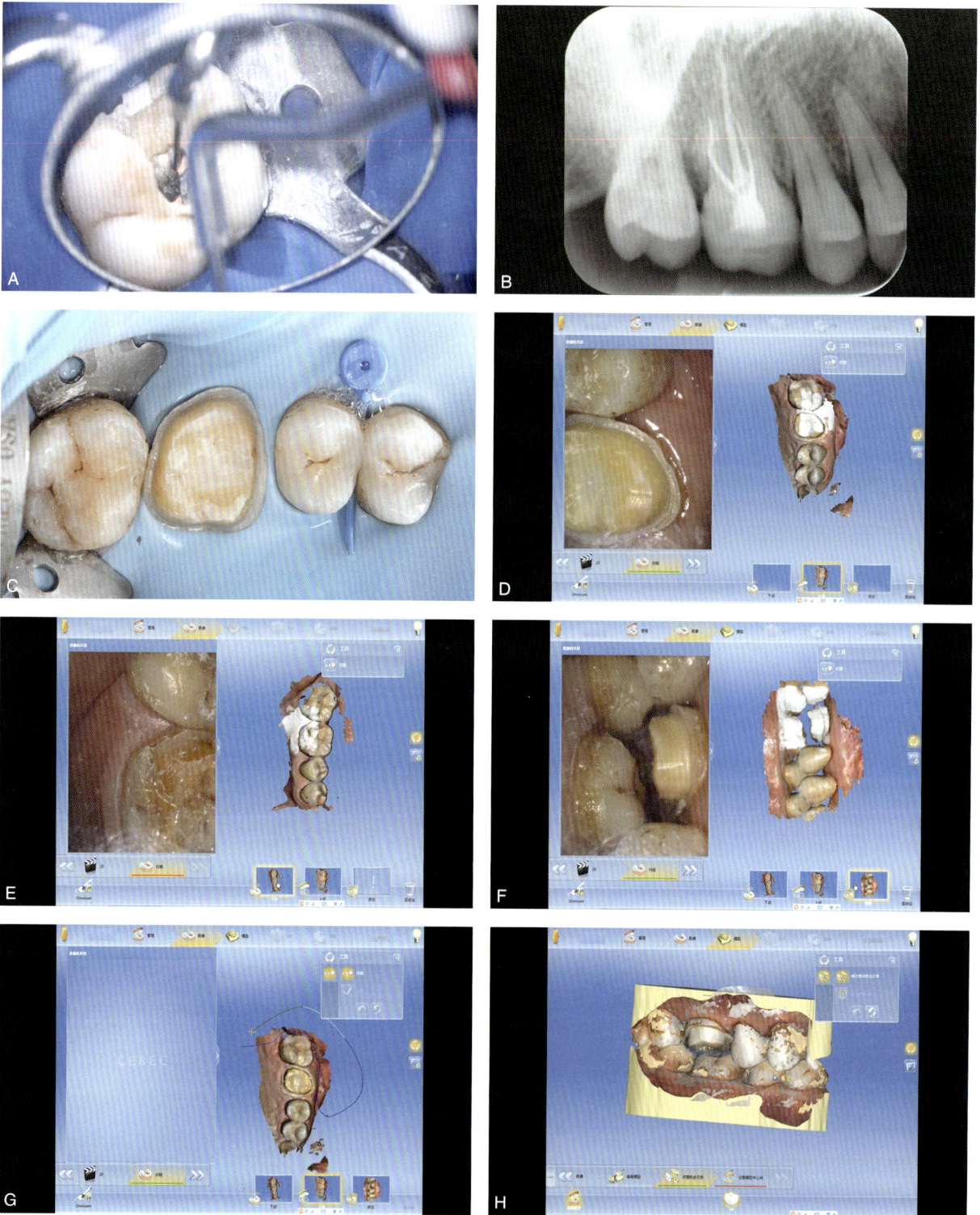

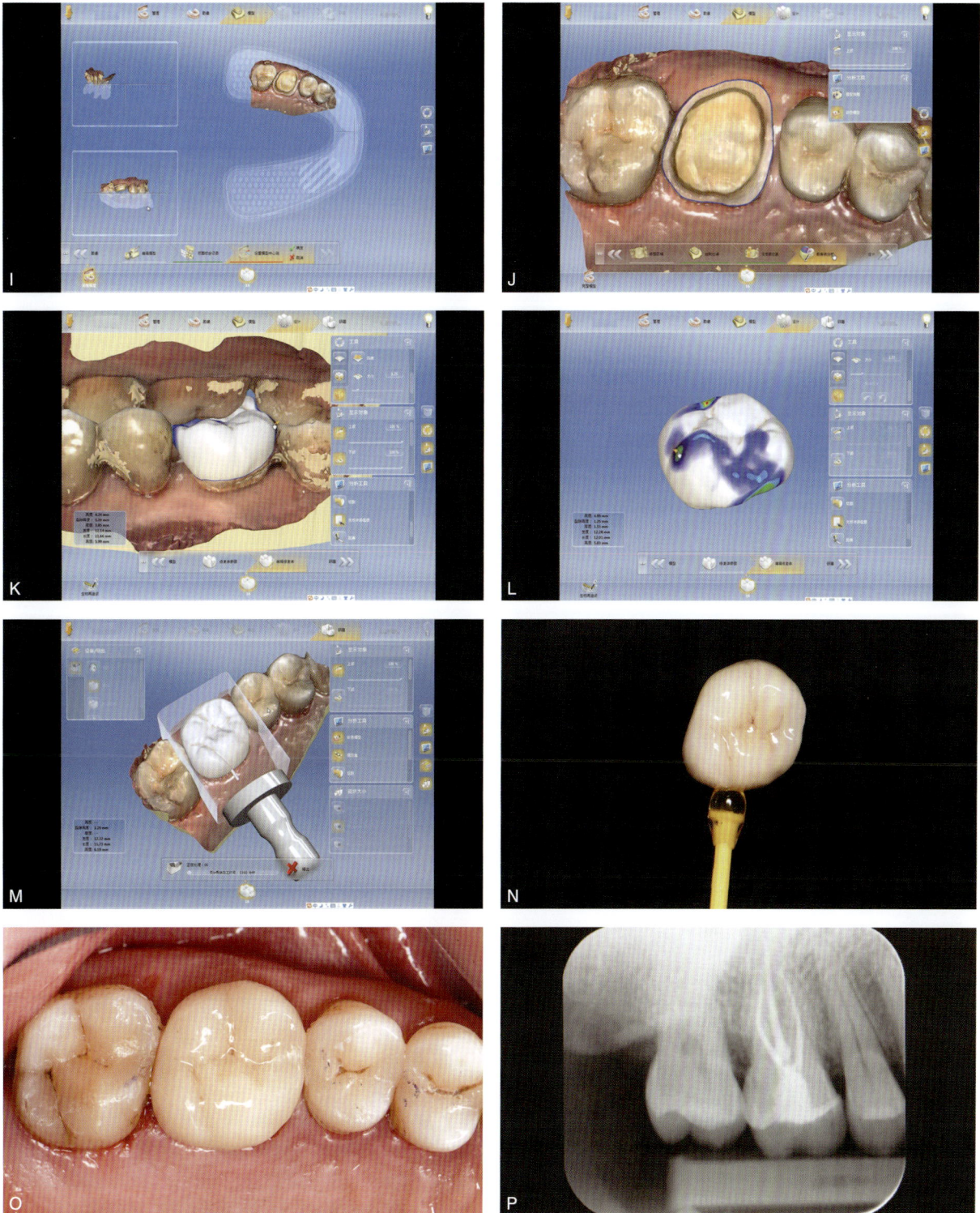

图 5-2-2　全瓷冠修复操作流程

A. 16 根管治疗；B. 16 根充 X 线片；C. 16 全冠预备；D. 上颌牙扫描；E. 下颌牙扫描；F. 咬合关系扫描；G. 切割过多的边缘；H. 建立咬合记录；I. 模型中心轴位置；J. 确定边缘线；K. 观察修复体咬合情况；L. 调整咬合接触和邻接；M. 修复体设计完成；N. 经过结晶、上釉、染色后的修复体；O. 16 全冠粘接完成后；P. 16 全冠修复后的 X 线片。

三、桩核冠修复操作的临床流程

详见图 5-2-3。

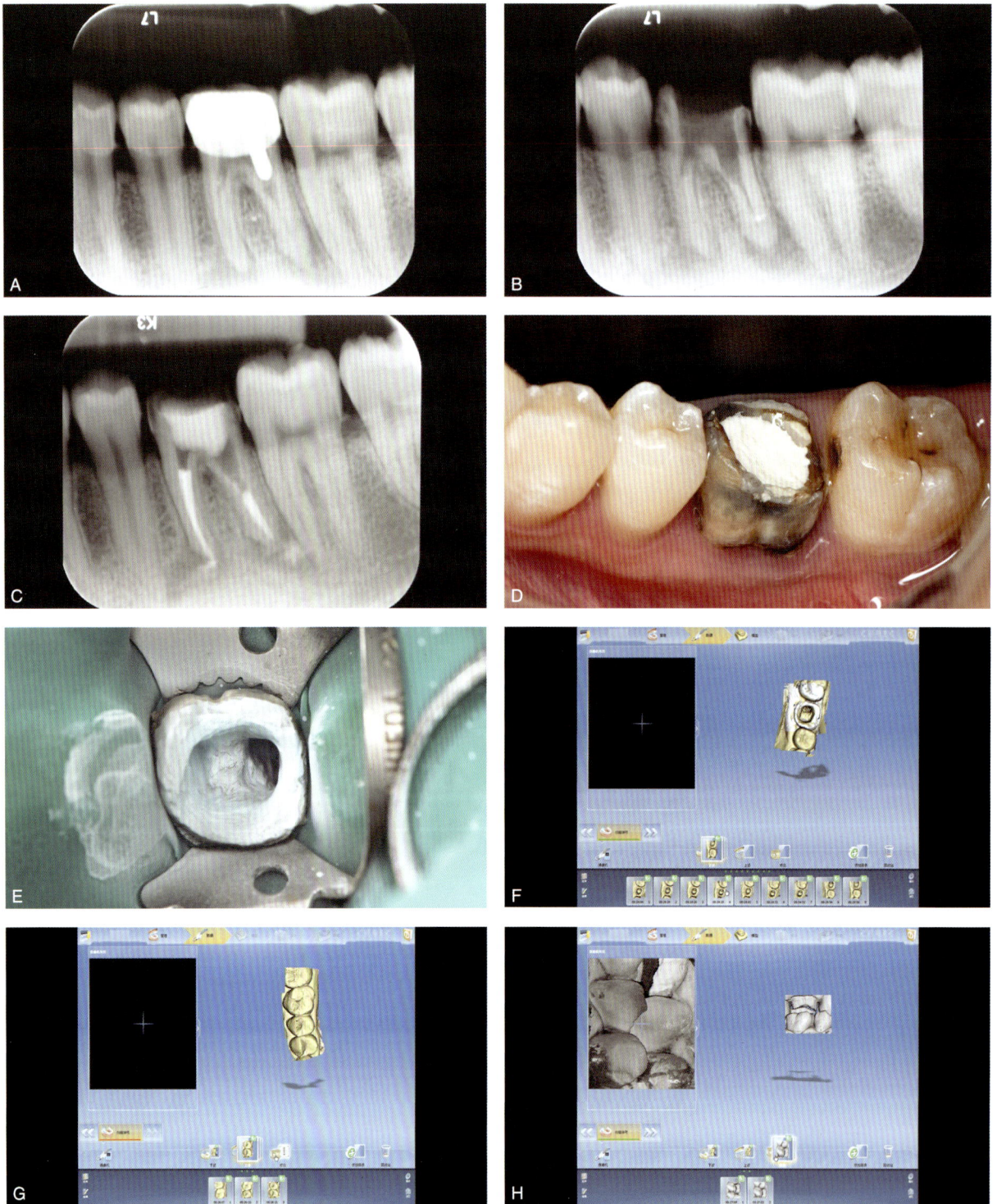

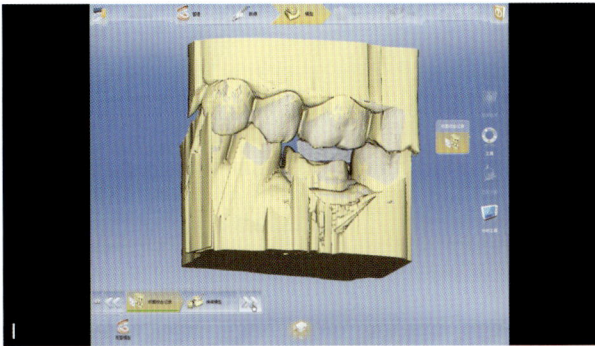

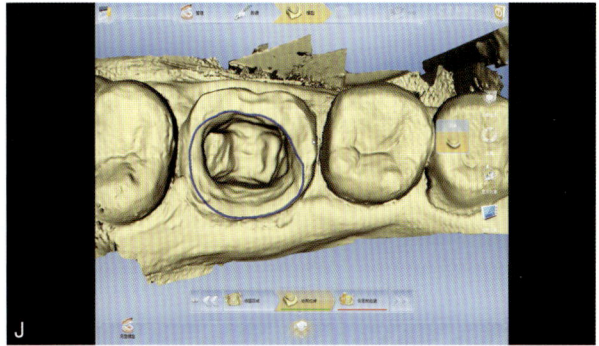

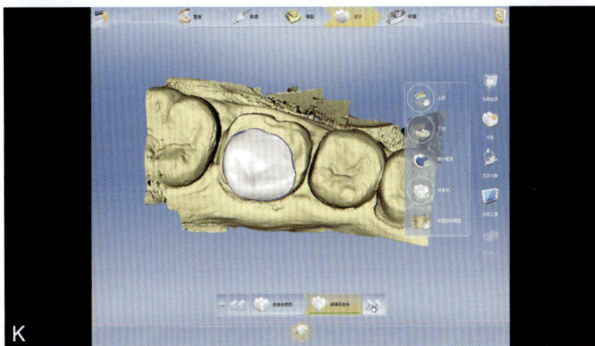

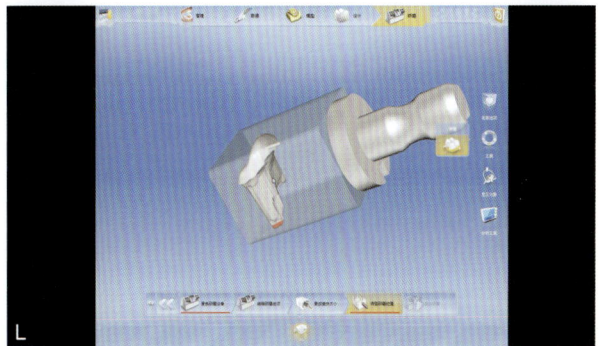

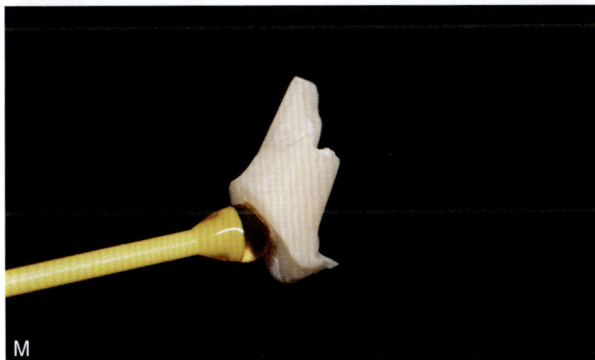

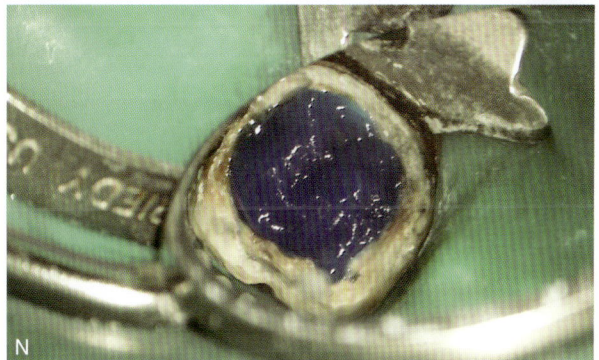

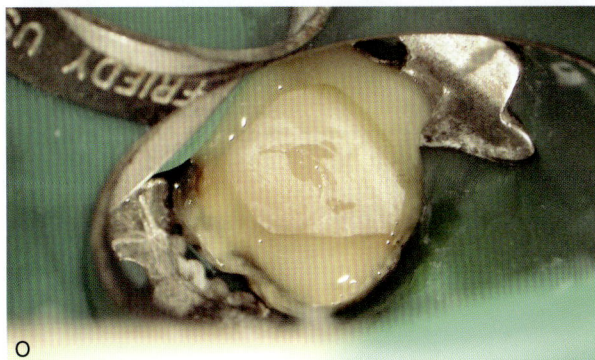

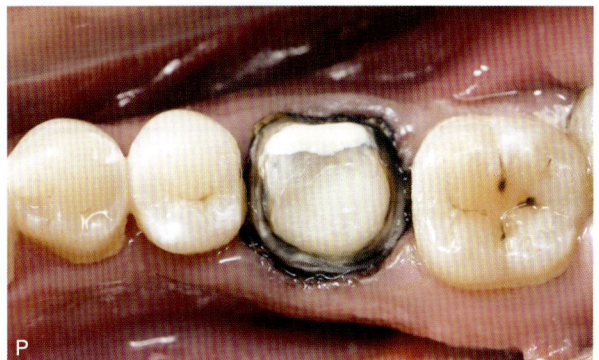

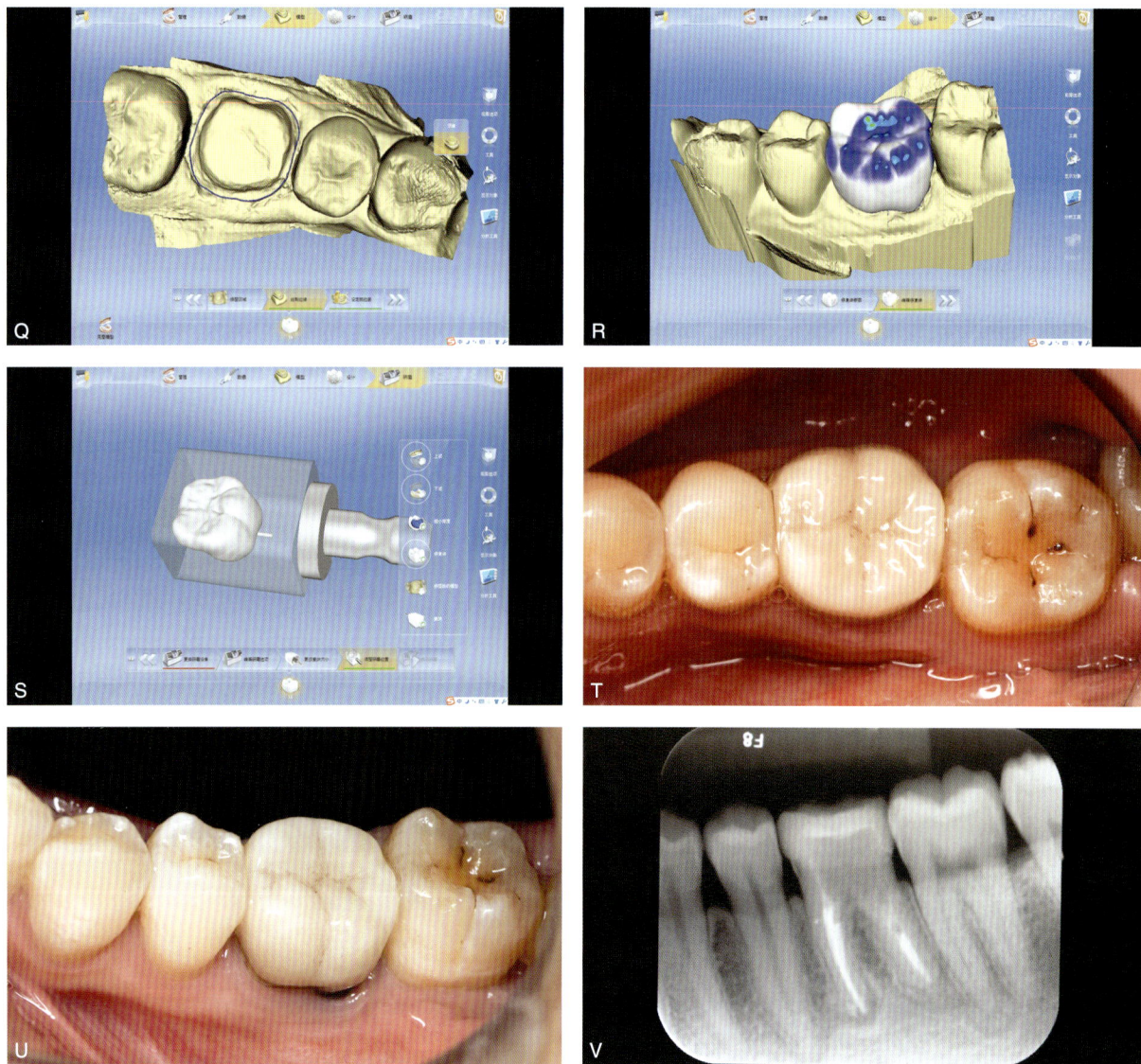

图 5-2-3　桩核冠修复操作流程

A. 36 治疗前 X 线片；B. 36 拆冠后 X 线片；C. 36 根管治疗后 X 线片；D. 36 根管治疗后口内照；E. 36 牙体预备后；F. 36 桩核冠扫描（下颌）；G. 36 桩核冠扫描（上颌）；H. 36 桩核冠扫描（咬合关系）；I. 建立咬合记录；J. 确定 36 桩核修复体边缘线；K. 36 桩核模型生成；L. 36 桩核准备研磨；M. 36 桩核修复体制作完成；N. 酸蚀；O. 桩核修复体粘接；P. 全冠预备，排龈；Q. 全冠预备后扫描；R. 全冠修复体生成；S. 全冠修复体研磨；T. 全瓷冠粘接；U. 3 年后复查（口内照）；V. 3 年后复查（X 线片）。

第三节　椅旁修复数字化中模式选择

椅旁 CAD/CAM 牙体缺损修复体的形态主要由 CAD 软件生成,通常有三种类型:生物再造、镜像法和复制法。软件的智能形态设计算法可以从三维(3D)数据库、邻牙、对殆牙、预备前的牙齿和对侧同名牙中获取信息,自动生成适合患者个性化牙列和咬合特征的修复体。

以往软件生成修复后通常还需要进行一定的人工调整,近年来人工智能已经被逐渐引入到修复体设计中,在某些软件中已经可以实现人工智能的快速、精确设计。

以下通过几个临床实例,介绍不同的设计模式带来的治疗效果。

一、生物再造模式的应用

生物再造模式,指以剩余牙体组织的外形、邻牙外形为约束条件,从设计软件自带的标准牙数据库中选取适合的标准牙,并生成修复体外形的设计方法。特点是简单易行,能较快获得修复体外形,但设计的修复体个性化程度稍差,前牙修复体形态设计时常需在软件中进行大量的修改,且较多的细节和纹理等个性化特征的模拟稍差。此方式建议用于后牙修复体形态设计。

1. 原理　该模式可以自动确认口腔内现存的牙齿结构,以患者自身不同的牙齿形态作为基础,依据牙齿的解剖学特征、咬合关系等信息,利用算法和模型重建咬合面。

2. 操作流程　首先通过口内扫描获取患者牙齿的精确三维图像,软件对扫描数据进行分析,识别出剩余的牙齿结构和特征点,然后根据这些信息自动生成缺失或损坏部分的牙齿形态,构建出完整的牙齿模型。

3. 适用情况　适用于多种牙齿修复情况,尤其是后牙区的修复,例如磨牙、前磨牙等因龋齿、磨损、外伤等原因导致的牙体缺损修复。在这些情况下,即使牙齿有较大面积的缺损,但只要剩余的牙体组织能够提供足够的形态信息,生物再造模式就能够根据患者自身的牙齿形态特点和咬合关系,准确地重建出缺损部分的牙体形态和咬合面,恢复牙齿的功能和外观。

4. 优势　能够最大程度地利用患者自身的牙齿形态信息,重建的咬合面与患者的口腔生理状况高度匹配,符合患者的咀嚼习惯和咬合力学要求,修复后患者的咀嚼功能恢复较好,舒适度高。同时,减少了医生手动设计的工作量和主观性,提高了修复体设计的效率和准确性。

5. 局限性　对于牙齿严重缺失或剩余牙体组织过少、无法提供足够形态信息的病例,生物再造模式可能无法准确重建出理想的牙齿形态,需要结合其他修复方式或先进行一些预处理,如植骨、桩核修复等。

6. 具体应用步骤　见图 5-3-1。

二、镜像模式的应用

镜像模式,指将同一牙弓对侧同名牙的形态经镜像复制翻转至修复牙位,以获得修复体形态。此方法具有更好的个性化对称特征,但需要患者对侧同名牙的形态完整,牙列基本对称。镜像模式适用于一些对侧同名牙形态和位置较理想的患者,多用于前牙修复体形态的辅助设计。

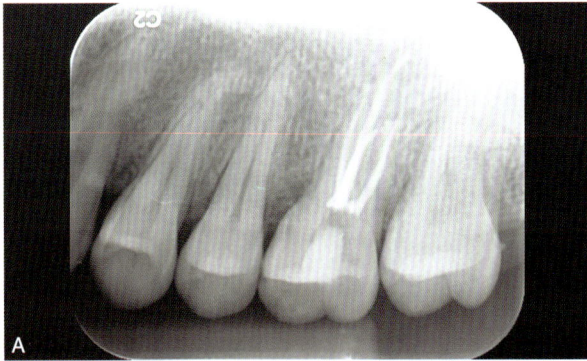

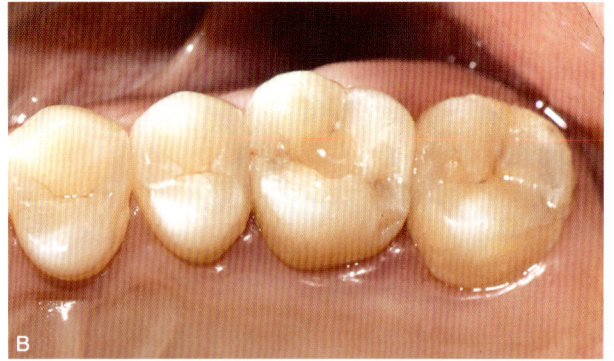

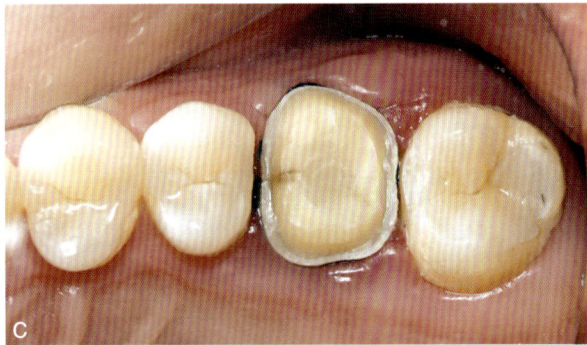

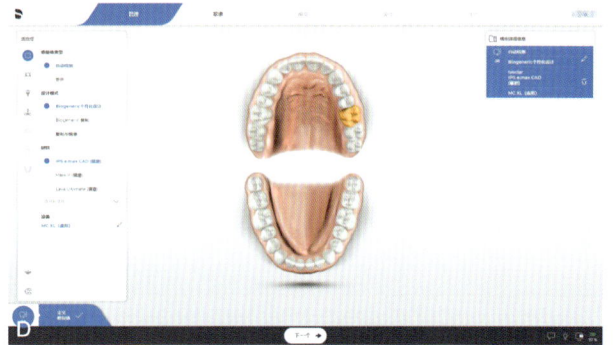

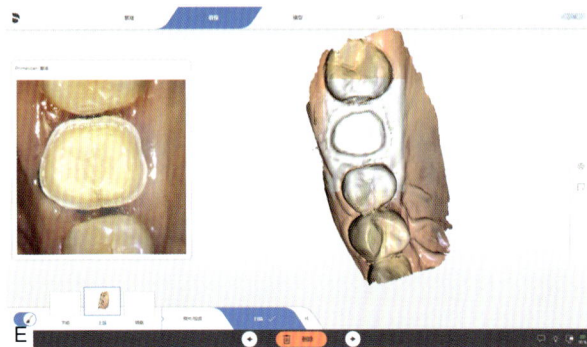

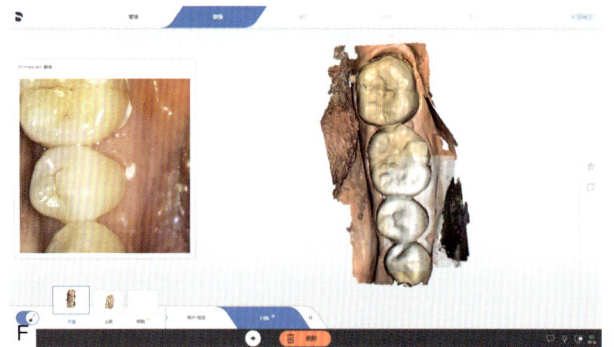

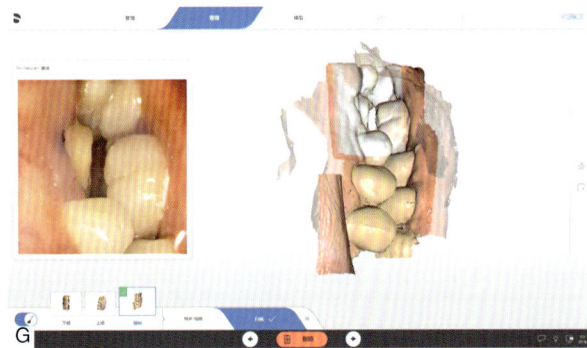

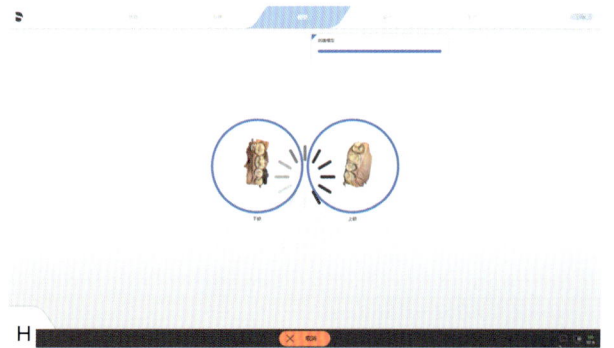

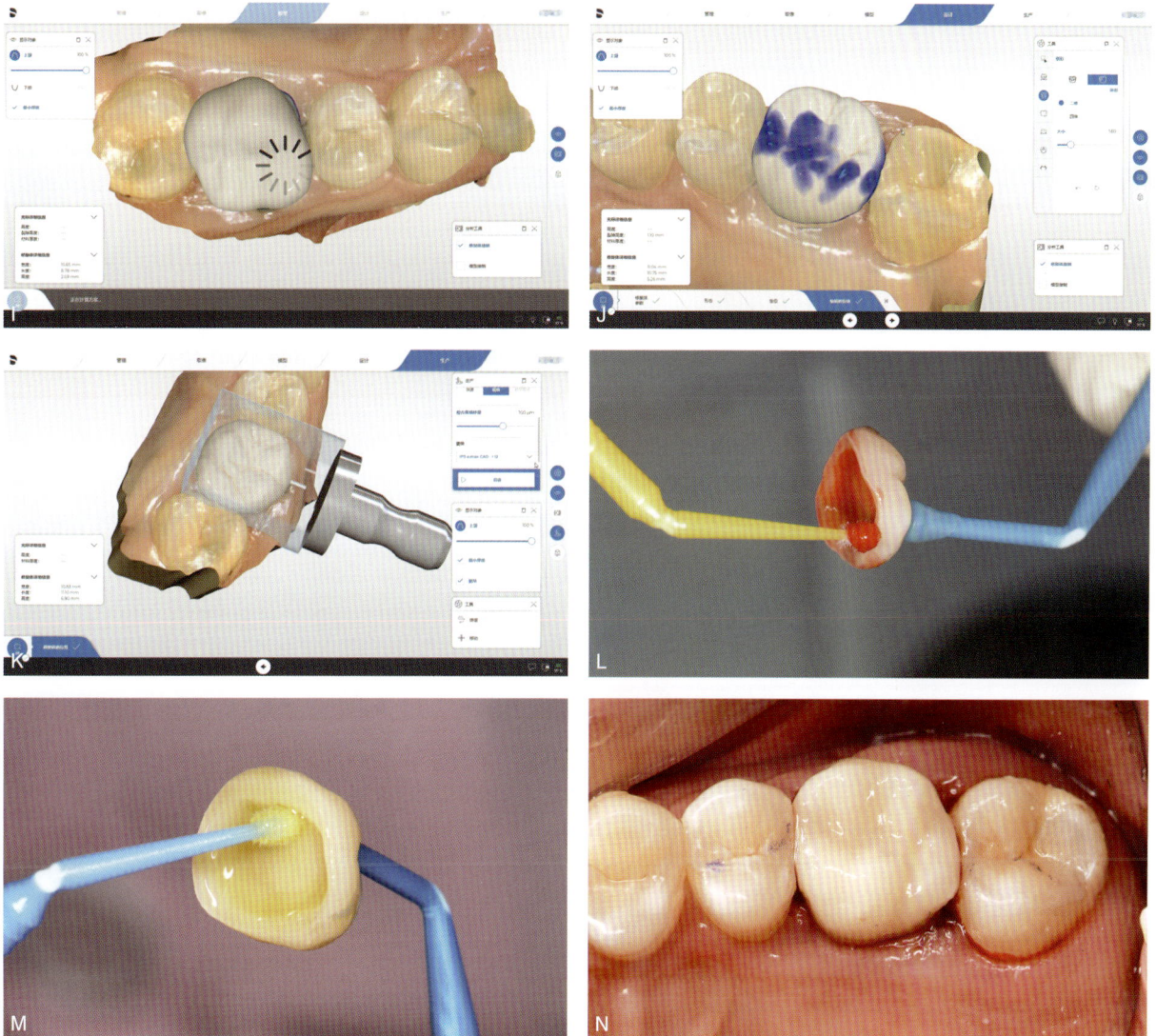

图 5-3-1　生物再造模式操作流程

A. 26 隐裂行根管治疗术后 X 线片；B. 26 根管治疗后口内照；C. 26 牙体预备；D. 选择 Biogeneric 生物再造设计；E. 上颌牙扫描；F. 下颌牙扫描；G. 咬合关系扫描；H. 创建模型；I. 生物再造自动生成修复体；J. 局部调整；K. 修复体研磨；L. 修复体粘接面氢氟酸处理；M. 修复体涂布粘接剂；N. 26 粘接完成口内照。

　　1. 原理　　基于对侧同名牙齿的形态，利用反光镜成像的原理，在软件中创建出与对侧牙齿对称的镜像模型。

　　2. 操作流程　　先扫描患者口腔内预备牙以及对侧同名牙，软件将获取到的对侧同名牙的三维图像进行镜像处理，使其与预备牙的位置和方向相对应，从而生成预备牙的修复模型，该模型在形态上与对侧同名牙对称。

　　3. 适用情况　　主要适用于单牙修复，尤其是前牙区，当前牙因变色、畸形、外伤等原因需要进行修复，且对侧同名牙形态完好、排列整齐、与邻牙协调时，镜像模式是一种很好的选择。

4. 优势　操作相对简单、快速,能够直接利用对侧同名牙的天然形态,复制出的牙齿形态具有较高的美观度和自然度,与患者口腔内的整体牙齿形态协调性好。

5. 局限性　依赖于对侧同名牙的形态,如果对侧同名牙存在形态异常、磨损、病变等问题,或者患者两侧牙齿不对称,那么镜像模式生成的修复模型可能无法满足修复需求,需要对生成的模型进行大量手动调整或选择其他修复模式。

6. 具体应用步骤　见图 5-3-2。

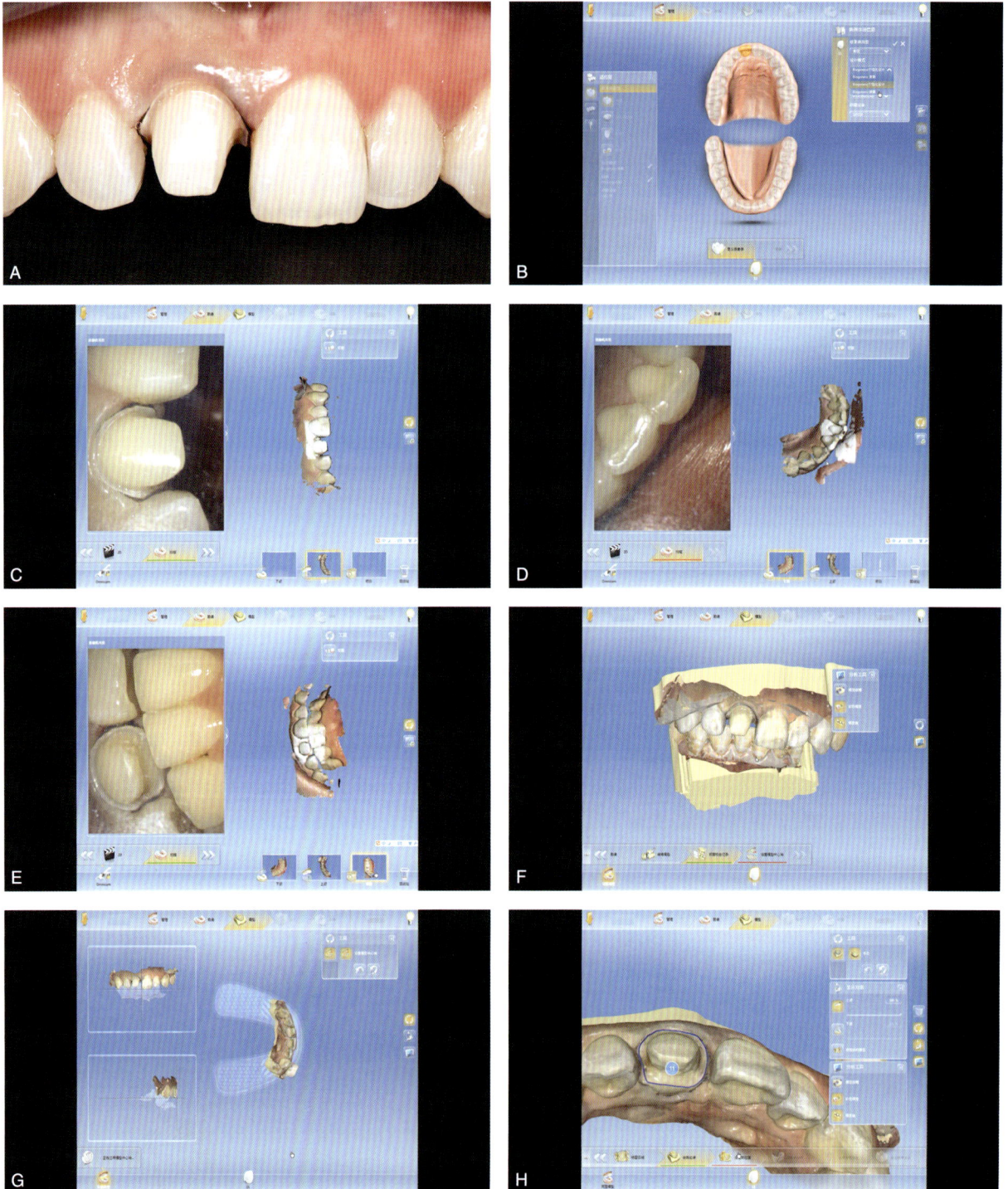

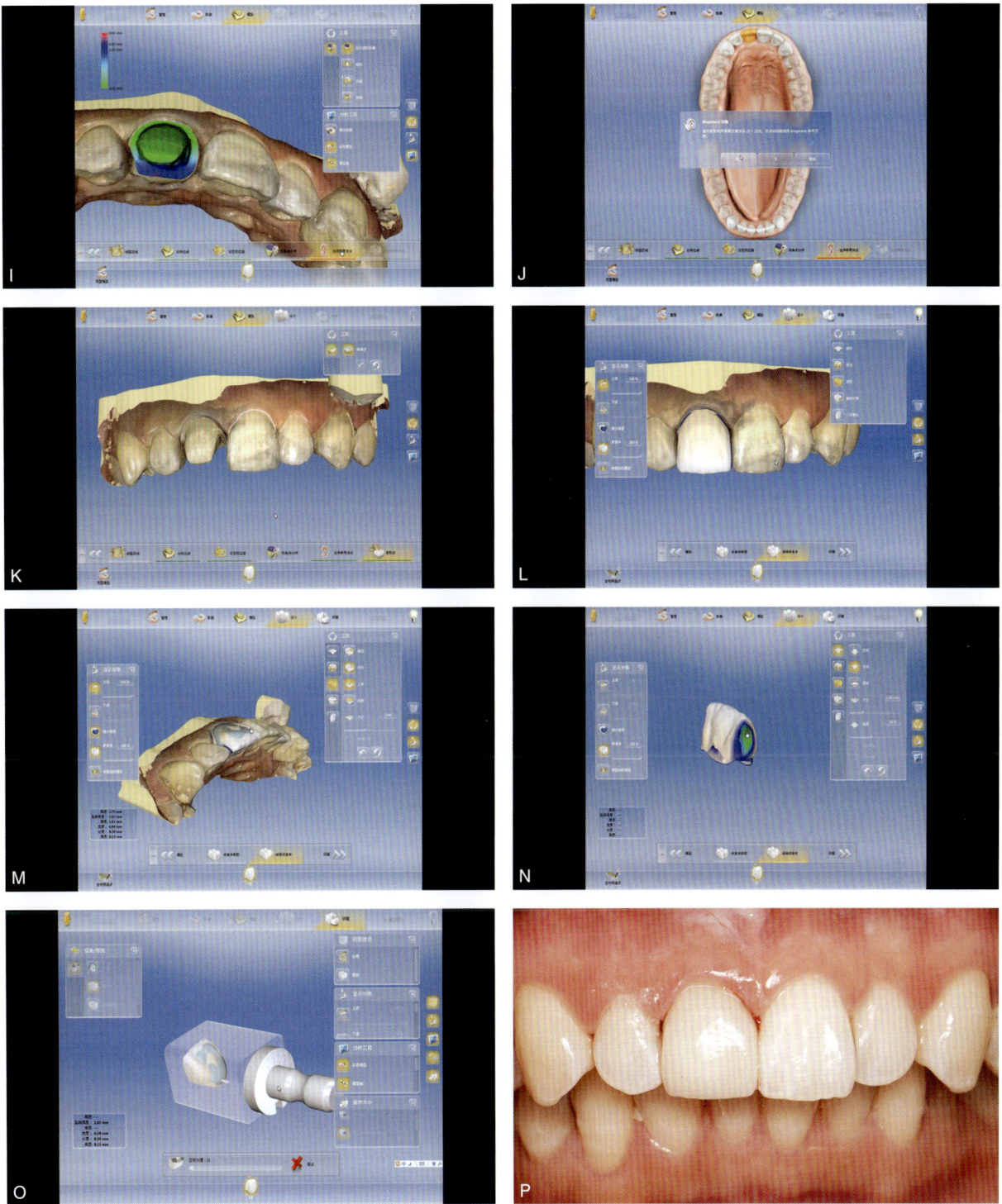

图 5-3-2 镜像模式操作流程

A. 11 全冠预备；B. 输入信息、选择牙位；C. 上颌前牙扫描；D. 下颌前牙扫描；E. 咬合关系扫描；F. 自动建模；G. 设置模型中心轴；H. 11 牙确定边缘线；I. 制备体分析；J. 复制对侧同名牙；K. 确定复制线；L. 11 自动生成修复体；M. 11 修复体模型厚度修整；N. 11 修复体模型邻面修整；O. 11 修复体准备研磨；P. 11 全瓷冠完成粘接。

三、复制模式的应用

复制模式，指通过复制牙体预备前的形态或诊断蜡型、诊断饰面的形态获得修复体形态。复制模式生成的虚拟修复体外形准确，在软件中需要调整的量较小，但需要基牙牙体预备前形态完好或事先制作诊断蜡型或饰面,或牙冠本身完好(如隐裂牙需要行根管治疗后的冠保护)。此方法适用于前牙、后牙修复体形态设计,特别是多颗前牙的外形设计。

1. 原理 本质上是一种复制、粘贴功能,能够将预备体处理前的图像或事先制作好的蜡型等进行复制,然后根据需要粘贴到当前的修复设计中。

2. 操作流程 在进行牙体预备前,先对患者的牙齿进行扫描获取图像,或者制作诊断蜡型并进行扫描,将这些图像或蜡型数据存储在软件中。在设计修复体时,可直接调用这些数据进行复制,将其粘贴到相应的位置,再根据实际情况进行微调,如调整大小、位置、角度等,以适应修复的需要。

3. 适用情况 适用于各种类型的牙齿修复,尤其是对于一些对牙齿形态和美观要求较高的前牙修复,以及需要精确复制特定牙齿形态或咬合关系的情况。

4. 优势 具有较高的灵活性和可定制性,医生可以根据患者的具体需求和期望,选择合适的原始图像或蜡型进行复制,能够最大程度地满足患者对修复体形态和美观的个性化要求。

5. 局限性 需要有准确的预备体处理前图像或高质量的蜡型作为基础,如果原始数据存在误差或不准确,可能会影响修复体的最终效果。同时,对于一些复杂的牙齿缺损或咬合问题,单纯依靠复制模式可能无法完全解决,还需要结合其他修复模式或手动设计进行调整。

6. 具体应用步骤 见图 5-3-3。

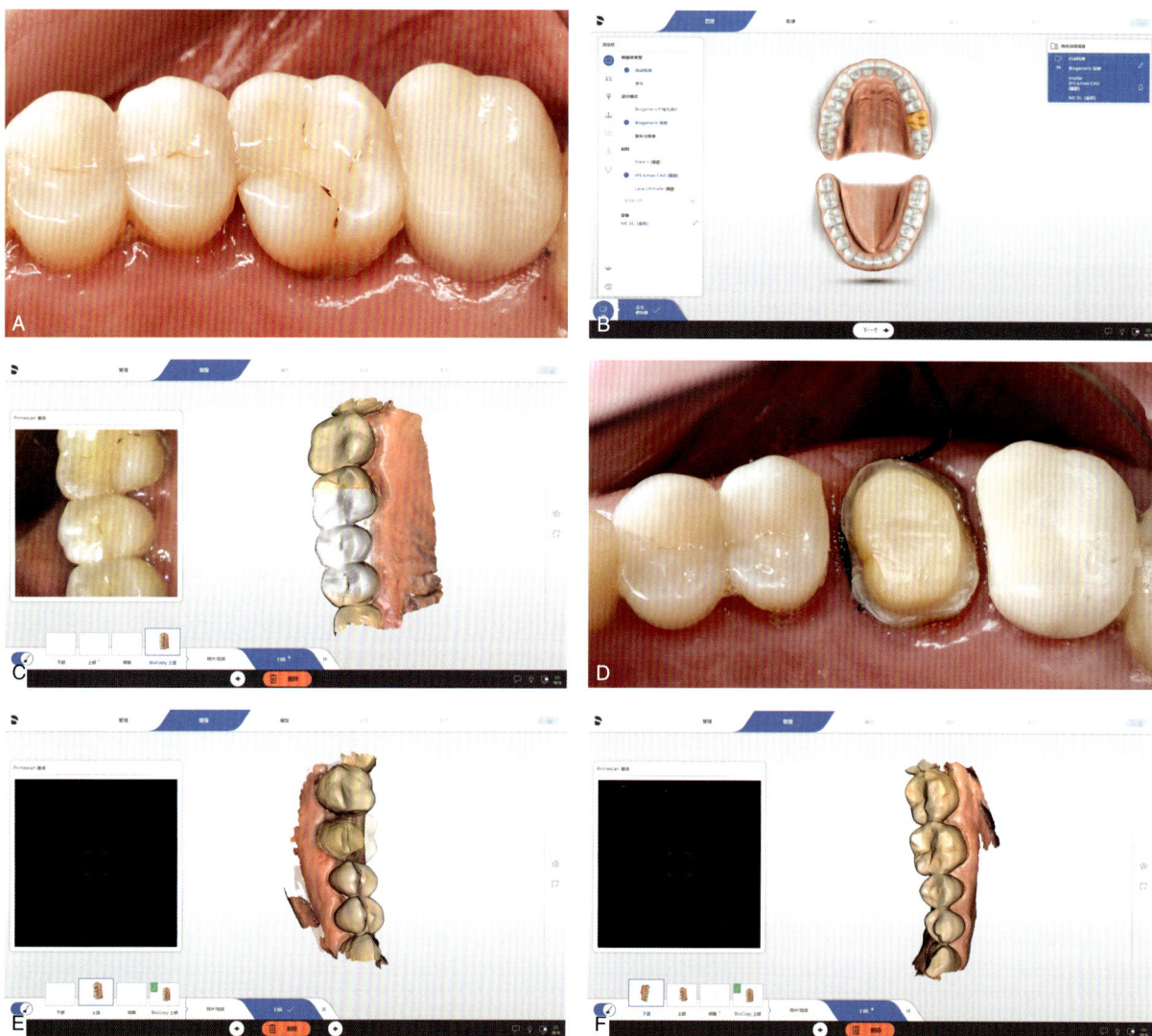

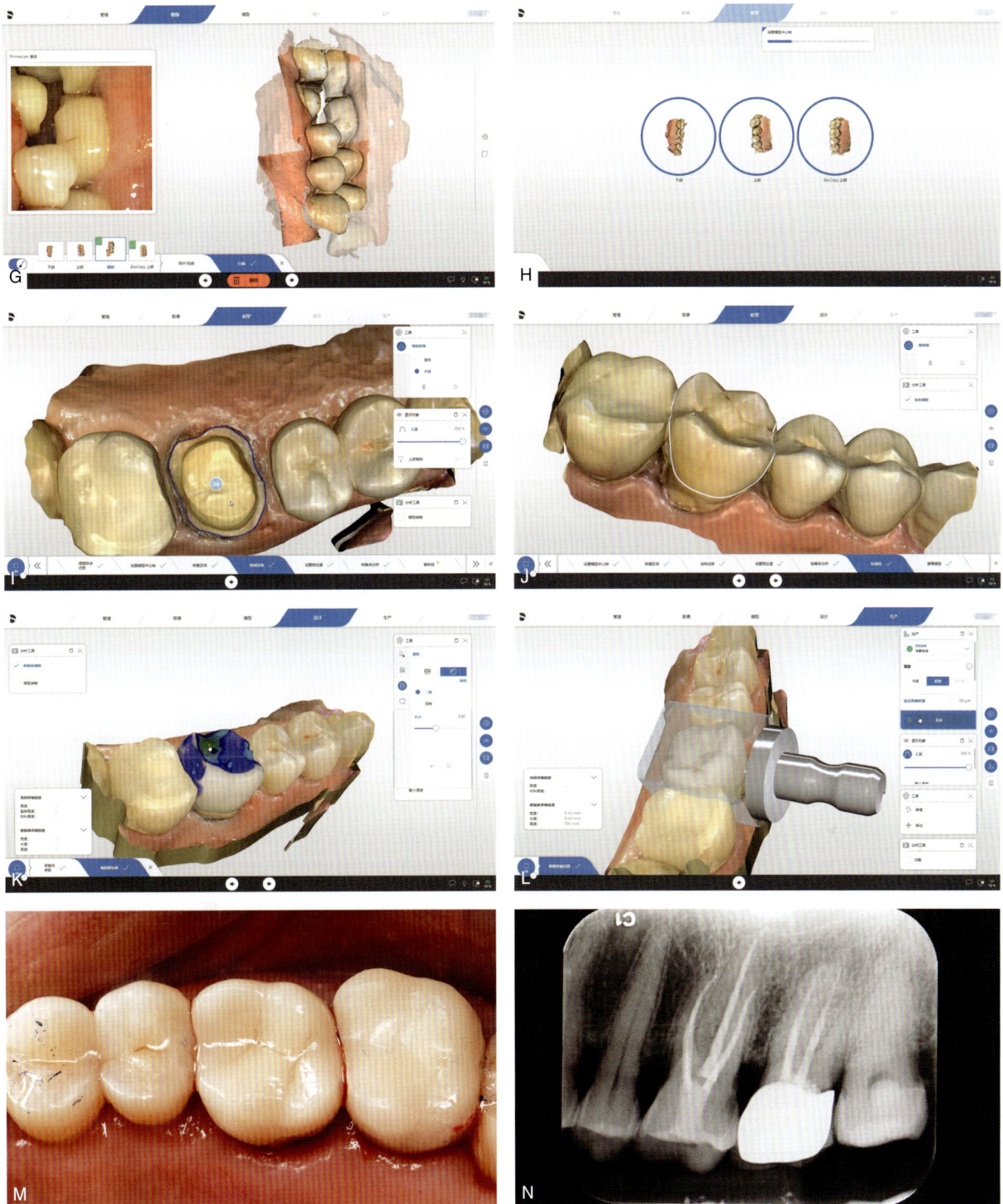

图 5-3-3 复制模式操作流程

A. 26 隐裂牙；B. 选择 Biogeneric 复制参数；C. Biocopy 上颌扫描；D. 26 根管治疗后全冠预备；E. 上颌扫描；F. 下颌扫描；G. 咬合关系扫描；H. 设置模型中心轴；I. 26 确定修复体边缘线；J. 参照原牙冠外形；K. 自动生成修复体，进行局部调整；L. 准备研磨；M. 26 全冠粘接完成；N. 26 根管治疗和全冠修复后 X 线片。

（童忠春 刘诗铭）

参考文献

1. BELLI R, WENDLER M, DE LIGNY D, et al. Chairside CAD/CAM materials. Part 1: Measurement of elastic constants and microstructural characterization. Dent Mater, 2017, 33 (1): 84-98

2. SULAIMAN T A. Materials in digital dentistry-A review. J Esthet Restor Dent, 2020, 32 (2): 171-181

3. 陈亚倩, 胡建. 数字化印模技术修复应用的研究进展. 口腔生物医学, 2016, 7 (4): 6

4. SPITZNAGEL F A, BOLDT J, GIERTHMUEHLEN P C. CAD/CAM ceramic restorative materials for natural teeth. J Dent Res, 2018, 97 (10): 1082-1091

5. 刘诗铭, 刘峰. 椅旁 CAD/CAM 修复材料分类和新进展. 口腔医学, 2017, 37 (8): 5

6. JARDIM J J, MESTRINHO H D, KOPPE B, et al. Restorations after selective caries removal: 5-Year randomized trial. J Dent, 2020, 99: 103416

7. NAKRATHOK P, KIJSAMANMITH K, VONGSAVAN K, et al. The effect of selective carious tissue removal and cavity treatments on the residual intratubular bacteria in coronal dentine. J Dent Sci, 2020, 15 (4): 411-418

8. FRANSSON H, DAWSON V. Tooth survival after endodontic treatment. Int Endod J, 2023, 56 (Suppl 2): 140-153

9. WATANABE H, FELLOWS C, AN H. Digital technologies for restorative dentistry. Dent Clin North Am, 2022, 66 (4): 567-590

第 六 章
牙列缺损椅旁数字化固定修复

牙列缺损是指在上颌或下颌的牙列内有数目不等的牙缺失,同时仍余留不同数目的天然牙(图 6-0-1)。

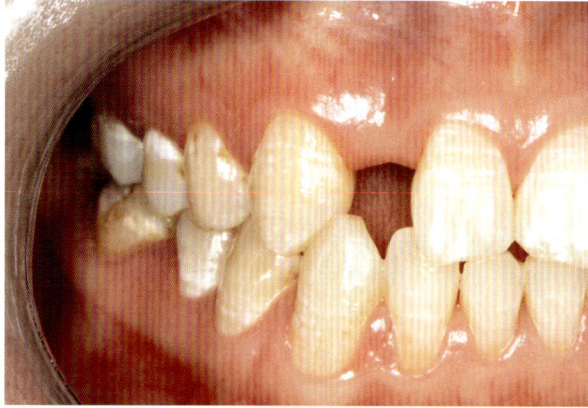

图 6-0-1 上颌牙列缺损

牙列缺损的椅旁数字化固定修复指的是利用数字技术进行的固定修复。它通过数字化印模、椅旁计算机辅助设计(computer aid design,CAD)和计算机辅助制造(computer aid manufacture,CAM)等技术,实现对患者口腔牙列缺损的修复,从而恢复缺失牙的解剖形态和生理功能。其制作过程中,医生、技师可以在诊室内直接操作和加工,减少了义齿制作的时间成本。

牙列缺损椅旁数字化固定修复有以下优势。

1. 精确性 牙列缺损椅旁数字化固定修复采用三维扫描和计算机辅助设计与制作技术,确保最终修复体的精确度。

2. 高效性 牙列缺损椅旁数字化固定修复的制作过程可以在诊室内快速完成,减少了修复体制作的时间,缩短了患者的就诊周期。

3. 舒适性 牙列缺损椅旁数字化固定修复,患者只需制取数字化印模,无需制取物理印模,具有良好的舒适性。

4. 可靠性 牙列缺损椅旁数字化固定修复多采用高强度陶瓷材料,具有良好的耐磨性和抗折性,具有可靠的远期效果。

第一节 牙列缺损椅旁数字化固定修复的适应证及临床注意事项

一、牙列缺损椅旁数字化固定修复的适应证

牙列缺损的患者能否选择椅旁数字化固定修复,一般应从以下几个方面考虑。

(一)缺牙数目

由于前牙牙周膜面积较少,固定桥修复可以修复前牙区 1~2 个缺失牙;而在后牙区则一般只修复 1 个缺失牙。也就是前牙修复体控制在 3~4 个单位内,后牙修复体控制在 3 个单位为宜。

（二）缺牙部位

只要基牙条件允许，任何部位的缺牙都可以进行固定桥修复。然而，有以下两种特殊情况需要注意。

1. 后牙游离缺失　考虑到后牙牙周膜面积大，即使只缺失一个牙，也不建议进行固定桥修复。在这种情况下，应考虑首选采用种植修复。

2. 尖牙部位　由于尖牙受到的力位于基牙连线的外侧，扭力矩较大，因此一般采用种植修复更为适宜。

（三）基牙的选择

基牙应具备以下条件。

1. 牙冠　外形正常，有足够的颊舌径、近远中径，组织健康，或虽有牙体缺损，但剩余牙体组织能满足抗力和固位要求。

2. 牙根　长大，多根、分叉大的最佳，冠根比应 <1∶1。

3. 牙髓　无病变或经过完善的根管治疗。

4. 牙龈　牙周组织健康，骨吸收不超过根长的 1/3，牙齿无松动。

5. 位置正常　倾斜度 <25°。

6. 咬合关系　基本正常，对𬌗牙无过长，接触良好，磨耗度正常。

7. 颌骨情况　拔牙伤口已愈合，骨稳定，牙槽嵴顶为咀嚼黏膜。

8. 口腔卫生　龋坏率低、口腔卫生良好的患者，固定修复预后好，修复体边缘不易产生龋坏。

9. 其他余留牙　其他余留牙健康或已进行治疗，中短期内不需进行修复及拔除。

10. 年龄　高龄不是禁忌证；年龄较小者，要考虑牙萌出高度、稳定性、髓角高度等因素。

二、牙列缺损椅旁数字化固定修复的临床注意事项

在适应证的选择过程中，应充分考虑患者的需求和意愿。目前对于牙列缺损的患者而言，种植修复应为首选。但当患者了解固定桥的优缺点后，依然有制作固定桥的主观愿望且能接受牙体预备，并能良好地配合和依从，固定桥也是一种修复选择。

适应证的选择并非绝对，包括最佳适应证、可接受适应证、有一定保留条件的适应证、非适应证或禁忌证。在临床实践中，由于患者的个体差异和口腔条件的不同，医师对适应证的掌握尺度也会有所差异。医师应注意不要过分放宽适应证，以免给患者带来潜在的风险。

在临床操作中，以下几种情况需要特别注意。

1. 患者年龄较小，临床牙冠较短，髓腔较大，髓角较高，根尖部未完全形成时，要特别注意牙髓保护。

2. 缺牙间隙较大，双侧余留牙条件承受固定义齿𬌗力时，如果仍考虑固定义齿修复，则需要增加基牙数量。

3. 缺牙区相邻牙齿的牙髓、牙周已有病变且未经治疗时，需进行彻底治疗、评估满足基牙要求后才能作为基牙使用。

4. 牙槽嵴吸收未稳定者，可先制作过渡性修复体，待牙槽骨改建稳定后再进行永久性修复。

第二节　牙列缺损椅旁数字化固定修复的预备要求

一、空间与固位

（一）空间要求

1. 前牙　对于前牙预备要求而言，以玻璃陶瓷修复材料为例，切端厚度应至少为 1.5mm，轴面厚度应至少为 1.0mm，肩台边缘厚度应为 0.8mm（图 6-2-1）。

2. 后牙　对于后牙预备要求而言，以高透/超透氧化锆陶瓷修复材料全解剖修复体为例，中央殆面和牙尖厚度为 1.0~1.5mm，轴面厚度应至少为 1.0mm，肩台边缘厚度为 0.5~1.0mm（图 6-2-2）。

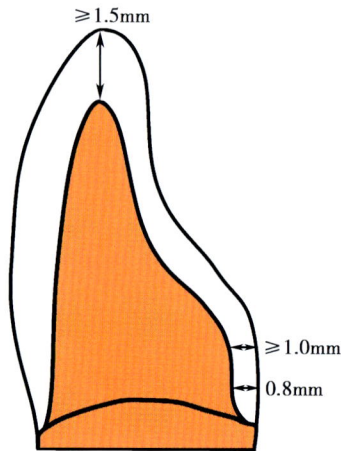

图 6-2-1　前牙预备空间要求（玻璃陶瓷）

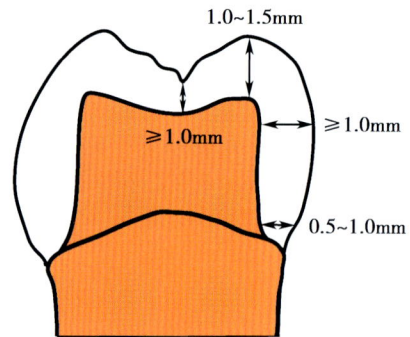

图 6-2-2　后牙预备空间要求（氧化锆）

（二）固位要求

1. 固位体的类型对固位力的影响　固位体的类型对固位力的影响很大。全冠的固位力大于部分冠，部分冠的固位力大于嵌体。在选用部分冠作固位体时常需要加辅助固位形，以增强固位，如切沟、邻轴沟、针道等。嵌体的固位效果最差，在需要时，也应考虑增加辅助固位形，或采用嵌体冠，以满足固位和抗力的需要。

2. 基牙形态对固位力的影响　由于通常采用冠外固位体，只要基牙的牙冠体积正常、牙体组织健康、咬合关系正常者，就能够获得较大的固位力。反之，牙冠短小、畸形、牙体组织不健康或牙体组织缺损，就会降低其固位力。在此情况下，应选择固位力较大的固位体，如全冠固位体。

3. 固位型的预备对固位力的影响　全冠固位体的固位力与基牙轴面的殆向聚合度有关，基牙牙体预备时，如果殆向聚合度过大，固定桥容易发生殆向脱位。为保证固位体有足够的固位力，又有利于固定桥的戴入，在进行轴面牙体预备时，聚合度（total occlusal convergence，TOC）是一个关键参数。随着 TOC 的降低，固位力可以得到提高。

4. 双端固定桥两端的固位力应基本相当　双端固定桥两端桥基固位体的固位力应基本相等，若两端固位力相差悬殊，则固位力弱的一端固位体易松动。当一端固位体松动，而固位力强的另一端固位体依然稳固时,患者不易察觉,其后果往往是松动端桥基牙产生继发龋,甚至损及牙髓,而稳固端基牙的牙周组织往往也受到损害。

单端固定桥是一种特殊的设计,其固定端承担了全部殆力,且由于较大的杠杆力作用,对固位体的固位力要求很高,应特别重视,只适用于殆力小、间隙窄的缺牙,例如上下颌侧切牙。

二、就位道

椅旁固定桥修复涉及 2 个或多个基牙,其中单个基牙的制备方法和要求与制作全瓷冠基本相同。对于一个单冠来说,通常需要唇舌近远中 4 壁具备就位道;而一个双端桥至少需要 8 壁具备共同就位道,这就增加了就位的难度。如果涉及双基牙,可能会出现 12 壁甚至 16 壁具备共同就位道。

在制备过程中,切勿为了方便就位而随意增加预备体的聚合度,否则容易损伤牙髓,降低抗力。基牙就位道也要注意与邻牙的关系,避免邻牙的阻挡(图 6-2-3,图 6-2-4)。

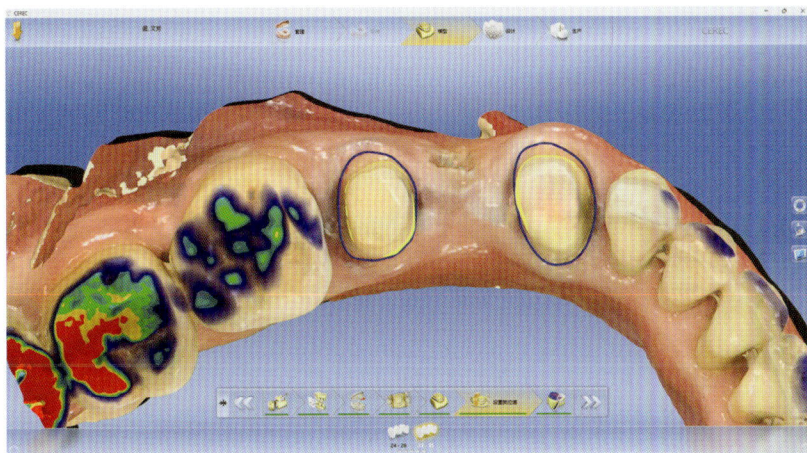

图 6-2-3　观察基牙就位道

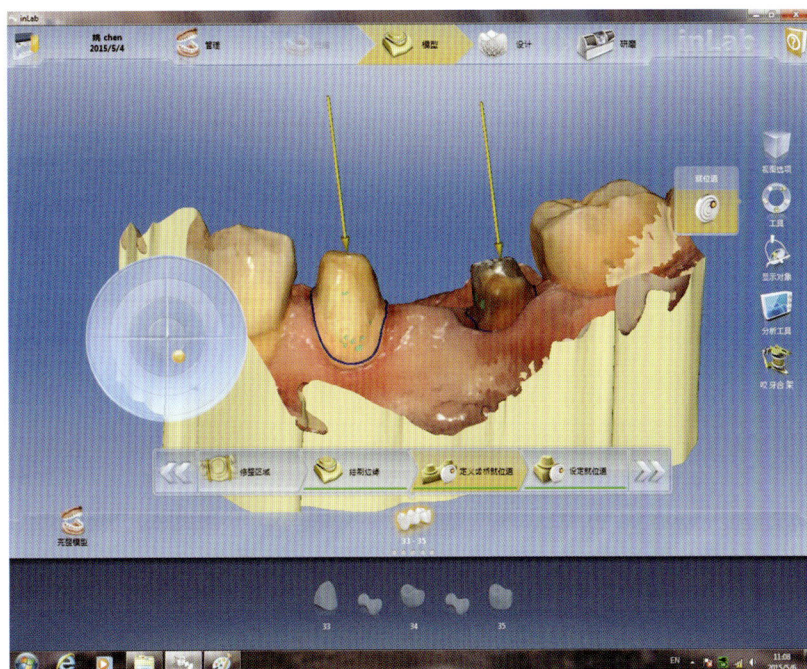

图 6-2-4　基牙就位道与邻牙的关系

在进行制备和观察时,需要注意以下几点。

1. 如经验不足,可以预先制取待预备基牙的数字印模,在电脑上观察基牙长轴、两基牙之间的倒凹、共同就位道、咬合等,以便更好地掌握制备技巧。

2. 在口内观察时,可使用大反光板,调整好适当方向,从颊舌侧观察近远中面是否具备共同就位道,从𬌗面观察颊舌面是否具备共同就位道(图 6-2-5)。

3. 必要时可以再次制取数字印模,在电脑上观察就位道,以便临床调整(图 6-2-6)。

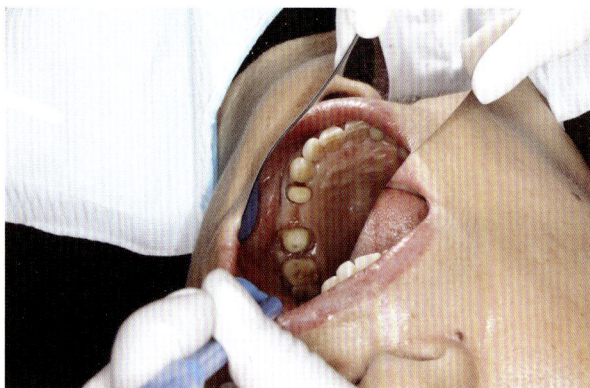

图 6-2-5 使用大反光板,观察共同就位道

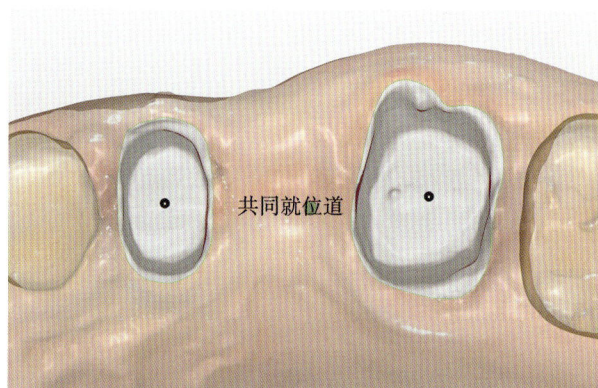

图 6-2-6 电脑上观察就位道

三、水平预备与垂直预备

水平型牙体预备和垂直型牙体预备是两种牙体预备技术,在制备全冠或固定桥基牙预备体时,其主要区别在于预备体边缘的完成形式,即完整牙体组织(未经预备)与预备面最根向部位之间边界或修复体与剩余牙体组织之间边界的完成形式。

(一)水平型牙体预备形成的预备体

水平型牙体预备后的预备体上,预备过的牙体组织与未预备区域会形成明显的界限,形成唯一的完成线。各种角度的肩台、内线角圆钝的肩台以及浅凹型边缘完成形式,都是典型的水平型牙体预备。此类边缘完成形式在预备体近完成线处磨除了较为明显体积的牙体组织,为修复材料提供了更多空间;但在设计水平型预备体时,应考虑到磨除更多颈部牙体组织对基牙整体抗力的削弱。

(二)垂直型牙体预备形成的预备体

垂直型牙体预备最初用于牙体颈部暴露、直径明显减小的基牙,也常用在二次修复的病例中。垂直预备后的预备体上,预备面与未预备面之间角度差异较小,常常较为移行,形成移行的预备体轴面,并不形成明显的线角,而是形成一个带状的完成区域;修复体边缘设置在完成区域内(表 6-2-1)。

表 6-2-1 水平预备与垂直预备的对比

对比项	水平预备	垂直预备
预备量	较大	较小
边缘形式	直角、浅凹、斜边形	类似 10 号刀片形状
使用材料	金属、玻璃陶瓷、氧化锆	氧化锆、加强型玻璃陶瓷
边缘位置	龈下、平龈、龈上 唯一完成线	一般在龈下 完成区域内

在很多文献中,刃状边缘和羽状边缘被认为是典型的垂直型牙体预备的边缘完成形式,由于此类修复体的边缘截面类似于刀刃或羽毛的狭窄形状,因此得名。经典文献中通常要求必须用机械强度较高的金属材料来制作垂直型牙体预备的全冠修复体,以降低较薄的边缘在加工或临床操作过程中损坏导致边缘误差的风险。随着非金属修复材料的不断进步,有研究指出,使用氧化锆全瓷冠修复垂直型预备体可以获得令人满意的中长期临床效果,全冠边缘处使用氧化锆材料而不加饰瓷。近年来,也不断有更新的文献报道其他非金属材料(如各种高透氧化锆全瓷、增韧型玻璃陶瓷、混合瓷等)修复垂直型预备体的临床效果。但无论采取哪种材料来修复垂直型预备体,我们在设计修复体边缘时,都应使近边缘区域的材料具有足够的强度,以确保良好的机械性能和加工性能,降低边缘损坏的风险。

第三节 牙列缺损椅旁数字化固定修复的数字化设计

一、固位体的数字化设计

(一)固位体数字化设计的原则

要想使固定义齿可以恢复良好的咀嚼功能,固位体与基牙之间良好而持久的固位是必不可少的前提之一,为此,固位体应尽可能满足如下要求。

1. 良好的固位形与抗力形 固位体的设计应确保其在咀嚼过程中能够抵抗不同大小、不同方向的力,防止松动、脱落、变形和破裂。这需要通过合理的牙体预备和固位体设计来实现。

2. 良好的就位道 固位体在就位时应确保不对基牙造成不适当的压力,基牙不会发生倾斜、扭转或移位,以免对基牙产生不良影响。

3. 减少基牙牙体组织的磨除 在固位体设计过程中,医生应尽可能减少基牙牙体组织的磨除,以减少牙本质过敏、露髓、牙折等并发症的发生。垂直预备相较水平预备对于保留更多的牙体组织具有一定的优势。

4. 恢复基牙的解剖形态与外观 固位体应能够恢复基牙的解剖形态与外观,满足生理功能与自洁要求;固位体的边缘应密合,不刺激牙周组织,以确保患者的牙周健康和舒适度。

(二)固位体数字化设计的注意事项

1. 增强固位体的固位力 为了确保修复体的稳定性,医生需要在牙体预备过程中注重固位体的设计、选择适当的固位体类型,双端固定桥两端固位体的固位力大小应接近。如果需要增加基牙,第二基牙的固位力应比第一基牙的固位力更大。

2. 双端固定桥两端固位体的咬合接触应和相应的牙位匹配,避免在一侧咬合接触过大或过小;在一些特殊情况下,如果一侧基牙条件较差,可以适度减轻接触,以保证整体的稳定的情况。此外,不建议采用一端为全冠、另一端为部分冠的设计,这类设计会导致固位力、咬合力不均衡。

3. 固位体与邻牙的接触区要合适 在预备前要检查固位体基牙与邻牙接触情况,接触区是否紧密、范围是否合适,在数字化设计过程中要正确恢复邻接区域。

前牙接触区位于靠近切缘部位,接触区的切龈径大于唇舌径;后牙接触区靠近粭缘部位,近中靠近粭缘,远中在粭缘稍下,往后则下降到冠的中1/3处,接触区的颊舌径大于粭龈径。前牙和第一磨牙近中接触区通常位于邻面的颊 1/3 与中 1/3 交界处,而第一磨牙远中与第二磨牙的近中接触区多在邻面的中 1/3 处(图 6-3-1,图 6-3-2)。

在恢复邻接区时,应确保接触不过紧也不过松,避免邻接接触区域过松引起的食物嵌塞,过紧引起就位困难,或者患者不适感。

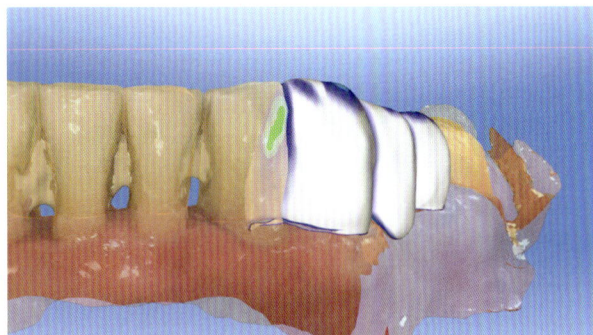

图 6-3-1　近中合适的接触区域

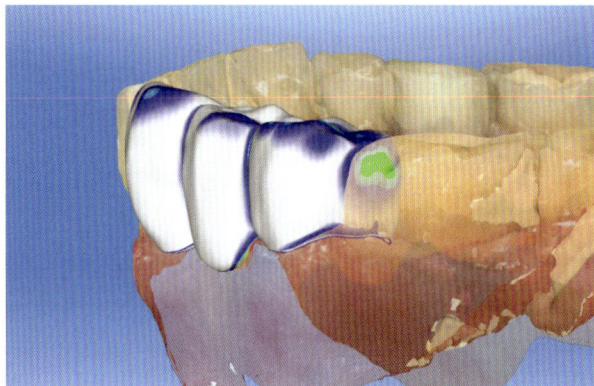

图 6-3-2　远中合适的接触区域

二、桥体的数字化设计

桥体的数字化设计包括桥体龈端设计、桥体唇舌侧设计和桥体𬌗面设计。

(一)桥体龈端的外形设计

1. 根据缺牙区剩余牙槽嵴的形态和高度选择合适的龈端外形。对于剩余牙槽嵴高度充足的情况,可选择接触式桥体;对于剩余牙槽嵴高度不足的情况,可选择悬空式桥体。

2. 龈端外形应尽可能模仿天然牙齿的外形,以便于患者适应和保持口腔卫生。龈端的外形可分为球形、鞍形、盖嵴式等几种类型。球形龈端适用于后牙区,鞍形龈端适用于前牙区和前磨牙区,盖嵴式龈端适用于各种区域。桥体龈端的外形应与相邻天然牙齿协调,尽量保持整体美观。在设计过程中,应考虑到缺失牙的形态、大小和颜色等因素,以达到最佳的美学效果。

3. 龈端与黏膜的接触应确保不压迫、能清洁。避免龈端压迫黏膜导致黏膜变形和骨吸收,同时应确保龈端易于清洁,防止菌斑和牙结石的堆积。桥体龈端的清洁主要依靠牙间隙刷(图 6-3-3),而非

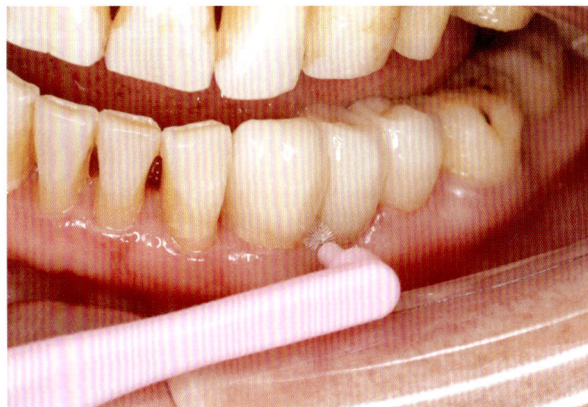

图 6-3-3　牙间隙刷清洁桥体龈端

牙刷。牙间隙刷可以从桥体的近中或远中龈外展隙进入,然后进行近远中向运动,以清洁桥体的龈端与黏膜。

龈端与黏膜接触时不应有过大压力。压力会导致黏膜变形,长时间的压力可能会引发骨吸收或其他病理性改变(图 6-3-4,图 6-3-5)。在设计桥体龈端时,应确保其与黏膜的接触方式既能保证清洁,又能避免对黏膜产生压迫(图 6-3-6,图 6-3-7)。

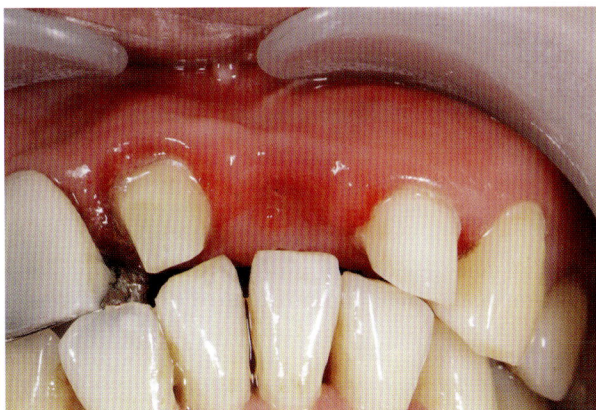

图 6-3-4　压力过大导致黏膜变形红肿

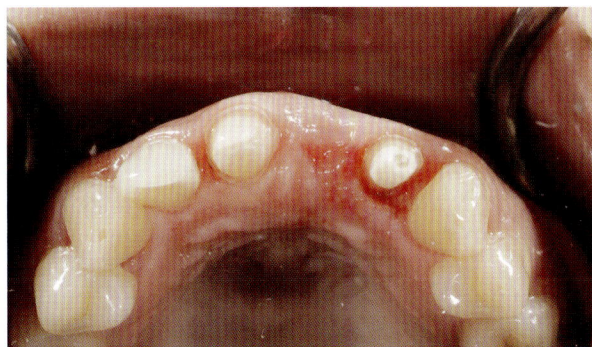

图 6-3-5　合适的黏膜压迫

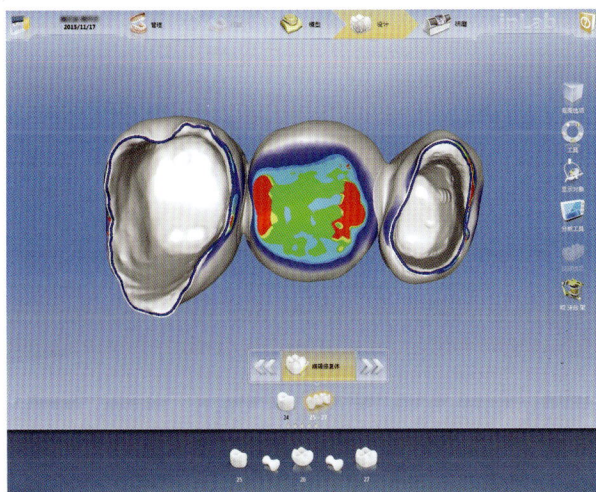

图 6-3-6　合适的龈端黏膜接触
(电脑显示大面积绿色)

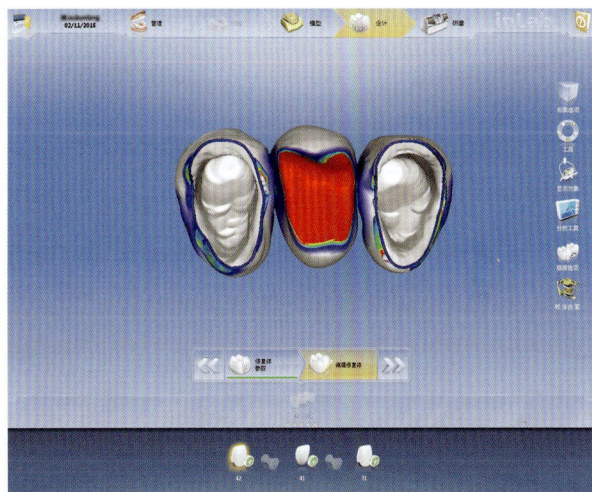

图 6-3-7　过紧的龈端黏膜接触
(电脑显示大面积红色)

(二)桥体唇舌侧设计

1. 考虑缺失牙的形态、大小和颜色等因素,尽量使桥体与同名牙、邻牙对称协调,提高修复后的美观效果。

2. 前牙桥体与同名牙等长。在剩余牙槽嵴吸收较多的情况下,如果桥体较长,可以适当牺牲颈部的突度和内收(图 6-3-8),使颈部的龈缘线与同名牙保持平齐(图 6-3-9),可以使用电刀、激光进行桥体端牙龈修整(图 6-3-10,图 6-3-11)。

3. 龈外展隙、切外展隙、唇外展隙、颈缘线外形以及外形高点位置等均可作为辅助参考,用于桥体外形设计和牙长轴方向的确定(图 6-3-12~ 图 6-3-15)。

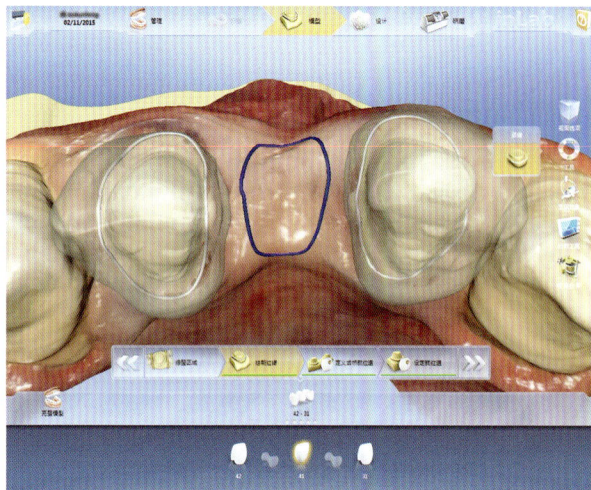

图 6-3-8　桥体区域适当的内收

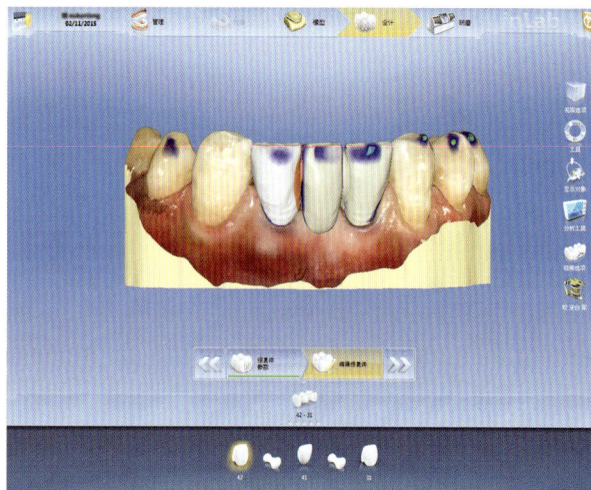

图 6-3-9　颈部的龈缘线与同名牙保持平齐

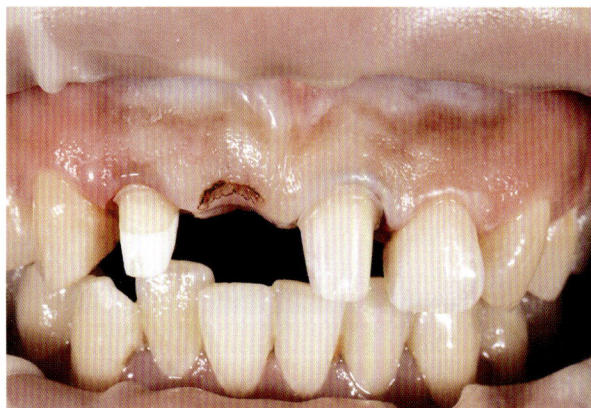

图 6-3-10　使用电刀或激光进行桥体端牙龈修整

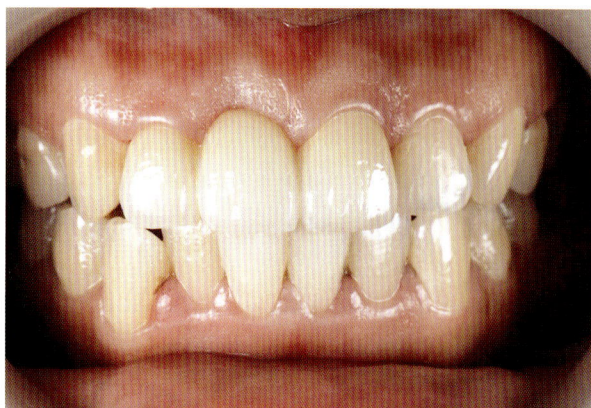

图 6-3-11　戴牙完成后桥体与牙龈紧密贴合

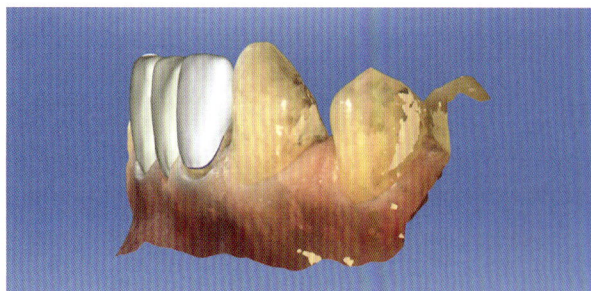

图 6-3-12　桥体外形设计（远中面）

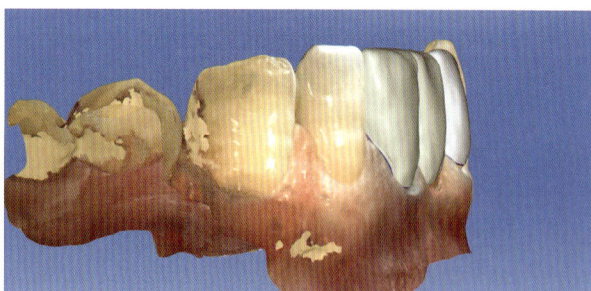

图 6-3-13　桥体外形设计（近中面）

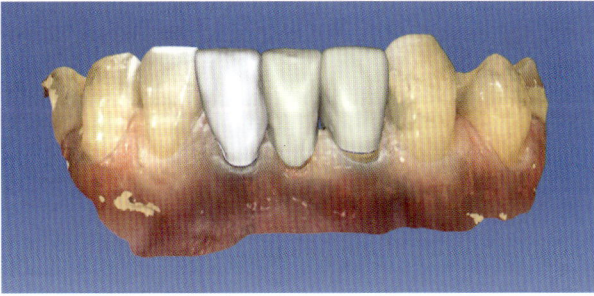

图 6-3-14　桥体外形设计（唇面）

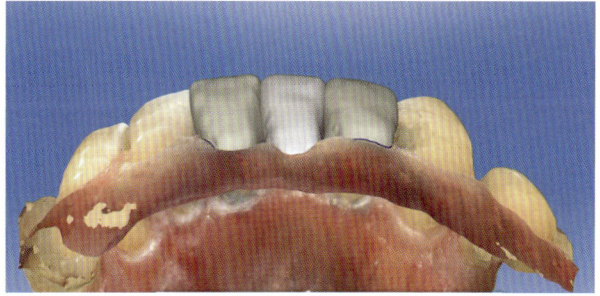

图 6-3-15　桥体外形设计（龈方）

4. 在满足龈端外形的前提下,桥体舌侧的外形高点突度应尽量接近邻牙。这有助于提高桥体与邻牙之间的协调性,使患者感受更加自然舒适。

5. 在设计桥体唇舌侧外形时,还应考虑到患者的咬合关系、咀嚼功能和口腔卫生状况,以确保修复后的稳定性和功能。桥体的轴面形态除了考虑美观自然外,还需要注意形成适当的凸度以确保自洁作用和牙槽嵴黏膜受到合理的生理刺激(图 6-3-16)。

（三）桥体𬌗面设计

应注意采用减少基牙功能负荷的措施,如适当减小桥体𬌗面的颊舌径(图 6-3-17)、适当减小牙尖斜度、增加食物排溢道、避免非工作区的咬合接触等(图 6-3-18,图 6-3-19)。

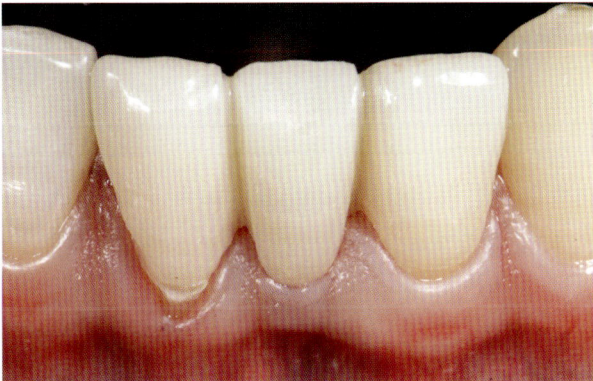

图 6-3-16　适当的凸度以确保自洁作用

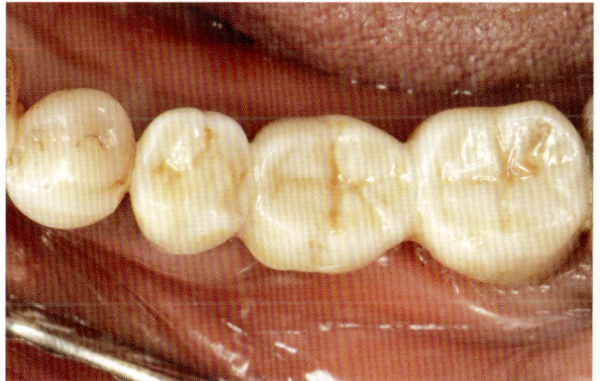

图 6-3-17　适当减小桥体面的颊舌径

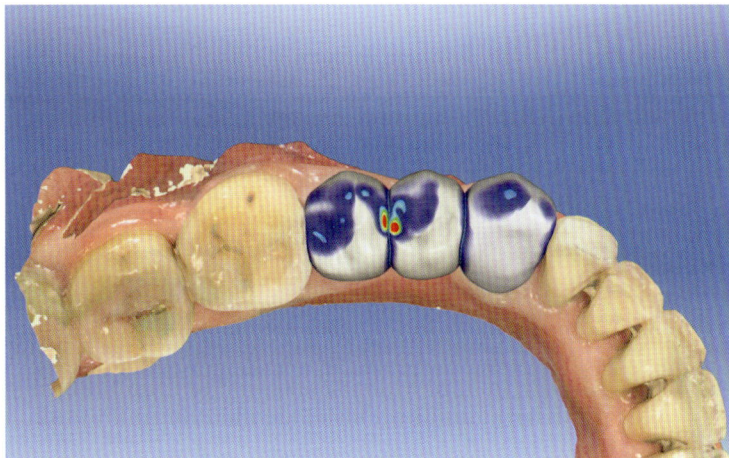

图 6-3-18　非工作区咬合高点

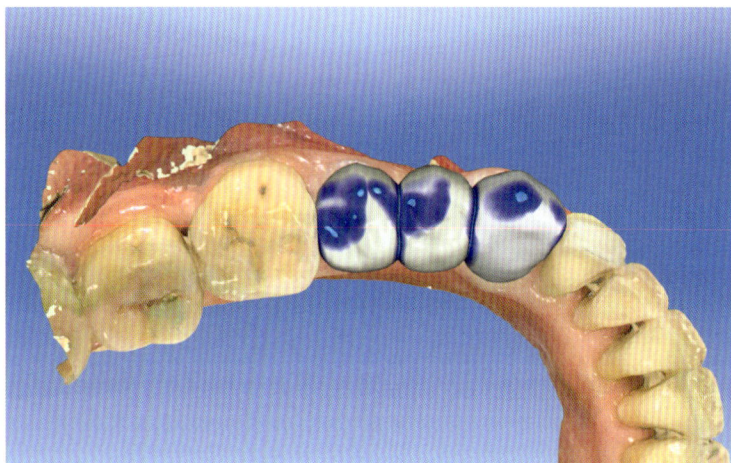

图 6-3-19　合适的咬合接触

三、连接体的数字化设计

连接体是连接基牙和桥体的结构,设计中首先要保证其强度。根据相关文献,前牙区的固定局部义齿连接体的横截面积至少要 >7mm²,而后牙区的局部义齿连接体横截面积至少要 >9mm²,两个相邻桥体的横截面积要达到 12mm²(图 6-3-20,图 6-3-21)。

连接体抗折力相关的另一因素是高度,对于氧化锆的固定义齿而言是 4~5mm。若基牙的临床牙冠小于此高度,就应行牙冠延长术。

若要减小连接体宽度,从颊舌侧观,如果从美观角度需要打开颊侧外展隙,则在相应的舌侧区域需要加强。在连接桥体和固位体的外展隙部位宽度变窄,容易成为薄弱环节,应当尽量增加接触区的高度(图 6-3-22,图 6-3-23)以保证其强度。

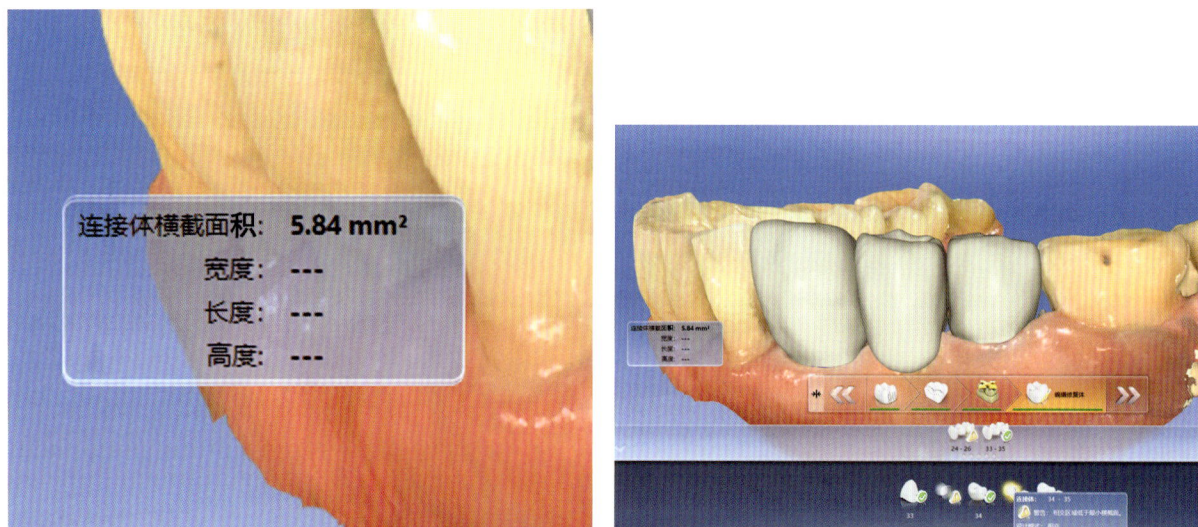

图 6-3-20　固定局部义齿连接体的横截面积过小

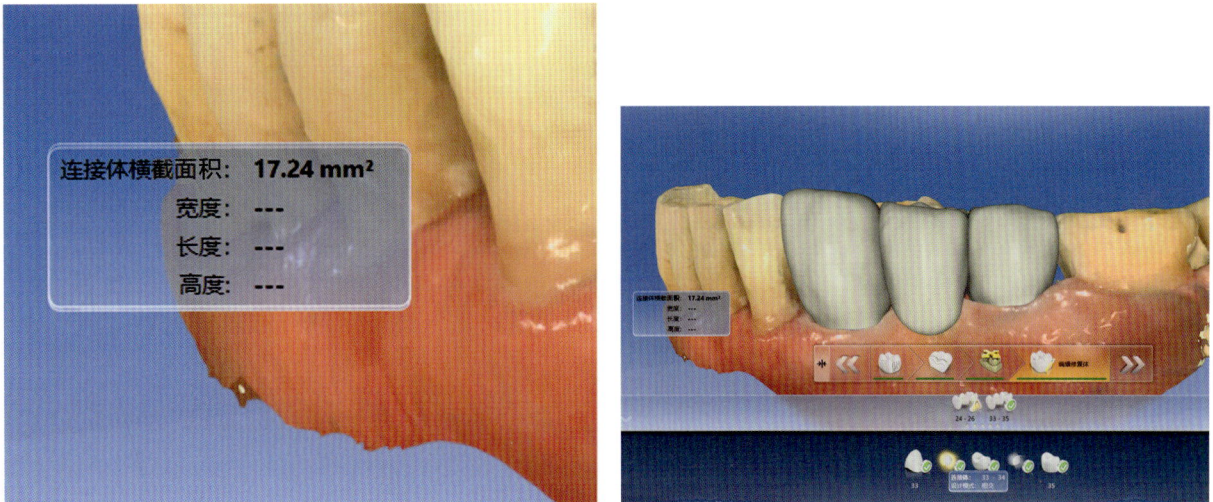

图 6-3-21　固定局部义齿连接体的横截面积充足

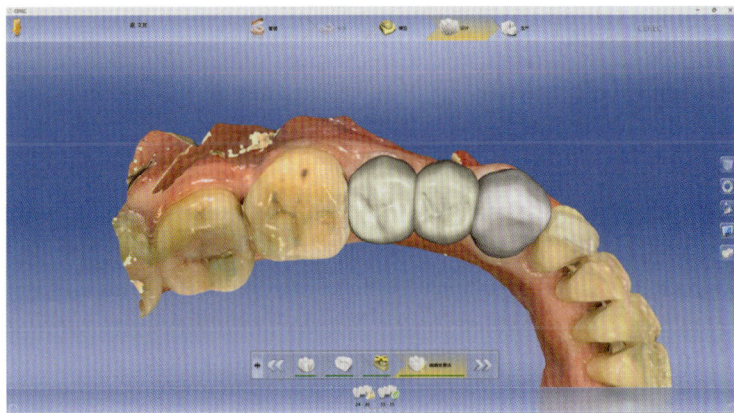

图 6-3-22　舌侧区域加强前

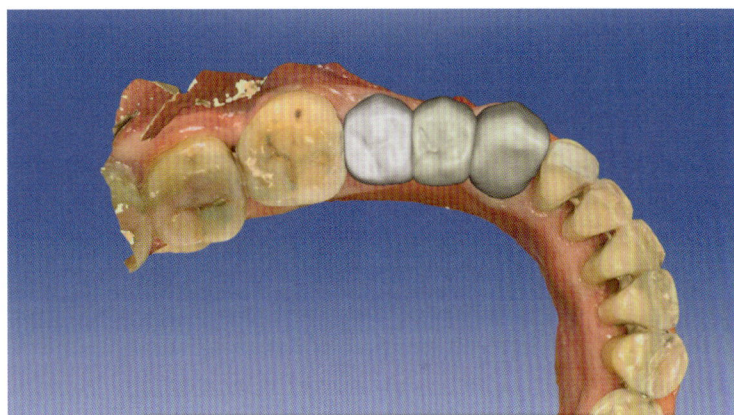

图 6-3-23　舌侧区域加强后

若是有严重磨牙症的患者,建议应用单层解剖式氧化锆修复体。许多研究报道,解剖式氧化锆临床成功率很高,很少出现断裂,断裂通常由于咬合力量过大造成。但也有研究报道解剖式氧化锆固定桥远期也可能发生裂痕、裂纹和崩折等问题(图 6-3-24)。

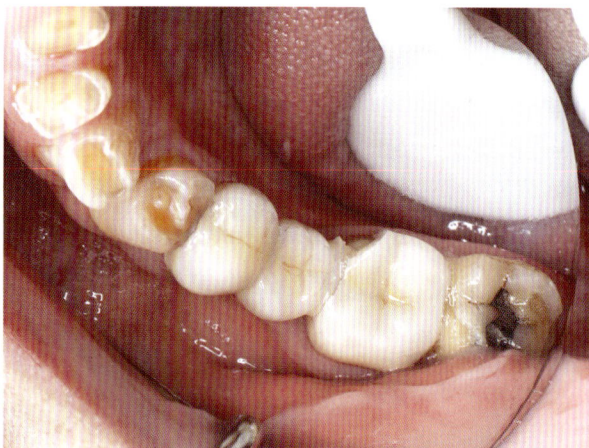

图 6-3-24　解剖式单层氧化锆固定桥崩裂

第四节　不同材料在牙列缺损椅旁数字化固定修复的应用

一、加强型玻璃陶瓷的应用

二硅酸锂加强型玻璃陶瓷(lithium disilicate ceramic)其瓷块中含有 $0.2\sim1.0\mu m$ 的二硅酸锂($Li_2Si_2O_5$)微晶,初始材料为蓝紫色外观(图 6-4-1)。切削后经过大约 20 分钟的结晶过程,使该材料呈现为半透明牙色,同时强度可以达到约 360MPa。材料含有足够的玻璃成分,具有良好的透明度,并且能够通过酸蚀处理进行粘接;其具有更高的弯曲强度,可用于前牙至前磨牙区三单位固定桥、粘接桥等牙列缺损修复(图 6-4-2)。

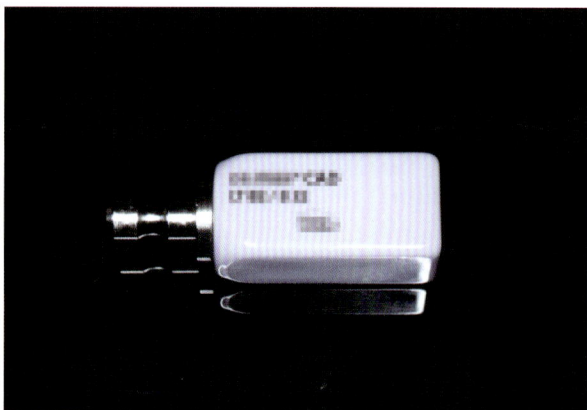

图 6-4-1　二硅酸锂加强型玻璃陶瓷

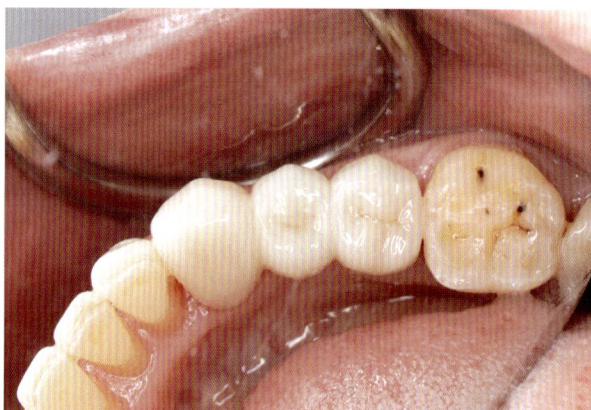

图 6-4-2　二硅酸锂加强型玻璃陶瓷
完成的固定桥

二、氧化锆陶瓷的应用

用于椅旁固定桥的氧化锆陶瓷是一种氧化钇部分稳定的多晶陶瓷,其挠曲强度通常可达到1 200MPa以上,可用于制作包括多个桥体结构的复杂修复体。以往氧化锆陶瓷修复体在切削后需要较长时间的结晶过程,而且早期的氧化锆材料透光性不佳、需要饰面瓷的构建,因此全部过程完成所需时间比较长,无法满足椅旁快速修复的需要(图6-4-3)。

目前,已有很多厂商推出了氧化锆快速烧结炉以及可以实现椅旁快速结晶的氧化锆材料,可以设计制作三单位以内的冠桥修复体,20~40分钟即可完成氧化锆修复体的结晶过程。因此,氧化锆目前可以列入椅旁修复材料的行列,CAD/CAM全锆修复体可以实现在椅旁完成设计和制作。

近年来氧化锆材料透光性也得到了很大的改善,出现了很多高透、超透氧化锆材料,可以取得更好的美观效果;对于后牙区以及常规美观要求的前牙区,都可以使用高透、超透氧化锆材料切削全解剖冠修复体,仅经过染色、上釉就可以达到理想的修复效果,其对修复体各部位要求的预备空间较玻璃陶瓷明显减小(图6-4-4,图6-4-5)。

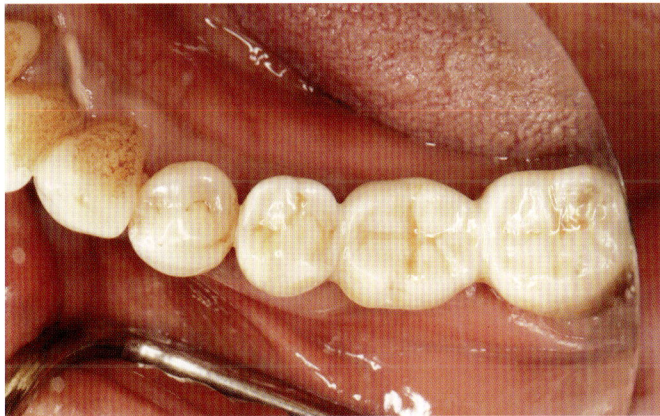

图 6-4-3　早期的氧化锆材料透光性不佳

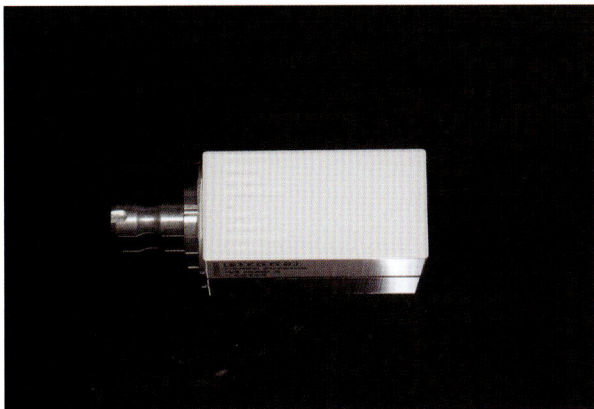

图 6-4-4　椅旁可切削氧化锆材料

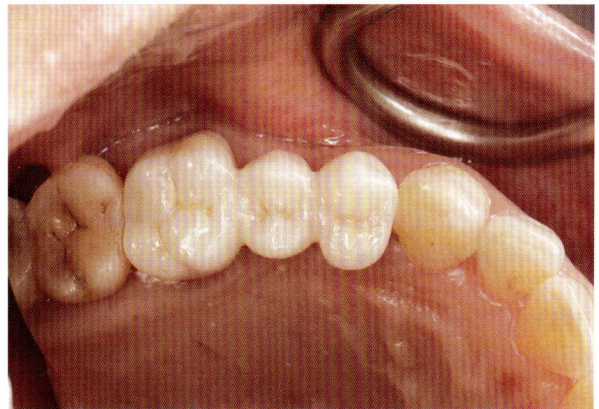

图 6-4-5　高透氧化锆材料完成的固定桥

第五节　牙列缺损椅旁数字化固定修复的数字化制作

一、椅旁数字化切削

有些椅旁数字化切削设备只能接受相配套的指定格式的文件进行数字切削；目前大部分设备都是开放式，即可以和不同品牌的口扫和设计软件相搭配，开放的文件格式通常为 stl 格式。

按照切削轴的多寡和联动方式，可将椅旁数字化切削设备分为四轴四联动、五轴五联动等。以往较常见的椅旁 CAD/CAM 设备是四轴四联动型，即义齿的加工通过四轴同时移动，其价格便宜，可切削简单修复体，如嵌体、冠、固定桥等，但不能切削具有倒凹的修复体，加工精度通常为 $30\mu m$。五轴五联动克服了四轴四联动 CAD/CAM 设备的缺点，可以切削一个方向上的有倒凹的修复体，加工精度为 $20\mu m$；两个方向以上有倒凹的修复体则只能通过七轴六联动（加工精度为 $10\mu m$），甚至更高级的 CAD/CAM 设备加工（图 6-5-1，图 6-5-2）。

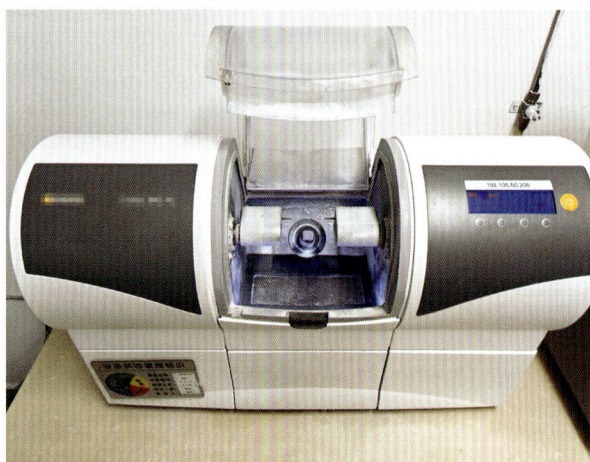

图 6-5-1　椅旁双马达研磨仪

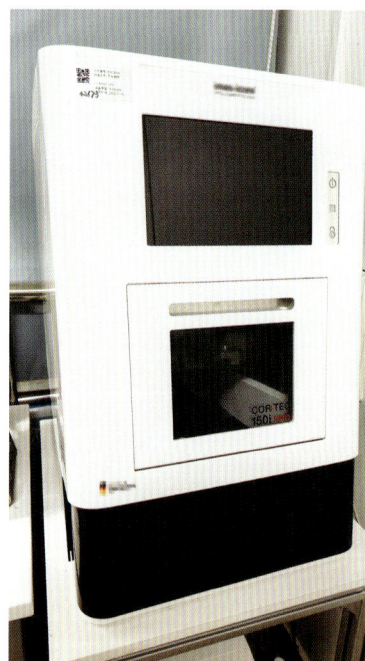

图 6-5-2　椅旁五轴研磨仪

二、修复体的修形、结晶与染色

（一）解剖形态的精细修整

虽然修复体经过椅旁研磨仪切削，基于车针直径粗细，以及兼顾临床效率，研磨出来的修复体还需要表面的研磨，在上釉前的研磨中，为使其已赋予的形态能得到良好的釉面，要用精细车石进行细磨，并且同时要注意刻画牙齿自然的发育沟。发育嵴沟、窝是牙齿𬌗面、唇面的解剖标志，有利于食物溢出，保证义齿生理功能为佳,同时亦是后牙各个牙尖分界标记,应注意各牙的解剖形态。窝沟点隙及隆突各个牙的细微特征参照口腔解剖生理相关教材。桥体要另外考虑对称性和其他的一些因素,可以做特殊形态的处理(图 6-5-3,图 6-5-4)。

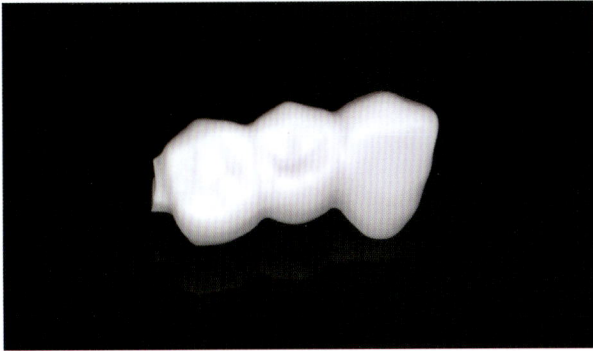

图 6-5-3　研磨完成的玻璃陶瓷

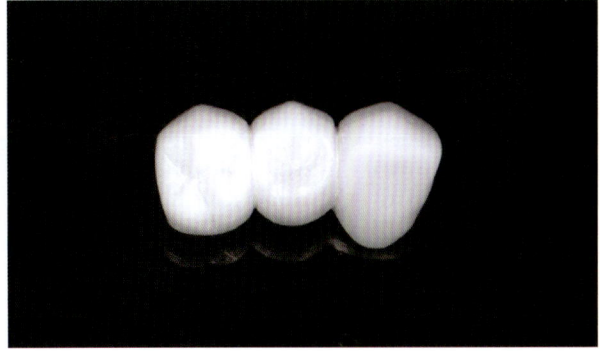

图 6-5-4　窝沟修整后的玻璃陶瓷

(二)结晶

结晶在修复体中起到增强材料性能、改善外观质量的作用。研究表明,通过调整结晶温度和时间,可以控制晶体的大小和分布,从而优化修复体的力学性能和光学性质。有文献指出,在实际生产中,应根据不同的修复体材料和用途,选择合适的结晶工艺,以达到最佳效果(图 6-5-5)。

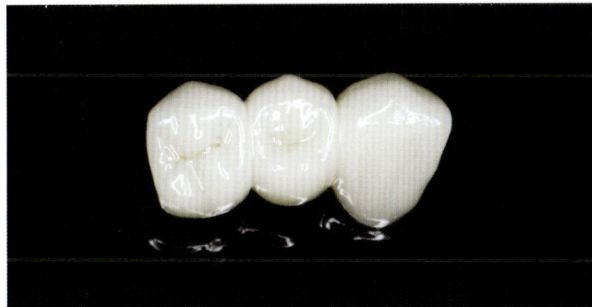

图 6-5-5　结晶完成的玻璃陶瓷

(三)上釉染色

上釉是在修整好外形的烤瓷冠桥表面涂刷一薄层玻璃釉,使之具有天然牙的光泽度,同时对颜色进一步的微调,以达到最佳的色泽效果。数字化椅旁固定桥修复体主要采用外染法。可以采用传统的颜料粉,也可以采用预调拌的颜料泥,其涂布颜料的步骤都是一样的。

1. 首先检查瓷牙冠桥在细微地方有无崩瓷或者微裂纹,对于发现的大面积崩瓷应重新切削,比较细微的裂纹可以初步抛平抛光,如果裂纹过深或者无法抛平,则也应该重新切削制作。

2. 清洗表面打磨瓷粉的粉尘及杂质,后用蒸汽清洗以利于操作。

3. 用颜料溶剂润湿瓷表面。溶液应菲薄、均匀。

4. 釉液 - 粉调好,在修复体表面涂刷一层,振荡均匀后,对照比色板及个性化牙齿比色效果图,可分 3 个部位染色,牙颈部区域染黄和红,形成适当的移形,使得修复体与牙龈过度区协调、美观,在牙尖区域染蓝,使得牙尖通透感增强,此外在𬌗面窝沟点隙适当地添加黄褐色以达到更佳效果。

5. 其他区域涂布釉液,注意釉液不能过厚,否则会影响表面细微结构,外表等部位应防止釉液积涂影响外形(图 6-5-6~ 图 6-5-9)。

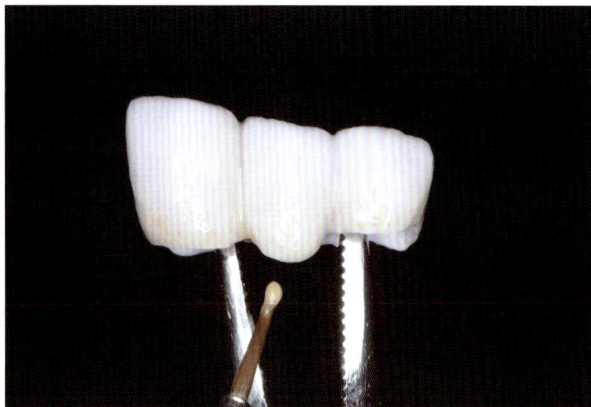

图 6-5-6 牙颈部区域染黄和红

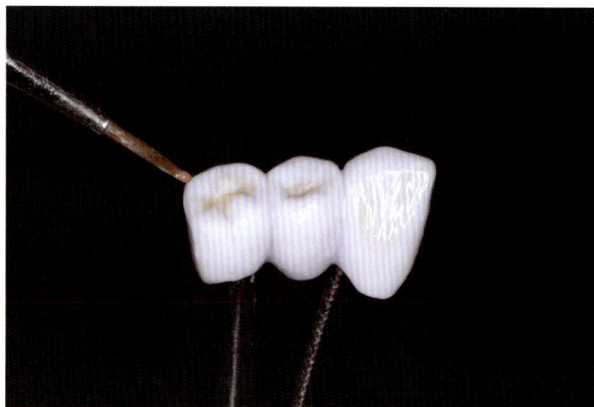

图 6-5-7 在𬌗面窝沟点隙染黄褐色

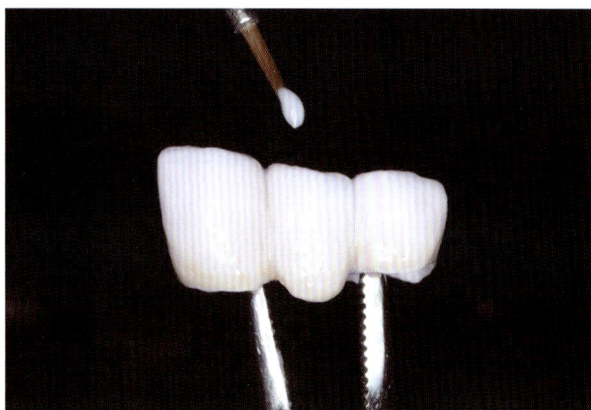

图 6-5-8 在牙尖区域染蓝

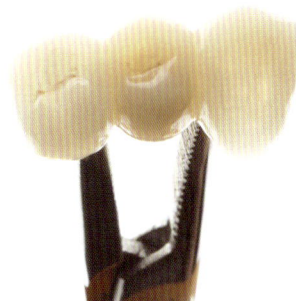

图 6-5-9 完成染色

第六节 牙列缺损椅旁数字化固定修复的试戴与粘接

一、修复体的试戴

修复体的试戴主要检查就位、邻接以及咬合,本章节不再赘述。

二、修复体粘接

在口腔修复治疗中,粘接处理是确保修复体与天然牙齿之间牢固结合的关键步骤。针对不同的陶瓷材料,粘接处理方法也有所不同。以下是玻璃基陶瓷和氧化锆陶瓷的粘接处理方法。

(一)玻璃基陶瓷的粘接处理

1. 对玻璃基陶瓷修复体组织面进行氢氟酸酸蚀可使表面粗化,有利于形成微机械嵌合(图 6-6-1)。

2. 玻璃基陶瓷修复体组织面经氢氟酸酸蚀后还应涂布硅烷耦联剂,以利于全瓷修复体与树脂水门汀之间形成化学结合。

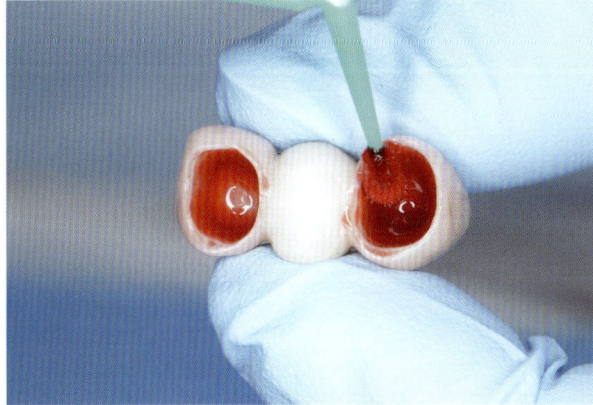

图 6-6-1 氢氟酸酸蚀

（二）氧化锆陶瓷的粘接处理

1. 对氧化锆全瓷修复体组织面进行喷砂形成微机械嵌合，但由于过度的机械处理会影响氧化锆材料的力学性能，因此喷砂压力不宜过高，一般采用 1.5Bar 压力；喷砂材料一般选择直径 <50μm 的氧化铝颗粒；喷砂时间一般为 20 秒（图 6-6-2）。

2. 氧化锆组织面喷砂后涂布 10- 甲基丙烯酰氧癸基二氢磷酸酯（10-methacryloyloxydecyl dihydrogen phosphate，MDP）等磷酸酯类前处理剂形成化学结合（图 6-6-3）。在进行粘接处理时，应注意根据材料性质和操作规程进行操作，以确保修复体与天然牙齿之间的粘接效果。

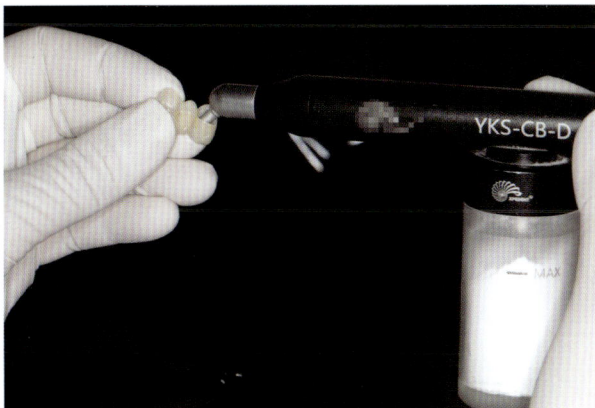

图 6-6-2 氧化锆组织面喷砂

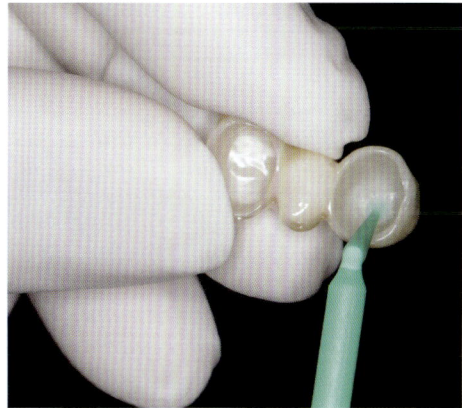

图 6-6-3 涂布处理剂形成化学结合

（金 地 撒 悦 刘诗铭）

参考文献

1. 赵铱民 . 口腔修复学 . 7 版 . 北京：人民卫生出版社，2012

2. 冯海兰，徐军 . 口腔修复学 . 2 版 . 北京：北京大学医学出版社，2007

3. SHILLINGBURG H T，SATHER D A，STONE S E. Fundamentals of fixed prosthodontics. Chicago：Quintessence Pub.，2012

4. ROSENSTIEL S F，LAND M F，FUJIMOTO J. Contemporary fixed prosthodontics. Philadelphia：Elsevier

Health Sciences, 2011

5. 刘峰 . 垂直型牙体预备和生物导向预备技术（BOPT）（上）. 沈阳: 辽宁科学技术出版社, 2024

6. 刘峰 . 垂直型牙体预备和生物导向预备技术（BOPT）（下）. 沈阳: 辽宁科学技术出版社, 2024

7. 姚江武, 麻健丰 . 口腔修复学 . 北京: 人民卫生出版社, 2015

8. 刘诗铭, 刘峰 . 椅旁 CAD/CAM 修复材料分类和新进展 . 口腔医学, 2017, 37（8）: 673-677

9. 中华口腔医学会口腔美学专业委员会, 中华口腔医学会口腔材料专业委员会 . 全瓷美学修复材料临床应用专家共识 . 中华口腔医学杂志, 2019, 54（12）: 825-828

第 七 章
美学区种植数字化设计与手术

美学区种植治疗不仅要获得种植修复长期稳定的功能,还要尽可能实现良好的美学效果,是一项难度较高的临床程序。获得理想的美学效果十分不易,有时尽管是有经验的医师在种植方案的设计、种植手术和修复程序等各个环节都做到尽善尽美,也很难达到完美的美学修复效果。

随着数字化和"以修复为导向"的理念的普及,以及美学区种植修复设计的可视化,种植修复效果的可预期性逐渐提高。数字化技术能够辅助临床医师术前确定种植体的理想三维位置,术中以导板、导航或机器人引导种植手术,一定程度提高了美学区种植手术的可预期性。美学区的种植数字化设计应遵循美学修复的设计原则,结合患者的整体状态到面部,微笑到牙列,进行修复体的设计,从而以修复为导向确定种植体的理想三维位置,再结合软硬组织条件确定最终的手术及修复治疗策略。

第一节　美学区种植治疗的设计原则

一、美学区临床情景分析

通常会遇到以下不同的临床情景,主要可以分为两类。

第一类是当患者的牙齿尚未被拔除,但是已经处于无法保留的状态。根据4种种植时机,这种情况有4种选择,即刻种植(Ⅰ型)、软组织愈合的早期种植(Ⅱ型)、部分骨组织愈合的早期种植(Ⅲ型)和延期种植(Ⅳ型)。在每一种种植时机又可以有不同的术式选择,包括翻瓣和不翻瓣、硬组织增量和/或软组织增量等。所有种植时机均具有各自的优缺点,需要结合具体病例情况进行选择。

第二类是患者处于缺牙状态。这种情况通常有两种选择,进行Ⅲ型或者Ⅳ型种植,或者进行拔牙即刻植骨再延期种植。赖红昌教授团队曾发表文章,针对上颌前牙区种植治疗不同的手术方式提出选择建议(图7-1-1)。纳入标准为上颌前牙区(即前牙至前磨牙,常称为美学区)种植修复,统计其所用术式,共涵盖272篇研究,大约9 000名受试者。结果表明大部分的患者接受了即刻种植。其次是接受了Ⅲ型或Ⅳ型的种植,特别当已处于缺牙状态,多数人会选择Ⅲ型或Ⅳ型的种植。

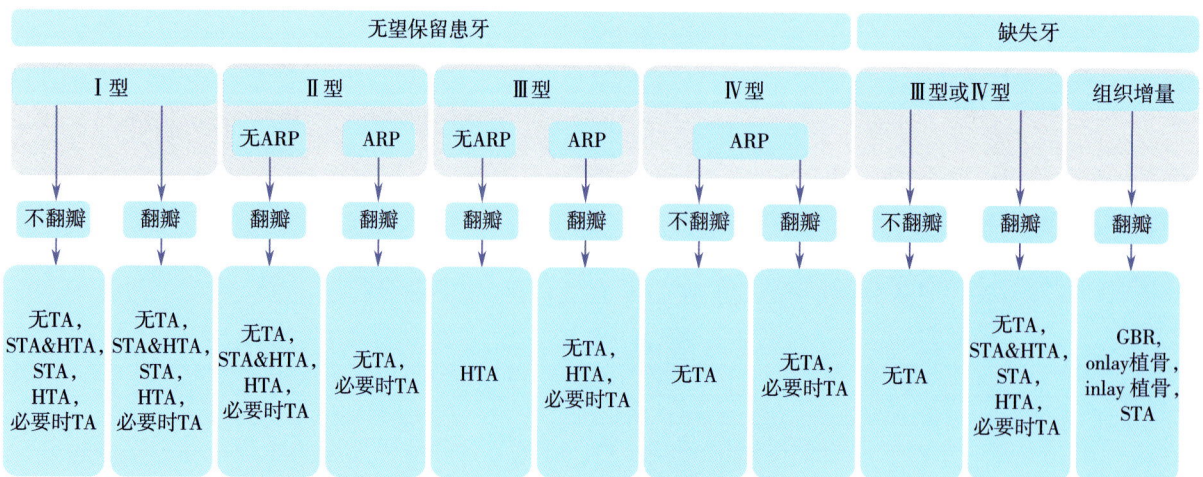

图 7-1-1　上颌前牙区种植手术方式选择
ARP:位点保留;TA:组织增量;STA:软组织增量;HTA:硬组织增量。

二、愈合位点美学设计原则

在这两种临床情景当中,种植方案的设计,特别是在外科方案的设计上是有所不同的。Ⅲ型或者Ⅳ型种植是相对来说已经比较成熟的愈合位点的种植,愈合位点种植体植入的三维位置设计的基本原则,通常从冠根向、近远中向和颊舌向三个维度去定义种植体最佳位置。

在冠根向,软组织水平种植体的颈部位于未来预期修复体龈缘以下 1~2mm,骨水平种植体的颈部位于未来预期修复体龈缘以下 3~4mm,具体的深度可根据所需要的穿龈轮廓略行调整。

在颊舌向,通常是位于外形高点连线以内 2mm 左右的安全范围。

在近远中向,种植体距离天然牙应尽可能保留 1.5mm 以上的间距。以往该原则是针对于软组织水平种植体所提,但随着种植体的改进,平台转移的骨水平种植体,特别是颈部具有微螺纹的种植体应用增多,与天然牙的间距从生物学骨结合角度来说,即便小于 1.5mm 仍可以实现完整骨结合。但从美学的角度,我们仍提倡能够保留 1.5mm 间距,更理想的是 2mm 间距,以获得更理想的龈乳头充盈,实现更佳美学效果。

三、即刻种植美学设计原则

为了获得更佳的美学效果,种植体位置需要向腭侧、向根尖方移动。为了留出足够的跳跃间隙植骨,维持软组织边缘的稳定,减少未来可能会发生的软组织退缩,种植体需要偏腭侧植入。即刻种植位点,即使进行植骨,牙槽嵴仍然会发生水平向和垂直向的吸收,因此,种植体需要偏根方植入。

进行以修复为导向个性化设计,首先应设计修复体的位置。在常规愈合位点,理想的情况下,控制穿龈角度(即修复体穿龈位置的切线与种植体长轴之间的夹角)尽量 <30°。但是即刻种植,种植体偏腭侧植入,颊侧的穿龈角度会随之增加,因此要尽量控制穿龈角度 <60°,不能过于偏腭侧,以有利于种植长期的稳定性。种植体的深度是需要考量的关键要素,推荐是在腭侧骨壁以下 0.5~1mm,位于未来预期牙龈边缘以下 3~4mm。在植入的同时,腭侧骨壁会发生大约 1mm 的吸收,植入的深度需要根据骨壁的厚度来进行调整。

美学区种植修复实际上就是为了获得最终理想的穿龈轮廓而不断努力。针对具体的病例,最重要的原则是根据穿龈轮廓来决定种植体最终理想的三维位置,所以种植体的位置是个性化设计的方案。穿龈轮廓主要分为三个维度,穿龈的深度、穿龈的角度和穿龈的形态。穿龈的深度指的是种植体位于牙龈以下的深度。穿龈的角度有两种定义:一种是指修复体穿龈位置的切线,与种植体长轴的夹角;另一种是从种植体平台边缘的位置向修复体外形最凸点引一条切线,此切线和种植体长轴的夹角。

穿龈轮廓的形态大体分为凸形、直形和凹形,不同的穿龈形态对修复体的美学效果和软组织健康会有不同的影响。唇侧整体的穿龈轮廓分为关键区和次关键区两个区域,关键区(critical contour area)在唇侧龈缘 1mm 以内,这一区域对于未来龈缘形态具有决定性影响,在设计、制作中要非常精细。在关键区,应该设计为略凸的形态,类似于天然牙龈下的形态,以便对龈缘形成支撑。次关键区(subcritical contour area)指唇侧龈缘下 1mm 到种植体肩台的移行区。次关键区对于软组织的塑形也十分重要。次关键区可分为凹形、直形和凸形。修复体的唇侧应首选凹形穿龈形态,给软组织的生长提供空间,更容易获得较厚的软组织,从而有利于软组织高度的维持。但是凹形的程度不能过大,否则可能会导致对唇侧软组织的支撑不足,造成软组织轮廓的塌陷或高度的退缩。临床上,软组织的厚度影响穿龈形态塑形的效果。种植体周围应形成 2mm 以上的软组织,以保证美学效果的长期稳定。研究表明,一旦软组织厚度不足 2mm,关键区和次关键区都必须收窄,必要时应进行软组织增量。

穿龈深度、角度和形态与种植体的三维位置相互关联。固定种植体深度,种植体越偏腭侧,穿龈角度越大;种植体越偏颊侧,穿龈角度越小。当种植体过于偏腭侧,形成过大的穿龈角度,会造成菌斑的堆积,而造成不利的影响。固定种植体颊腭侧位置,随着种植体深度的加深,穿龈角度在不断减小,但当植入过深的时候,会引起过量的骨吸收。关于种植体的植入深度,通常在未来预期牙龈以下3~4mm,需要参照穿龈角度和穿龈形态来设计。所以需要针对不同病例个性化设定,而不是进行固定的选择。

针对美学区种植的上述两种临床情境,需要遵循一定的原则,通过修复为导向的牙冠设计,来确保形成理想的穿龈形态、成功的骨结合以及便于进行口腔卫生维护,这样才能维持种植体周围软硬种植的长期稳定。那么,为了更好实现以修复为导向的种植,临床建议结合数字化方法引导种植外科手术。

第二节　静态导板引导美学区种植手术流程

数字化引导的种植可以使口腔种植更加精准,并获得理想的种植体三维位置。在美学区能够获得高精度的种植体轴向,是种植修复最终美学效果的重要保证。基于 CBCT 影像、计算机辅助设计(computer-aided design,CAD)、计算机辅助制造(computer-aided manufacturing,CAM)、增材制造、口内扫描技术、三维成像以及机器视觉等技术的发展,口腔种植数字化静态导板、动态导航和机器人相继应用于口腔种植外科。

数字化静态导板已有较为广泛的临床应用和大量的研究证据,2019 年发表的研究,探讨了自由手、先锋钻导板和全程导板引导的种植手术的精度,结果表明偏差分别是大约 2.1mm、1.5mm 和 1mm。可见,使用全程导板相比于自由手可以带来非常明显的收益。

数字化导板的核心技术,主要包括 CBCT 与口内扫描数据的融合技术(通过 DICOM 与 STL 文件的配准算法实现),以及三维重建中对关键参数的精准测量,如牙槽嵴顶至切缘距离、邻牙距离和骨形态三维测量等。导板设计软件(如 coDiagnostiX®、Simplant® 的虚拟种植模块)为种植体的三维定位提供了强大的技术支持。根据临床需求,导板可分为牙支持式(适用于邻牙存在的病例)、黏膜支持式(适用于无牙颌病例)和骨支持式(适用于特殊骨增量病例)。此外,按引导范围可分为全程导板(从先锋钻到最终扩孔全程引导)和分段导板(仅引导关键扩孔阶段),以满足不同手术精度的需求。

导板设计的核心在于三维安全区的规划和修复导向的设计。在三维安全区规划中,需确保种植体近远中向距邻牙≥1.5mm 的安全距离,唇腭向种植体平台顶点位于未来修复体舌隆突连线,垂直向平台位于邻牙釉质牙骨质界根方 3mm。修复导向设计则需考虑穿龈轮廓,以确保种植体位置与修复体的功能与美学需求相匹配。

静态导板引导的种植手术需遵循标准化的临床操作流程。术前准备阶段,采用适当层厚的 CBCT 扫描和高精度的口内扫描以确保数据融合的精度,并用光固化树脂打印导板。术中操作阶段,首先验证导板就位的准确性,通过邻牙卡抱密合度检测确保导板稳定;采用锚固钉时,需进行多平面固定(如前鼻棘区 + 双侧颧牙槽嵴固定),以增强导板的稳定性。扩孔过程中,需遵循导板套管与钻针间隙补偿算法,并结合逐级扩孔,以减少手术误差。术中注意生理盐水冷却,以免引起骨灼伤。术后通过 CBCT 与术前规划的三维重叠分析,对种植体平台偏差进行分解(水平 / 垂直 / 角度偏差)。

静态导板引导手术的误差控制是确保手术精度的关键。系统性误差主要来源于数据采集(如金属伪影对 CBCT 的影响）、加工（如 3D 打印各向异性导致的导板形变）和操作（如导板微动引起的扩孔轨迹偏移）。为减少误差，临床中可采用先锋钻限深引导技术以及分段导板引导方案。此外，通过术后 CBCT 与术前规划的三维重叠分析，可量化种植体颈部与根部的偏差，并针对性地优化导板设计与手术操作流程。

　　图 7-2-1~ 图 7-2-8 展示了一例导板引导下即刻种植即刻修复的病例。患者为 42 岁的女性，职业为歌唱家。上颌两颗中切牙残根，右上侧切牙为桩核冠继发龋，患者不能接受牙齿缺失的状态，因此制订在导板引导下即刻种植即刻修复的方案。美学分析提示，患者为低位笑线，唇侧牙龈略肿胀，牙槽嵴丰满无明显塌陷。局麻后微创拔除 11 与 21，导板引导下进行种植体预备，紧贴腭侧骨壁植入种植体，在跳跃间隙植入骨粉。印模制取后转技工室制作 11、21 联冠支持的固定桥修复体。在导板的引导下，种植体的深度、角度和平行度较好，为临时修复体的制作提供了便利，即刻修复完成后 4 个月进行永久修复。

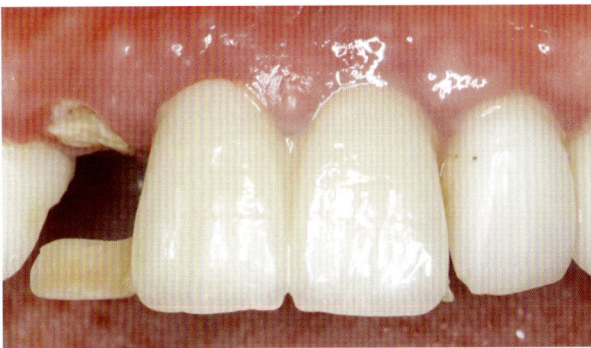

图 7-2-1　11、21 残根冠修复，无法保留

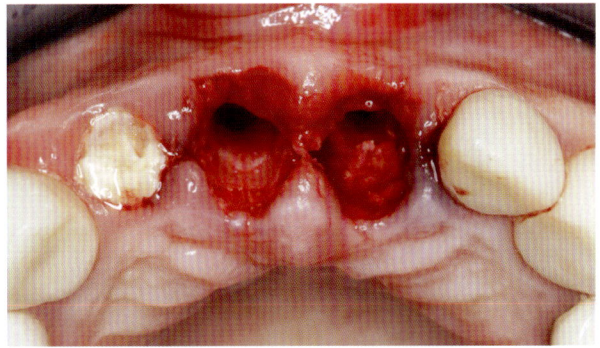

图 7-2-2　微创拔除 11、21

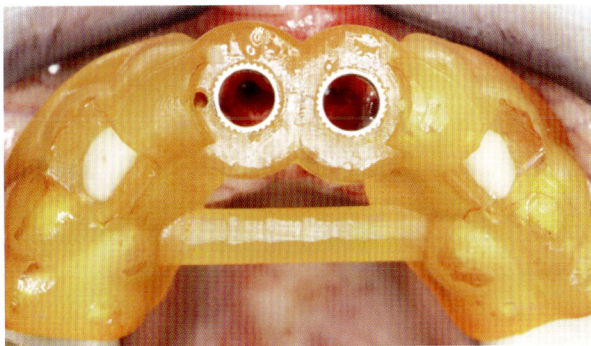

图 7-2-3　导板引导下行 11、21 即刻种植

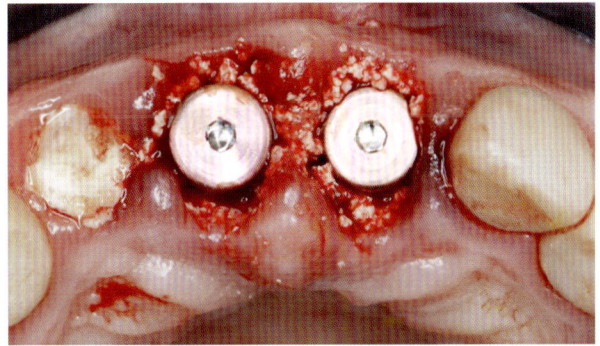

图 7-2-4　11、21 跳跃间隙植骨

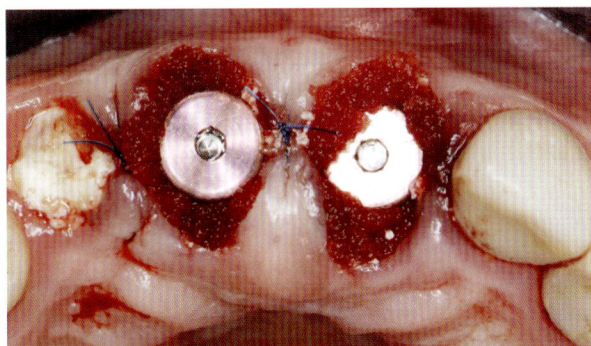

图 7-2-5　明胶海绵封闭创口

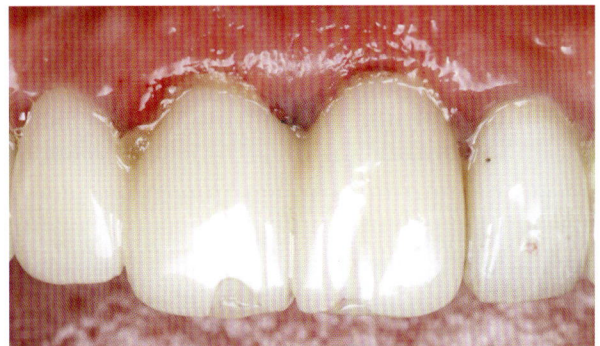

图 7-2-6　戴入即刻修复体

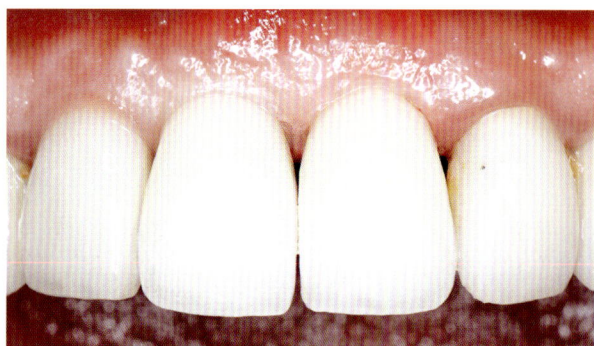

图 7-2-7　戴入永久修复体

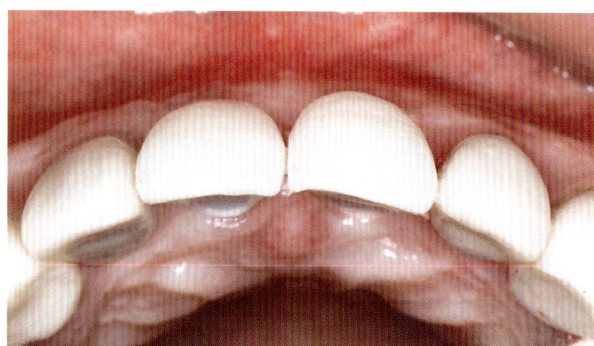

图 7-2-8　12 行桩核冠修复，永久修复体殆面观

第三节　动态导航引导美学区种植手术流程

口腔种植动态导航技术是一种利用机器视觉技术辅助口腔种植手术的方法，主要由光学跟踪定位仪和手术导航软件组成。光学跟踪定位仪可实时捕捉手术器械在三维空间中的位置和运动轨迹，与之配套的手术导航软件，可以整合患者的三维数据、虚拟手术方案、实时手术路径可视化及术后精度分析等功能模块。医师可通过导航系统直观了解患者的口腔状况，按照预定的路径进行种植。主要体现在足够的精确性和手术可视化，同时在手术当中有灵活性可以随时调整治疗方案，并且对张口度的要求低，患者的舒适度更佳。

动态导航引导的种植流程如下（图 7-3-1）。①术前数据获取与处理：术前通过 CBCT、口内扫描等技术获取患者口腔的三维数据，并将数据输入到计算机系统进行处理，构建患者口腔的三维模型；②口腔种植手术规划：通过分析患者的骨、牙列、软组织三维数据，以修复为导向确定种植体的最佳位置、角

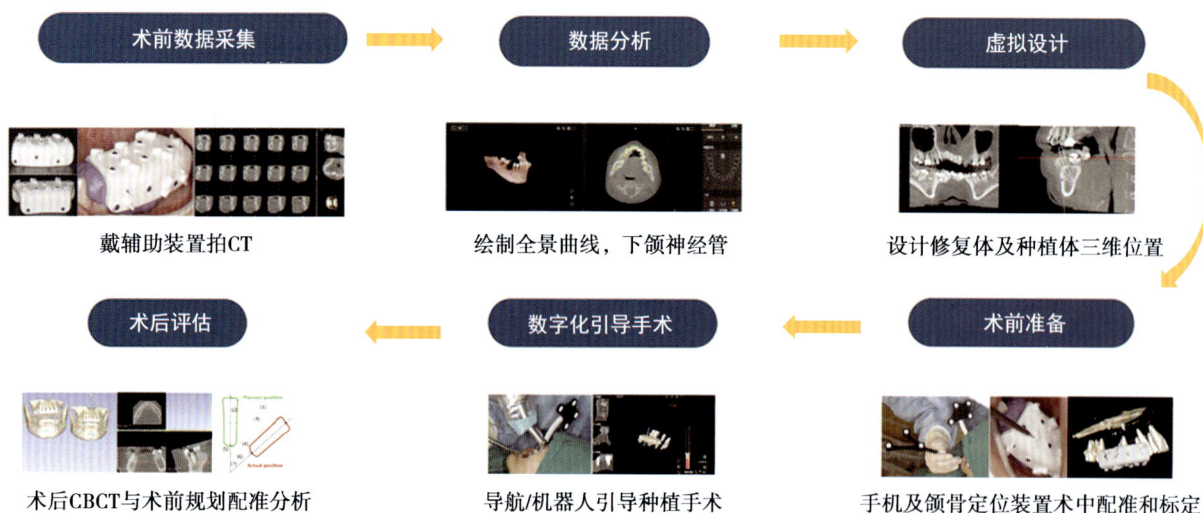

图 7-3-1　导航或机器人辅助种植手术工作流程

度、深度等参数；③术中安装与标定：包括种植手机定位装置、患者定位装置或患者配准装置安装，种植手机标定；④配准：利用牙尖、钛钉或空间配准装置等配准颌骨与CT，建立患者颌骨和虚拟手术坐标系的关系；⑤导航引导下逐级备孔，种植体植入。

上海交通大学医学院附属第九人民医院口腔种植科赖红昌教授团队针对动态导航引导的种植精度做了系列的研究，Wei等人的系统综述纳入了10篇研究，包括4篇随机对照研究和6篇前瞻性研究，荟萃分析结果显示，导航引导的愈合位点种植，种植体颈部偏差、根尖偏差和角度偏差分别为1.02mm（95%置信区间：0.83~1.21mm）、1.33mm（95%置信区间：0.98~1.67mm）和3.59°（95%置信区间：2.09°~5.09°），均在临床可接受的范围内。Wei等人的随机对照临床研究，比较了动态导航和自由手用于即刻种植的精度，结果表明动态导航显著优于自由手，动态导航组的种植体的颈部偏差[（1.01mm±0.41mm）vs.（1.51mm±0.67mm），P=0.038]和根尖偏差[（0.88mm±0.43mm）vs.（1.94mm±0.86mm），P=0.001]均低于自由手。导航在牙列缺损中的配准方法包括基于牙尖配准和基于配准装置配准，Ma等人的回顾性研究比较了两种方法的精度，结果显示牙尖配准和U形管配准的种植体植入精度差异无统计学意义，但牙尖配准的方法无需额外的配准设备，操作更方便。

动态导航引导的种植临床技术在操作时有以下要点：为了保证种植的植入精度，需要尽量控制各个环节的误差，在数据获取过程中需保证获取高质量CBCT和口内扫描数据，包括患者拍摄CBCT时保持稳定并处于上下颌开口位。在手术定位装置安装阶段需保证标志物的稳定不动。在配准阶段，选择尽可能多的稳定的标志点进行配准。术中，导航引导的种植手术需要临床医生面对屏幕进行手术，具有一定的学习曲线，临床医生应从简单的病例进行训练，足够熟练以后进行相对复杂的手术操作。导航引导的即刻种植相对特殊，对于牙根尖偏腭侧的SRP1类位点，在定点阶段通常显示球钻位于正确位置的颊侧，这是由于腭侧骨壁的阻挡使得无法位于种植体长轴，只有通过持续向腭侧的预备，最终定点才能位于种植体长轴。

如图7-3-2~图7-3-10是一例导航引导的即刻种植，患者上颌前牙外伤导致牙根折断，患者牙周状况较差，牙槽骨吸收明显，牙龈退缩明显，黑三角明显，CBCT示12、11、21牙根折断。导航引导下植入12、21种植体，即刻修复，调整临时修复体穿龈轮廓，最终修复。

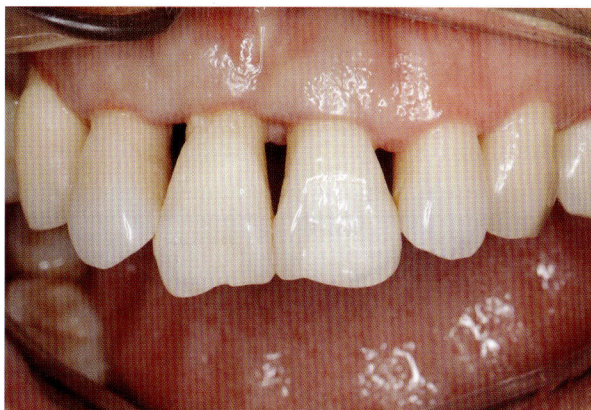

图7-3-2　12、11、21外伤，松动Ⅱ~Ⅲ度

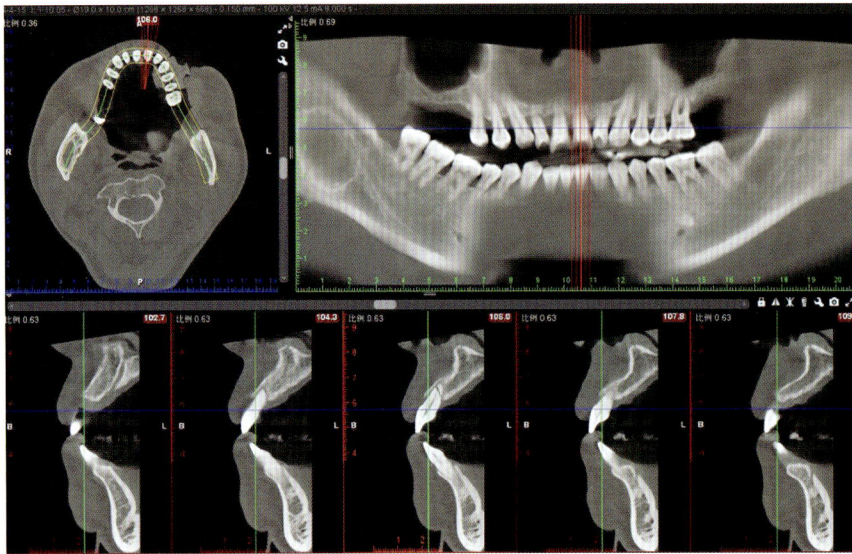

图 7-3-3　CBCT 显示 12、11、21 根折,唇腭侧骨壁吸收明显,牙槽骨形态偏唇侧

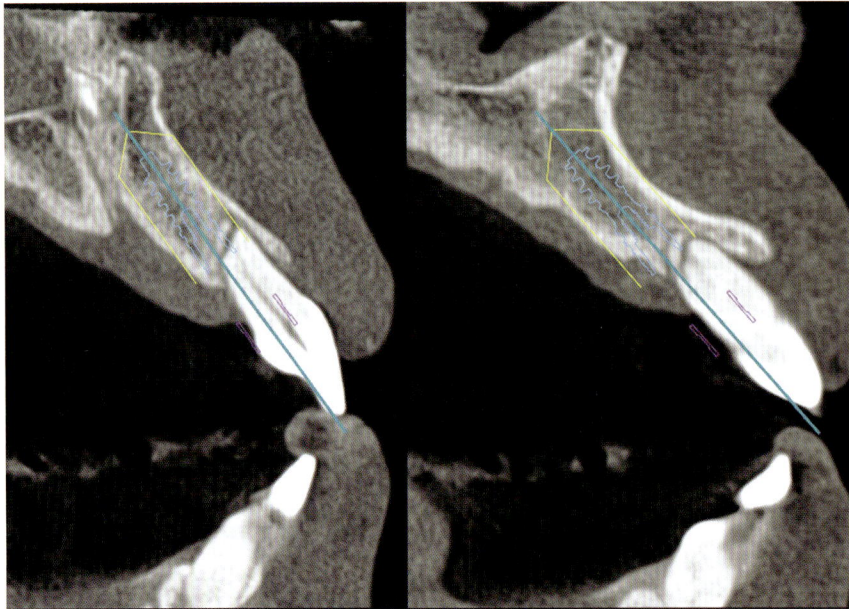

图 7-3-4　21、12 位点种植设计

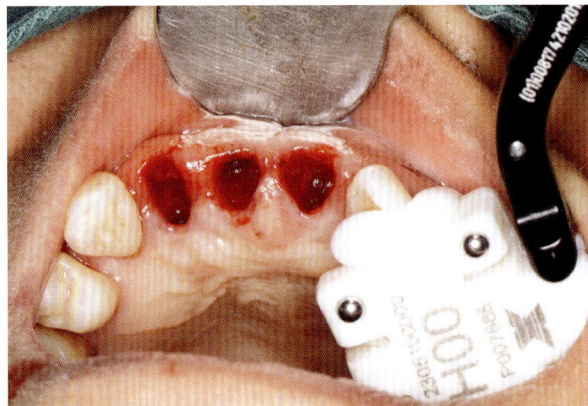

图 7-3-5　拔除患牙

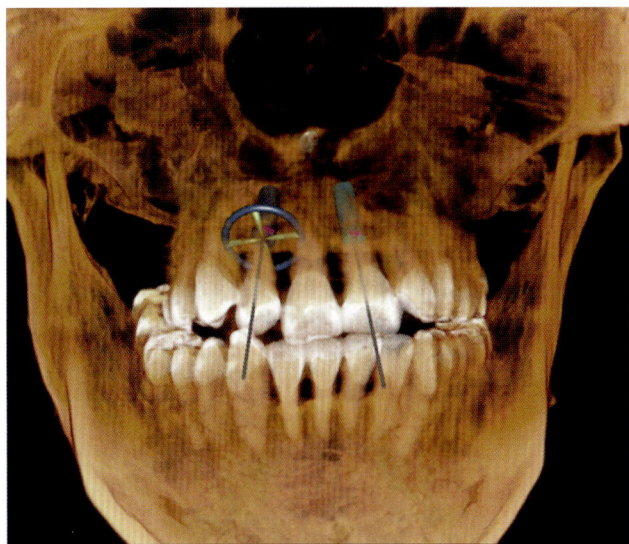

图 7-3-6　导航引导下在 12、21 位点植入种植体

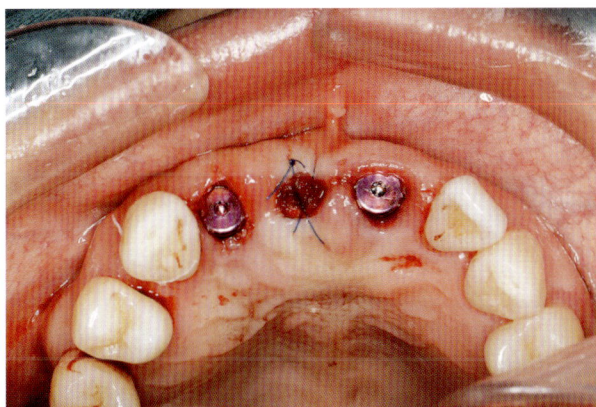

图 7-3-7　种植术后,颊侧跳跃间隙植骨

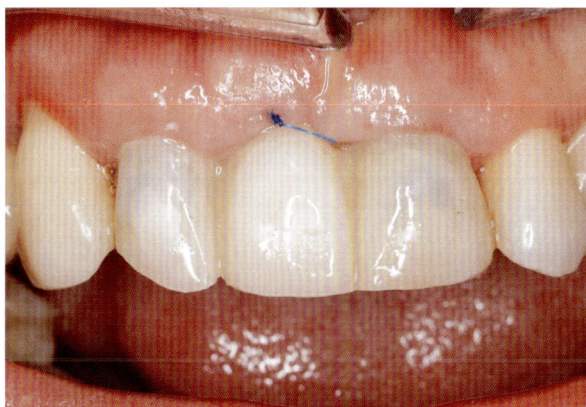

图 7-3-8　种植即刻修复

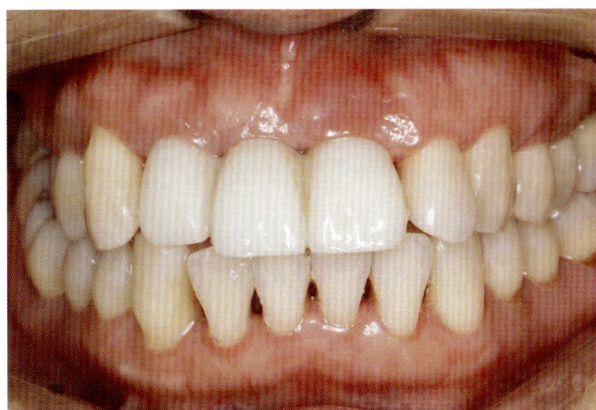

图 7-3-9　临时修复体塑形穿龈轮廓

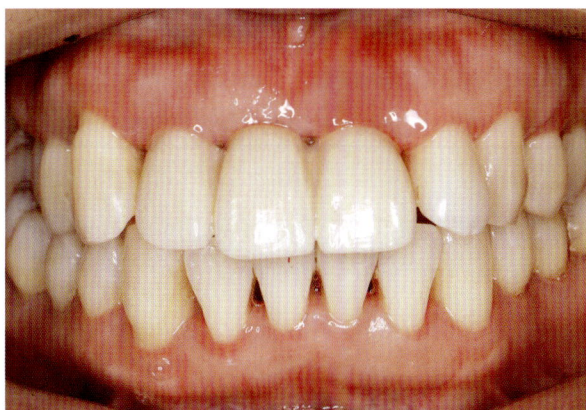

图 7-3-10　最终修复

第四节　机器人引导美学区种植手术流程

口腔种植机器人主要基于口腔种植手术的精准定位和机械臂自动操作。机器人系统借助光学追踪定位引导系统和电子化反馈机制遵循术前规划,通过机械手臂自动定位种植位点、把控种植精度。口腔种植机器人主要由机械臂、光学跟踪定位仪、手术导航软件组成,还包括系统集成车、标定导板、定位装置、操作踏板、力反馈感受器等硬件。在术中利用定位配准系统将手术空间的各个坐标系转换到统一机器人坐标系下,然后,机器人运动到指定路径进行手术。口腔种植机器人兼具了导航机器视觉的原理,有更好的安全性,相比于人的技术敏感度,机器人的机械臂可能有更稳定的效果。

1. 口腔种植机器人的种植流程　与导航引导下的种植相似(图 7-3-1),前四个步骤基本相同,区别在于,需安装机械臂定位装置并调整机械臂到合适位置,再启动引导步骤,最后机械臂自动进行点位的角度调整,进行种植备孔流程。根据引导的不同,分为被动式机械臂和自主式机械臂,被动式机械臂由医师手动引导至患者口内,自主式机械臂可自动按照规划手术路径执行。

2. 口腔种植机器人的精度　近期有多篇研究对口腔种植机器人的精度进行了评估,赖红昌教授团队对此进行了系列研究,Qiao 等的一项转化研究分别在体外和体内对机器人的种植体植入精度进行评估,结果显示种植体植入精度均较好。Shi 等的一项随机对照临床研究,比较了机器人辅助植入种植体和自由手植入种植体的植入精度,机器人组的种植体植入距离偏差[平台偏差为 1.23mm(0.9~1.4mm),根尖偏差为 1.40mm(1.1~1.6mm)]显著低于自由手组[平台偏差为 1.9mm(1.2~2.3mm),根尖偏差为 2.1mm(1.7~3.9mm),$P<0.05$],这项随机对照临床研究的偏差高于既往的非随机对照研究,可能是在非随机对照研究设计中已知的治疗效果夸大、不同机器人系统之间的精度差异、机器人手术的学习曲线以及多因素的综合作用。Wu 等的系统综述和荟萃分析,临床研究数据所获得的平台偏差、根尖偏差、角度偏差(95% 置信区间)分别为 0.68mm(0.57~0.79mm)、0.67mm(0.58~0.75mm)和 1.69°(1.25°~2.12°)。口腔种植机器人在无牙颌中的精度也有研究报道,Wang 等将机器人用于无牙颌患者的种植,对比导板引导的种植,机器人组的种植体植入精度显著高于导板引导的种植精度[平台偏差(0.65mm ± 0.25mm)$vs.$(1.37mm ± 0.72mm),根尖偏差(0.65mm ± 0.22mm)$vs.$(1.28mm ± 0.68mm),角度偏差(1.43° ± 1.18°)$vs.$(3.47° ± 2.02°),$P<0.05$]。Xie 等的一项前瞻性临床研究,报道了机器人在无牙颌种植中的精度结果,平台偏差、根尖偏差和角度偏差分别为 0.53mm(0.19mm)、0.58mm(0.17mm)和 1.83°(0.82°)。

3. 机器人辅助种植的临床技术要点　同导板和导航引导的种植一样,机器人辅助种植需要在各个环节控制手术的精度。机器人以其出色的精准性和稳定性,为口腔种植外科手术带来了显著的进步,一定程度解放了医生双手,有效地降低了医生的学习曲线,但是手术仍然要在医生的严密监督下执行,以控制术中可能因为定位装置和配准装置移位等造成的手术偏差带来的风险。与自由手手术类似,机器人辅助手术也存在钻针侧滑的风险,尤其是在骨质不均匀或骨面不平整时,在这种情况下,可通过不同直径的球钻较高转速旋转下去骨,解除牙槽嵴顶部造成钻头侧滑的侧向力,再完成后续麻花钻的预备。

　　图 7-4-1~ 图 7-4-15 展示了一例下颌前牙区牙槽骨缺损位点种植机器人辅助种植病例,患者为 27 岁男性,先天缺牙,曾行正颌 - 正畸联合治疗,上颌前期已完成种植手术,下颌 33—43 缺失拟行种植手术。口内可见牙槽骨水平吸收明显;术前 CBCT 示缺牙区骨吸收,尤其 31、41 吸收明显,剩余骨宽度为 2mm 并伴有垂直向骨吸收,牙槽嵴顶黏膜厚度不足 2mm。方案一:一期植骨,进行水平向和垂直向骨增量,择期种植修复。方案二:同期种植和水平向骨增量。患者选择方案二。

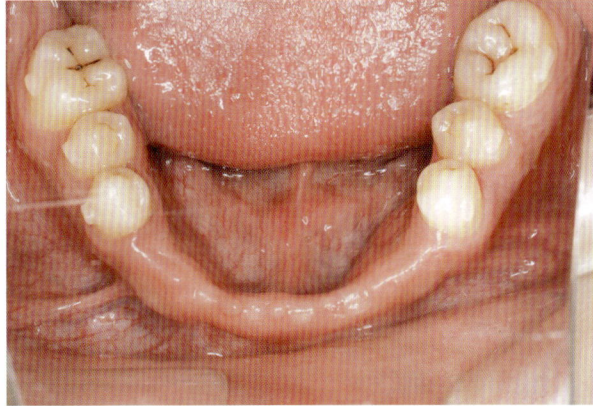

图 7-4-1　术前口内照

患者先天缺牙,上颌完成种植手术,下颌可见 33—43 缺失,缺牙间隙近远中距离较大,牙槽嵴菲薄。

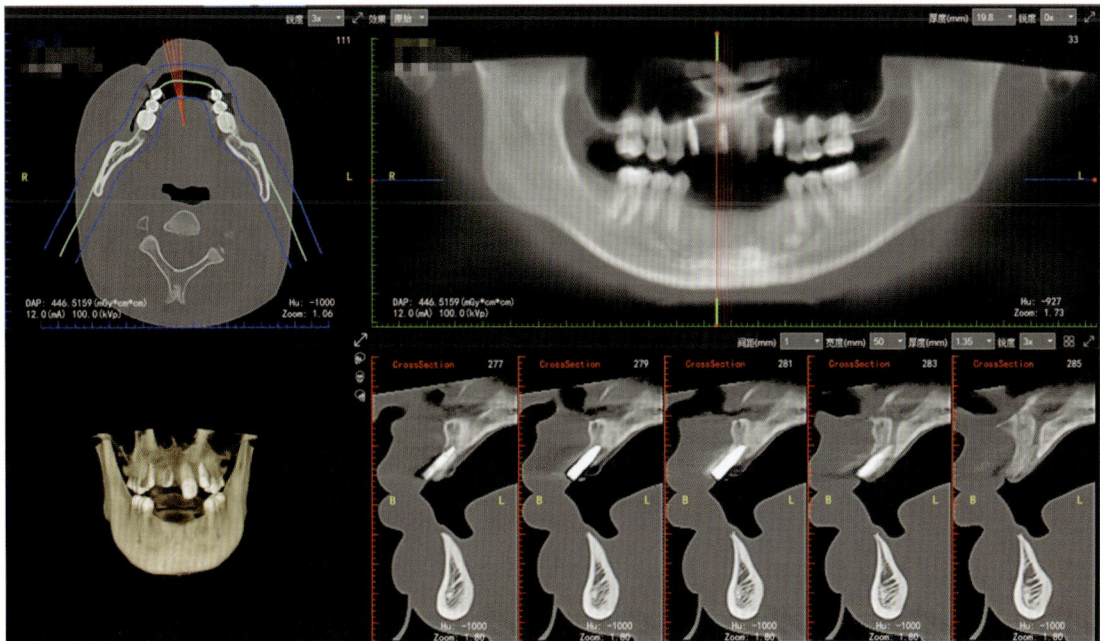

图 7-4-2　术前 CBCT 可见下颌前牙区牙槽骨菲薄

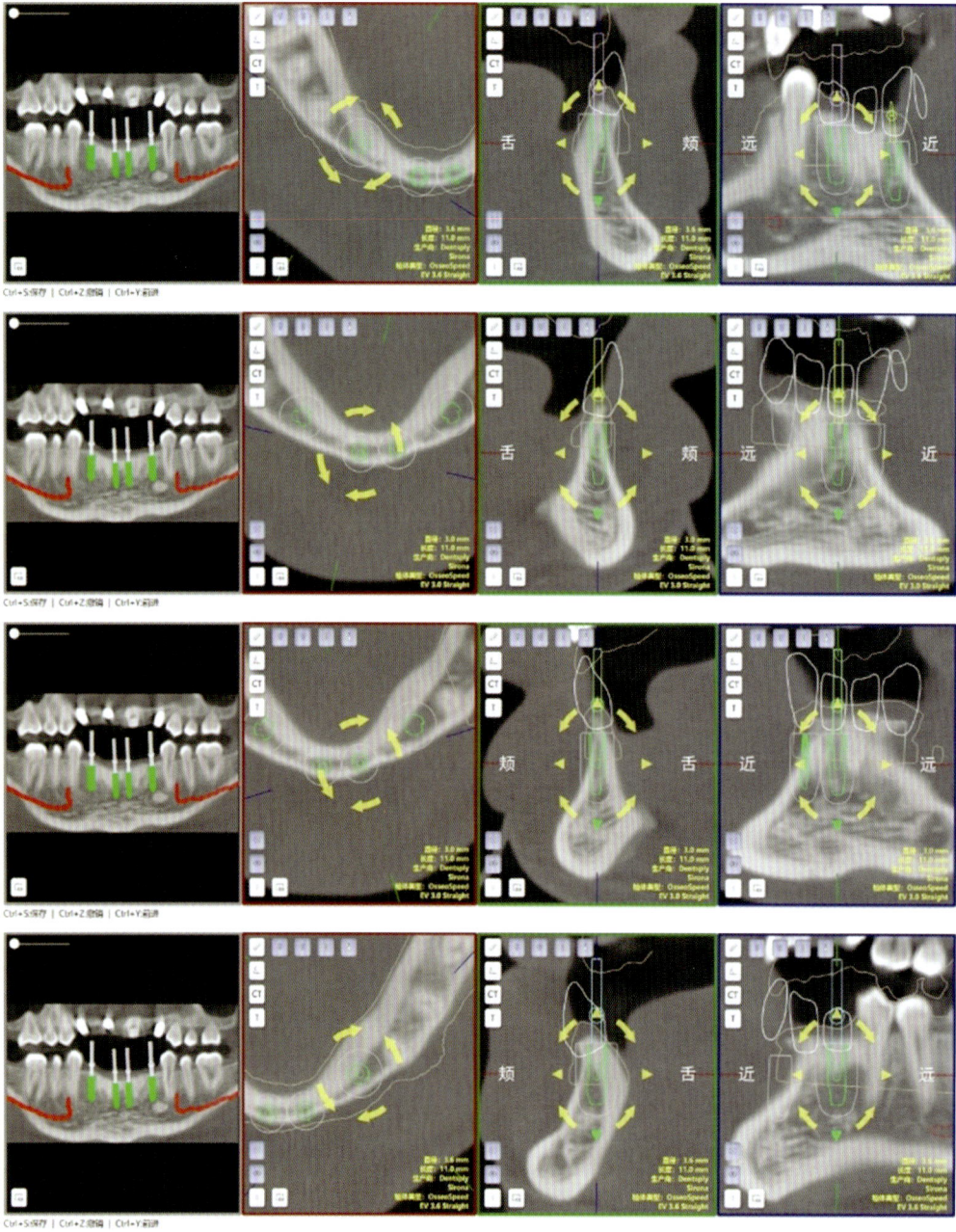

图 7-4-3　术前手术设计

虚拟排牙以修复为导向设计 4 颗种植体的位置，31、41 种植体之间距离 3mm，牙槽嵴顶菲薄，约为 2mm，计划植入 3.0mm 直径的种植体。33、43 缺牙区骨宽度 5mm，计划植入 3.6mm 直径的种植体。

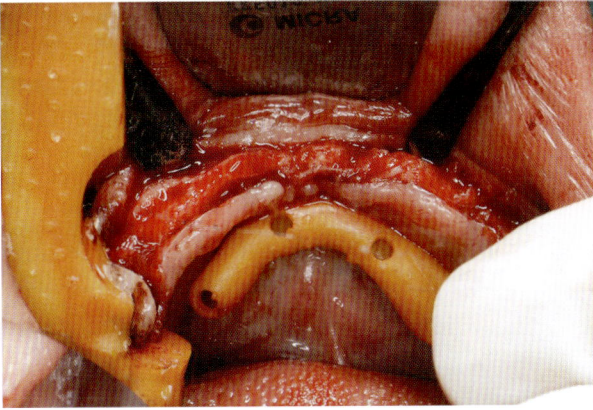

图 7-4-4 连接好口内配准装置后翻瓣,为了避免影响配准装置的就位,牙槽嵴顶切口,尽量减小翻瓣范围

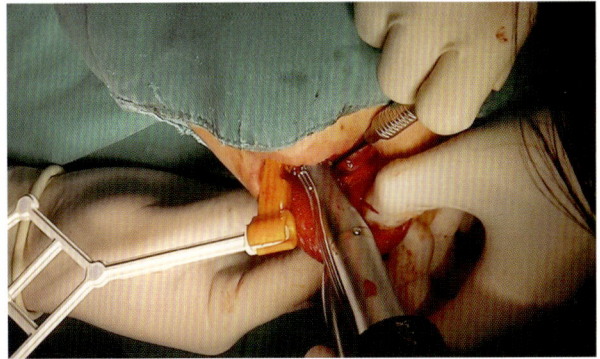

图 7-4-5 术中机械臂辅助下植入 4 颗种植体

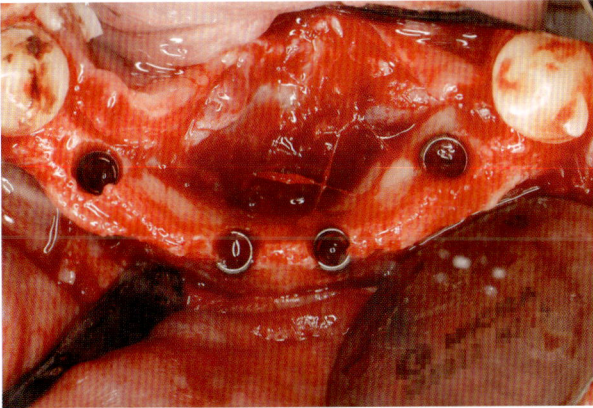

图 7-4-6 完成 4 颗种植体的植入

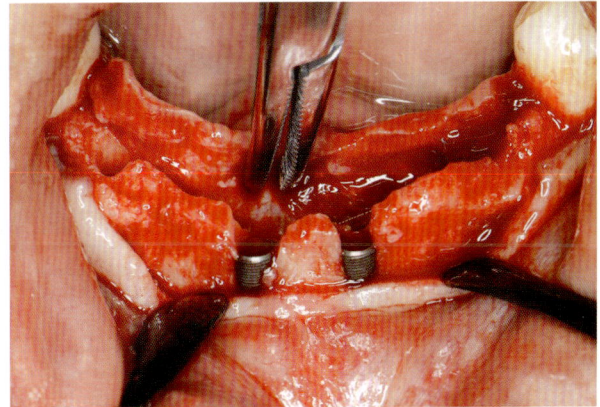

图 7-4-7 31、41 按照设计的位点植入,位于骨下 2mm,种植体颊侧骨缺损明显

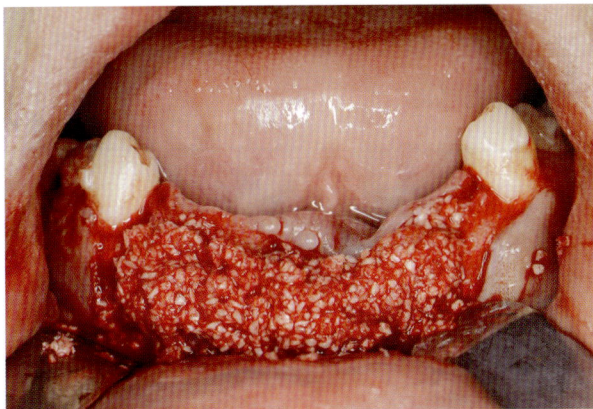

图 7-4-8 翻瓣植骨,植入同种异体骨

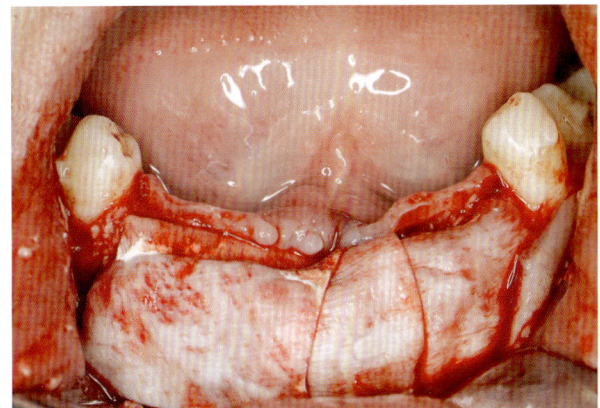

图 7-4-9 胶原膜覆盖

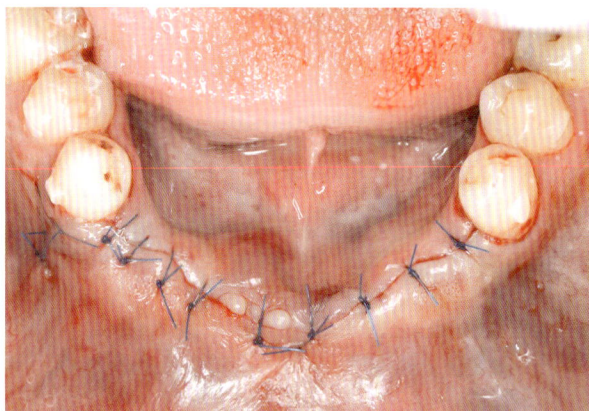

图 7-4-10　不可吸收缝线缝合

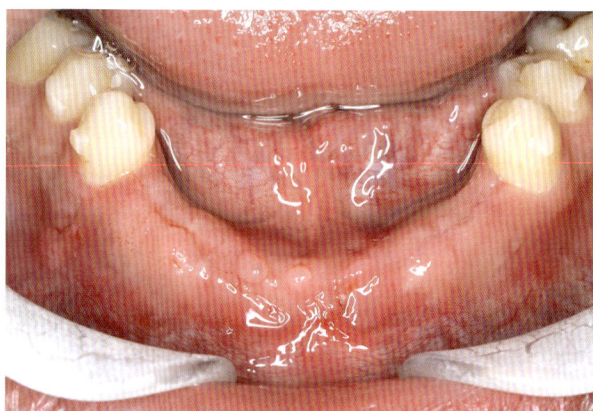

图 7-4-11　术后 2 周拆线

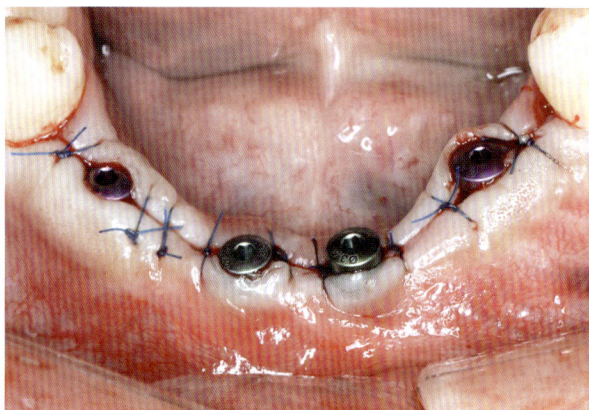

图 7-4-12　术后半年二期手术

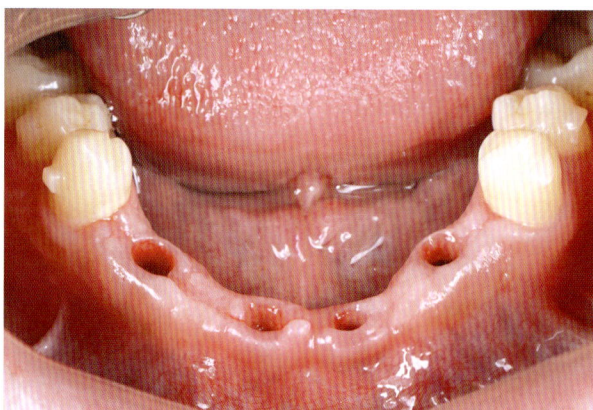

图 7-4-13　戴牙前软组织状况

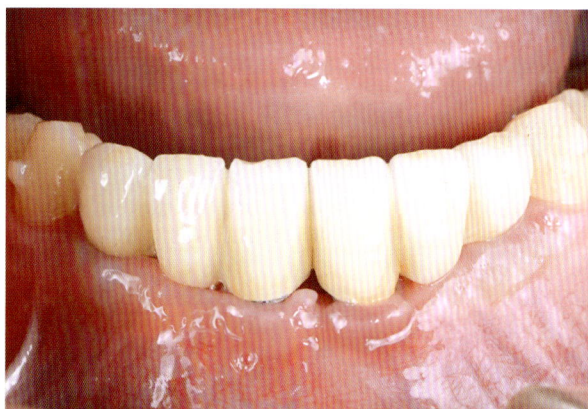

图 7-4-14　戴牙

#31	误差信息
①植入点误差	0.300mm
②末端点误差	0.365mm
③种植体角度误差	1.043°
④植入点水平误差	颊 0.009mm；近 0.008mm
⑤末端点水平误差	舌 0.039mm；近 0.202mm
⑥植入点深度误差	浅 0.300mm
⑦末端点深度误差	浅 0.301mm

#41	误差信息
①植入点误差	0.381mm
②末端点误差	0.553mm
③种植体角度误差	1.718°
④植入点水平误差	颊 0.031mm；远 0.099mm
⑤末端点水平误差	舌 0.125mm；远 0.390mm
⑥植入点深度误差	浅 0.366mm
⑦末端点深度误差	浅 0.371mm

#33	误差信息
①植入点误差	0.720mm
②末端点误差	0.550mm
③种植体角度误差	1.937°
④植入点水平误差	舌 0.520mm；近 0.465mm
⑤末端点水平误差	舌 0.149mm；近 0.494mm
⑥植入点深度误差	浅 0.182mm
⑦末端点深度误差	浅 0.188mm

#43	误差信息
①植入点误差	0.588mm
②末端点误差	0.898mm
③种植体角度误差	2.073°
④植入点水平误差	颊 0.392mm；远 0.217mm
⑤末端点水平误差	颊 0.596mm；远 0.559mm
⑥植入点深度误差	深 0.381mm
⑦末端点深度误差	深 0.374mm

图 7-4-15　术后精度分析

总结：

美学区种植数字化设计应遵循修复为导向的种植理念,针对不同的临床情景和软硬组织条件进行个性化设计。其中,穿龈轮廓十分重要,应从穿龈轮廓的凸度、深度、角度进行多维度分析,设计理想修复体的位置,从而确定种植体的理想三维位置。

随着导板、动态导航和机器人技术的不断发展,为获得修复为导向的种植体植入和可预期的种植效果提供了有效的方法。然而,我们也必须注意到,目前的机器视觉辅助种植技术的操作流程较为复杂,手术时间也较长,需要进一步简化操作流程,提升手术效率。骨密度不均等复杂情况可能会造成现有的机器视觉辅助种植技术存在一定偏差,这要求不仅要提高机器视觉辅助种植技术的稳定性,还要严格规范其适应证,确保技术的安全有效。

（史俊宇　刘　艳　王妙贞）

参考文献

1. QIAO S C, WU X Y, SHI J Y, et al. Accuracy and safety of a haptic operated and machine vision controlled collaborative robot for dental implant placement：A translational study. Clin Oral Implants Res, 2023, 34（8）：839-849

2. SHI J Y, LIU B L, WU X Y, et al. Improved positional accuracy of dental implant placement using a haptic and machine-vision-controlled collaborative surgery robot：A pilot randomized controlled trial. J Clin Periodontol, 2024, 51（1）：24-32

3. WU X Y, SHI J Y, QIAO S C, et al. Accuracy of robotic surgery for dental implant placement：A systematic

review and meta-analysis. Clin Oral Implants Res, 2024, 35（6）: 598-608

4. WANG W, XU H, MEI D, et al. Accuracy of the Yakebot dental implant robotic system versus fully guided static computer-assisted implant surgery template in edentulous jaw implantation: A preliminary clinical study. Clin Implant Dent Relat Res, 2024, 26（2）: 309-316

5. XIE R, LIU Y, WEI H, et al. Clinical evaluation of autonomous robotic-assisted full-arch implant surgery: A 1-year prospective clinical study. Clin Oral Implants Res, 2024, 35（4）: 443-453

6. KATAFUCHI M, WEINSTEIN B F, LEROUX B G, et al. Restoration contour is a risk indicator for peri-implantitis: A cross-sectional radiographic analysis. J Clin Periodontol, 2018, 45（2）: 225-232

第 八 章
美学区种植数字化过渡修复和永久修复

近年来随着美学修复理念的发展,美学区种植修复越来越强调修复后的粉白美学效果,种植修复体穿龈轮廓位于种植体、骨组织、软组织和修复体形态共同组成的交界美学区,是获得粉色美学效果的重要表现区。临床中可通过愈合基台就位、过渡修复体引导、最终修复体支撑对穿龈轮廓进行调整。在种植体周软组织存在缺损时,还需结合恰当的软组织移植、增量进行补偿。

种植体周围组织与天然牙周组织存在明显差异,修复体穿龈轮廓的形状和尺寸将对种植体周围软硬组织美学、健康和稳定产生重大影响。设计不当的穿龈轮廓将影响种植体周软组织的血供、美学和专业维护措施的实施,从而导致种植体周围组织体积的损失和疾病的发生。在临床实践当中有多种因素会影响种植修复体穿龈轮廓的设计,例如种植体位置、修复时机、修复体结构以及修复体材料的选择等。合理的修复体穿龈轮廓设计在美学区种植修复中显得尤为重要。

随着数字化技术普遍应用,通过口内扫描、面扫、CBCT 数据的三维重建以及计算机虚拟设计,可以将重要解剖位置和最终修复结果提前可视化,充分而且自由地实现"以修复为导向的种植修复"。本章展示了种植临床医生利用数字化和 / 或传统技术,结合美学区种植修复体穿龈轮廓的概念、设计影响因素及理想轮廓设计原则对美学引导下种植修复体穿龈轮廓进行空间评估和时机选择。

第一节　理想轮廓美学引导下的修复体设计的空间评估

一、穿龈轮廓概念的历史与演化: 关键、非关键分区与 EBC

天然牙穿龈轮廓被定义为牙齿或修复体穿过软组织并延伸至邻面接触区和颊舌侧外形高点之间的外形轮廓。在种植修复体中,穿龈轮廓为从种植体肩台至龈缘之间的基台和修复体轮廓,即修复体在软组织内与软组织接触的区域的形态均可称为穿龈轮廓。

种植体穿龈轮廓(emergency profile)又称穿龈形态、龈缘轮廓,其中穿龈轮廓最为常用。种植修复体穿龈轮廓起点为种植体肩台,较之天然牙的穿龈轮廓起点更加靠近根方。理论上前牙美学区种植修复体的穿龈轮廓应该尽量模拟缺失牙的颈部形态(图 8-1-1)。然而牙缺失后软硬组织的吸收改建及种植体与天然牙在大小、形态和周围组织结构上存在差异,种植修复体穿龈轮廓设计与天然牙固定修复的设计理念应有所不同。

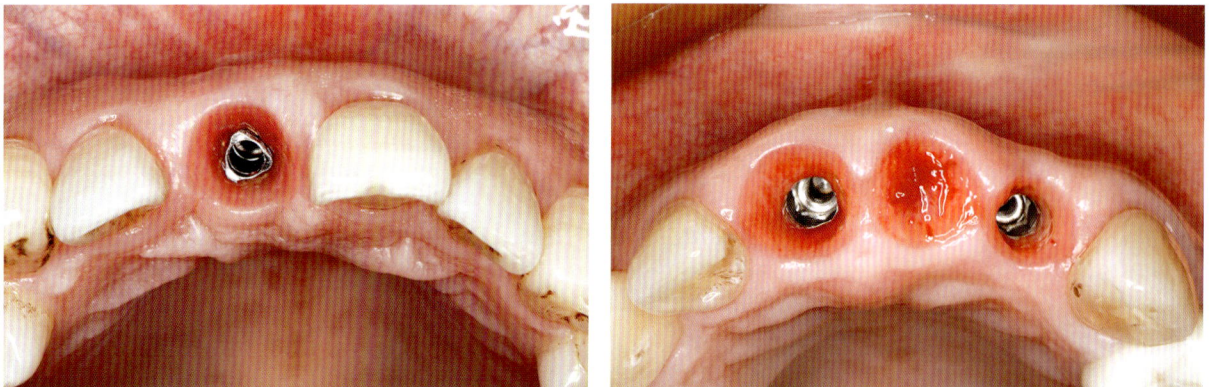

图 8-1-1　理论上前牙美学区种植修复体的穿龈轮廓应该尽量模拟缺失牙的颈部形态

穿龈轮廓大致可分为三种形态，即浅凹型、平直型和微凸型。Schoenbaum 等提出穿龈轮廓应以生物学为导向，保证种植体周软硬组织的稳定。Steigmann 等根据种植体不同的水平位置提出了穿龈轮廓的设计方案。当种植体的位置居中时可设计为浅凹型，为软组织提供再生空间、防止牙龈退缩、增加软组织封闭；当种植体位置略偏唇侧时，穿龈轮廓应设计成浅凹型，以保证良好的软组织厚度；当种植体位置过于偏腭侧时，穿龈轮廓应呈略凸形，以期把软组织推向唇侧，从而获得良好的美学效果。

而 Su 等进一步将种植修复体穿龈轮廓划分为两个区域：关键区和次关键区（图 8-1-2，图 8-1-3），将穿龈轮廓的变化主要集中在了次关键区（分为浅凹型、平直型和微凸型）。关键区为基台或冠自游离龈缘至根方 1.0mm 的区域，通过改变关键区突度可以控制龈缘线和龈缘高点的位置，因此关键区突度决定了临床牙冠的颈部形态；次关键区位于关键区的根方，为种植体颈部至修复体关键区之间的区域。次关键区可根据需要设计为凸面来支持牙龈组织或者设计为凹面来减小对牙龈组织的压力。当种植体穿龈深度不足时，颊侧的穿龈轮廓次关键区应平直，关键区微凸以稳定龈缘；当种植体穿龈深度过深时，穿龈轮廓应平滑而渐进地过渡，利于软组织封闭与自洁。

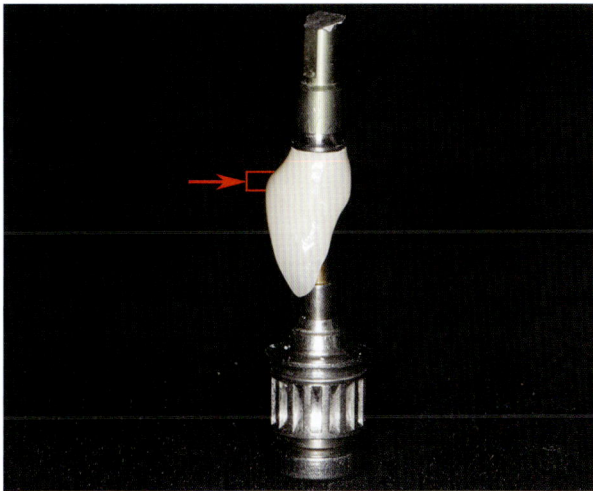

图 8-1-2 关键区（箭头所示）
调整颊-龈边缘水平、轮廓顶点、牙冠形态和长度；决定最终义齿的龈缘形态。

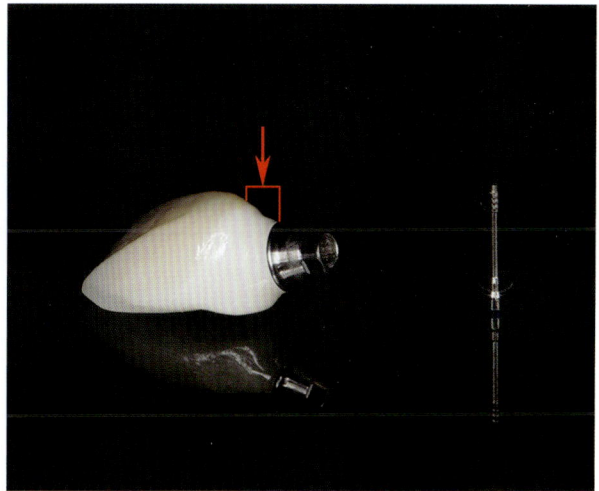

图 8-1-3 次关键区（箭头所示）
尽可能收窄临时修复体穿龈轮廓，对缺损的牙槽嵴进行局部补偿，利于保持血供，获得修复后长期稳定的生物学效果。

2018 年 Gallucci 等发表的动物实验阐述了基台形态对边缘骨吸收的影响，大角度的穿龈基台可能会由于压迫结缔组织侵犯生物学空间而导致边缘骨吸收。Gomez-Meda 在此基础上对前述穿龈形态分区，即关键区和次关键区的基础上对次关键区进行了细分，提出了 EBC（esthetic biological contour concept）设计理念，并对每一分区所对应的组织学成分及其作用进行了解读。E（esthetic）区代表美学关键区用于支撑龈缘形态，相当于关键区。组织学成分为沟内上皮。B（biological）区为结合上皮的区域，可以根据种植体的位置和软组织厚度决定其凸度，是穿龈形态设计时最具挑战的区域，具体与次关键区形态设计类似。C（crestal bone）区是结缔组织区域，Gomez-Meda 强调了这个最新提出的分区，并指出 C 区轮廓形态应为直形甚至更加缩窄的形态设计，以避免压迫结缔组织导致边缘骨吸收。

二、穿龈轮廓的冠部管理：术前诊断性设计和美学评估

穿龈轮廓的关键区是粉色美学（pink esthetic score，PES）和白色美学（white esthetic score，WES）的交界区，牙冠形态决定并塑造下方软组织形态，两者相辅相成。PES是目前种植修复的粉红色美学最常用的评价标准（Fürhauser，2005），其中在其7个要素中，黏膜边缘及龈乳头是影响种植粉色美学效果的最重要两个要素。关键区用于支撑龈缘形态，位于龈缘下根方约1mm范围内。修复体的唇侧临床冠轮廓的形态会影响颊侧龈缘位置及龈缘高点。而牙冠形态（方圆或尖圆）也会对牙龈乳头的充盈形态产生影响。

理想条件下种植修复体穿龈轮廓应尽量模拟天然牙的穿龈轮廓，通过参考拔除的天然牙、对侧同名牙齿或数字化方式均可实现穿龈轮廓的准确复制，但是在前牙连续缺失或单颗乳牙滞留的患者中往往很难找到相关参考点，较难完成让医患都非常满意的种植修复（图8-1-4）。

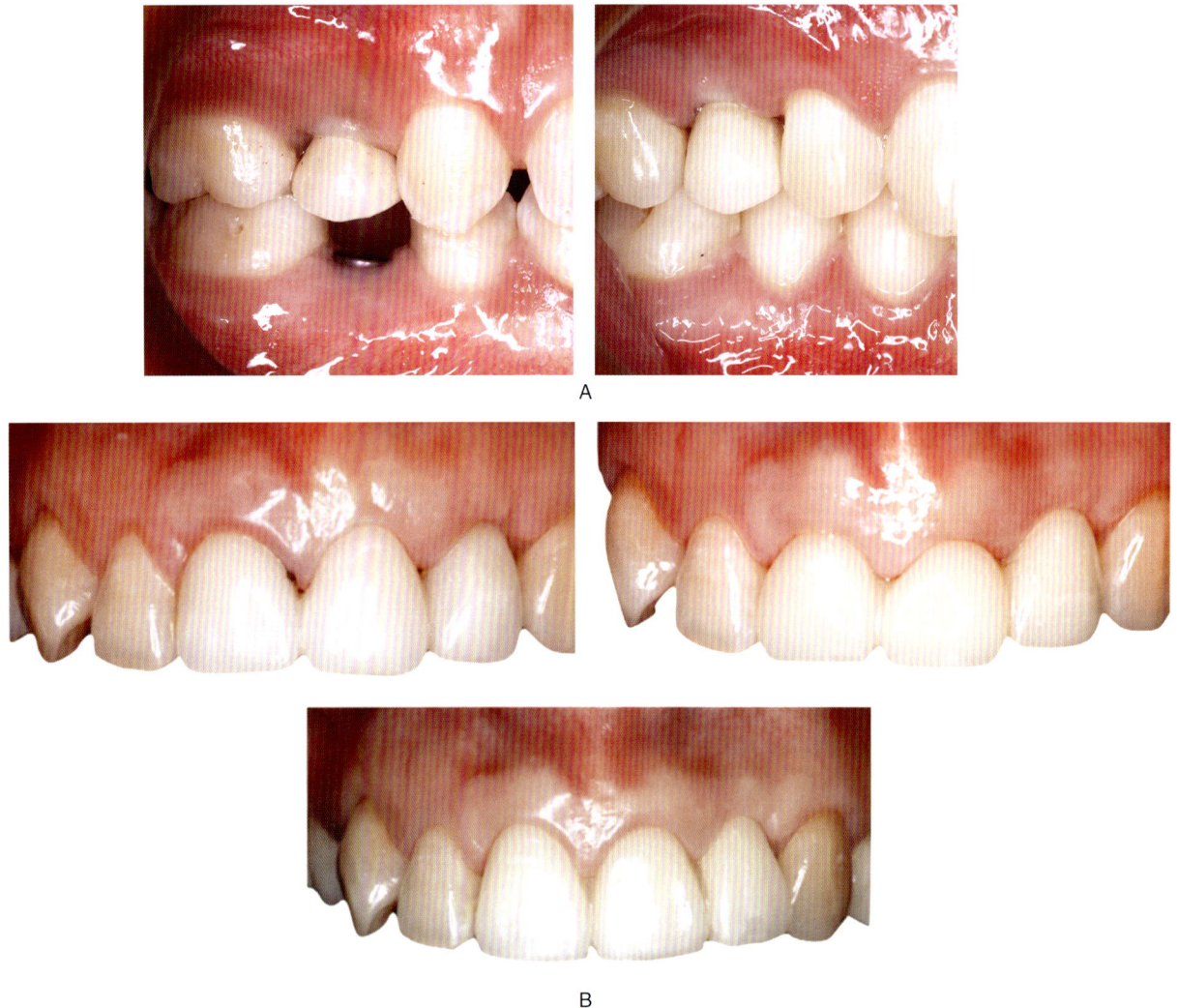

图 8-1-4　不同穿龈轮廓呈现不同美学效果

A. 乳牙滞留患者由于14牙穿龈轮廓设计不同，最终美学效果存在差距；B. 同一患者，11—22即刻修复穿龈轮廓不同可呈现不同的美学效果。

尤其是主诉为前牙排列不齐或前牙间隙等要求美容修复的患者,对于义齿美学的要求往往高于对功能的要求。结合数字化口腔医学的发展,数字化微笑设计(digital smile design,DSD)可以作为前牙即刻修复以及即刻种植术前设计的有效辅助手段。其通过分析患者前牙现有的美学参数,结合牙齿的长度、轮廓、排列等因素设计修复体,为患者设计美观、自然、符合患者个性特征的修复方案。

DSD 是由巴西牙医 Coachman 及其团队提出的,DSD 技术在美学修复中是一个多用途的工具,应用 Keynote、Photoshop、DSS 或 ezDSDpro 等软件,通过对患者面部及口腔软硬组织进行数字量化的准确分析、设计及治疗结果的数字化模拟,医生和患者可以直观地看到修复后的效果;此外,DSD 还可以制作直观的预期效果图,通过 DSD 设计可让临床医生在不可逆的美学修复之前为患者展示治疗后的效果,从而有利于患者接受治疗,提高诊断效率,加强医患和医技沟通。二维数字化微笑设计(two-dimensional digital smile design,2D-DSD)是最早出现、最基本的方法;2D-DSD 后需要由技师协助进行蜡型设计等程序,或者进入 3D-DSD 设计流程。具体需要以下步骤。

1. 修复前图像的拍摄　在前牙美学修复中,高质量、规范的数码摄影对于 DSD 设计非常重要。进行 DSD 设计时,需采集患者 3 张最基本的照片进行分析:正面微笑照片、正面休息位照片及上颌前牙黑背景照片(图 8-1-5)。

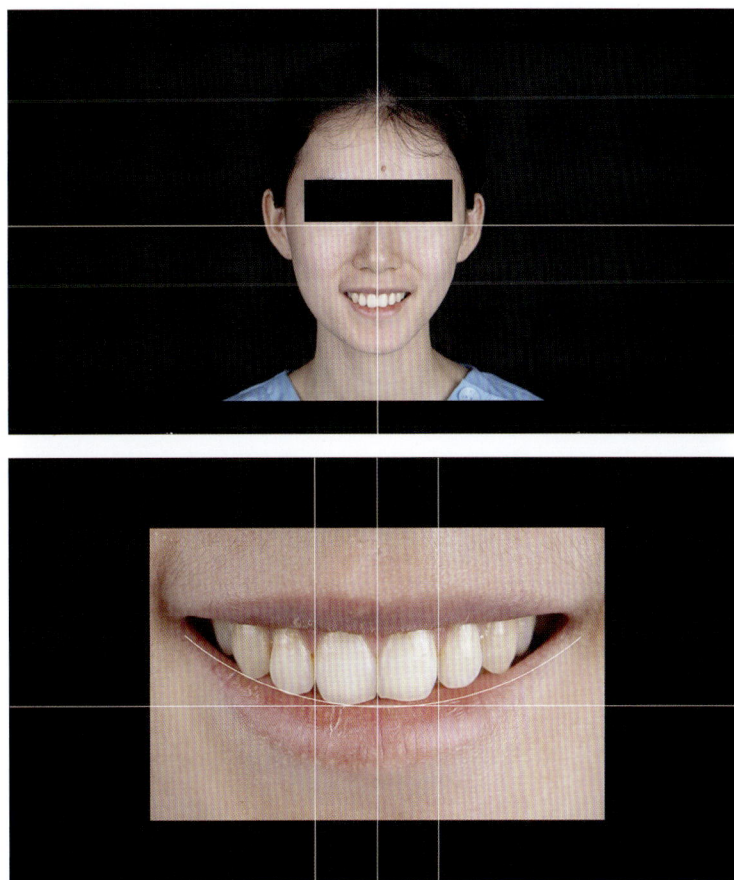

图 8-1-5　修复前正面微笑照与正面休息位照片

2. 美学分析与设计　将照片导入 Keynote、Photoshop、DSS 及 ezDSDpro 等软件,对口腔颌面部软硬组织进行量化的准确分析与设计(图 8-1-6),包括牙齿比例、牙弓中线、上颌切牙切缘弧度等参数,并根据患者的要求完成个性化设计(图 8-1-7)。

3. 模型分析与诊断蜡型设计　将临床医生的 DSD 设计传给技师,技师将设计中的横坐标与纵坐标转移到石膏模型上,这样可以为技师制作蜡型提供准确的平面及面中线,以免中线偏移。完成模型分析之后,根据 DSD 设计来制作完成诊断蜡型。诊断蜡型可以更好地体现美学修复后的效果,便于医生与患者再次沟通,对设计不完善的地方进行调整,在必要情况下还需对邻牙统一进行规划,直到患者满意为止。

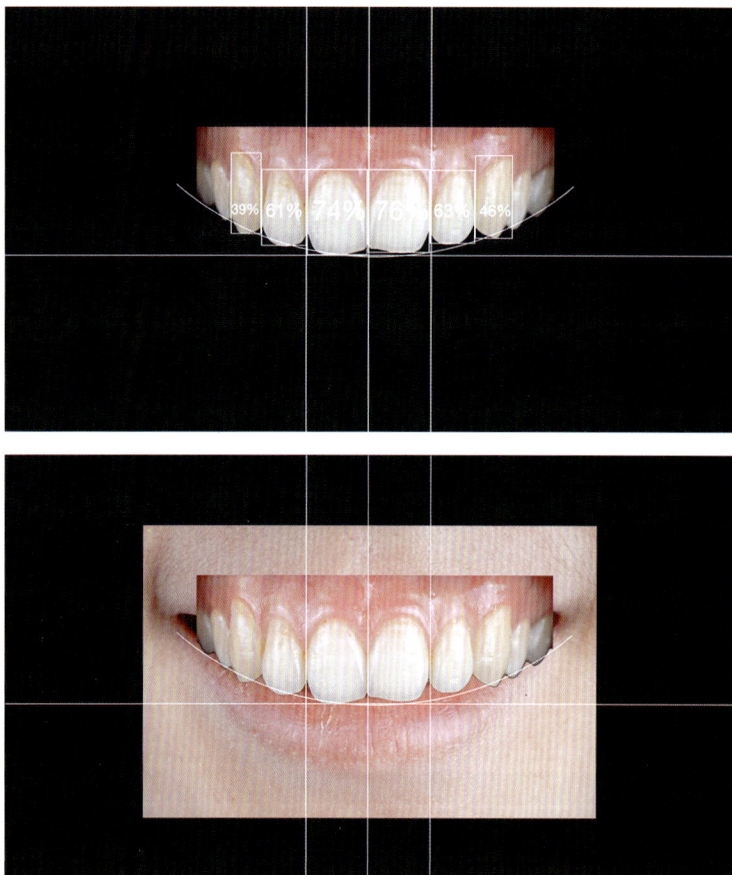

图 8-1-6　将上颌前牙黑背景照片导入软件进行匹配

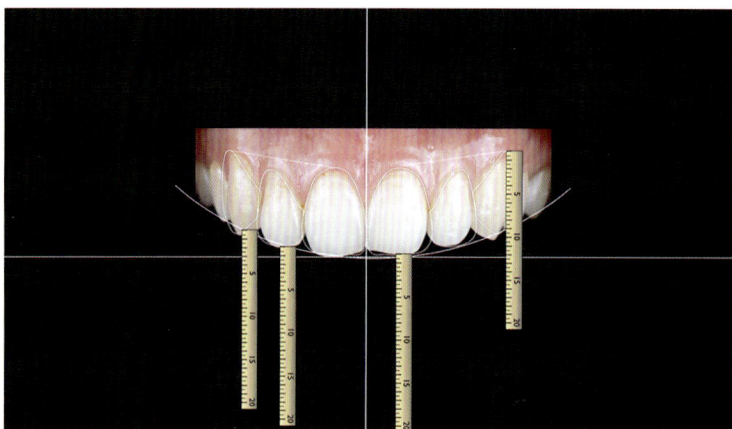

图 8-1-7　量化的分析与设计

4. 制作诊断饰面 在调整好的诊断蜡型上取硅橡胶印模,在印模内置树脂美学暂时冠材料,制作树脂罩面,有利于在口内准确判断前牙外形以及上下前牙的覆𬌗覆盖关系;同时,也可以让患者直观地看到修复后的效果。

下面就以临床一名前牙外伤患者为例展示 DSD 在种植美学中的应用(图 8-1-8)。

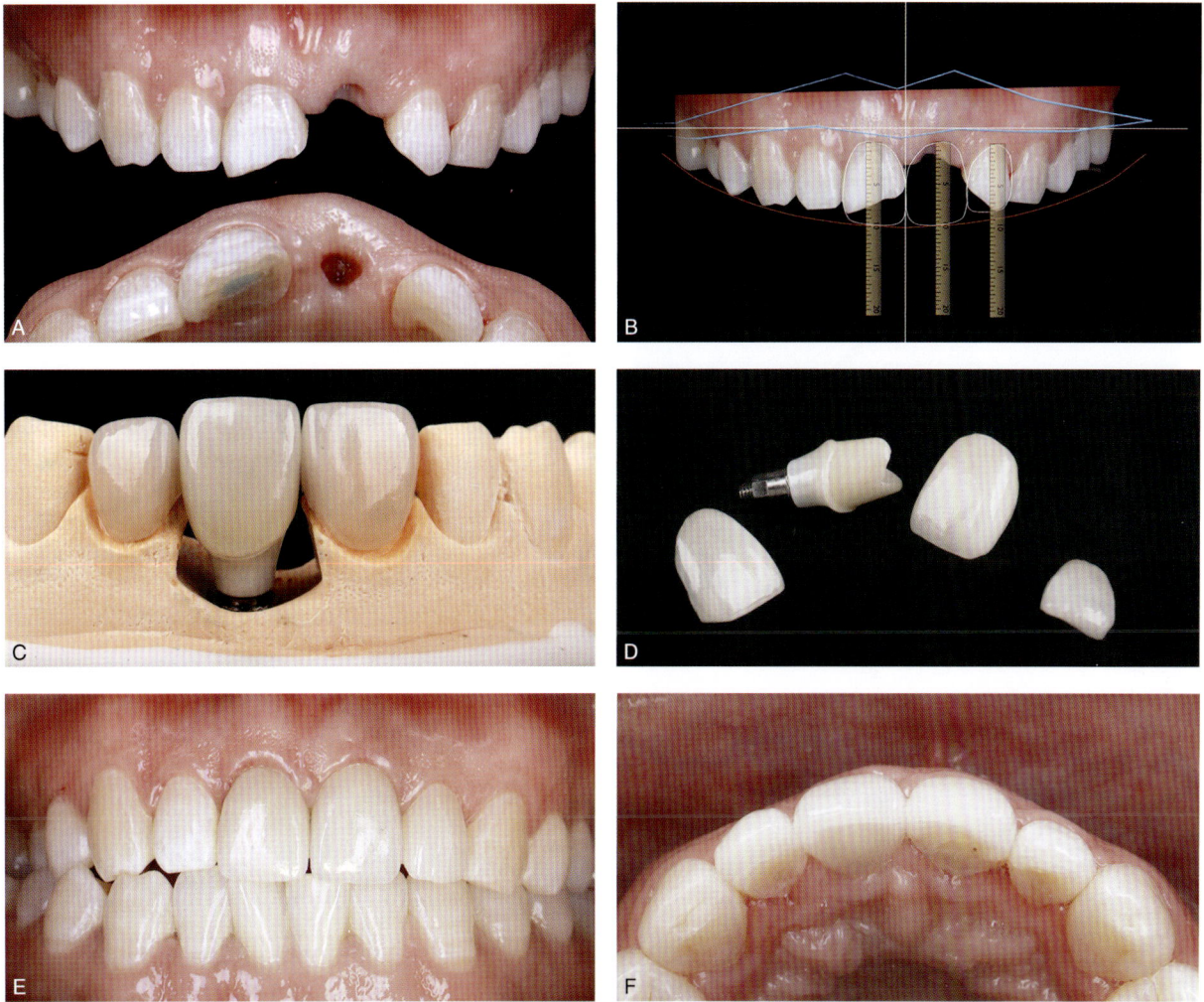

图 8-1-8 术前对美学区牙列进行 DSD 设计可以优化前牙区种植修复效果
A. 患者前牙牙外伤 1 周,21 缺失,11、22 冠缺损;B. 对患者 11—22 前牙进行 DSD 设计,以期完成更加和谐的美学效果;C. 在 DSD 设计指引下 11、22 行贴面改形,21 行种植修复;D. 全瓷基台、全瓷冠以及瓷贴面修复体;E. 前牙区最终美学效果,患者满意;F. 最终修复𬌗面观。

随着数字化技术的普遍应用,三维数字化微笑设计(three-dimensional digital smile design, 3D-DSD)应用越来越广泛。结合患者面部与口腔的三维数据,通过整合数据获得患者口腔组织的三维数字模型,模拟出嘴唇、牙与牙龈的三维效果;模型可以采用 3D 打印技术直接打印,省去了模型研究与制蜡的过程(图 8-1-9)。还可以整合数字化𬌗架技术,得到更为精确的美学和咬合数据,从而获得兼顾美学和咬合功能设计的理想修复效果,更能满足现代美学修复对唇、牙、龈三者协调性和咬合发音多方位的高质量综合性要求。

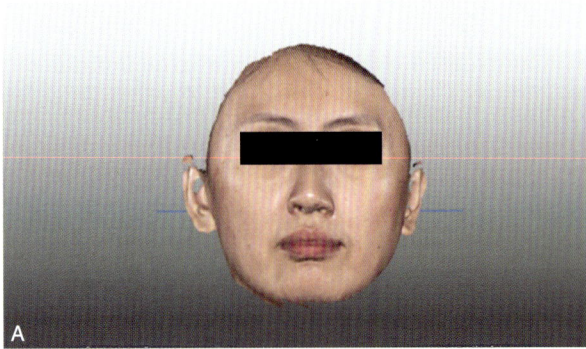

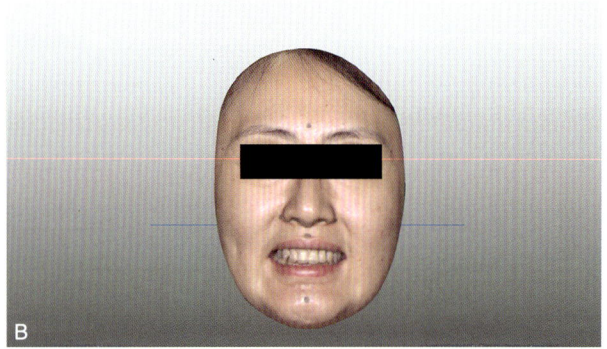

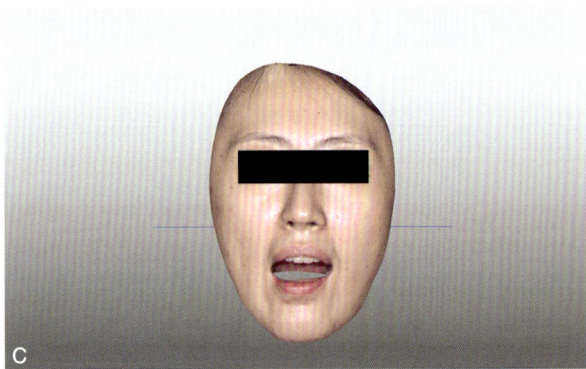

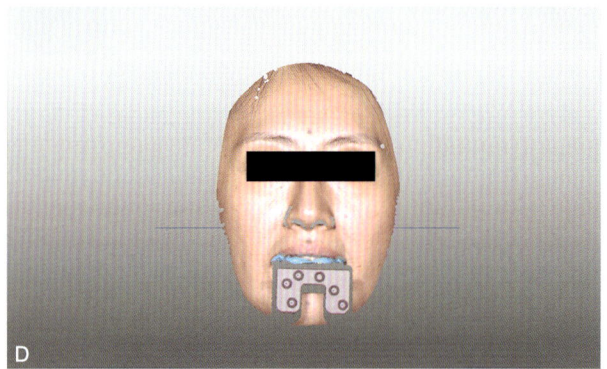

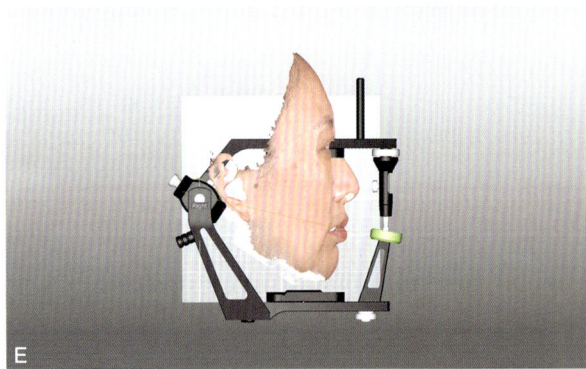

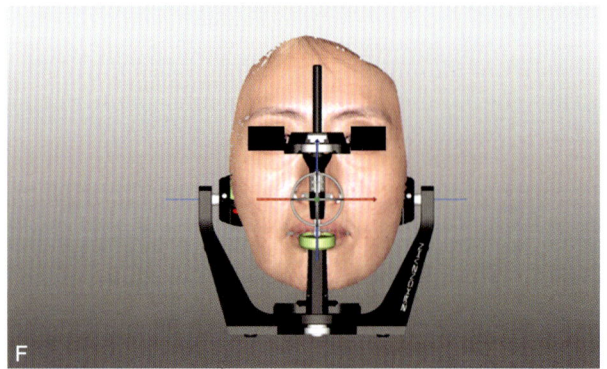

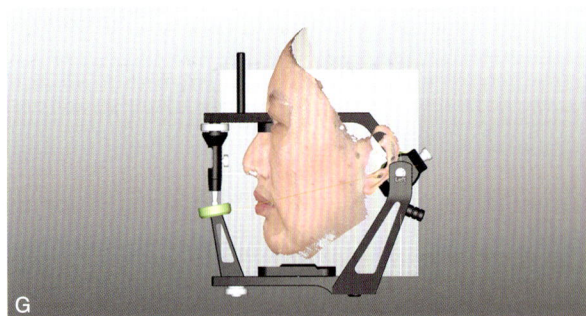

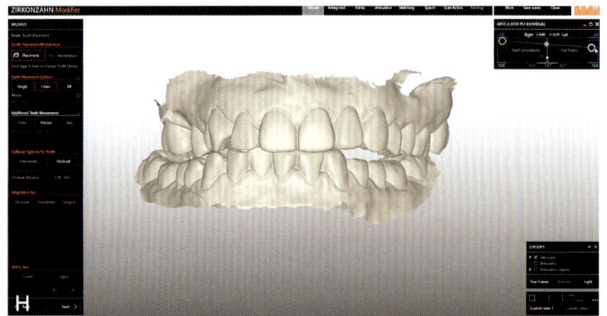

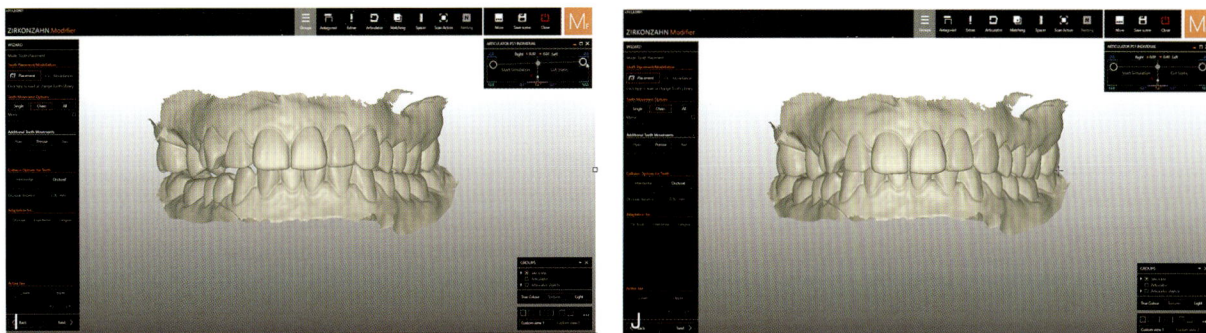

图 8-1-9　3D-DSD 可模拟出嘴唇、牙齿与咬合关系的三维效果图

A. 患者下颌休息位状态；B. 患者咬合正面观；C. 患者大张口状态；D. 𬌗托转移患者颞下颌位置；E. 患者虚拟𬌗架右侧观；F. 患者虚拟𬌗架正面观；G. 患者虚拟𬌗架左侧观；H. 右侧侧方𬌗记录；I. 左侧侧方𬌗记录；J. 正中𬌗记录。

三、穿龈轮廓的软组织管理

穿龈轮廓的关键区是粉色美学和白色美学的交界区,关键区根方的穿龈轮廓部分则被称为次关键区,相对于关键区能决定龈缘的位置,次关键区与种植体 - 基台的设计、连接方式以及它们与种植体周围组织的位置关系更加密切,对种植体周软硬组织的长期稳定具有重要的生物学意义。

由于种植体周围缺乏牙周膜,将种植体周围软组织固定于种植体表面的纤维,主要是来源于牙槽嵴顶至游离牙龈的纤维束(牙槽龈组纤维)及环绕在种植体颈部周围的环形纤维束(环形组),缺乏天然牙的穿通纤维。种植体周围的结缔组织内细胞及血管成分较少,若种植修复体穿龈轮廓设计不当,对周围软组织造成过度压力,则可破坏周围血供,引起牙龈退缩或龈乳头缺失等美学并发症。

1. 次关键区的形态　可以通过调整穿龈轮廓的形态改变种植体周围软组织的形态,维持和改善种植软组织美学。若穿龈轮廓突度过大,会导致软组织压力过大而发生龈退缩或软组织体积减小;穿龈轮廓突度过小时不足以支撑软组织,软组织压力便会加载在下方的骨板上,从而导致骨板的吸收和龈边缘的退缩。

因此在修复体穿龈轮廓的设计中应首先进行关键区为主导的美学评估与分析,根据美学分析结果设计关键区的理想位置与突度(当修复部位的软组织正常时关键区应当复制拔除后的天然牙或对侧同名牙的形态,如果两侧牙齿的龈缘高度不一致时需要进行适当的调整)。当需要龈缘向冠方移动时,例如术前就出现牙龈退缩的患者,可减少关键区的突度。减少龈缘处的软组织压力来引导软组织向冠方适当迁移。当需要软组织向根方移动时可适当增加其突度,对软组织施加适当的压力使其向根方移动来到达理想的位置(图 8-1-10)。

次关键区一般分为三种形态,即浅凹型、平直型和微凸型。次关键区与周围的软组织之间形成了一个三维的生物空间,可以通过调整次关键区的突度来改变该空间的体积从而改变软组织的体积和形态。穿龈轮廓适当的凸度利于获得更好的牙龈外形,但需避免凸度过大引发龈炎、牙龈退缩、硬组织吸收等不良后果,而且扩增唇侧丰满度时势必会减少软组织的体积,会对软组织的长期稳定性造成不利影响。平直型穿龈轮廓不仅为软组织提供一定的空间,又可起到支撑作用;浅凹型穿龈轮廓能使硬软组织有足

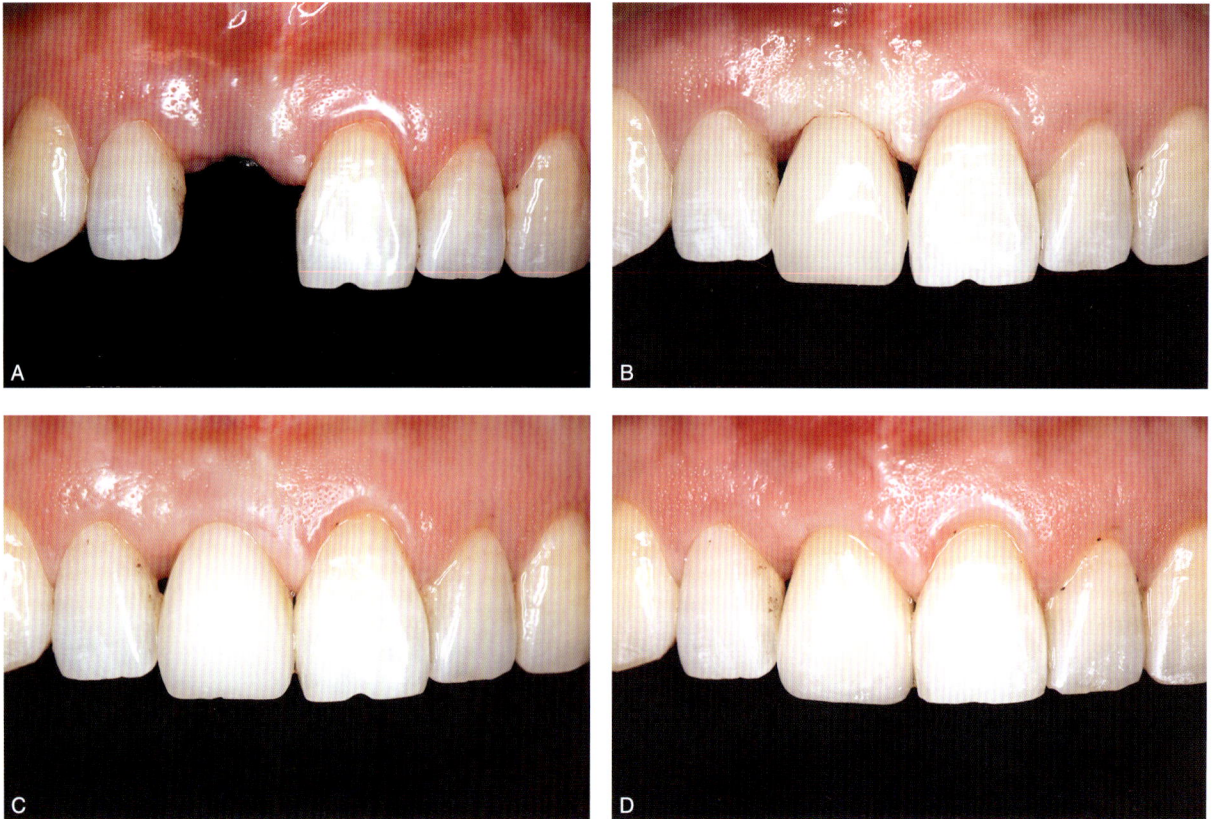

图 8-1-10　增加过渡义齿关键区突度,使软组织向根方移动

A. 11 种植二期术后可见 11 与 21 龈缘形态不对称;B. 11 过渡义齿塑形;C. 少量多次调整过渡义齿关键区引导 11 龈缘塑形;D. 待 11 与 21 龈缘调整对称后更换为最终义齿。

够的生长空间,防止龈缘退缩(图 8-1-11)。如何确定理想的种植修复体穿龈轮廓,目前尚无定论,但大多数学者认为,浅凹型穿龈轮廓有利于软组织的生长与增厚,避免唇侧软组织退缩。但在一些情况下,浅凹型穿龈轮廓不能很好支撑软组织外形。据 Chaves 等的研究,治疗种植体周围炎时调整穿龈轮廓,还有助于术后菌斑的控制。因此,在临床实践中需要根据不同的情况对其进行综合分析和设计考量。

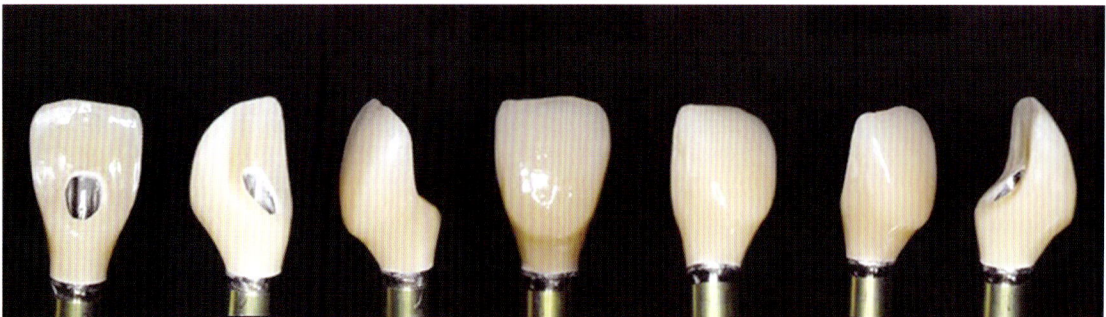

图 8-1-11　理想的穿龈轮廓为浅凹型

2. 次关键区与软组织厚度　在临床上有一个往往被忽略的问题,即穿龈区域软组织厚度决定了种植体遮色效果和种植体周软组织长期稳定。在种植修复体周围形成 ≥ 2mm 厚的软组织是实现长期的美学效果的基础(图 8-1-12)。

牙槽骨上覆盖的软组织可分为厚龈型和薄龈型。较厚的龈组织能有效遮盖种植体与龈下金属的颜色,有利于种植体周围软组织美学效果的长期稳定。薄龈型牙龈薄而脆弱,相对厚龈型更易发生牙龈退缩,美学并发症的发生概率也更大,修复时次关键区的穿龈轮廓一般应避免做成凸形。唇侧颈部软组织厚度超过 2~3mm 时,可避免透出基台颜色。种植体植入时过于靠近唇侧骨板,则唇侧软组织量可变薄,应考虑将次关键区设计为浅凹型,减小其对周围组织的压力,必要时还可进行软组织增量手术,增加唇侧软组织量并改善牙周表型,以获得更好的美学效果。因此,取模前临床医师应仔细观察和判断软组织的厚度和类型,以及取模前龈缘位置与理想龈缘位置的关系。

当临床上遇到无论如何调整穿龈轮廓,龈缘位置始终无法到达理想位置的情况,表明此时种植体周围的软组织不足,此时必须考虑进行软组织增量才可以获得兼具理想形态和生物稳定的穿龈轮廓。

3. 次关键区与软组织生物学封闭　在即刻修复愈合 3~6 个月后,取下过渡修复体时穿龈区轻度出血是美学成功的一个重要参考,但是大量的出血提示软组织存在炎症反应(图 8-1-13)。最近的一项研究发现:取下过渡修复体时穿龈区少量出血是由于细胞在临时修复体表面发生了生物学黏附。Hanae Saito 等使用免疫荧光标记法对丙烯酸树脂表面的细胞进行标记观察到,如果过渡义齿表面清洁且具有微孔,细胞能够"抓住"修复材料,成纤维细胞完全可能黏附在修复材料的表面;苏木精和伊红染色显示结缔组织层中的血管与丙烯酸树脂表面相邻。这是结缔组织可以生长到修复材料表面的组织学证据。这也是愈合后旋除临时修复体穿龈区出血的患者,较少出现软组织退缩和轮廓塌陷的原因。

4. 次关键区与修复体材质　在前牙区出于美学考虑,通常将牙冠边缘置于龈下 1mm 左右,因此修复基台穿龈部分属于次关键区。修复基台的类型(材料与形状)对种植体周围软硬组织的长期稳定有显著影响,其设计应符合生物学导向的原则,不对周围骨组织形成压迫。修复基台直径较小时,不压迫周围软组织,有利于血供。而修复基台直径过大则可能压迫周围软组织,影响血供,最终导致牙龈退缩。

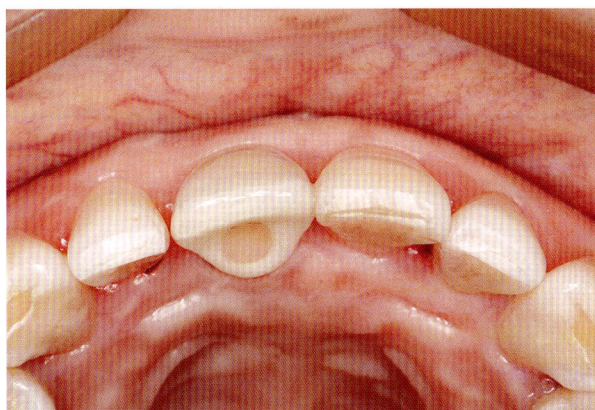

图 8-1-12　嵴顶软组织水平向厚度 ≥ 2mm 有利于维持唇侧丰满度,对修复体及基台有较好遮色作用,是保证远期龈缘稳定的关键条件之一

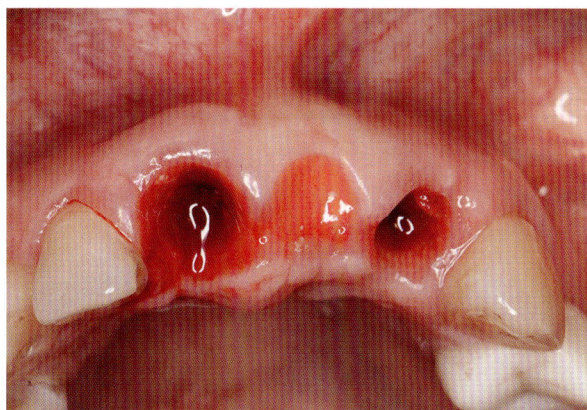

图 8-1-13　即刻修复体抛光不足引起软组织水肿出血

在美学区应用钛基台存在牙龈透金属色的风险，尤其是对薄龈型患者。近年越来越多的医师在美学区应用全瓷基台和全瓷冠修复，以期获得更好的美学效果。但在临床工作中，部分患者戴入组合式全瓷基台（全瓷基台粘接于钛基底上）和冠修复体后，龈缘可发生退缩。这是因为为了保证强度和粘接固位力，全瓷基台和钛基底均需具备一定厚度和高度。因此，组合式全瓷基台修复体的穿龈轮廓比愈合基台或临时修复体的穿龈轮廓更大（尤其在次关键区）。如果最终修复前是常规愈合基台，或者是穿龈轮廓尺寸较小的过渡修复体，在更换组合式全瓷基台最终修复体后，对软组织的挤压较大，对于唇侧牙龈较薄的患者修复后龈缘可能会出现明显退缩。这种情况下最好选用穿龈轮廓尺寸较小的一体式全瓷基台或个性化钛基台（图 8-1-14）。

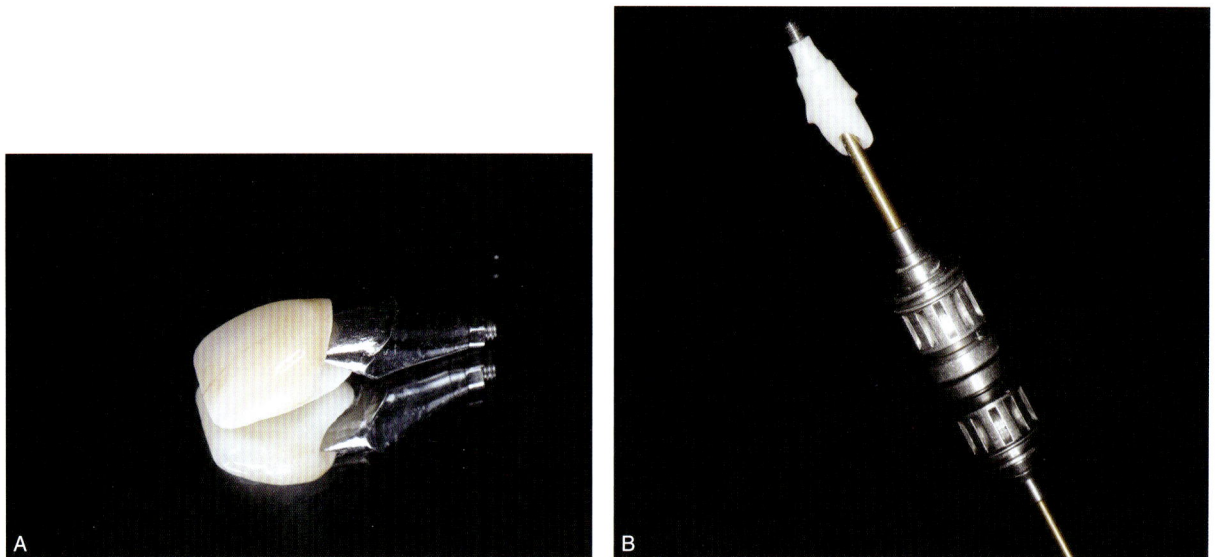

图 8-1-14　穿龈轮廓尺寸较小的基台
A. 金属基台；B. 一段式全瓷基台。

前牙区种植体植入位置偏唇侧时，需将唇侧穿龈轮廓制为平直或浅凹型，尽量减小对软组织的挤压，个性化钛基台最容易满足这个需求。至于软组织透金属色的问题，可使用氮化钛、阳极氧化钛等技术在钛表面进行饰色处理，将穿龈部分的灰色钛表面改变为黄色或粉色等，以改善钛基台的美学效果或者进行结缔组织移植增加软组织的水平向厚度。

对于钛基底螺丝固位一体冠修复体，一体冠修复体的边缘与钛基底对接，修复体伸入龈下较深，修复体可涉及穿龈轮廓的关键区和次关键区。修复体边缘靠近钛基底边缘的部分属于次关键区，因材料较厚，需做成平直型，以减小对软组织的过度挤压。修复体靠近龈缘的部分属于关键区，需做成微凸型，以支撑龈缘的美学轮廓。

5. 次关键区与修复体固位方式　种植修复体固位方式对种植体周围健康存在着不同的影响（图 8-1-15）。Thoma 等从组织病理学、微生物学以及放射学的角度评价了粘接固位和螺丝固位的修复体对种植体周围组织的影响，结果发现粘接固位的修复体会导致种植体周围产生更多的炎症细胞。Sancho-Puchades 等通过体外实验研究了基台 - 冠边缘位置和凹型穿龈轮廓对粘接种植修复体粘固剂残留量及深度的影响，研究结果显示，基台 - 冠边缘位置较深时凹型轮廓增加了粘固剂残留的风险。

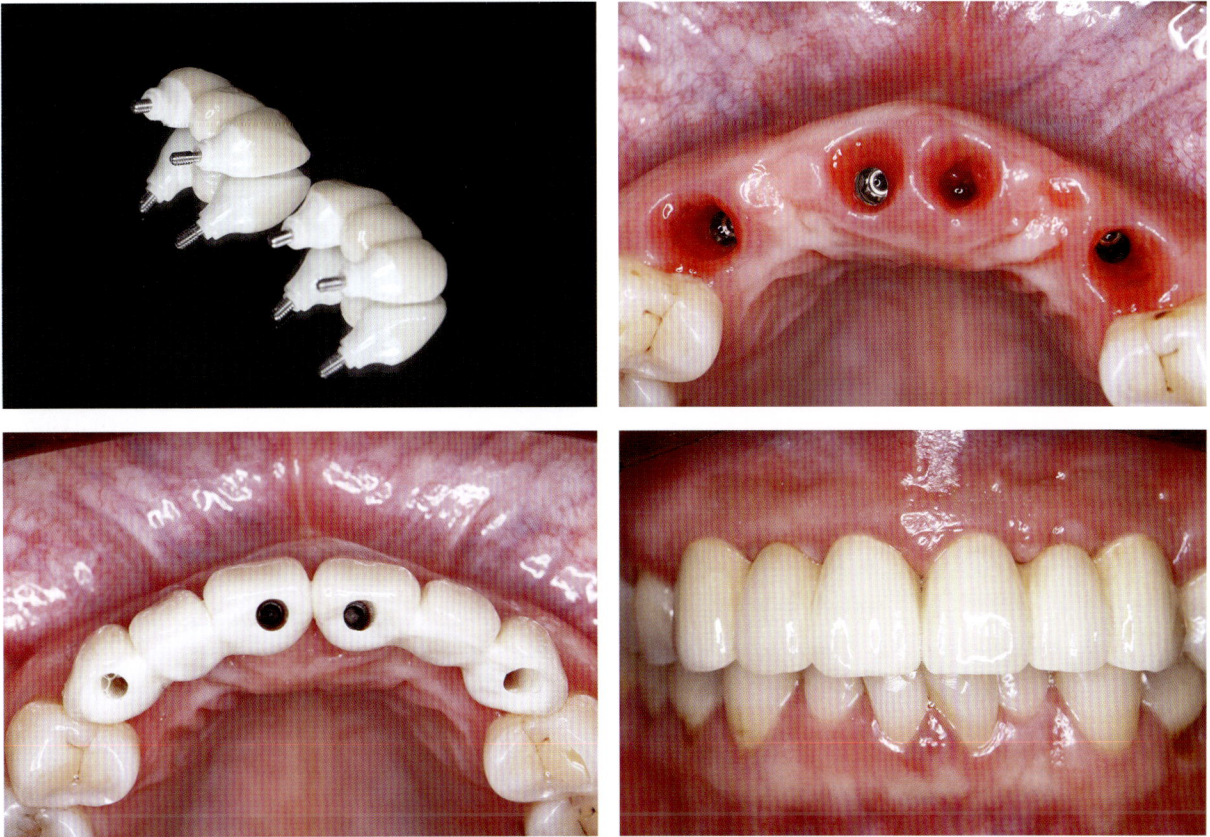

图 8-1-15　螺丝固位修复体可以避免粘固剂残留

四、穿龈轮廓的根部管理

穿龈轮廓受种植体的位置、方向和直径的影响,正确的种植体植入位置可以使种植修复体获得接近天然牙的穿龈轮廓,形成周围软组织的"根样"凸起,而不当植入位置则会损伤周围骨组织,引起骨吸收或软组织塌陷,使穿龈轮廓形成困难。按照现代的种植理念——"以修复为导向的种植",应由修复体的位置决定种植体的植入位置。研究发现,即刻种植中唇侧牙槽骨是否吸收、种植体周软组织边缘是否稳定取决于种植体的三维位置。Schoenbaum 等提出,穿龈轮廓的形状由相邻牙槽骨和牙根决定,与周围骨需要保持至少 2mm 的距离,从而减少骨吸收,维持种植体周生物学宽度的长期稳定。

1. 种植体深度　研究发现在垂直方向上,Linkedvicius 等人建议种植体上方应有 2.0~3.0mm 的垂直软组织厚度;Grunder 等建议种植体表面至少有 2.0mm 厚度的骨;研究发现骨水平种植体的植入深度位于骨下时可以更好地维持周围牙槽骨的高度;而软组织水平种植体则不同,若种植体的光滑粗糙界面位于骨下水平会引起炎症因子水平升高造成进一步骨吸收。邻间隙牙龈乳头的充盈度不足出现的黑三角,严重影响美观。一项系统性回顾研究显示,邻面牙槽嵴顶和修复体接触点之间的垂直距离为

2~11mm，获得部分或完全的邻面牙龈乳头填充的患者占 56.5%~100%。Cecchinato 等发现当牙槽嵴顶与修复体邻面接触点的距离 ≤ 5mm 时，邻间隙几乎完全被牙龈乳头填充。有研究已经证实，接触点到牙槽嵴顶的垂直距离越短，邻面牙龈乳头填充的百分比越大。Fick 等认为种植体 - 基台结合处靠近根方有助于维持骨组织水平和黏膜的质地及颜色，从而有利于建立理想的修复角度，创造更容易清洁的通道。如果植入过浅，则会导致穿龈轮廓的弧度过于突出，妨碍日常口腔卫生维护，造成菌斑聚集，影响种植体周的探诊与清洁。

2. 种植体颊舌向位置　有研究发现种植体每往唇侧偏移 1mm，导致唇侧骨高度降低 0.22mm。且种植体距颊侧骨板间隙越小（0~4mm 范围内），骨吸收程度越大。尤其在即刻种植中，种植体的平台应位于修复体唇侧外形高点偏向腭侧 1.5~2mm 的位置，种植体过于偏唇会有唇侧骨皮质开裂和牙龈退缩的风险，过于偏腭会影响发音、咬合受力和患者舒适度。为了避免颈部牙槽骨吸收，种植体颈部和唇侧骨板之间应预留至少 2mm 的跳跃间隙并填充骨粉。略偏向腭侧的种植体穿龈轮廓则设计为浅凹型，为软组织提供足够的血液供应和生长空间，降低未来颊侧骨板吸收和软组织黏膜退缩的风险。

在即刻种植时，鉴于前牙区唇侧骨板菲薄，在缺乏血供后一定会吸收，种植体植入位置和直径选择对即刻种植骨结合的获得以及未来新的唇侧骨板形成至关重要。Rosa 教授提出了"红绿灯原则"，文章建议理想种植体直径 = 拔牙窝颊舌向宽度 –3mm；在临床中一般推荐采用小直径种植体，种植体偏腭侧植入，以保证种植体颈部边缘与颊侧骨壁内壁至少有 2~3mm 跳跃间隙，为将来骨组织和软组织的生成留下足够的稳定空间，并为前牙区种植美学轮廓的长期稳定提供保障。

3. 种植体近远中向位置　在近远中方向上，种植体和邻牙之间应保持 1.5~2mm 的最小距离，种植体之间应保持至少 3~4mm 的距离。种植体植入的位置过于靠近相邻的种植体或天然牙均可能导致邻面牙槽骨的吸收、牙龈乳头高度降低，出现黑三角。在近远中距离不足或者在美学临界值时，建议采用凹面设计；当种植体间距较大时可以用平直型甚至微凸设计对软组织进行支撑。

4. 种植体植入角度　种植体植入角度和穿龈角度也存在密切关系，是考量穿龈轮廓的量化指标。穿龈角度定义为穿龈轮廓的切线与牙或种植体长轴之间所成的角度。Katafuchi 等研究了种植修复体的穿龈角度和穿龈轮廓形态与种植体周围炎之间的关系。研究结果显示在骨组织水平种植体组，>30° 的修复体穿龈角度是种植体周围炎的风险因素，当结合凸的穿龈轮廓时，种植体周围炎的风险进一步增加。但是，对于软组织种植体来说，两者的结合无明显影响。Dixon 等认为种植体周围探诊时轮廓过凸或过凹会使探针发生偏转，影响牙周探诊结果的准确性，从而失去临床评估和疾病检测的价值。

综合上述生物学和美学因素，目前认为美学区种植体在垂直方向上应放置在距离未来修复体龈缘顶点 3~4mm 处，颊舌方向上保证颊侧骨壁有 2mm 的厚度，近远中方向与邻牙的距离 >1.5mm，与相邻种植体间 >3mm。轴向建议从未来修复体舌隆突穿出便于螺丝固位（图 8-1-16）。

理想轮廓美学引导下的修复体设计的空间评估就是要在设计种植修复体穿龈轮廓时，严格遵循生物学原则，根据种植体的三维位置和种植体周软组织表型进行设计。在以 DSD 为美学参考的前提下，尽量为软组织提供更多的空间，保证软组织的垂直高度，以期获得种植体周软组织的稳定。但是种植体周边缘骨水平和软组织受到复杂的多因素影响，如种植体深度、种植体颈部设计、种植体直径、种植体 - 基台连接方式等，需要进行综合考量。

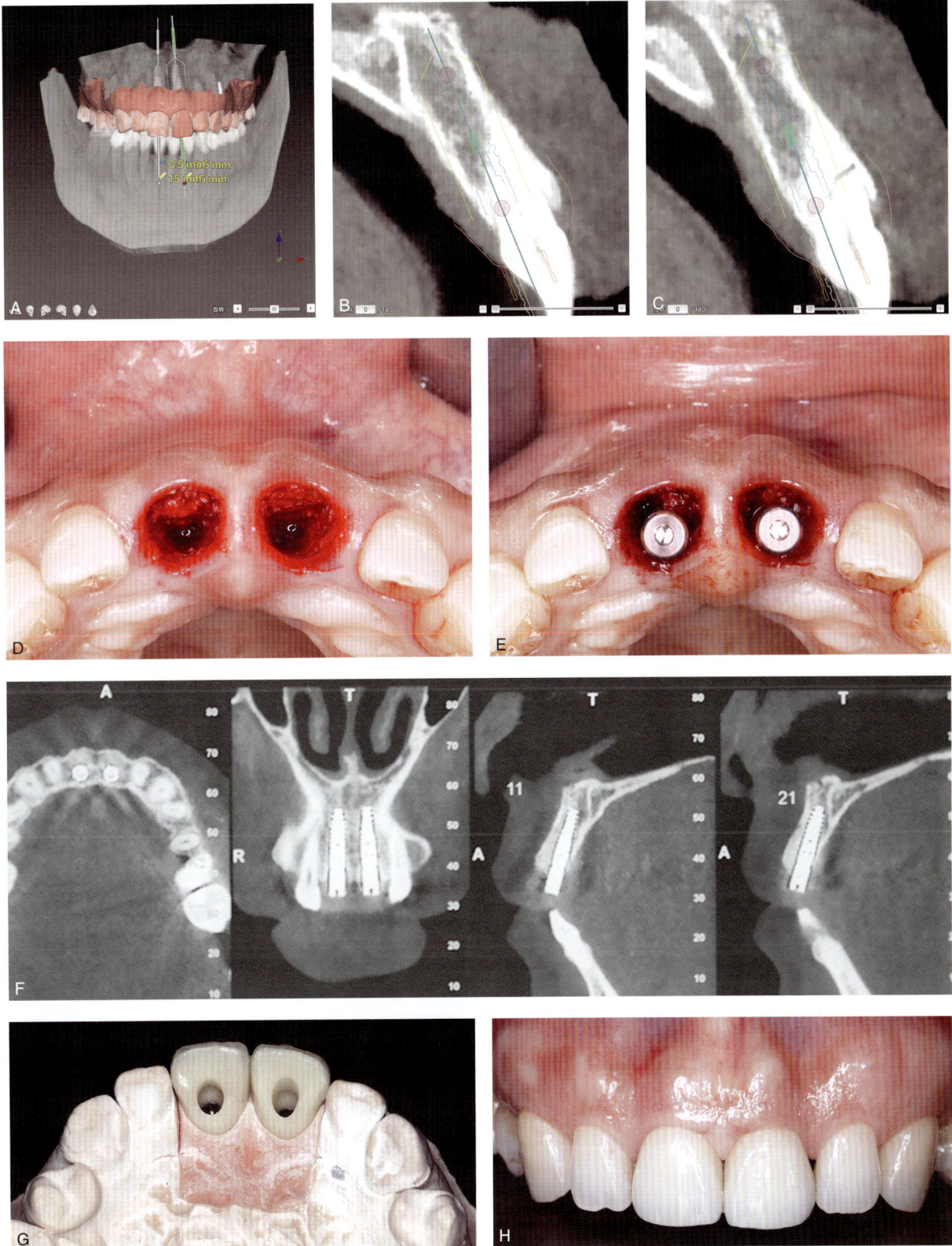

图 8-1-16　美学区种植体的三维位置

A. 11、21 根据理想龈缘位置确定种植体位置；B. 种植体深度放置在距离未来修复体龈缘顶点 3~4mm 处；C. 种植体轴向从未来修复体舌隆突穿出；D. 拔牙窝骨跳跃间隙植骨保证颊舌方向上颊侧骨壁有 2mm 厚度；E. 在近远中方向上，种植体和邻牙之间应保持 1.5~2mm 的最小距离，种植体之间应保持至少 3~4mm 的距离；F. 术后影像学检查可见 11 与 21 和术前设计的理想三维位置一致；G. 修复体舌隆突穿出便于螺丝固位；H. 最终修复效果患者满意。

第二节　理想轮廓美学引导下的修复体设计的时机评估

种植医生对牙龈轮廓干预多围绕种植愈合后的修复期。两个常见时间点为过渡义齿修复期和最终修复期。在过渡义齿牙龈维持或者塑形阶段,临床医师常常通过调整关键区和次关键区,稳定或者调整牙龈乳头的位置,继而稳定或者调整整个龈缘轮廓;在最终修复阶段,临床医师常常会选择与过渡义齿一致的个性化基台进行轮廓支撑,次关键轮廓区多采用凹面型基台,从而能够收窄穿龈轮廓增加软组织厚度,利于穿龈轮廓的形态和牙龈乳头高度的长期维持和周围软硬组织的稳定。

在"穿龈轮廓的空间管理"这一部分中强调,最终修复前用过渡义齿进行牙龈塑形只是在局部进行美学提升。如果在种植外科操作时没有重视种植体的理想三维位置,则关键区穿龈轮廓很难引导到与邻牙相一致的龈缘位置,最终修复难以实现和谐的红白美学效果。因此,我们应该在治疗设计阶段就将穿龈轮廓纳入其中,制订出最有利于患者的治疗方案。继而在种植外科、临时修复及最终修复时进行及时有效的干预,实现真正的以"穿龈轮廓"为导向的种植美学。除了种植愈后牙龈塑形和将"穿龈轮廓"为导向设计种植体三维位置,口腔医师更应该在不同的时机把握软硬组织不同的解剖特点进行有效干预。

一、理想轮廓美学引导下的即刻种植与即刻修复

临床中,很多前牙外伤患者,天然牙的龈缘位置和形态都非常理想,但拔牙后邻牙接触点消失,牙龈乳头因为骨丧失就会发生萎缩。在进行种植修复后,萎缩的牙龈乳头很难恢复到术前的高度,这一点在薄龈生物型患者以及连续多牙缺失的患者中尤为明显。1997年,Jemet的一项研究中对25个拔牙后种植位点进行了随访,结果显示1.5年后仅有68%的患者近中龈乳头完全充盈,不到50%的患者远中龈乳头完全充盈。针对此类现象,Tarnow教授也做了很多相关研究并明确指出前牙区拟拔牙位点拔牙窝的管理非常重要。其中拔牙前的唇侧骨板和软组织均完整的患者,如果采用双区管理和修复性拔牙窝封闭治疗方案就可以在即刻种植中同时完成穿龈轮廓的保存和增厚,将种植前天然牙完美的软组织穿龈轮廓很好地传递给种植修复体。

Tarnow教授将拔牙窝分为三类:第一类拔牙窝,即拔牙前的唇侧骨板和软组织均完整;第二类拔牙窝,即拔牙前存在唇侧骨板缺损,但软组织完整;第三类拔牙窝,即拔牙前存在软硬组织双重缺损。口腔医师需要根据拟拔牙的拔牙窝软硬组织状态进行综合评估,制订方案。例如第一类拔牙窝具有良好的软硬组织条件能够采用即刻种植,且具有一定优势,如复诊次数少、治疗时间短、患者舒适度高,最重要的是这类即刻种植同期即刻修复能够有效保持拔牙窝周围的软硬组织形态,简单易行且可预期性较高。Tarnow教授的研究中观察了第一类拔牙窝在采用不同处理方式后周围软组织厚度和软组织颊舌向宽度的变化。试验分为四组,第一组跳跃间隙内不植骨,也不进行即刻修复;第二组跳跃间隙内不植骨,但行即刻修复;第三组仅植骨但是不行即刻修复;第四组同期行跳跃间隙内植骨和即刻修复,结果显示只有即刻种植后行即刻修复且在跳跃间隙内植骨,才能支撑起软组织的轮廓,获得可预期的牙槽嵴轮廓维持效果,并在愈合后还可获得稍有增厚的牙龈厚度。

在即刻种植中把握新鲜拔牙窝的解剖形态,可以将即时的软组织轮廓保留并传递至种植修复体上。微创拔牙后即刻的拔牙窝穿龈区有方圆形、卵圆形、三角形、类平行四边形,牙龈乳头健康饱满,在

进行种植修复后这一区域将被过渡义齿和充填的骨替代材料/结缔组织移植物所替代。即刻种植即刻修复中穿龈轮廓的形态维持有两个重要概念——拔牙窝位点的双区植骨和利用修复体进行拔牙窝封闭（图8-2-1）。新鲜拔牙窝内有两个重要区域，一是位于种植体颈部下方的骨组织区，即种植体与颊侧骨壁间的跳跃间隙区，它关系到骨组织轮廓的长期稳定；二是种植体颈部冠方到游离龈缘的区域，即穿龈轮廓区。临床中常常在骨组织区植入低替代率植骨材料来支撑骨组织的轮廓；在软组织区将骨胶原或自体骨屑填满，直至游离龈缘，来维持软组织的高度和轮廓。

2010年有专家首次提出了利用过渡修复体进行拔牙窝封闭（prosthetic socket sealing）的概念，即利用过渡义齿或个性化愈合基台在愈合期支撑和维持植骨材料的空间，保护植骨材料，并且不需要使用屏障膜。临床上，修复性拔牙窝封闭可利用个性化愈合基台或过渡义齿进行。当种植体植入扭矩≥35N·cm时，可使用过渡义齿进行软组织以及近远中牙龈乳头的支撑，并即刻恢复美观效果；当植入扭矩<35N·cm时，需通过个性化愈合基台来支撑植骨材料的空间并保护植骨材料（图8-2-2）。需要特别注意的是，过渡义齿应避免咬合接触，在前伸和侧方运动时避免任何咬合干扰，减少咬合创伤发生的风险。

随着数字化技术的飞速发展，可以通过CBCT和口内扫描获取同名牙穿龈轮廓的镜像数据或拔牙前的数据，获得的3D图像可以用于数字化修复计划的制订，或使用虚拟规划软件中的工具进行种植外科手术，或者更好地使用特定的CAD软件进行修复模拟。这些由软件程序创建的虚拟蜡型（或带有虚拟蜡型的模型进行仓扫）将指导种植体的最佳定位。结合种植导板的种植外科手术结束后，将提前打印的临时树脂牙在口内与过渡义齿基台进行pick-up，树脂粘接，充分抛光后口内就位（图8-2-3）。

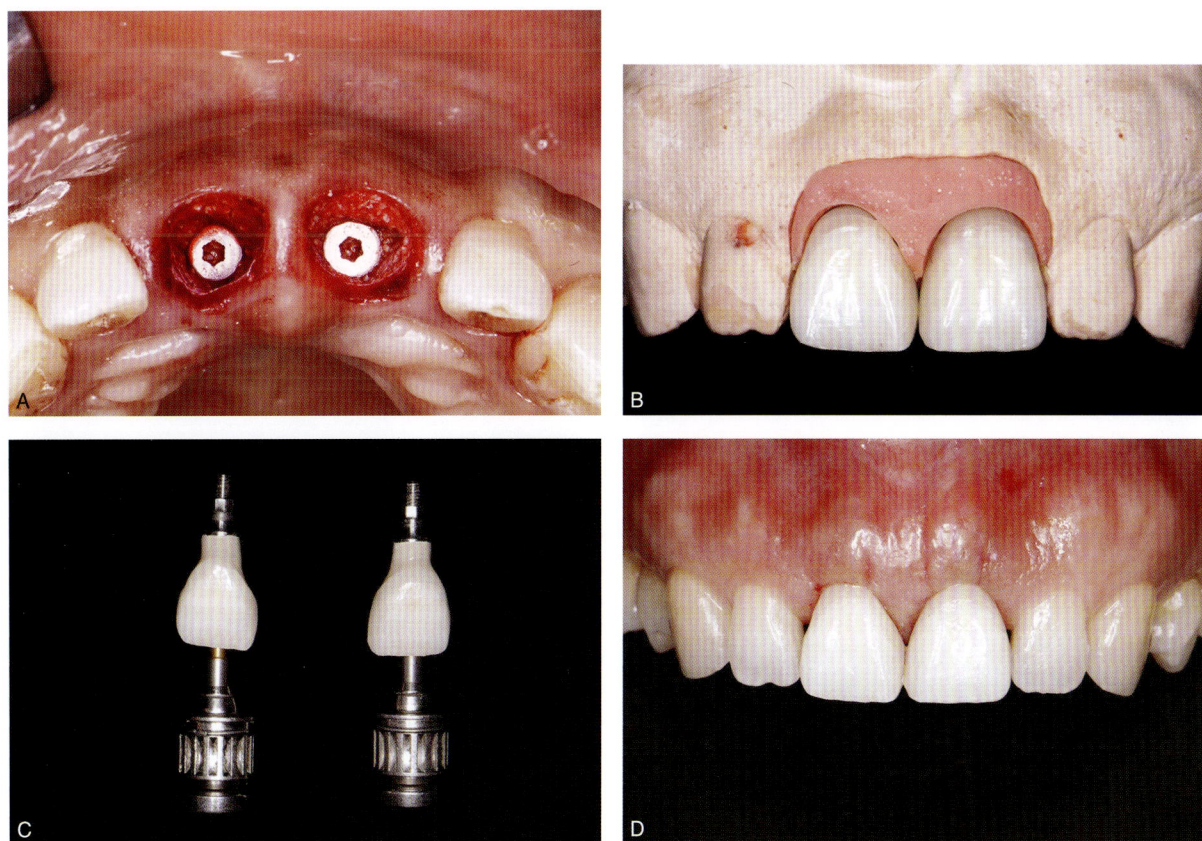

图8-2-1　利用双区植骨与即刻修复可以将微创拔牙后即时的软组织轮廓保留并传递至种植修复体上
A. 在即刻种植骨区和软组织区进行双区植骨；B. 在模型上制作个性化即刻修复体；C. 即刻修复体穿龈区形态呈凹面形；D. 利用即刻修复体进行拔牙窝封闭。

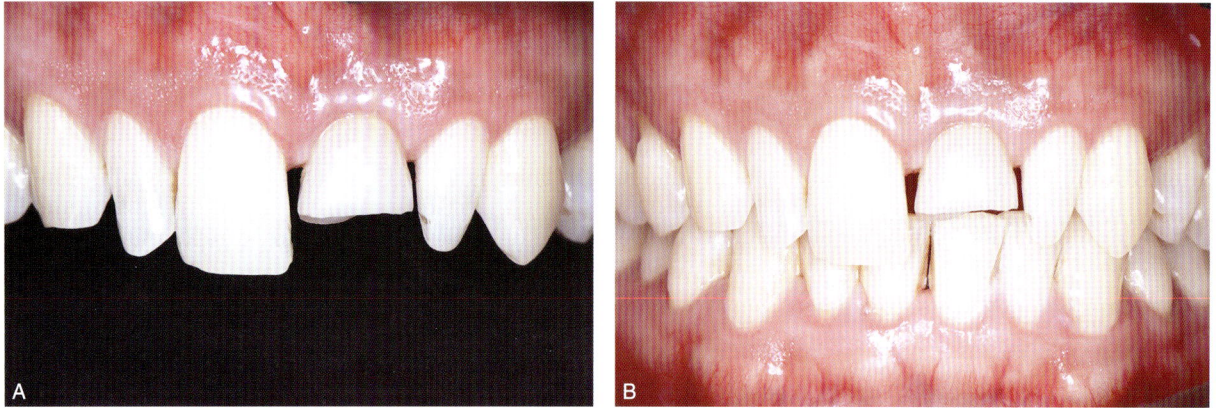

图 8-2-2　当植入扭矩 <35N·cm 时,需通过个性化愈合基台来支撑植骨材料的空间并保护植骨材料
A. 使用个性化愈合基台支撑植骨材料的空间;B. 个性化愈合基台应避开咬合干扰。

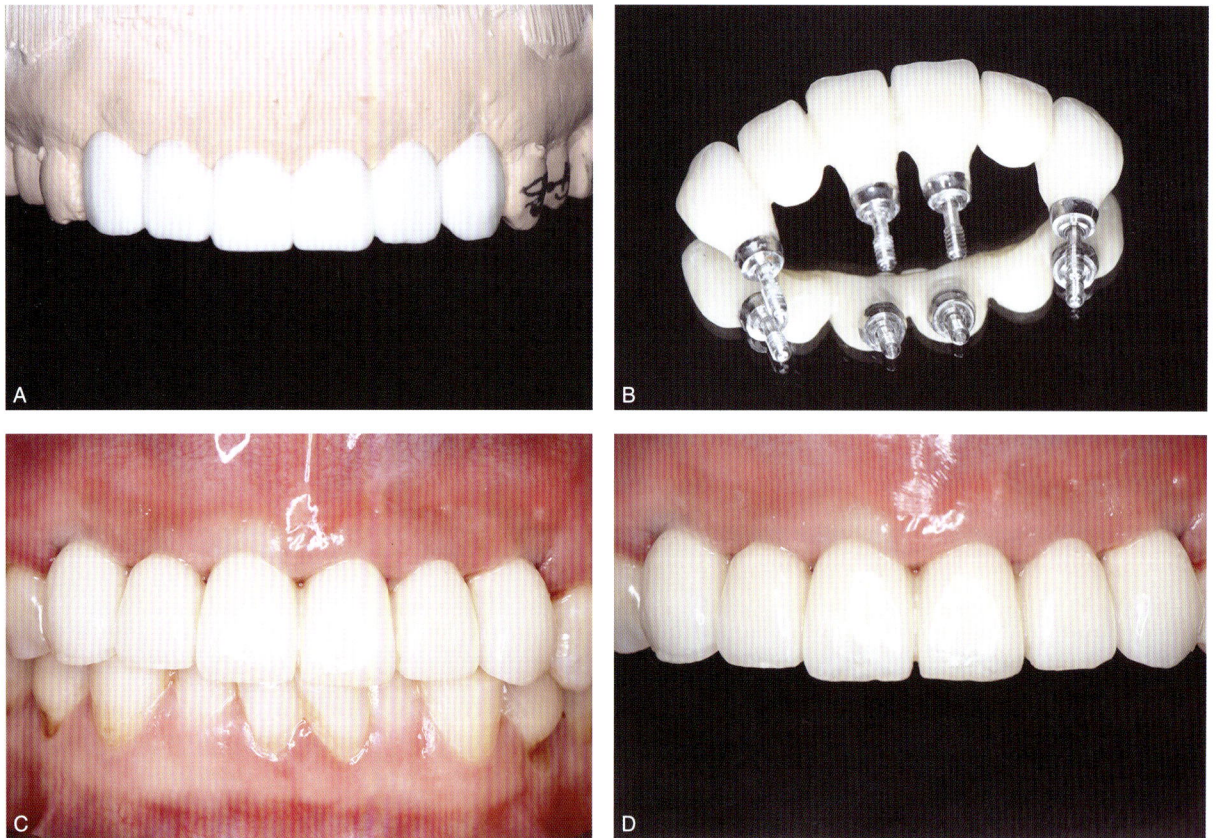

图 8-2-3　打印的临时树脂牙在口内与过渡义齿基台进行 pick-up,树脂粘接
A. 术前诊断蜡型评估 13—23 形态;B. 打印的临时树脂牙在口内与过渡义齿基台进行树脂粘接;C. 即刻修复体就位后咬合正面观;D. 即刻修复体效果患者满意。

　　有些病例也可以术前获取患者拔牙前(或诊断蜡型)数据,与种植后口内的种植体三维位置口扫数据进行叠加打印光固化模型,制作个性化基台及过渡义齿(图 8-2-4),这样获得的穿龈部分可以完整地还原生理状态,为种植体周软组织提供良好的支持,保存原有的牙周组织形态。

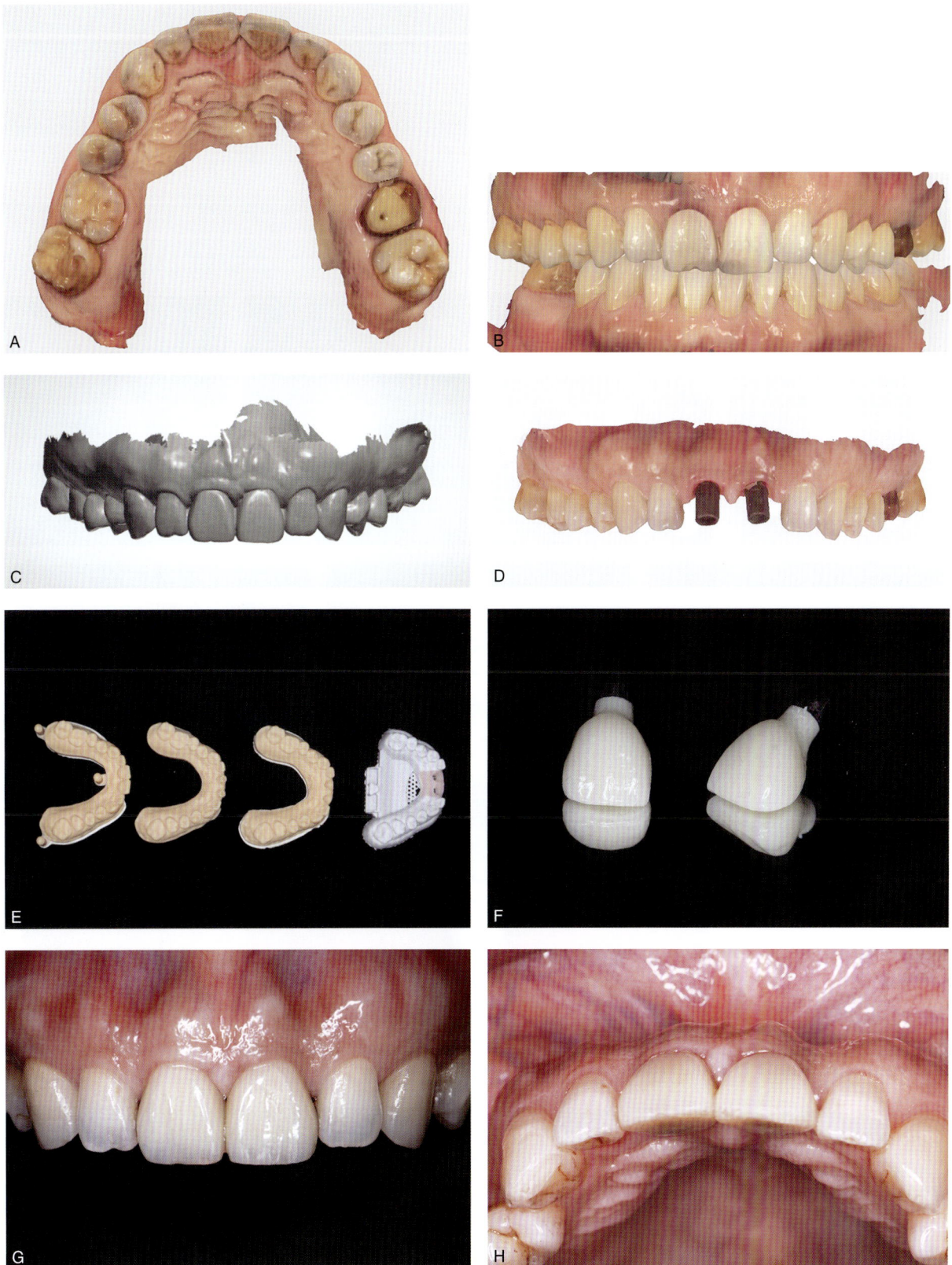

图 8-2-4 术前获取患者拔牙前的数据 + 种植体三维位置数据设计制作过渡义齿

A. 术前获取患者拔牙前数据；B. 术前获取患者咬合数据；C. 理想未来修复体形态；D. 种植后口内的种植体三维位置口扫数据；E. 打印光固化模型；F. 根据理想修复体制作种植支持过渡义齿；G. 过渡义齿就位，牙龈软组织获得良好的支撑；H. 过渡义齿就位后𬌗面观。

在一些天然牙牙冠保留完整的患者,可以结合自体天然牙牙冠制作即刻修复义齿,这种保留天然牙的解剖形态及釉面自然纹路的过渡义齿,较之聚甲基丙烯酸甲酯(PMMA)以及树脂、CAD/CAM 切削或者 PEEK 材料等材质的过渡义齿,可生动地再现患者牙釉质纹路、斑块和质地,维持天然的美学效果(图 8-2-5);还能充分利用天然牙根轮廓形态恢复并封闭种植区穿龈轮廓,支撑维持拔牙区原软组织形态。需要注意采用这种方式时,天然牙牙冠在关键区域的冠方予以保留,而在次关键区需要有意识地缩窄或者由修复材料替代。

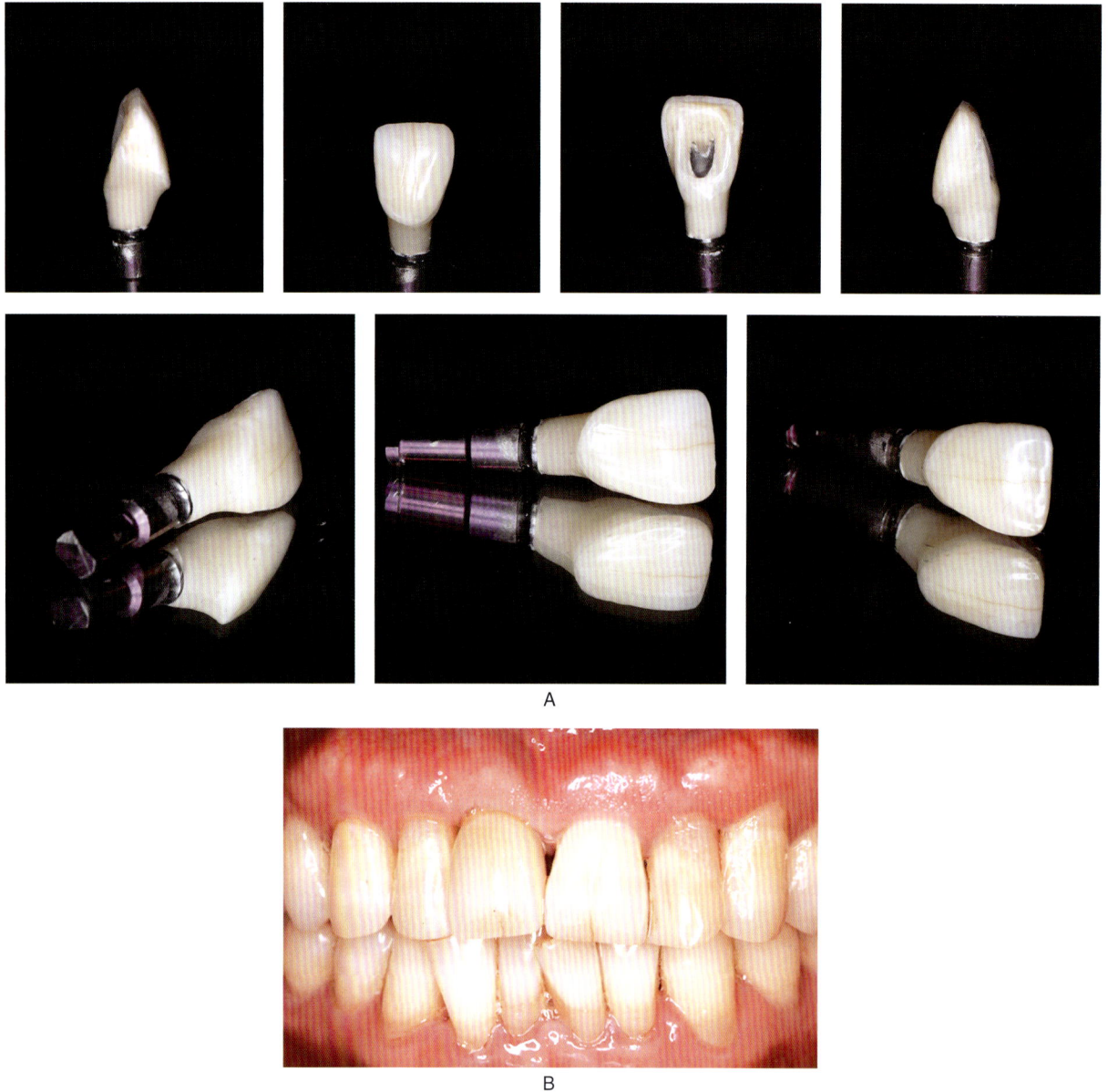

A

B

图 8-2-5　天然牙冠制作的过渡义齿,展现优异的美学效果
A. 结合自体天然牙牙冠制作即刻修复义齿,保留天然牙的解剖形态及釉面自然纹路的过渡义齿;B. 天然牙牙冠制作即刻修复义齿就位。

利用修复体进行拔牙窝封闭,在种植体植入 4~6 个月的愈合期内能较好地容纳、保护和维持植骨材料,从而避免术区污染;同时,支撑龈缘轮廓以及近远中牙龈乳头获得良好的美学效果。过渡义齿修复不仅可以维持牙列的白色美学,还可以维持牙龈乳头的高度和位置,尤其在高笑线高美学风险的患者中尤为重要。

循证医学证据表明,在上颌前牙区种植体永久冠修复之前,使用临时修复体可以诱导形成合适的穿龈轮廓。为了达到最佳的美学效果,可能需要结合临床实际进行多次的调磨。调整过程需要对穿龈轮廓进行高度抛光,以有利于软组织的黏附和成熟,降低感染风险。调整后的临时修复体戴入后需观察至少 15 分钟,以判断软组织血供的恢复。两次调整时间一般间隔 2~4 周以确保软组织的愈合与适应。

使用 3~12 个月的临时修复体可以获得软组织的成熟和稳定。需要注意的是反复取出临时修复体有可能引起种植体周围的骨吸收和软组织退缩,因此应尽量减少调整、更换临时修复体的次数。在最后一次调整后 4 周复诊,种植体周软组织状态稳定,即可以开始制取最终印模。

二、理想轮廓美学引导下的最终修复时机

按照 Victor Clavijo 建议,在进行最终修复前必须对周围软组织的质量和美学轮廓进行评估,根据不同的临床类型分为以下三种类型、六种状况。

1. 过渡义齿龈缘位置位于同名牙根方且牙龈厚度≥2mm　建议降低过渡义齿穿龈轮廓关键区,促进牙龈缘冠向攀爬,1 个月后软组织状态稳定再次评估能否进入终印模阶段。

2. 过渡义齿龈缘位置位于同名牙根方但牙龈厚度≤2mm　建议降低过渡义齿穿龈轮廓关键区和次关键区外形凸度,并进行软组织增量术。至少等待 3 个月后重新评估再行拟定进一步的轮廓调整方案。

3. 过渡义齿龈缘位置与同名牙一致且牙龈厚度≥2mm　此时可以制作个性化转移杆复制过渡义齿穿龈轮廓,进行最终取模。

4. 过渡义齿龈缘位置与同名牙一致但牙龈厚度≤2mm　建议降低过渡义齿穿龈轮廓关键区和次关键区外形突度,并进行软组织增量术。至少等待 3 个月后重新评估再行拟定进一步的轮廓调整方案。

5. 过渡义齿龈缘位置位于同名牙冠方且牙龈厚度≥2mm　建议将过渡义齿穿龈轮廓关键区上移,并适当扩大次关键区突度,1 个月后再次评估。

6. 过渡义齿龈缘位置位于同名牙冠方但牙龈厚度≤2mm　建议适当增大穿龈轮廓关键区和次关键区突度,并进行软组织增量,等待 3 个月后重新评估再拟定进一步的轮廓调整方案(图 8-2-6)。

由此可见,种植区域充足的软硬组织量是获得上颌前牙区种植美学效果的必要条件。牙齿缺失必然导致软硬组织量的缺损,从而影响种植修复的美学效果。从以修复为导向的种植理念出发,软硬组织增量可以保证种植体植入最佳位置,获得良好的美学效果,这在上颌前牙美学区尤其重要。一篇系统评价结果显示,与空白对照组相比,软组织增量手术可以提高患者的种植美学满意度。在上颌前牙区,相比较未进行软组织增量手术的位点,即刻种植辅以软组织增量手术有更佳的美学效果。

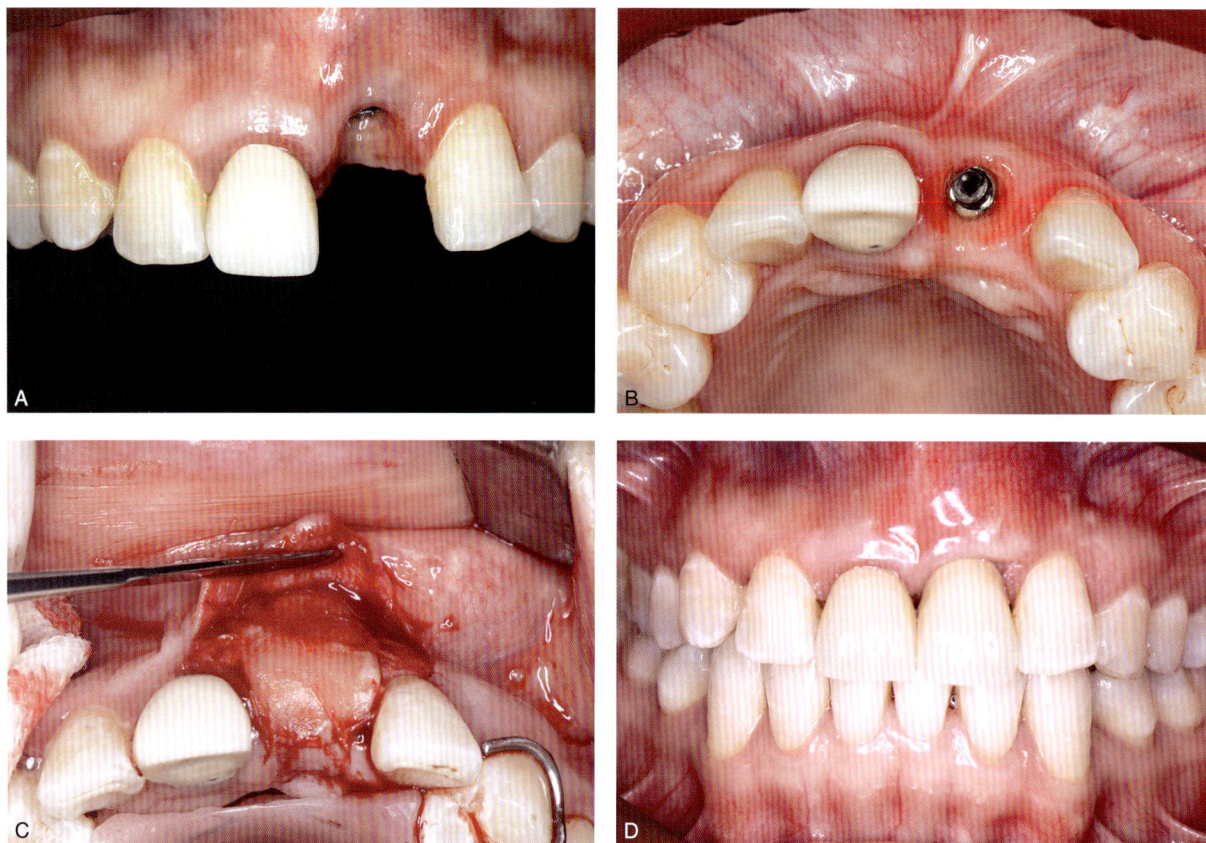

图 8-2-6　过渡义齿龈缘位置位于同名牙根方，牙龈厚度≤2mm

建议减少穿龈轮廓关键区和次关键区突度，并进行软组织增量。A. 过渡义齿龈缘位置位于同名牙根方 3mm；B. 过渡义齿牙龈厚度≤2mm；C. 平台技术进行软组织增量；D. 软组织增量后美学效果。

三、理想轮廓美学引导下的最终修复

　　当牙龈软组织塑形达到美学和生物学稳定后，将满意的穿龈轮廓转移到最终修复体上，完成理想轮廓美学引导下的修复流程（图 8-2-7）。

　　在数字化印模普及以前，传统方法采用过渡义齿制作个性化转移杆，复制穿龈轮廓（图 8-2-8）；随着数字化技术的发展与普及，数字印模可以更加便捷、精准地直接传递过渡义齿的穿龈轮廓形态至最终义齿。口内扫描仪记录上下颌咬合关系，采用标准化扫描杆获取种植体三维位置，生成数据 STL1；过渡义齿穿龈轮廓进行体外扫描并与口内就位的过渡义齿颊腭侧以及邻牙数据两者结合生成数据 STL2；将 STL1 与 STL2 利用图像软件进行重叠重建，获得包括种植体三维位置、种植体周黏膜形态、过渡义齿穿龈轮廓数据 STL3（图 8-2-9）。制作的最终义齿基台完全就位，牙龈轮廓支撑饱满，很好地保留了过渡义齿塑造出的穿龈形态；牙龈乳头充盈健康，牙冠自然和谐（图 8-2-10）。

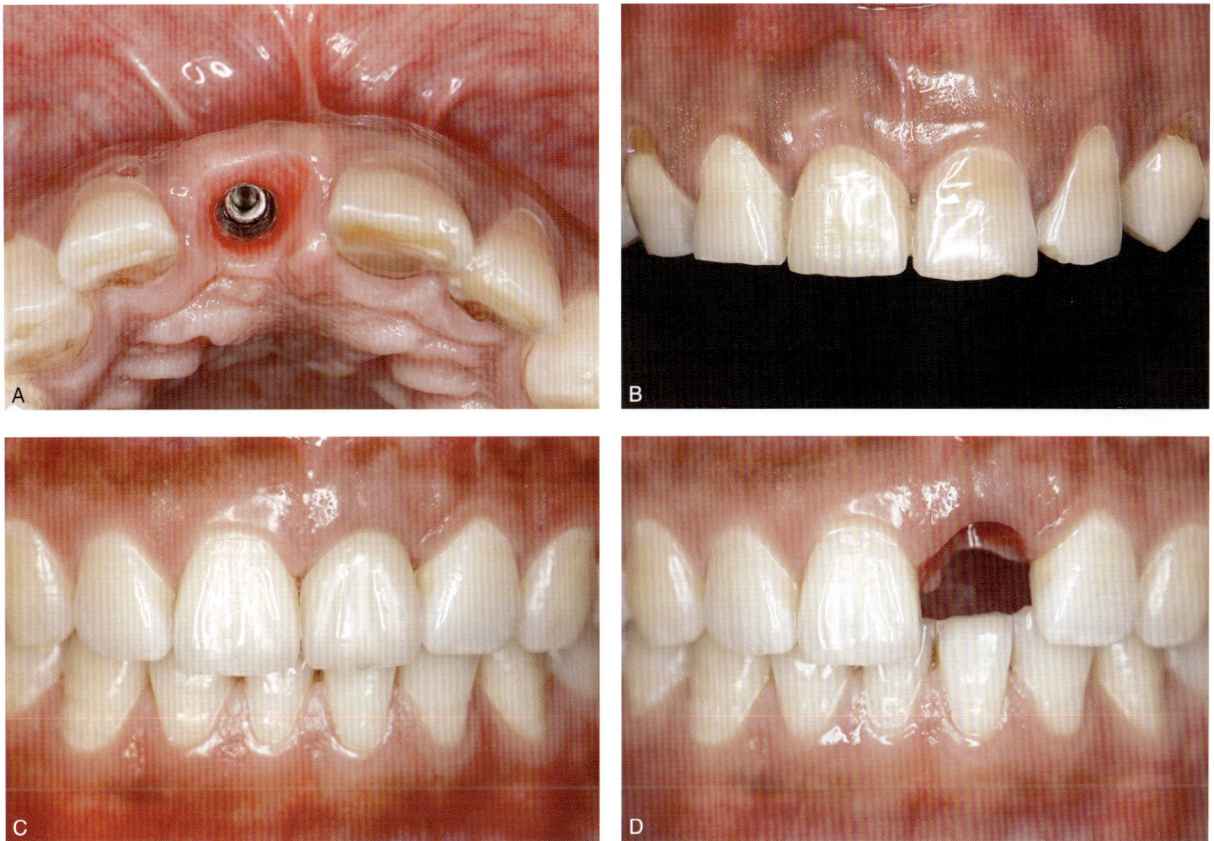

图 8-2-7 过渡义齿塑形结束后,患者软组织轮廓自然协调,牙龈软组织质地健康形态饱满
A. 11 过渡义齿塑形后软组织轮廓自然协调;B. 11 与 21 形态对称协调;C. 21 过渡义齿塑形后软组织形态良好;D. 21 牙龈饱满,弧度对称。

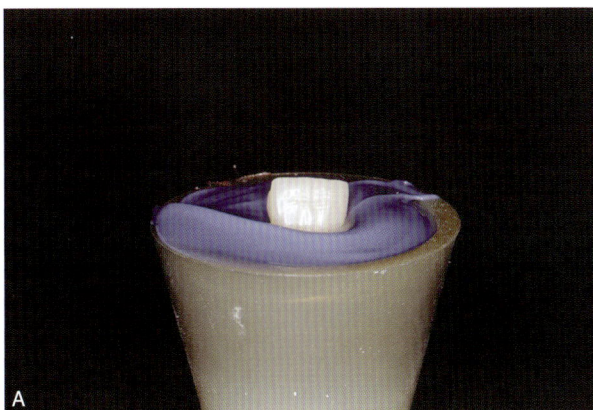

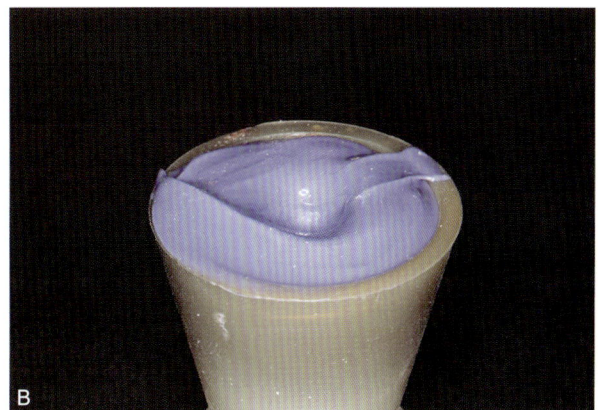

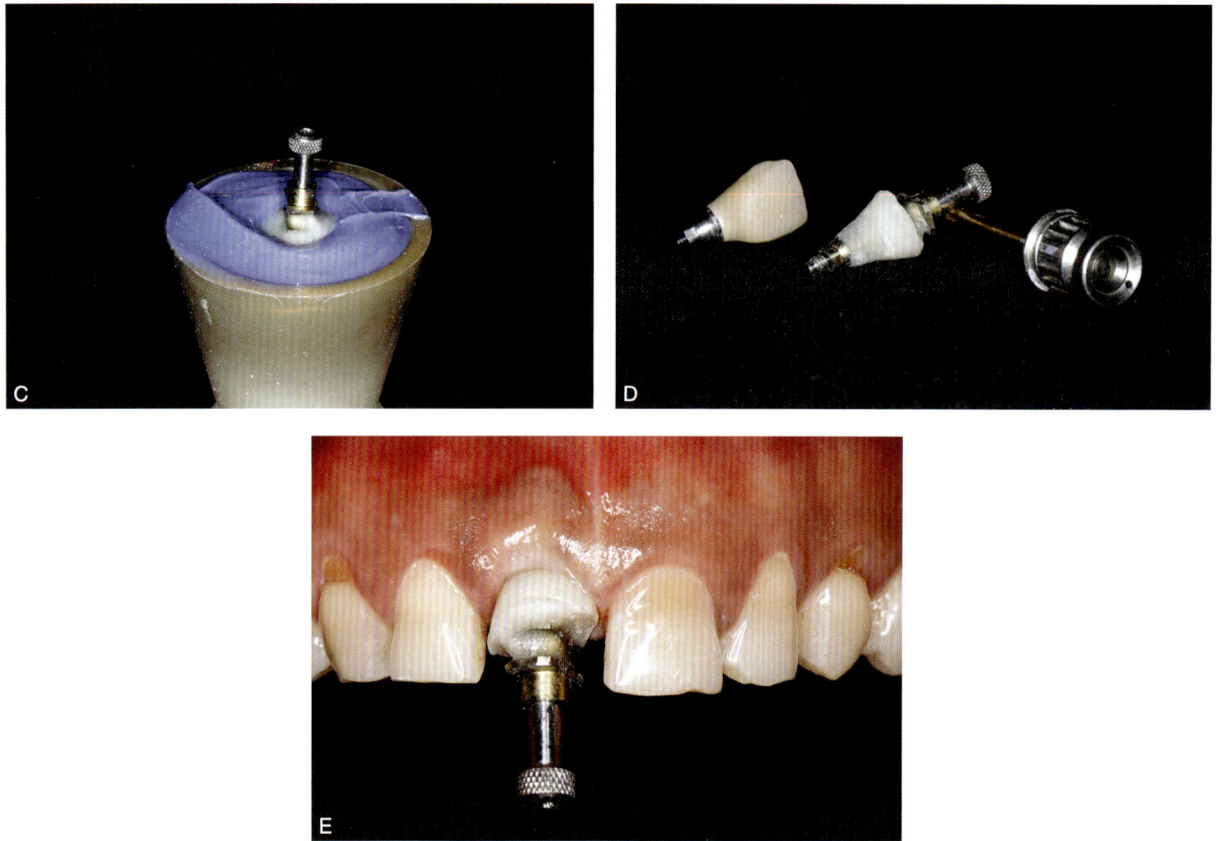

图 8-2-8　制作传统的个性化转移杆，制备最终印模

A. 聚醚橡胶记录过渡义齿穿龈形态；B. 旋出过渡义齿；C. 取模柱就位，流动树脂填充间隙；D. 个性化转移杆抛光；E. 个性化转移杆记录现有穿龈形态。

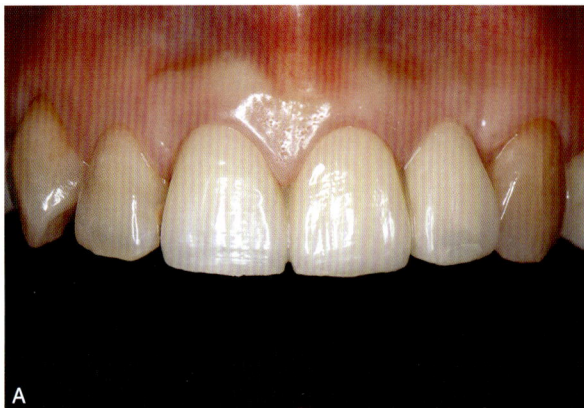

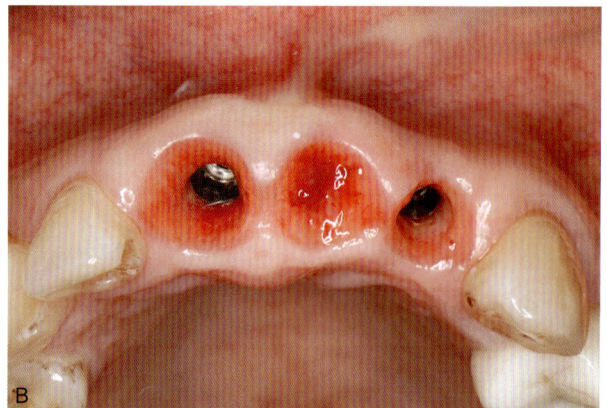

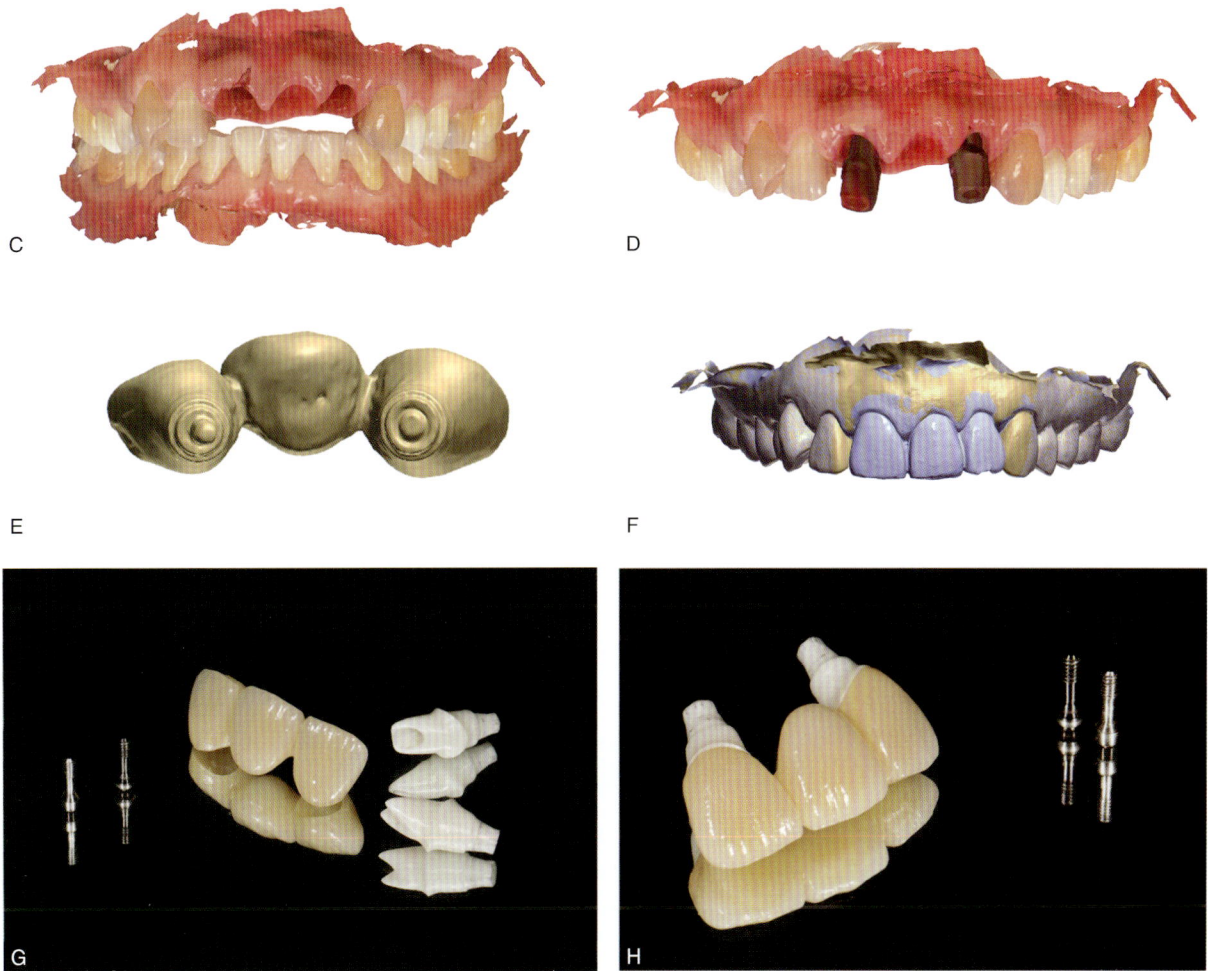

图 8-2-9　数字印模可以更加便捷、精准地传递穿龈轮廓形态至最终义齿

A. 11—22 过渡义齿塑形后拟行最终义齿修复；B. 穿龈轮廓形态健康饱满；C. 口内扫描仪记录上下颌咬合关系；D. 采用标准化扫描杆获取种植体三维位置，生成数据 STL1；E. 过渡义齿穿龈轮廓进行体外扫描；F. 获取包括种植体三维位置、种植体周黏膜形态、过渡义齿穿龈轮廓数据；G. 氧化锆基台以及二氧化锆全瓷冠桥；H. 最终基台精准地传递穿龈轮廓形态。

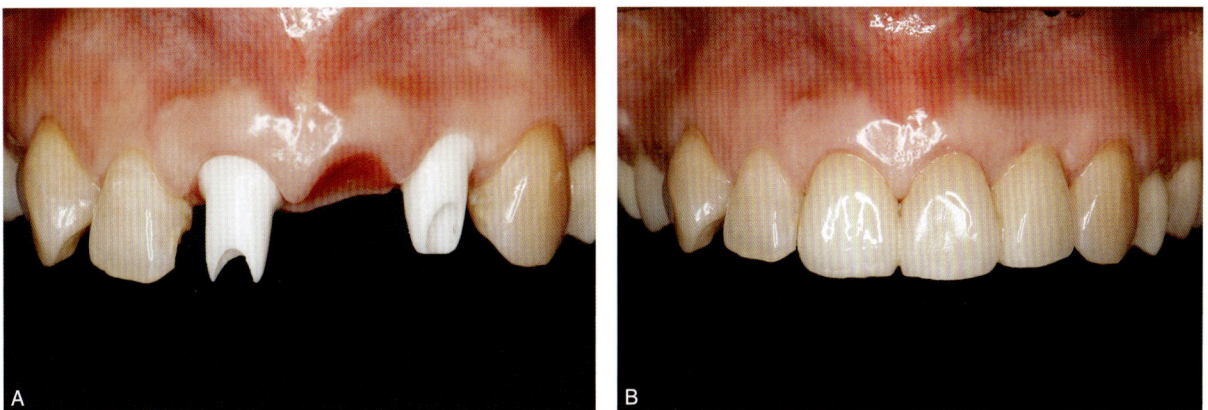

图 8-2-10　牙龈轮廓支撑饱满，很好地保留了过渡义齿塑造出的穿龈形态

A. 氧化锆基台就位，牙龈轮廓支撑饱满；B. 最终义齿就位，美学效果满意。

综上,穿龈轮廓部分对于取得良好的美学区种植修复效果及其长期稳定具有重要作用。穿龈轮廓的空间设计不只局限于3~4mm有限空间,还应思考与其相关的白色美学和种植体三维位置之间的关系,将"以修复为导向"的种植理念和生物学宽度有机地结合起来;穿龈轮廓的时间管理不仅仅关注过渡修复体的塑形,还应着重在即刻、过渡,并在不同的修复时机对穿龈轮廓进行调整和改善,才能为不同的患者打造出和谐的种植空间美学。

(刘　艳　刘　峰　王妙贞)

参考文献

1. RICHARD U, RUDEK I, WANG H L, et al. Immediate implant placement: positives and negatives. Implant Dent, 2010, 19: 98-106

2. FÜRHAUSER R, FLORESCU D, BENESCH T, et al. Evaluation of soft tissue around single-tooth implant crowns: the pink esthetic score. Clin Oral Impl Res, 2005, 16: 639-644

3. SETHI A, KAUS T. Immediate replacement of single teeth with immediately loaded implants: retrospective analysis of a clinical case series. Implant Dent, 2017, 26 (1): 30-36

4. COSTICH E R, RAMFJORD S P. Healing after partial denudation of the alveolar process. J Periodontol, 1968, 39: 127-134

5. STAFFILENO H. Significant differences and advantages between the full thickness and split thickness flaps. J Periodontol, 1974, 45: 421-425

6. BECKER W, GOLDSTEIN M, BECKER B E, et al. Minimally invasive flapless implant surgery: a prospective multicenter study. Clin Implant Dent Relat Res, 2005, 7 (Suppl 1): 21-27

7. ROCCI A, MARTIGNONI M, GOTTLOW J. Immediate loading in the maxilla using flapless surgery, implants placed in predetermined positions, and prefabricated provisional restorations: a retrospective 3-year clinical study. Clin Implant Dent Relat Res, 2003, 5 (Suppl 1): 29-36

8. MORTON D, CHEN S, MARTIN W, et al. Consensus statements and recommended clinical procedures regarding optimizing esthetic outcomes in implant dentistry. Int J Oral Maxillofac Implants, 2014, 29 (Suppl): 216-220

9. BUSER D, MARTIN W, BELSER U C. Optimizing esthetics for implant restorations in the anterior maxilla: anatomic and surgical considerations. Int J Oral Maxillofac Implants, 2004, 19: 43-61

10. CAPELLI M, TESTORI T, GALLI F, et al. Implant-buccal plate distance as diagnostic parameter: a prospective cohort study on implant placement in fresh extraction sockets. J Periodontol, 2013, 84: 1768-1774

11. GRUNDER U, GRACIS S, CAPELLI M. Influence of the 3-D boneto-implant relationship on esthetics. Int J Periodon Restor Dent, 2005, 25: 113-119

12. HEREKAR M, SETHI M, MULANI S, et al. Influence of platform switching on periimplant bone loss: a systematic review and meta-analysis. Implant Dent, 2014, 23: 439-450

13. LAZZARA R J, PORTER S S. Platform switching: a new concept in implant dentistry for controlling postrestorative crestal bone levels. Int J Periodontics Restorative Dent, 2006, 26: 9-17

14. VELA X, MÉNDEZ V, RODRÍGUEZ X, et al. Crestal bone changes on platform-switched implants and

adjacent teeth when the tooth-implant distance is less than 1.5mm. Int J Periodontics Restorative Dent, 2012, 32（2）: 149-155

15. KHZAM N, ARORA H, KIM P, et al. Systematic review of soft tissue alterations and esthetic outcomes following immediate implant placement and restoration of single implants in the anterior maxilla. J Periodontol, 2015, 86（12）: 1321-1330

16. MANGANO F G, MANGANO C, RICCI M, et al. Esthetic evaluation of single-tooth Morse taper connection implants placed in fresh extraction sockets or healed sites. J Oral Implantol, 2013, 39（2）: 172-181

17. MALCHIODI L, CUCCHI A, GHENSI P, et al. Evaluation of the esthetic results of 64 nonfunctional immediately loaded postextraction implants in the maxilla: correlation between interproximal alveolar crest and soft tissues at 3 years of follow-up. Clin Implant Dent Relat Res, 2013, 15（1）: 130-142

18. GOMEZ - MEDA R, ESQUIVEL J, BLATZ M B. The esthetic biological contour concept for implant restoration emergence profile design. Journal of Esthetic and Restorative Dentistry, 2021, 33（1）: 173-184

19. FÜRHAUSER R, FLORESCU D, BENESCH T, et al. Evaluation of soft tissue around single - tooth implant crowns: the pink esthetic score. Clinical Oral Implants Research, 2005, 16（6）: 639-644

20. MARTINS DA ROSA JC, PÉRTILE DE OLIVEIRA ROSA AC. The importance of the 'magic square' in immediate implant placement and provisionalization in postextraction sites. A case series. Int J Esthet Dent, 2023, 18（2）: 180-198

第 九 章
全口种植数字化设计与手术流程

第一节　全口种植手术的数字化设计

第四次全国口腔健康流行病学调查报告显示,我国成人的无牙颌患病率越来越高,老年组无牙颌率为 4.50%。无牙颌不仅严重影响咀嚼功能,同时也不利于面部美观和正确发音,使得患者生活质量下降。随着种植手术和修复技术的逐步发展和人民经济水平的提高,种植修复已广泛应用于牙列缺损和牙列缺失的治疗,其中,全口种植体支持的固定修复是理想的修复方案之一,具有固位稳定、舒适度佳和咀嚼效率高的特点。

种植体三维方向的精准植入是获得无牙颌种植修复成功的必要条件,任何偏差均易引起相应的临床风险。对于无牙颌患者而言,由于缺少牙齿等清晰可见的标记点使种植手术"自由手"植入难度增加,手术中易伤及重要解剖结构,种植体位置出现较大偏差而导致修复难度增大及修复后并发症增加。

第六次 ITI 共识研讨会提出,计算机辅助数字化种植手段可用于复杂病例的术前诊断、设计和手术辅助。全口种植的数字化手术的实施包括导板、导航及机器人辅助下种植手术。无论是哪种种植实施手段,其共同的前期内容均是全口种植的数字化设计,包括简易导板的设计和制作、放射导板的设计与制作。本节将阐述全口种植固定修复的数字化种植手术部分,包括术前设计和手术流程,以帮助临床医生能更顺利地完成全口种植手术。

一、简易导板引导下的无牙颌定点与种植

经过数字化设计,利用自由手将术前设计转化为术中的精准植入,是最基本的数字化种植。即使不采用数字化技术进行引导,也建议术前在软件中做精确的数字化设计。

（一）简易放射性导板和手术导板的制作

在种植手术前给患者制作全口活动义齿,或者评估患者原有的全口活动义齿;若咬合功能良好,固位力良好,则可以将该全口活动义齿翻制为带放射阻射牙冠形态的放射导板,即基托为透明聚丙烯酸树脂制作、牙冠部分为含硫酸钡的树脂材料（图 9-1-1)。患者戴着该放射导板拍摄 CBCT,则可以显示修复体的影像,根据以修复为导向的种植体设计原则,可以定位种植体所在的位点并测量对应的骨组织情况。在手术前,可以进一步将该放射导板加工为种植手术导板,即在种植对应位点的后牙殆面或者前牙舌隆突上打孔,可将该放射导板改为简易的无牙颌手术导板（图 9-1-2)。

（二）简易导板引导下的种植手术

1. 麻醉　为了尽可能减少浸润麻醉对黏膜肿胀后导板就位的影响,下颌种植手术可以进行阻滞麻醉;上颌可以进行上牙槽后神经阻滞麻醉、腭大孔阻滞麻醉及局部在前庭沟底进行浸润麻醉。

2. 定点　在导板就位后,可以利用探针沿打好的孔进行黏膜上的定点,取下导板后判断骨嵴的位置,再用球钻穿通黏膜在骨面上定点（图 9-1-3,图 9-1-4）;或者用先锋钻 / 定位球钻沿着导板的定位孔进行骨面定位。定点后进行翻瓣（图 9-1-5)。

3. 扩孔　扩孔时一般采取交替扩孔的方法,即为了保证种植体之间的平行度,每扩孔一钻后插入引导杆,以该引导杆为参考继续扩孔下一钻,直到完成全部种植体植入（图 9-1-6~ 图 9-1-8)。

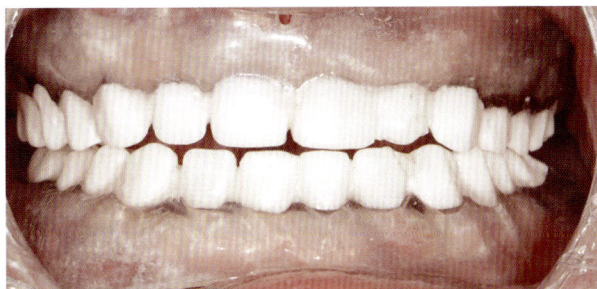

图 9-1-1　由全口活动义齿翻制的放射义齿

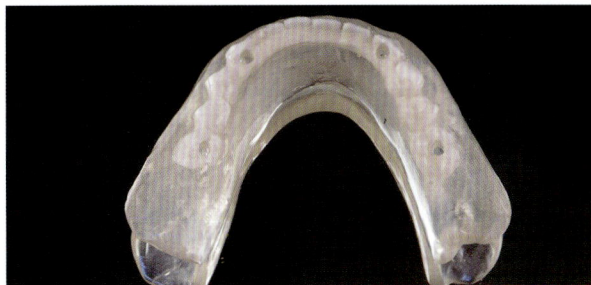

图 9-1-2　放射义齿在𬌗面和舌隆突上打孔,即可形成简易手术导板

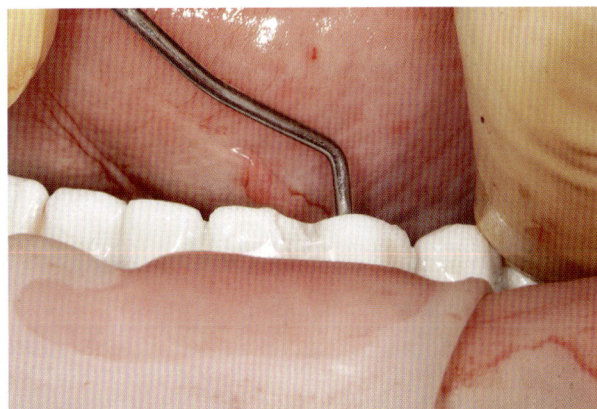

图 9-1-3　探针沿种植手术导板进行黏膜上定点

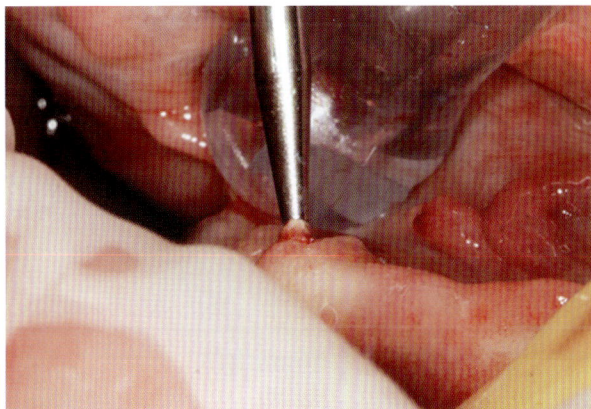

图 9-1-4　取下导板,球钻沿原探针的定点进行骨面上定点

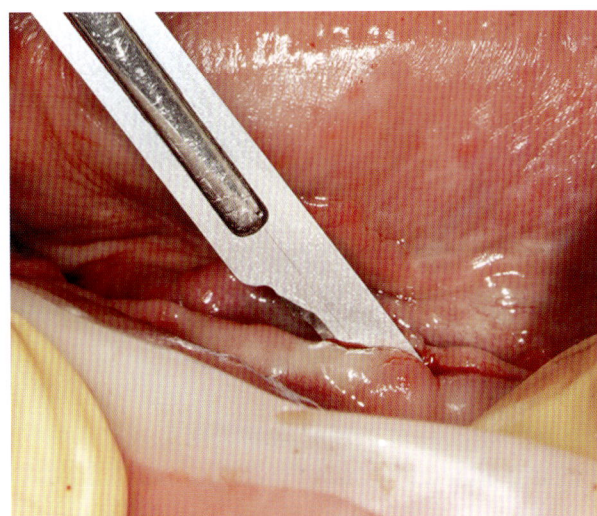

图 9-1-5　切开翻瓣

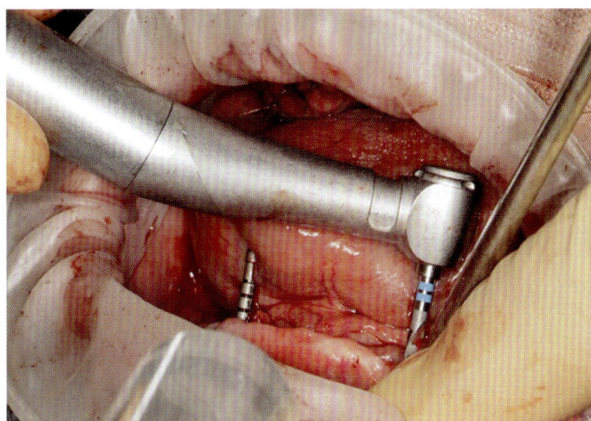

图 9-1-6　交替扩孔

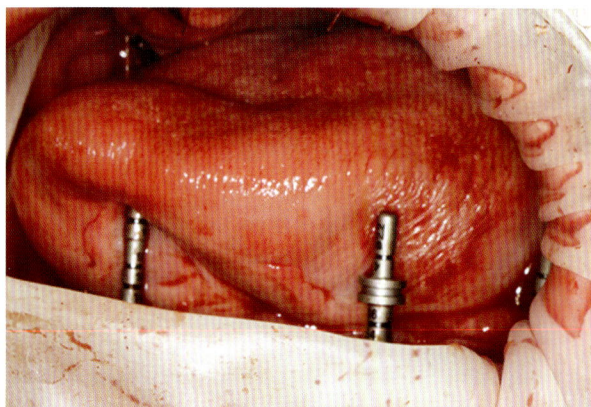

图 9-1-7　平行杆观察种植体平行度

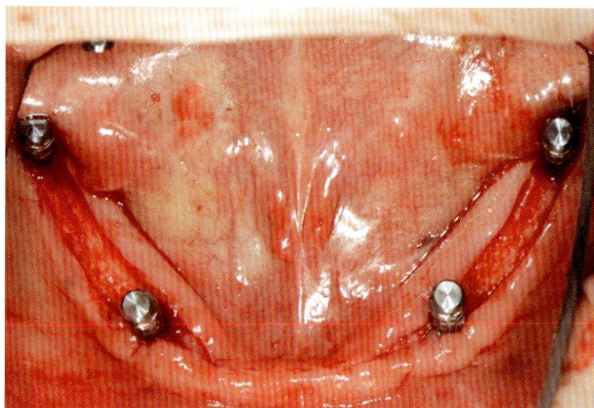

图 9-1-8　种植体植入

二、无牙颌放射导板的作用与制作

（一）无牙颌放射导板的作用

1. 理想修复体的预告　由全口义齿打孔形成的放射导板实际也是一种理想修复体,然而无法用于全数字化流程的无牙颌种植手术。无论是采取导板、导航还是机器人任何一种数字化精准植入方式,都必须要设计符合生理性咬合关系和美学标准的理想修复体,此理想修复体可以制作后戴入患者口内验证其咬合关系、美学及发音,也可以在虚拟患者中验证。

2. 种植体位置的预告　目前种植遵循以修复为导向的原则,利用修复体的形态设计种植体的位置,尽量让种植体穿出的位置在修复体的中央窝或者舌隆突;同时需要避开重要的解剖结构,以及尽量避免较为复杂的植骨操作。

（二）无牙颌放射导板的制作

用上文所述的全口义齿里面灌注硫酸钡作为放射导板的方式可以显示理想修复体影像和组织面形态,然而硫酸钡的散射效应可能会影响骨组织成像,因此目前会采取普通聚丙烯酸树脂制作全口义齿或者打印全口过渡式义齿,继而采取下述两种方法获取无牙颌种植设计的骨、软组织及理想修复体信息。

1. 双扫法　在放射全口义齿的磨光面打孔,烫软牙胶填入孔内形成放射阻射点,要求放射阻射点均匀分散在颊舌侧,不能在同一平面上(图 9-1-9)。患者戴着此放射导板拍摄一次 CBCT,再单独给该放射导板拍一次 CBCT,调整 CBCT 阈值,将两次 CBCT 放射阻射点显示为最清晰的影像,在软件中利用共同的放射阻射点将两次 CBCT 进行匹配(图 9-1-10)。

2. 单次 CBCT 仓扫法　在磨光面用不显影的粘接剂例如 GC 树脂粘接 5 个以上氧化锆珠,粘接位置同样要求较为分散、不能在同一平面上,氧化锆珠的光滑面有一部分暴露在表面以利于后期的匹配(图 9-1-11)。患者戴用此放射导板拍摄 CBCT,随后单独仓扫该放射导板,得到该放射导板的 STL 数据(standard tessellation language)。将 CBCT 中的放射标记点单独建模,用 CBCT 中的放射点和放射导板模型上外露的光滑半球部分进行匹配(图 9-1-12)。

用这两种方法均可获取以下信息。

1. 硬组织信息　拍摄 CBCT 可以直接获得骨和余留牙的信息,通过医疗数字和影像通信(digital imaging and communication medicine, DICOM)标准利用设计软件完成数据重建和测量。

2. 软组织信息　双扫法重叠后,放射导板的组织面即为软组织表面轮廓的信息;通过测量软组织表面到骨面的距离,也可以得到软组织厚度的信息。

3. 理想修复体信息　通过放射导板可以获取理想修复体牙冠的轮廓,通过理想修复体可以确定种植体的三维位置信息。

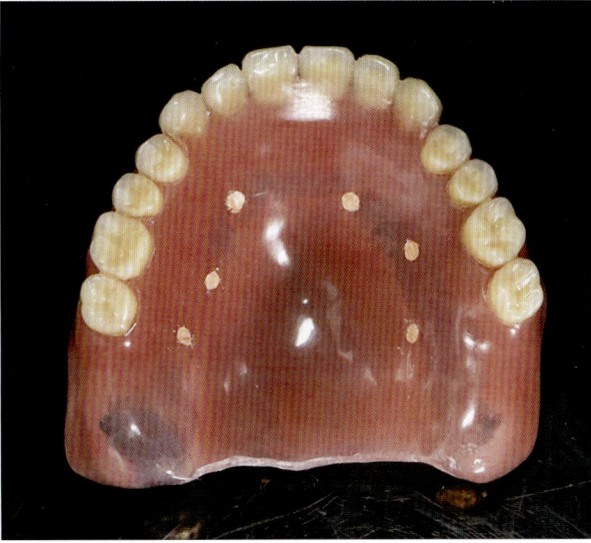

图 9-1-9 全口义齿上加牙胶

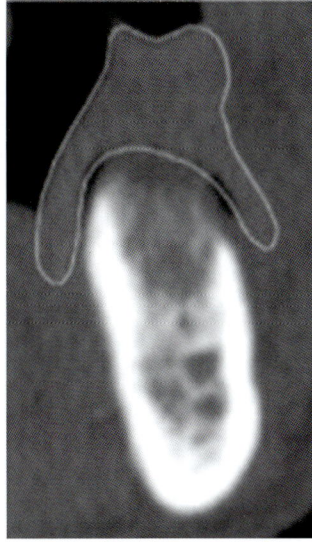

图 9-1-10 双扫法显示软组织
影像及修复体影像

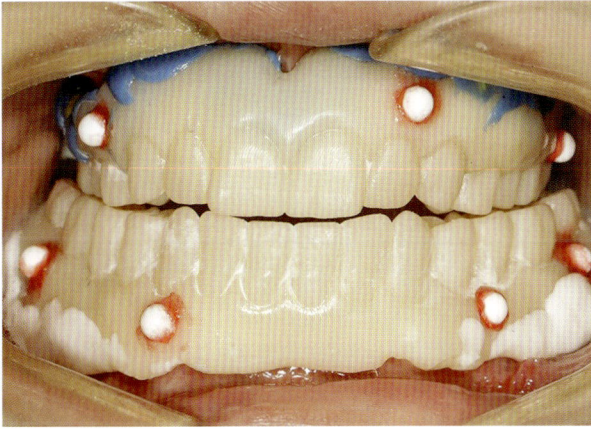

图 9-1-11 利用 GC 树脂粘接氧化锆珠制作放射导板

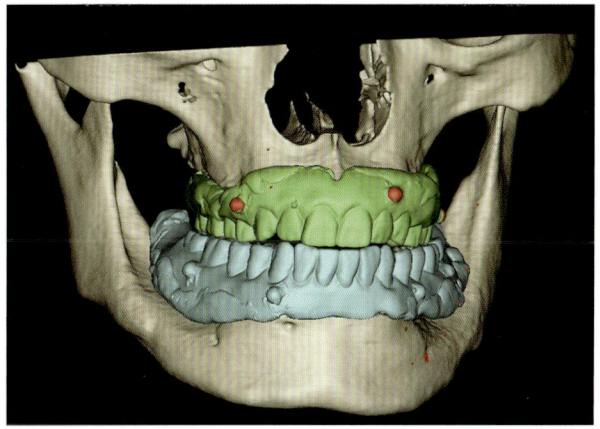

图 9-1-12 CBCT 数据与仓扫数据重叠

三、全口种植数字化设计

（一）常规放射导板

不论利用导板、导航还是机器人，进行无牙颌种植手术前，目前一般都会用放射导板实际戴入口内确定患者的颌骨信息、软组织信息和理想修复体信息；对于导板而言，放射导板采集的软组织信息对于制作黏膜支持式的导板非常重要，放射导板就位是否稳定准确决定了全口种植手术及修复的成功率。放射导板要求就位后稳定且颌位关系准确，可以参考吸附性全口义齿的制作方法获得良好的稳定性及正确的咬合关系。其原则为"上颌不脱落，下颌不浮起，咀嚼无疼痛，说话能自如"。放射导板式全口义齿就位良好且稳定时，再拍摄 CBCT 可以看到全口义齿组织面与黏膜之间没有间隙（图 9-1-13，图 9-1-14）；咬合关系良好时，拍摄咬合位的关节片可以看到髁突在关节窝中的位置良好，前后间隙正确。

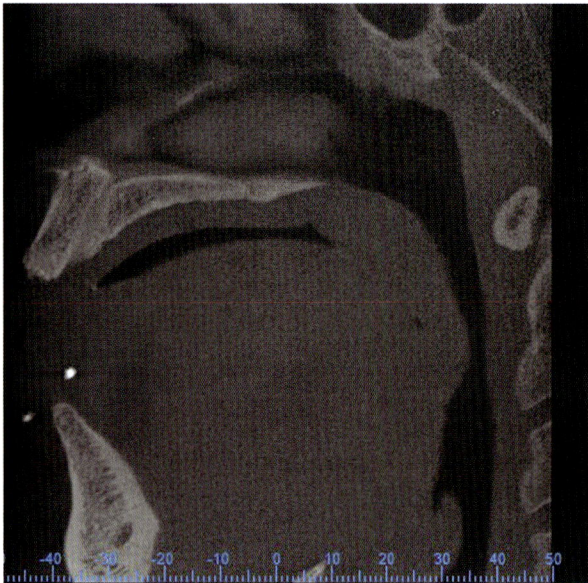

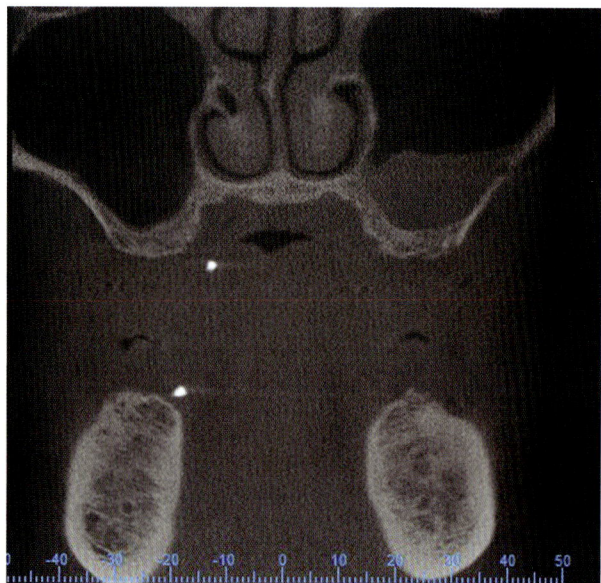

图 9-1-13　戴放射义齿拍 CBCT,可见组织面
与黏膜无间隙(矢状面)

图 9-1-14　戴放射义齿拍 CBCT,可见组织面
与黏膜无间隙(冠状面)

不稳定的放射导板在戴入后拍片,其显示的理想修复体位置可能会有偏差,导致种植体的设计位置也会随之改变。如果颌位关系有误差,可能导致种植固定义齿戴入口内后患者出现咀嚼时双侧咀嚼肌酸痛、"s"音不能发清等垂直距离过高的问题;咬下唇等𬌗平面位置错误的问题;以及上前牙过突或过于偏腭侧、对上唇支撑不够等美学问题。

(二)数字化个性化哥特式弓确定咬合关系

传统的吸附性全口义齿或生物功能性义齿是依赖取模、取咬合记录、排牙、注塑聚合、试戴调𬌗而完成的,步骤相对较为烦琐。数字化的方法目前也参与到全口种植的设计阶段,即在患者第一次就诊制取初印模及求取初步正中关系后,扫描两者并上数字化𬌗架,设计带有𬌗堤的个别托盘、哥特式弓描记板、哥特式弓引导板、描记螺钉(图 9-1-15,图 9-1-16)。为避免终印模制取边缘整塑过程中影响舌体运动,描记板与引导板均为可拆卸形式,通过两个沟槽与𬌗堤连接。这种装置的优点是用聚乳酸材料作为打印材料替换了传统哥特式弓装置中的金属,避免了放射影像中的金属伪影,患者可以在第二次就诊时戴

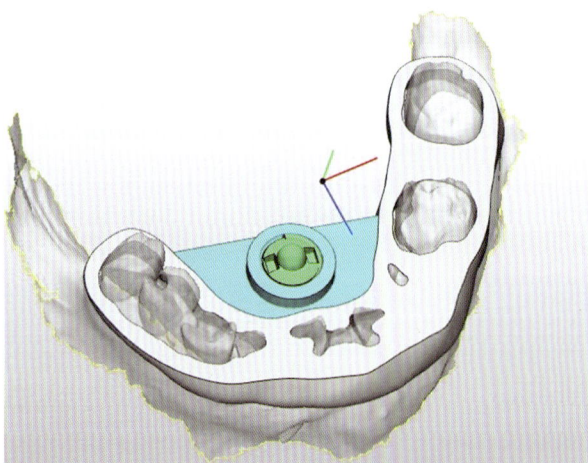

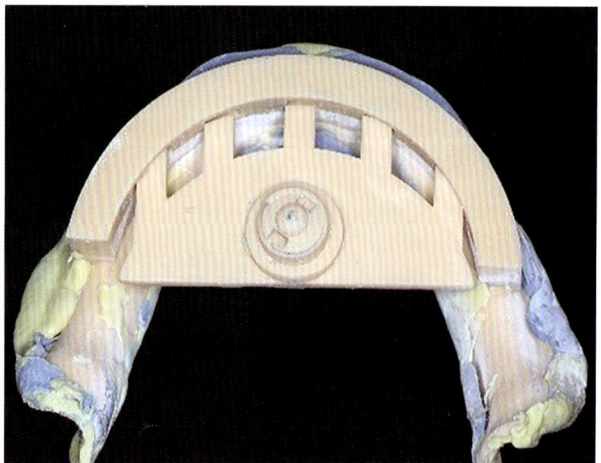

图 9-1-15　数字化设计带有𬌗堤的个别托盘及
哥特式弓描记板

图 9-1-16　打印带有𬌗堤的个别托盘及描记板

着个别托盘及哥特式弓拍摄 CBCT,简化治疗流程。同时,可以简化临床医生对哥特式弓的组装与调整,从而可以更简便地进行哥特式弓描记。

　　按照垂直关系及正中关系确定描记螺钉的高度,患者戴用该个性化托盘及个性化哥特式弓后拍摄 CBCT,此时已经有正确的咬合关系,只需在此位置进行虚拟排牙即可。进一步数字化打印排牙后可以戴回患者口内验证美学情况、发音情况、咬合情况,验证无误后进行下一步种植体的设计。如果不涉及美学及发音,例如无牙颌为下颌,也可以在拍摄 CBCT 后直接进行数字化设计修复体。

(三)虚拟患者确定理想修复体

　　如果无牙颌为上颌半口或者为全口无牙颌,对于上颌虚拟修复体的设计还需要考虑理想修复体的美学问题,此时,数字化的设计可以利用构建虚拟患者来进行(图 9-1-17)。面扫可以基于面齿美学和唇齿美学为个性化修复提供参考,为𬌗平面设置提供参考;数字化设计也较为简单便捷,可以减少患者的就诊次数。

　　通过面扫、口扫、CBCT 及运动面弓或个性化哥特式弓确定的正中及垂直关系构建虚拟患者,可以方便在软件中观测面部美学标志,从而评估排牙后的面部美学及唇齿美学,包括上颌前牙切缘连线是否与瞳孔连线一致,是否与面中线垂直,微笑时上颌前牙切缘连线是否与下唇弧度一致,排牙是否留出"颊廊"的空间;也可以通过面扫记录患者发"ma""yi""si""fu"音,获取发音时面部及嘴唇轮廓,观察虚拟排牙后牙列与发音时嘴唇的关系(图 9-1-18)。

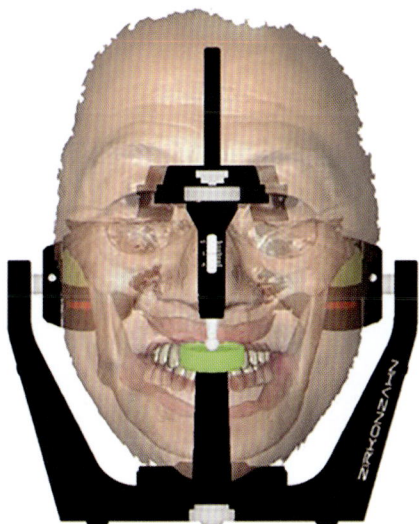

图 9-1-17　构建虚拟患者

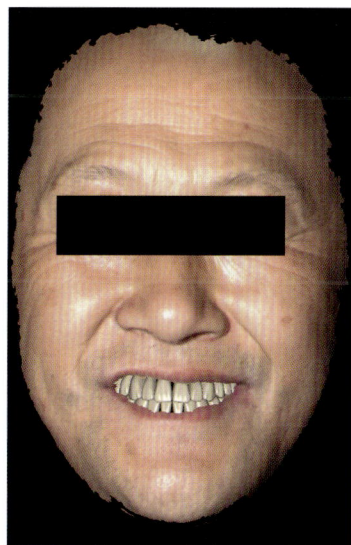

图 9-1-18　通过观察虚拟患者面部美学标志进行虚拟排牙

四、全口种植数字化设计原则

(一)种植体数量

　　对于种植固定修复而言,一般上颌设计 6~8 颗种植体,下颌设计 4~6 颗种植体即可实现固定修复。

　　1. 4 颗种植体　4 颗种植体的固定修复往往设计在下颌,一般由于下颌后牙垂直骨吸收严重,管嵴距降低,无法直立植入种植体,因此在颏孔前植入 2 颗斜行种植体,前牙区植入 2 颗直立种植体,进行一体式支架修复。但是 4 颗种植体数量的设计有一定的风险,一旦其中一颗种植体出现问题,则整个种植修复体失去功能而导致需要重新进行种植。

2. 6 颗种植体　下颌 6 颗种植体或上颌 6 颗种植体是较为常规的设计,可以进行一体式支架修复。其位置常常设计在中切牙 / 侧切牙、尖牙 / 第一前磨牙、第一磨牙区,此设计形成的悬臂较小,出问题后维修也较为方便。

3. 8 颗种植体　下颌 8 颗或上颌 8 颗种植体可以设计为一体式支架或分段式固定桥,其位置一般选择为中切牙、尖牙、第一前磨牙、第一磨牙。此类设计较为灵活,特别在下颌将种植体分段进行修复,可以解决下颌骨在咬合时发生形变的顾虑;同时,有种植体失败需要拔除时也较容易解决再次修复的问题。

（二）种植体位置

1. 种植体位点

（1）常规种植位点:常规的种植位点设计为中切牙、尖牙、前磨牙、磨牙。

（2）悬臂梁的考量:由于后牙区常常有垂直骨吸收可能导致无法植入,因此会出现远中悬臂梁;而种植体位点设计的原则是尽量减少悬臂梁,此时需要考虑悬臂梁本身长度及悬臂梁长度与 AP 距（即远中种植体远中面连线与通过最前方种植体中心的平行线之间的垂直距离）之间的比值。一般认为在下颌由于骨质较为致密且为垂直受力,种植修复体的悬臂梁长度建议 <15mm,而上颌牙槽骨密度较疏松,一般上颌臂梁长度控制在 10~12mm 以内。Drago 等回顾性分析建议最终修复体悬臂梁 /AP 距应 <1。

（3）倾斜植入设计:为了减少悬臂梁,上颌可以进行穿翼或穿颧种植位点的设计,下颌可以在颏孔前斜行植入种植体;同时,全口种植的患者往往需要即刻负重,为了获得初期稳定性,也会采取避开上颌窦而在远中斜行植入,上颌窦前壁斜向远中植入及前牙区直立种植的位点,称为"V-Ⅱ-V"设计,这也是在种植设计时可以考虑的一种方法。

2. 种植体位置　对于全口固定种植修复而言,一般希望种植体的螺丝通道位于后牙的𬌗面中央窝或前牙的舌隆突上,近远中向尽量避免从两个牙冠之间穿出（图 9-1-19,图 9-1-20）。这样可以保证受力的均衡,减少包绕螺丝的修复材料的体积,也较为美观,便于维修。

3. 种植体之间的角度　种植体之间建议尽量平行植入;如果需要尽可能地利用骨量而需要设计斜行植入时,在进行基台水平一体化支架修复时则需要考虑种植系统的多基基台或螺丝固位基台的角度及聚合度。理论上能够达到共同就位道的种植体之间的角度差为（螺丝固位基台角度 + 聚合度）×2。此时上部修复体可以获得被动就位。

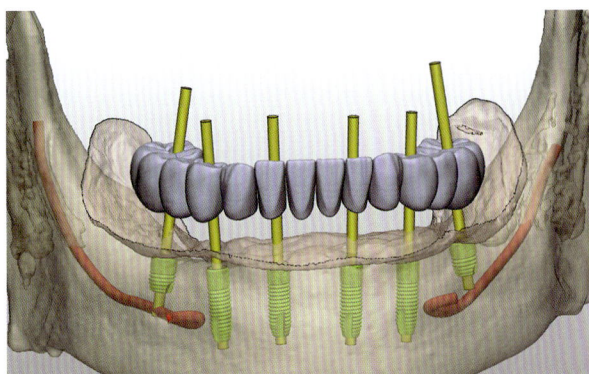

图 9-1-19　正面观种植体位置

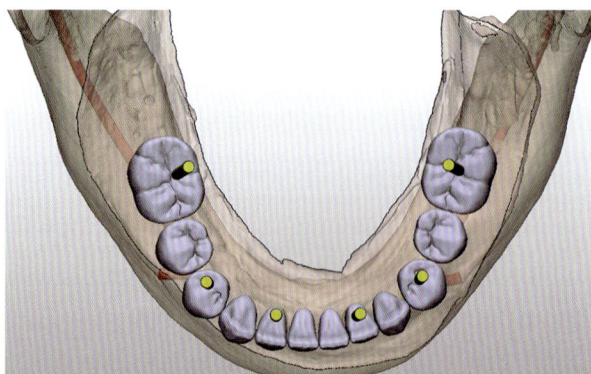

图 9-1-20　𬌗面观种植体位置

第二节 无牙颌数字化导板辅助种植手术的流程

一、无牙颌数字化导板的设计

（一）无牙颌数字化导板设计思路

数字化导板分为牙支持式导板、黏膜支持式导板和骨支持式导板。无牙颌常常采用黏膜支持式导板，但是，由于黏膜动度较大及不稳定的因素，一般不能直接根据黏膜形态就位无牙颌导板。因此目前对无牙颌的解决方案一般会设计序列导板或分级导板，包括以下几个部分。

1. 固位钉导板 固位钉导板可以由放射导板仓扫打印制作。其就位是利用咬合硅橡胶进行。固位钉导板属于复位导板，即辅助种植导板或外科导板的就位。固位钉导板决定的固位钉位置与种植导板、可能有的截骨导板及即刻修复体就位导板共用，即手术导板与戴牙导板是否就位准确均取决于固位钉导板是否就位准确。因此固位钉导板的复位准确非常重要。其复位可以通过以下两种方法。

（1）𬌗架复位：可以在𬌗架上就位固位钉导板并制作咬合硅橡胶，在口内利用咬合硅橡胶复位固位钉导板，局麻下扩孔，确定固位钉孔洞的位置，此后种植导板、截骨导板及戴牙导板均采取共用固位钉位置的方式就位（图9-2-1，图9-2-2）。

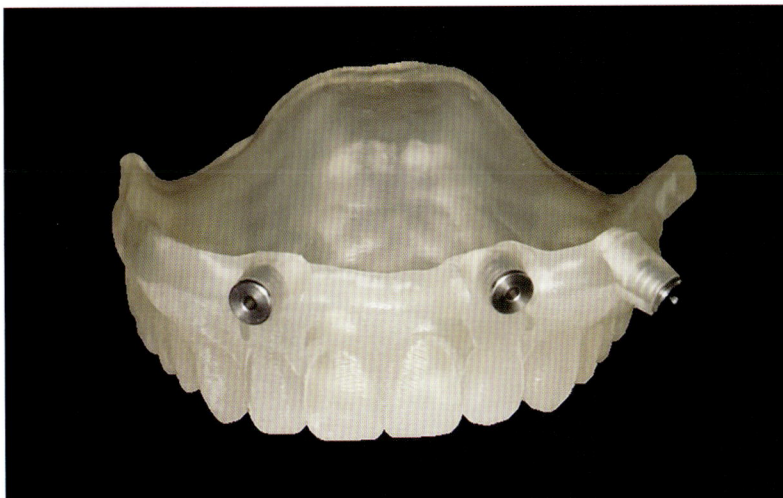

图 9-2-1 固位钉导板

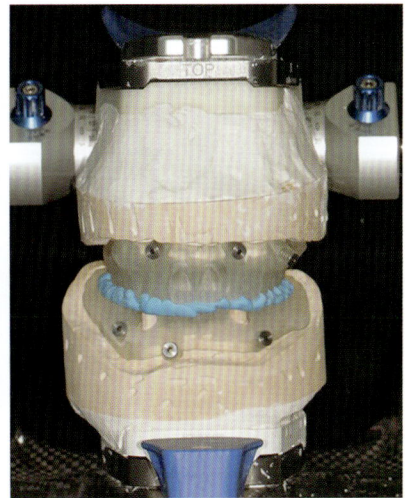

图 9-2-2 在𬌗架上制作咬合硅橡胶

（2）口内复位：尽管由技师在𬌗架上提前制作咬合硅橡胶较为便捷，但由于固位钉导板在3D打印加工时需要有支撑杆，因此在𬌗面或者组织面会存在高点，使得就位时可能存在误差。所以笔者推荐在口内进行试戴固位钉导板，检查有无高点、咬合关系是否正确，略行调磨、确认其完全就位后在口内打咬合硅橡胶确认其位置。

2. 种植手术导板 手术导板与固位钉导板共用固位钉位置，在舌侧或者腭侧一部分与黏膜相贴合。树脂手术导板上一般粘接金属导环，与种植系统的扩孔钻相适应，可以引导种植在全程或者半程下进行（图9-2-3，图9-2-4）。

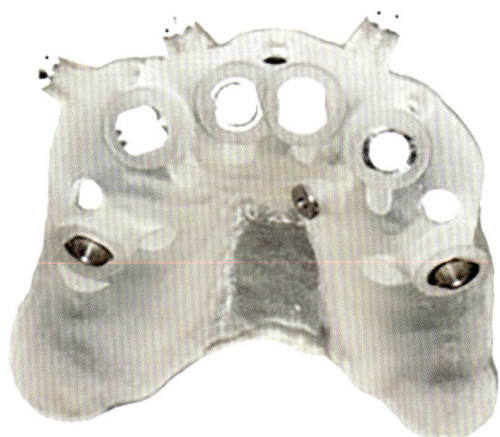

图 9-2-3 上颌无牙颌种植导板

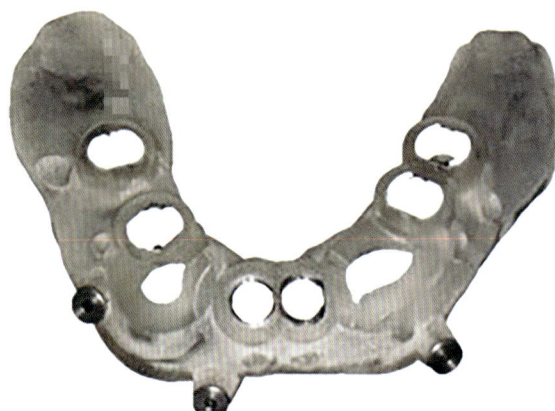

图 9-2-4 下颌无牙颌种植导板

3. 截骨导板 种植固定修复对于垂直空间有一定要求,一般推荐从牙龈至理想殆平面有 12~15mm 的垂直空间较合适。如果出现距离不足或局部不足而无法修复,或修复体与黏膜之间的过渡线在微笑时暴露而影响美观,且通过调整上下颌关系会改变患者美观及发音时,可以考虑采用骨修整的模式获取垂直空间,其潜在缺点是造成骨皮质缺失和角化黏膜的不足。自由手进行骨修整不准确且存在一定的风险,因此可以用截骨导板就位后,超声骨刀或球钻沿导板边缘修整骨面(图 9-2-5,图 9-2-6)。

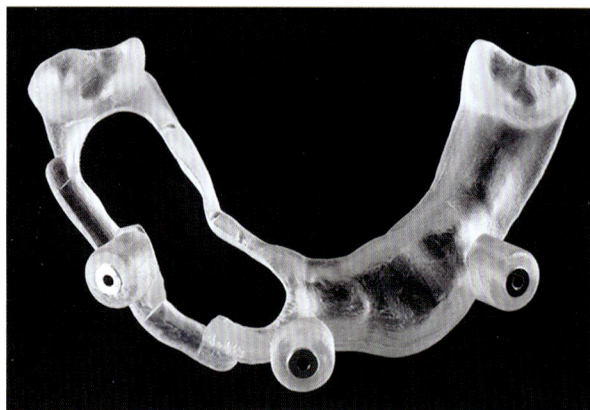

图 9-2-5 截骨导板

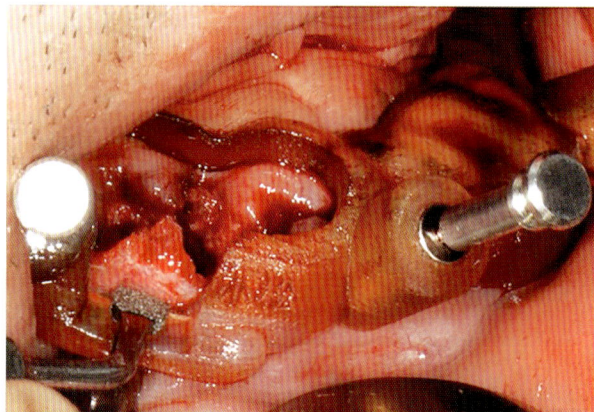

图 9-2-6 超声骨刀沿截骨导板修整过高骨嵴

4. 即刻修复体就位导板 目前即刻修复有多种取模及制作方法,其中一种制作即刻修复体的方法为打印即刻修复体,此修复体与固位钉导板共用固位钉位置,修复体就位后,基台从预留的孔洞中穿出,然后在口内 pick-up 即可完成(图 9-2-7,图 9-2-8)。

5. 复位导板及基底导板 无牙殆在使用上述形式的种植手术导板时,导板一般就位于黏膜表面,导致翻瓣困难及冷却困难等问题。为了改善这一点,目前建议可以采用基底导板与种植手术导板、骨修整导板、侧壁开窗导板等组合的方式,形成无牙颌种植手术的组合式导板。

(1)复位导板:复位导板与上述固位钉导板的功能相似,均为仓扫放射义齿打印制作。复位导板与基底导板由卡扣或栓道方式连接,通过咬合硅橡胶在口内就位复位导板后,可以保证基底导板的准确就位(图 9-2-9,图 9-2-10)。

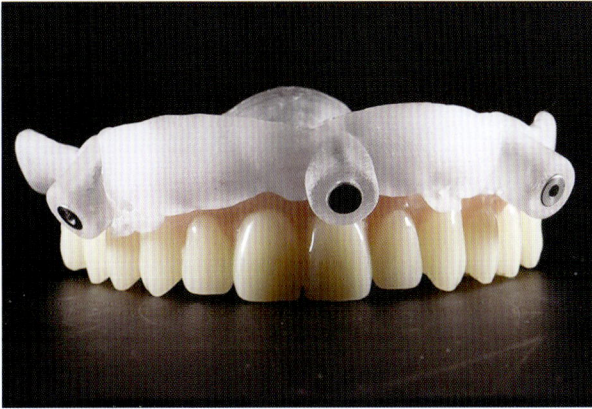

图 9-2-7　上颌即刻修复体导板

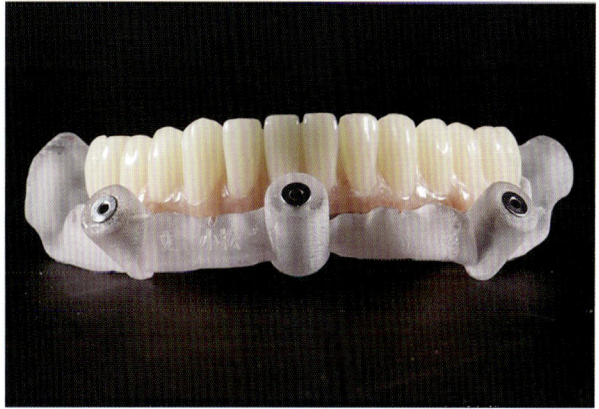

图 9-2-8　下颌即刻修复体导板

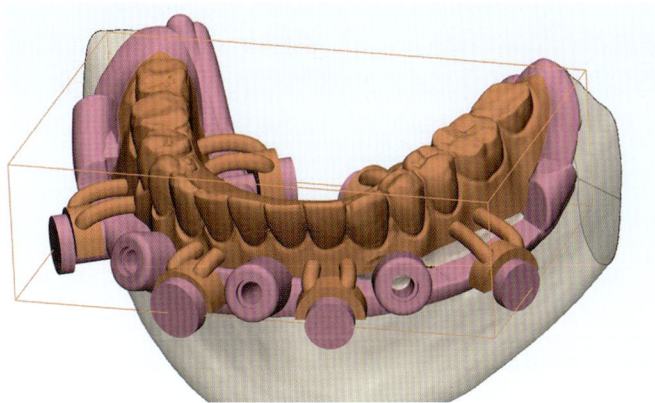

图 9-2-9　图中橙色为复位导板

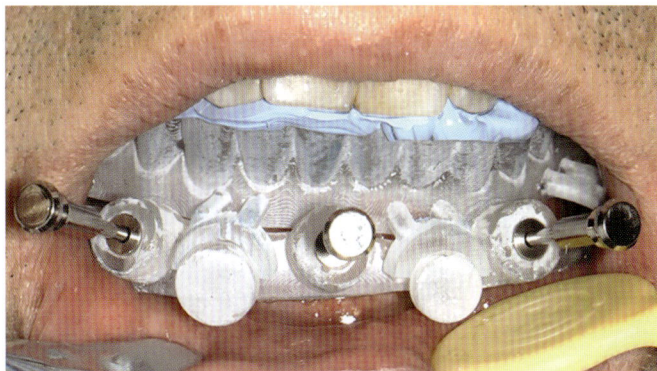

图 9-2-10　利用咬合硅橡胶在口内就位基底导板,打入固位钉,固定基底导板

（2）基底导板:基底导板依靠固位钉固定在口内,其上有卡扣或栓道结构,可以与种植手术导板连接,进行扩孔及种植体植入操作;同时,基底导板的上缘也可以指示截骨边缘线,因此基底导板也可以作为截骨导板（图 9-2-11~ 图 9-2-14）。基底导板如同套环般环绕牙槽嵴顶,可以留出翻瓣的空间,扩孔及种植体植入时有一定的可视性,也便于冷却,减少了无牙𬌗种植由于盲视导致的误差及由于难以冷却导致的产热。

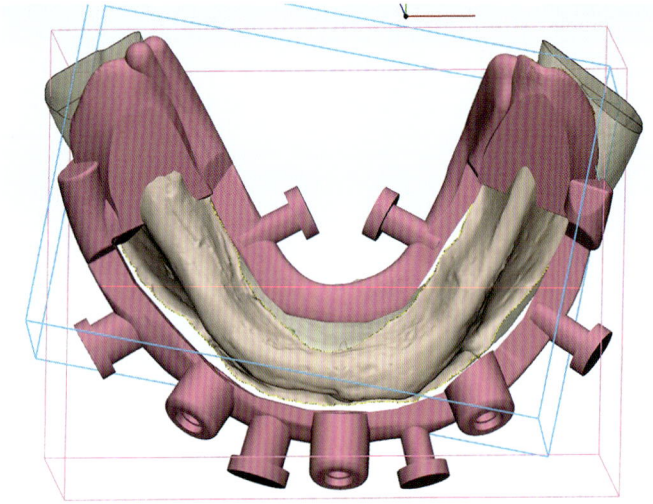

图 9-2-11　基底导板模式图

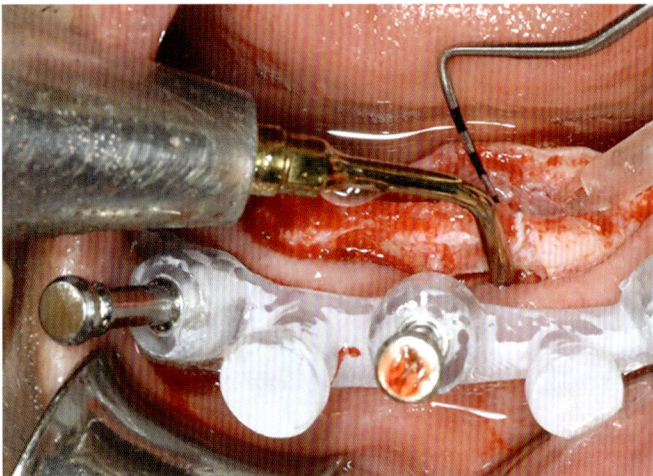

图 9-2-12　利用基底导板作为截骨导板

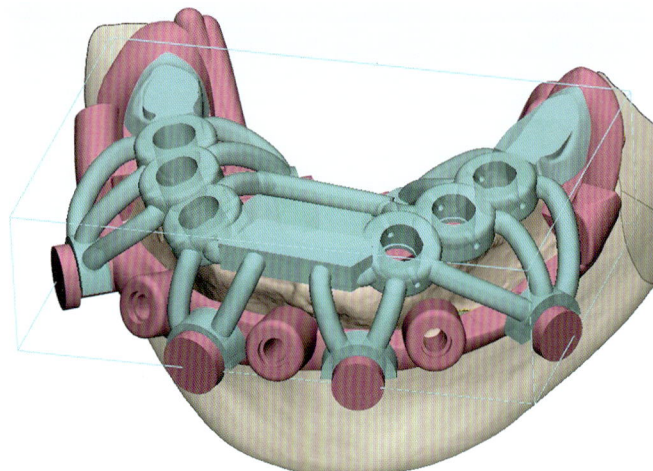

图 9-2-13　基底导板固定种植手术导板

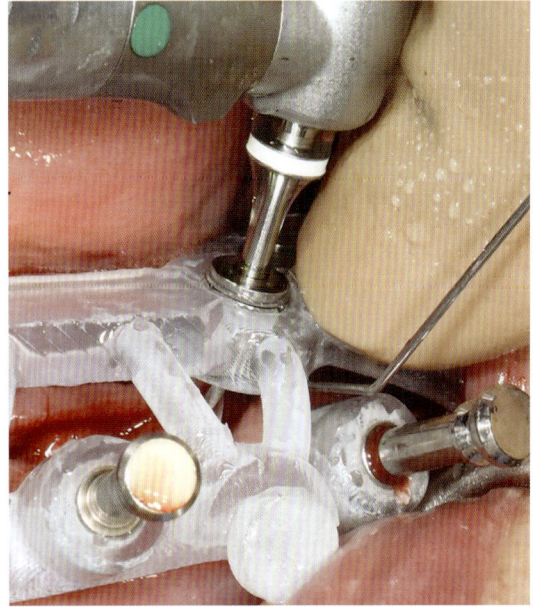

图 9-2-14 种植手术导板卡入基底导板后，
导板引导下扩孔并冷却

6. 金属导板 目前数字化导板使用较广泛的为树脂导板，利用光固化成型技术制作，相对便捷，成本较低。但是树脂导板体积较大，覆盖范围广，会造成难以直视、冷却困难的问题；同时，由于树脂材料强度不高，会带来稳定性不佳、折断风险增高等问题。金属导板的体积较小，较为稳定，可以帮助医生观察扩孔钻在骨面的位置，更有利于冲水冷却。

无牙𬌗金属导板也用于制作基底导板及种植手术导板。复位导板往往依然由树脂打印，基底导板与种植手术导板由金属打印制作（图 9-2-15，图 9-2-16）。

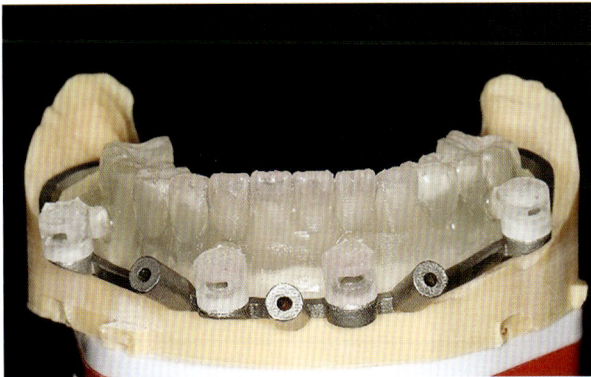

图 9-2-15 金属基底导板与树脂复位导板

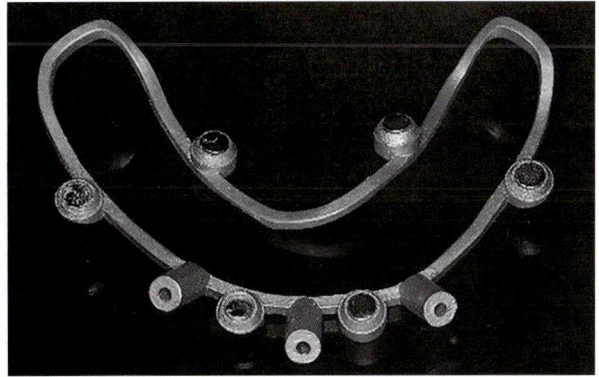

图 9-2-16 下颌金属基底导板由下颌三个固位针固定于唇侧，通过磁铁片与种植手术导板连接

（二）无牙𬌗数字化导板设计要点

1. 固位钉设计 无牙颌数字化导板依赖固位钉就位和固定，因此固位钉的设计是保证手术能否顺利进行的关键。固位钉设计需要考虑以下几个方面。

（1）固位钉的位置：一般上颌在唇侧分别置入 3 个固位钉，腭侧为了对抗导板向唇侧翘动可以置入 2 个固位钉；下颌一般置入唇侧 3 个固位钉，舌侧由于张口度的影响实际很难置入。固位钉的具体位置要考虑以下要素。

1）当固位钉在第二前磨牙、第一磨牙唇侧的位置时需要充分考虑患者口裂大小和固位钉的方向，确保固位钉能放入。否则患者嘴唇的动度可能影响固位钉的稳定性，进而影响导板的稳定性。

2）固位钉分别位于上下颌时，由于固位钉扩孔需要固位钉导板或复位导板在闭口位时扩孔，因此需要考虑上下颌固位钉之间不能有位置冲突，否则置入上下颌固位钉时，患者无法闭口（图9-2-17）。

3）虚拟空间固位钉方向和位置是否可以在实际空间内植入，例如下颌舌侧、上颌腭侧，种植机的钻孔方向可否实现。

（2）固位钉进入骨内的深度：一般要求4mm以上，否则易松动（图9-2-18）。

（3）固位钉尽量垂直骨面，但需要权衡不被口角阻挡的角度。

（4）固位钉距离重要解剖结构如下牙槽神经管或与种植体之间有1.5mm的安全距离。

（5）固位钉两两之间不是同一方向脱位，需要相互制约。

2. 补偿高度设计　补偿高度指从种植体平台到导板中导环下缘之间的距离（图9-2-19），不同系统的全程导板有不同的补偿高度可供选择。补偿高度决定了翻瓣难度、钻针不受引导的长度及所需张口度。补偿高度越大，翻瓣越容易，但钻针不受引导的部分越长，扩孔的精准性可能偏差越大，同时对张口度的要求也更高；特别在后牙区，很难放入补偿高度为6mm的扩孔钻，因此在设计导板的补偿高度时需要综合考虑不翻瓣时的黏膜厚度、翻瓣的难度、冷却的要求、张口度及扩孔的稳定性。笔者推荐在后牙区补偿高度为2~4mm，前牙区为4~6mm，可以平衡各方面的要求。

3. 冷却孔的设计　无牙颌树脂导板由于覆盖面积大，导板下冷却不足，所以可以在种植位点的导环周围设计冷却孔，以便于术中将冲洗空针插入冲洗冷却（图9-2-20）。

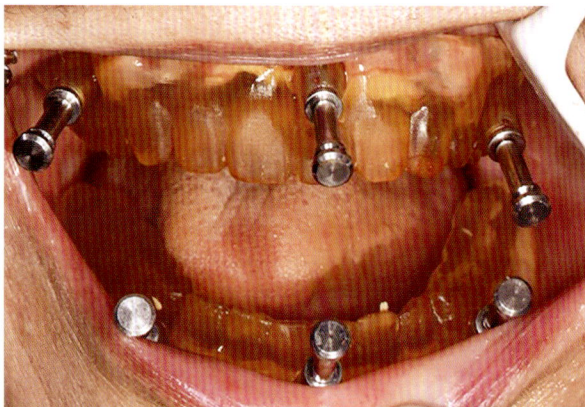

图9-2-17　固位钉置入时，上下颌无法闭口咬合

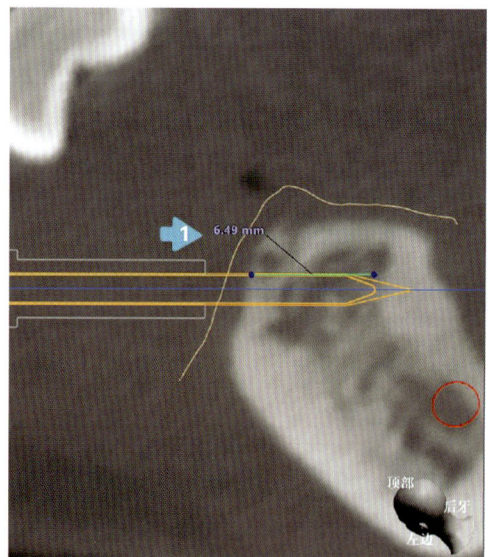

图9-2-18　固位钉进入骨内深度为6.49mm（蓝色箭头）

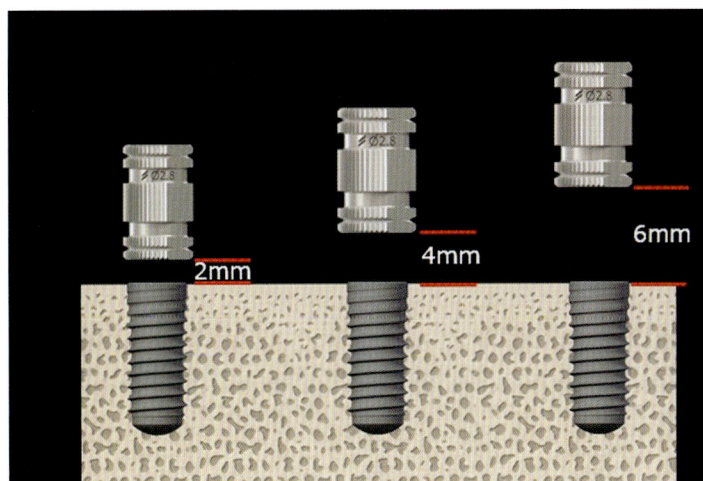

图 9-2-19　补偿高度示意

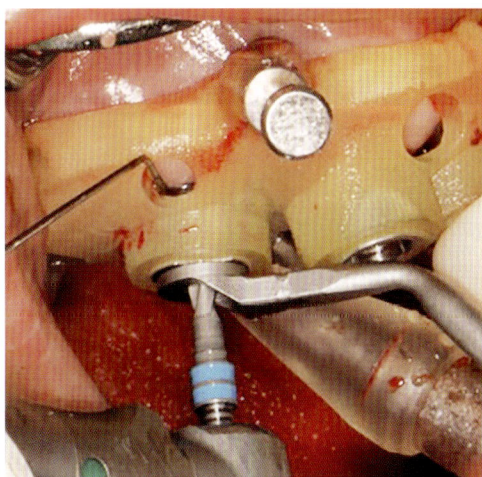

图 9-2-20　冲洗空针沿冷却孔插入后冲洗
盐水冷却钻针

二、常规无牙颌种植手术的流程及操作要点

当患者为无牙颌状态就诊时,常规的流程是:进行理想修复体设计,数字化设计种植体位置,数字化设计导板或导航及机器人所需要的附件,导板/导航/机器人辅助下进行种植体植入手术。如果种植体稳定性佳,则进行即刻修复体制作,即刻负重;若种植体稳定性不好或者进行了大量的骨增量,则将种植体埋入式愈合,全口义齿软衬后在过渡期使用,在种植体骨结合后进行临时固定义齿修复。其中,种植手术的流程及操作要点如下。

导板就位

1. 固位钉导板就位　固位钉导板按照咬合硅橡胶就位,检查就位情况,在固位钉孔洞中少量注射麻药(图 9-2-21)。

2. 固位钉就位　患者闭口位咬住咬合硅橡胶的情况下试固位钉钻针,提拉两次无阻碍后以高转速(1 500r/min)扩孔两次,每次均扩孔到底(图 9-2-22,图 9-2-23)。

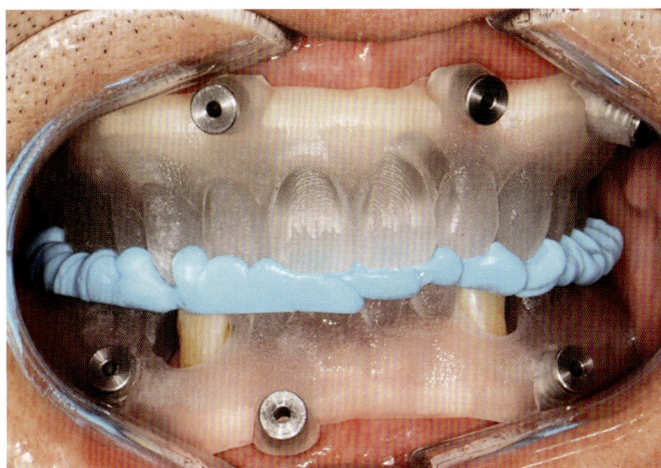

图 9-2-21　利用咬合硅橡胶就位固位钉导板

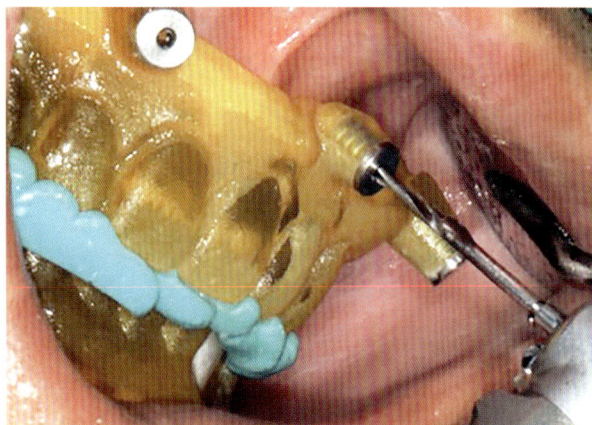

图 9-2-22　固位钉钻针扩孔

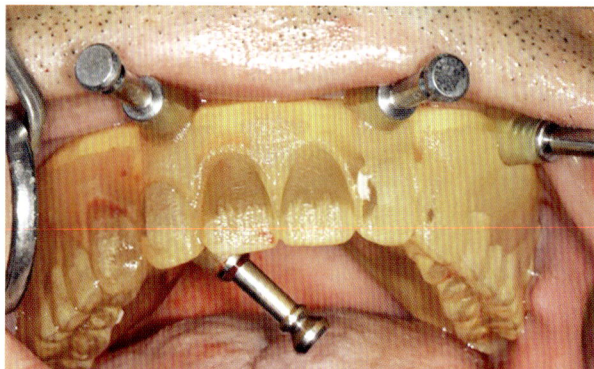

图 9-2-23　固位钉就位,固位钉导板就位

3. 局部麻醉　插入固位钉,确认固位钉就位且固位钉导板没有发生移位后,取下固位钉,然后取下固位钉导板。下颌进行双侧下牙槽神经阻滞麻醉,上颌进行上牙槽后神经阻滞麻醉、腭大神经阻滞麻醉及鼻腭神经阻滞麻醉,为了减少出血可在扩孔位点对应的前庭沟底少量浸润麻醉,注意浸润麻醉务必少量,否则可能导致前庭沟底黏膜肿胀而引起导板无法就位。

4. 种植手术导板就位　麻药起效后,就位种植手术导板,固位钉插到位时提示手术导板就位准确。种植手术导板因为覆盖了大部分术区,一般进行不翻瓣种植,即用环切钻插入对应孔洞,环切黏骨膜。环切后,取下导板,用剥离子或者刮匙取下圆形黏骨膜(图 9-2-24,图 9-2-25)。

5. 种植位点扩孔

(1)扩孔顺序:无牙颌种植位点较多,扩孔顺序需要综合考虑患者张口度及导板稳定性等因素。笔者推荐先扩孔尖牙或前磨牙区的位点,一个位点完全扩孔完成后插入种植导板工具盒中的固位杆,进一步帮助导板的稳定,同时也可以检查扩孔轴向及深度是否正确;其次扩孔磨牙区的位点,此时患者尚未疲劳,可以维持较高的张口度,扩孔可以较为顺利,扩孔完成后插入固位杆;最后扩孔前牙区(图 9-2-26,图 9-2-27)。

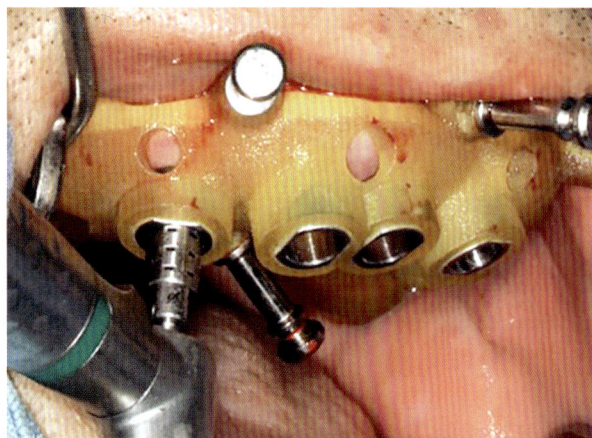

图 9-2-24　环切钻按照种植位点环切黏膜

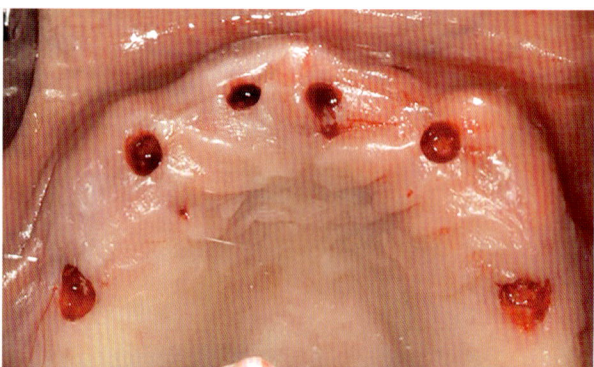

图 9-2-25　取下导板,去除环切的黏骨膜

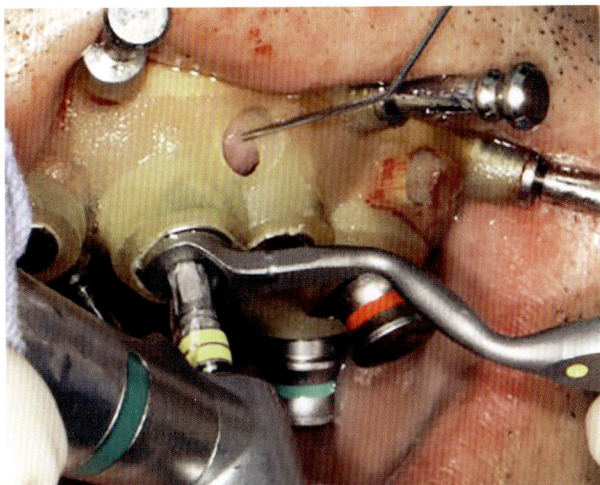

图 9-2-26　先扩孔尖牙位点，再扩孔磨牙位点，插入固位杆后扩孔前牙位点

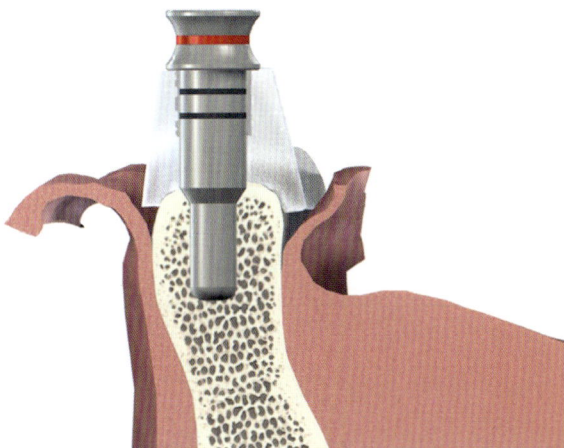

图 9-2-27　固位杆插入套筒，可以进一步稳定导板，同时指示扩孔深度

（2）扩孔的操作要点：

1）扩孔整个操作过程中需要观察固位钉是否始终就位，压板是否与套筒贴合，钻针就位后是否与压板贴合。

2）冷却要求：导板下扩孔由于冷却不足，需要医生根据骨质、钻针直径调整转速。其操作要点是扩孔时多提拉，让冷却水进入压板及套环孔洞；助手尽量沿导板冷却孔注入冷却盐水辅助降温。笔者推荐除了第一钻外，其余钻针均以低转速（例如 50r/min）扩孔，此程序能有效扩孔，同时不产热，无需额外冷却，用于全程导板可以弥补冷却不足的缺陷。

3）针对有斜坡时的扩孔：在斜坡位点扩孔时钻针容易打滑，可以在先锋钻之前用导板工具盒中的骨平整钻修平骨面，使得钻针在一个小平面上开始扩孔，避免打滑；另外，由于无牙颌导板拆装不易，可以每次扩孔后利用种植工具盒中的导向杆观察导向杆是否从导环的中心轴线中穿出，确认扩孔的深度和轴向无误后继续下一步操作（图 9-2-28，图 9-2-29）。

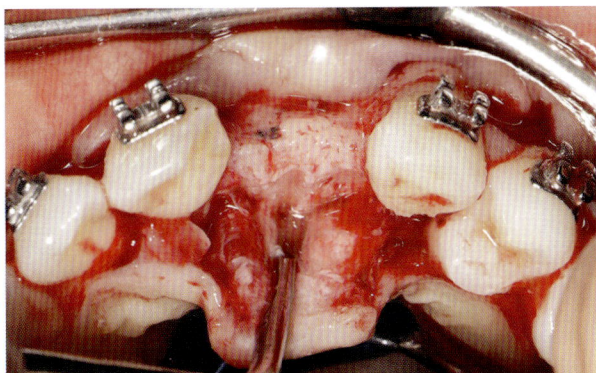

图 9-2-28　在倾斜骨面上扩孔，钻针在腭侧骨面上打滑

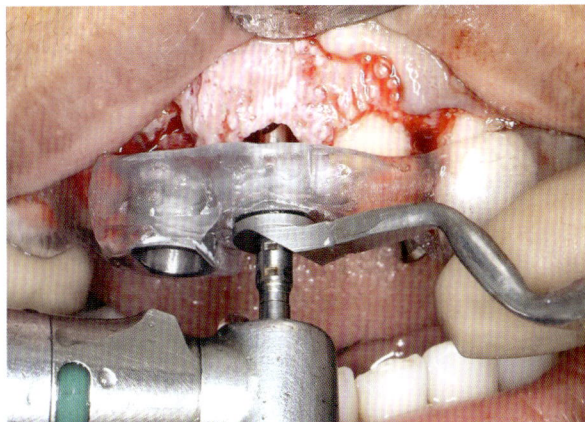

图 9-2-29　用骨平整钻修整倾斜骨面后再进行扩孔

6. 种植体植入

（1）全程或半程下植入种植体：当扩孔时每一钻均在预定位置的轴心时，可以考虑导板全程引导下植入种植体（图 9-2-30）；如果扩孔位置有偏斜，则考虑取下导板，自由手抵抗较大一侧的骨壁阻力，半程引导下植入种植体。

（2）检查植入深度：种植系统中均有激光标检查种植体植入的深度是否到位。需要注意有些种植系统的携带体可能高度有限，如果种植体位置设计得过深，适配器的边缘会抵住骨面导致无法植入到预定深度，可能需要先去骨（图 9-2-31）。

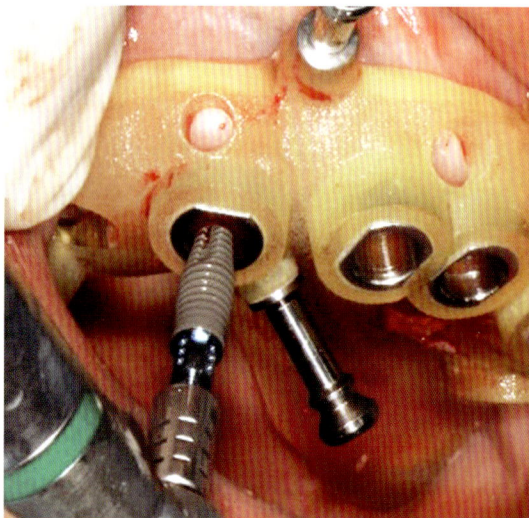

图 9-2-30　全程引导下植入种植体

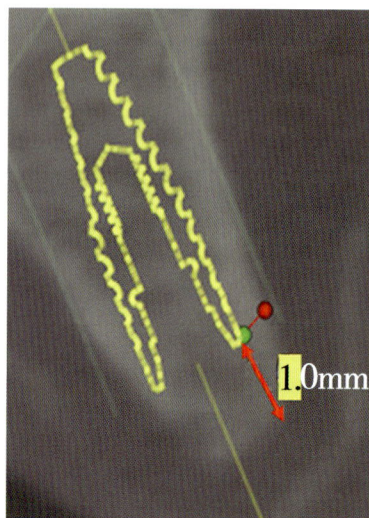

图 9-2-31　某些品牌的种植体在骨面下时，适配器下缘会受到骨面阻挡无法完全植入

（3）测试初期稳定性：一般植入扭矩的初期稳定性高于 35N·cm 时可以进行即刻负重；也可以用共振频率分析（resonance frequency analysis, RFA）进行测量，一般当种植体稳定系数（implant stability quotient, ISQ）值 >70 时可以即刻负重。

如果初期稳定性良好，则连接螺丝固位用的基台（多基基台或螺丝固位基台），预负荷至 35N·cm，连接保护帽，随后准备口外扫描取模或通过 pick-up 连接即刻修复体；如果初期稳定性不足，则需要连接覆盖螺丝，埋入式愈合，等待种植体骨结合后方可进行负重。在此期间可以利用全口义齿软衬进行过渡。

第三节　终末牙列数字化即刻种植即刻修复流程

一、终末牙列即刻种植即刻修复中的设计

（一）终末牙列颌位关系的判断

终末牙列为上颌或者下颌牙列尚存残根或者松动牙等天然牙，但无法通过治疗保留，需要全部拔除的牙列（图 9-3-1）。此时患者如果全部拔除余留的天然牙，按照常规的无牙颌流程进行全口种植固定修

复,则需要经过漫长的等待期,愈合数月后再行种植体植入,患者原有的颌位关系丢失需要重新寻找;但是,如果仅仅按照现有颌位关系进行理想修复和种植位点的设计,又很可能因为患者试图用余留天然牙进行咀嚼而出现下颌前旋、偏斜,从而出现颌位关系的误差。因此,尽管终末牙列是有咬合关系的,医生仍然需要对咬合关系或颌位关系评估确认是否正确。评估方法可以按照以下步骤。

1. 哥特式弓评估正中关系及垂直关系　哥特式弓描记法是目前确定颌位关系相对较为精确的方法,因此可以借助哥特式弓进行终末牙列颌位关系的判断。

(1)终末牙列患者就诊时,藻酸盐取初印模,按照现有咬合关系上𬌗架(图9-3-2)。

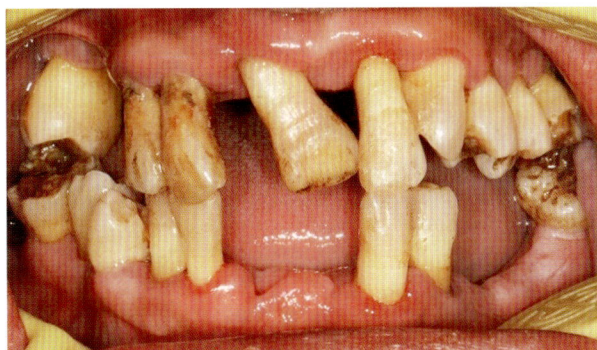

图9-3-1　该患者上下颌均为终末牙列

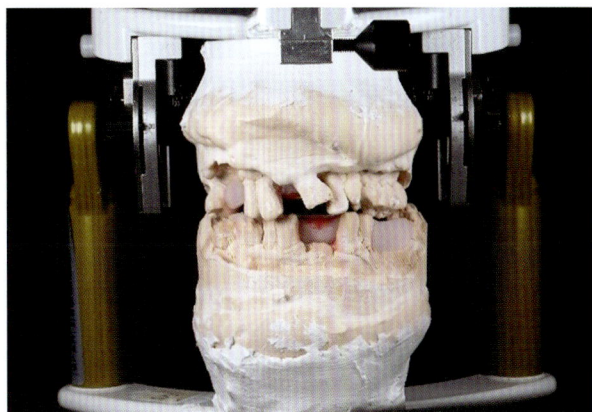

图9-3-2　按照现有咬合关系上平均值𬌗架

(2)制作个性化哥特式弓:在上下颌牙列舌(腭侧)不影响咬合的位置利用外展隙固定哥特式弓。上颌放描记板,下颌放描记针。描记板需要与𬌗平面平行(图9-3-3,图9-3-4)。

(3)判断终末牙列的颌位关系是否正确:通过息止颌位法、面部比例法、吹气法判断垂直关系是否正确;通过哥特式弓描记判断习惯性叩击点与下颌运动定点连线中点是否重叠判断水平关系是否正确。该患者现有颌位水平关系正确,垂直关系需要升高(图9-3-5,图9-3-6)。

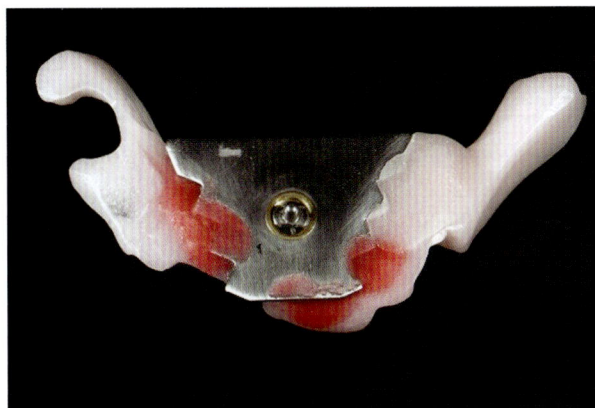

图9-3-3　下颌固定描记针

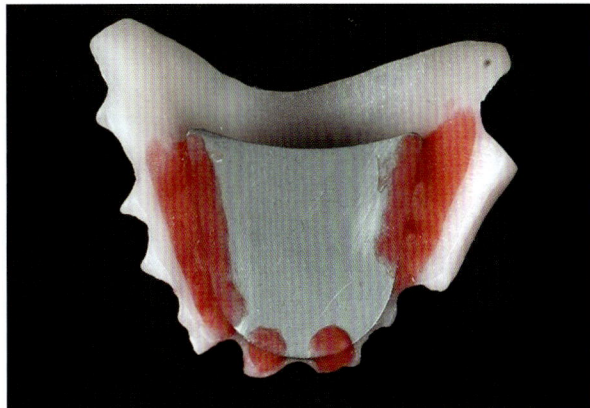

图9-3-4　上颌固定描记板

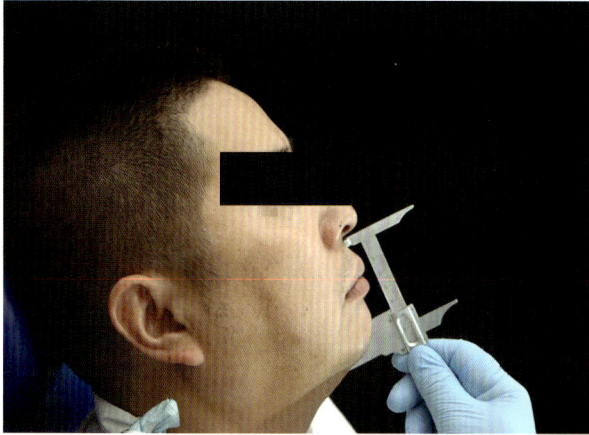

图 9-3-5　吹气法测量垂直距离,需要比现有垂直距离升高 2.5mm

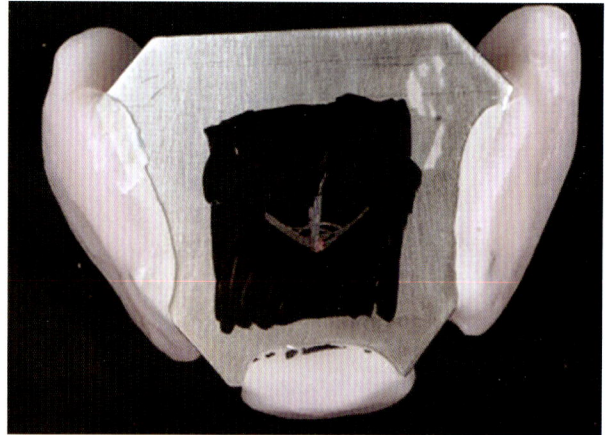

图 9-3-6　哥特式弓验证现有水平关系正确,习惯性叩击点与运动轨迹顶点重叠

2. 获取新的垂直关系下的软硬组织及数据　有了颌位关系后,此时需要验证该颌位关系是否准确,需要评估患者的面齿美学、唇齿美学、发音、咬合情况、颞下颌关节的位置,可以通过以下方式进行。

(1)数据获取:以此哥特式弓记录的数据上𬌗架,数字化扫描后获得患者的颌位记录;同时由于患者还有天然牙,以天然牙口扫获得软组织及牙列信息;面扫获得患者面部美学信息;患者咬住重建颌位的咬合硅橡胶后拍摄 CBCT 后获得基于正确颌位关系的骨组织信息(图 9-3-7,图 9-3-8);从而构建虚拟患者。

(2)虚拟排牙:整合上述四种类型的数据信息,此时可以虚拟排牙,同时在虚拟患者中评估面齿美学、唇齿美学,在 CBCT 中评估关节的位置,检查髁突的前间隙及后间隙是否合理(图 9-3-9,图 9-3-10)。

(3)患者口内评估:当患者重建的咬合关系的垂直距离更大时,可以用排牙数据减去原有牙列形成牙支持式的咬合板(图 9-3-11~图 9-3-15),打印制作,戴入口内,实际评估面中线、微笑时切缘在上唇下的位置、发音等。

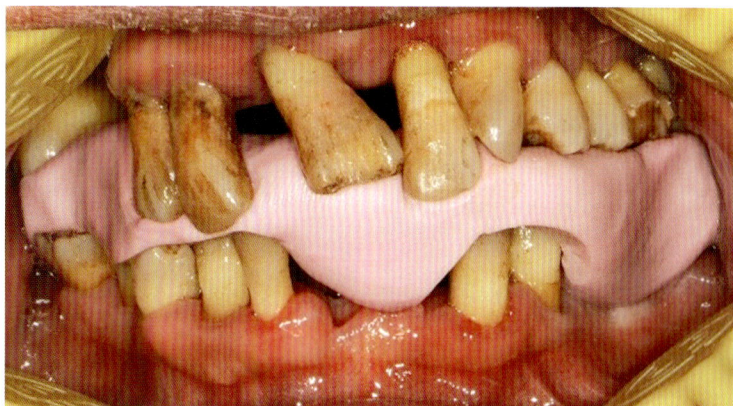

图 9-3-7　在𬌗架中制作咬合硅橡胶,患者戴入口内

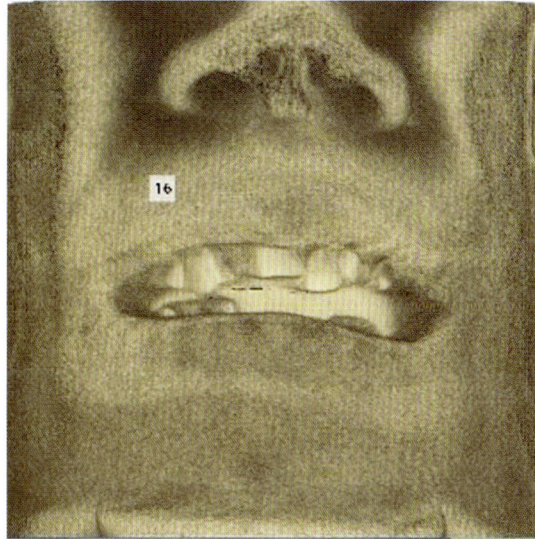

图 9-3-8　患者戴用此咬合硅橡胶拍摄 CBCT,获取重建颌位下的软硬组织影像学信息

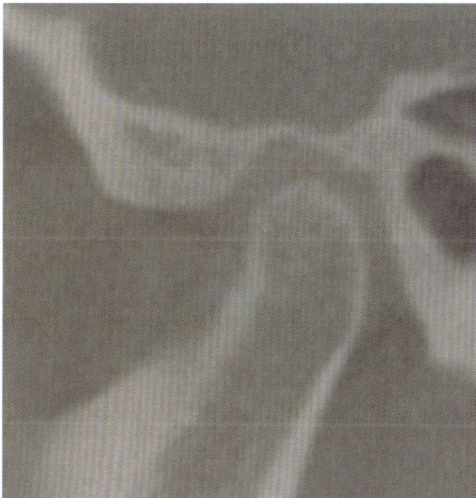

图 9-3-9　重建颌位的左侧关节影像间隙前大后小,
髁突及关节窝骨皮质连续致密

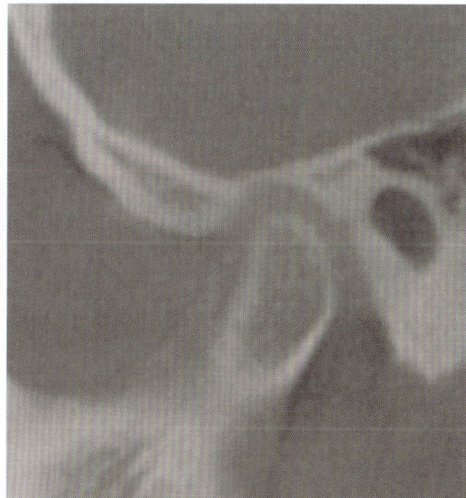

图 9-3-10　重建颌位的右侧关节影像

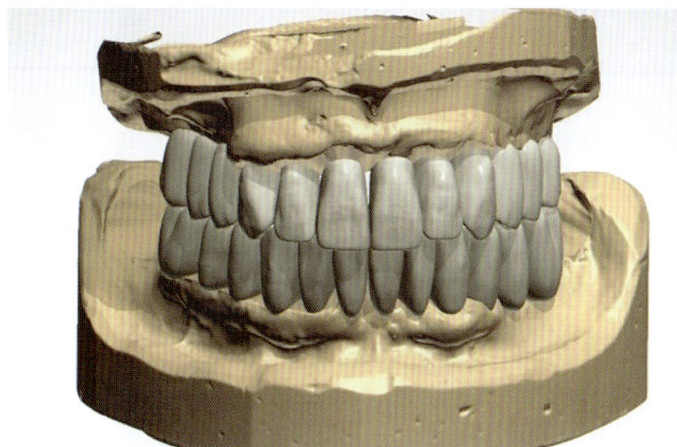

图 9-3-11　根据重建颌位关系虚拟排牙

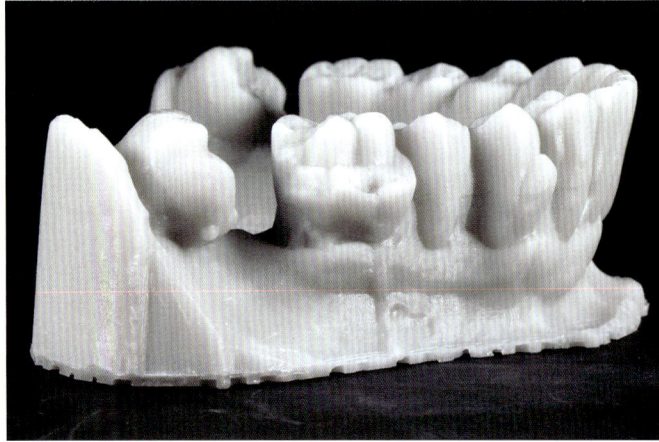

图 9-3-12　虚拟排牙牙列与原牙列重叠

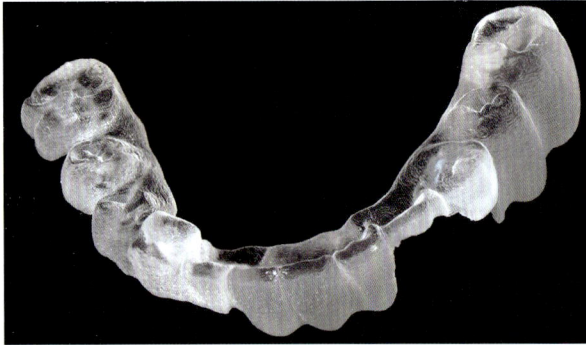

图 9-3-13　打印虚拟牙列减去原有牙列牷面部分

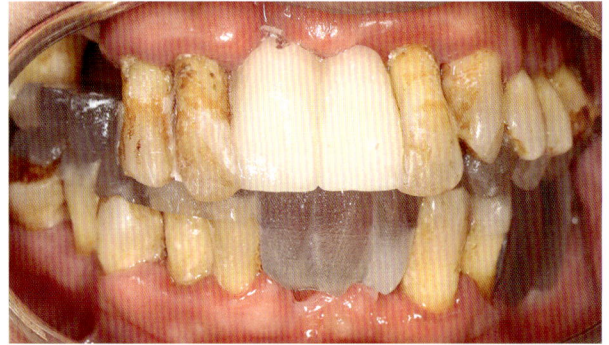

图 9-3-14　咬合板式义齿戴入口内验证垂直关系及咬合关系

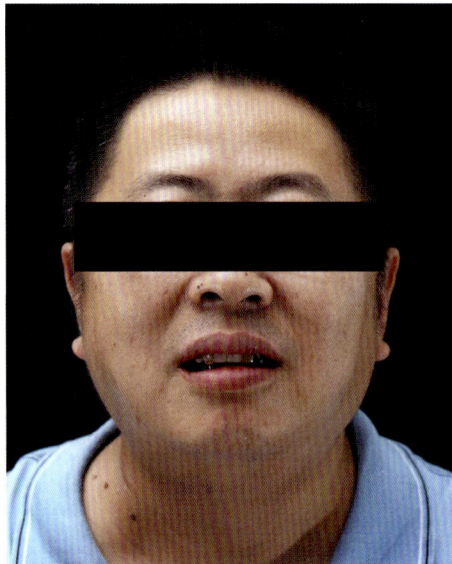

图 9-3-15　设计修复体戴入口内验证面齿美学

（二）种植设计

1. 理想修复体设计 当咬合板式义齿在虚拟患者及患者口内实际得到验证后，即可成为理想修复体，引导种植位点的数字化设计。

2. 种植位点设计 终末牙列的即刻种植位点与无牙颌位点设计原则要求相同，除此之外，还需要考虑在即刻拔牙窝内的位点是否能取得初期稳定性，一般种植体至少在骨内长度 >3mm 时可以取得较好的初期稳定性（图9-3-16~图9-3-18）。

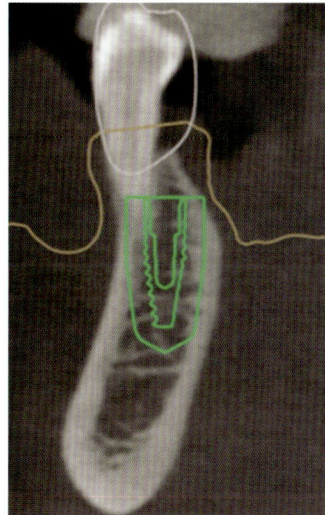

图9-3-16 即刻种植位点设计，需要种植体进入骨内有足够的深度

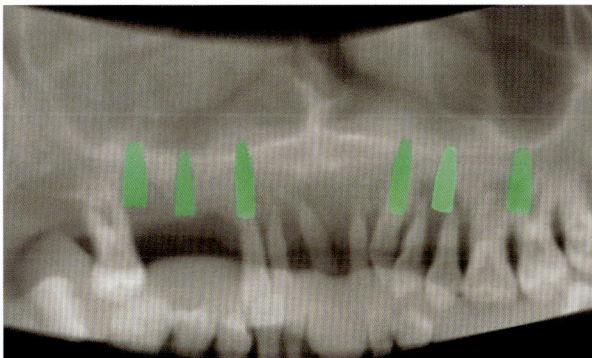

图9-3-17 上颌终末牙列即刻种植位点设计

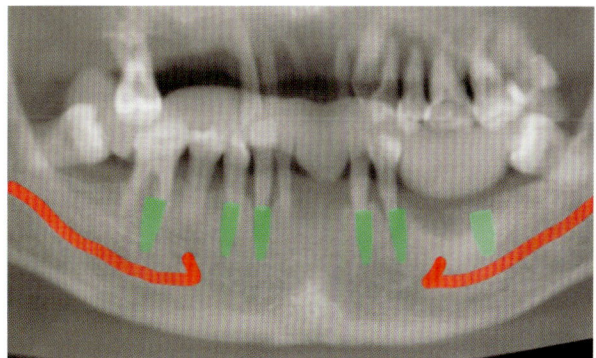

图9-3-18 下颌终末牙列即刻种植位点设计

3. 外科导板设计 终末牙列一般设计为即刻种植即刻修复，针对此目的一般设计序列导板或组合导板。

（1）牙支持式的固位钉导板：固位钉导板依赖残留较稳固的天然牙确定位置，进而确定固位钉的位置，与随后的导板共用固位钉位置；如果余留天然牙稳定性较差，则也可以用咬合硅橡胶确定固位钉位置（图9-3-19）。

（2）牙支持或黏膜支持式的基底导板及复位导板：终末牙列同样可以采取基底导板与复位导板组合的方式。若余留天然牙较为稳定，则设计为牙支持式复位导板；若余留天然牙松动或者较多为残根，则设计为黏膜支持式复位导板，由咬合硅橡胶复位（图9-3-20，图9-3-21）。复位导板是其后序列导板的基础，务必复位准确。

（3）种植手术导板：种植手术导板与常规无牙颌导板要点相同。

（4）截骨导板：终末牙列往往存在牙槽嵴高度高低不平的问题，为随后的修复造成困难；或垂直空间不足，需要进行截骨方可获得种植固定修复所需要的12~15mm空间。截骨导板可以在种植之前进行，也可以在种植之后使用。基底导板的上缘即可以单独指示截骨位置，无需再单独设计截骨导板。

（5）预成修复体就位导板：应用共用固位钉位置或者与基底导板组合就位的方式就位，然后通过pick-up制作为即刻修复体（图9-3-22）。

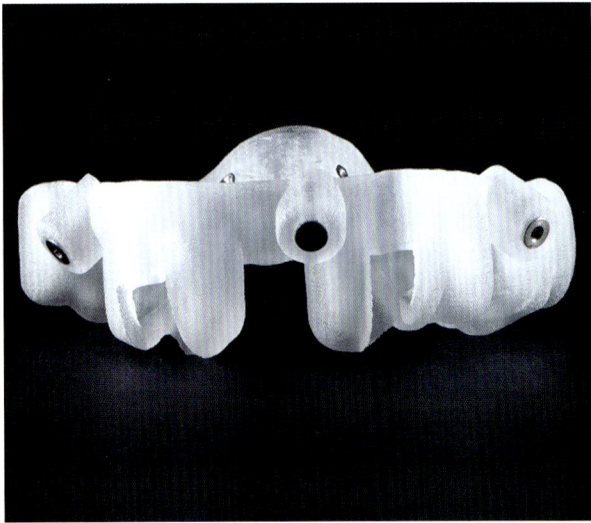

图9-3-19 牙支持式的固位钉导板

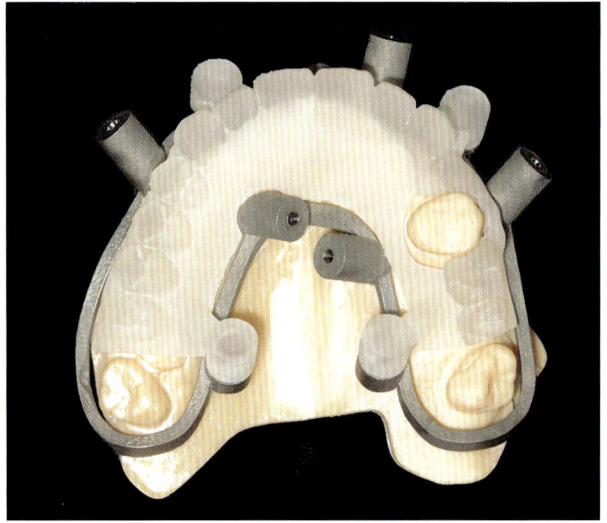

图9-3-20 黏膜支持式的树脂复位导板和金属基底导板

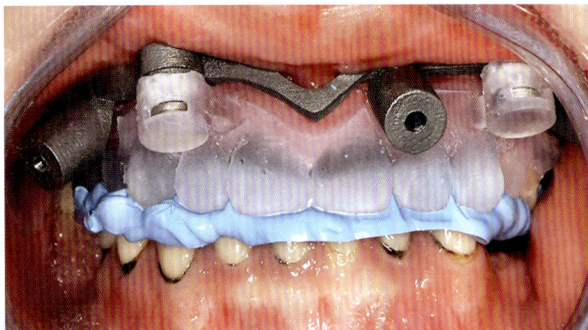

图9-3-21 咬合硅橡胶就位复位导板，从而确定基底导板的位置

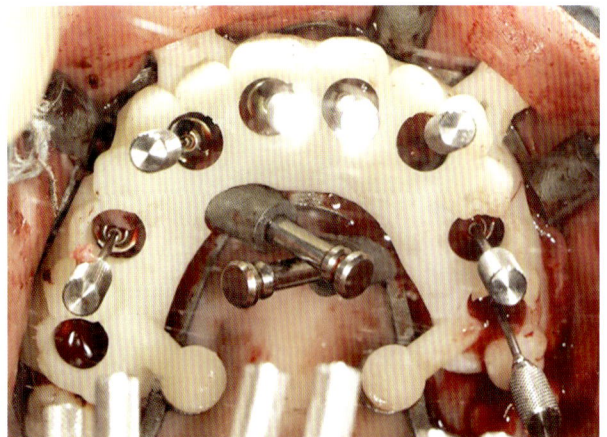

图9-3-22 预成修复体就位导板就位后，多基基台从预留孔洞中穿出

二、数字化导板引导下终末牙列即刻种植手术操作要点

种植扩孔前准备

1. 导板就位及固位钉孔洞预备　此部分与常规无牙颌导板就位相同，牙支持式导板就位需要检查导板是否与天然牙牙列贴合，黏膜支持式导板需要检查是否与咬合硅橡胶贴合。导板稳定后固位钉钻针扩孔，植入固位钉（图 9-3-23，图 9-3-24）。

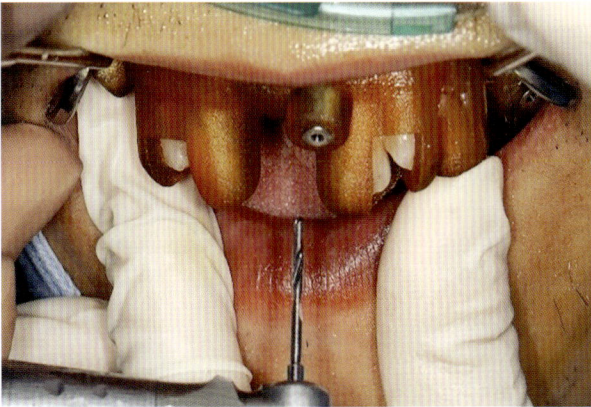

图 9-3-23　牙支持式导板就位，观测窗可以观察导板与牙面是否贴合

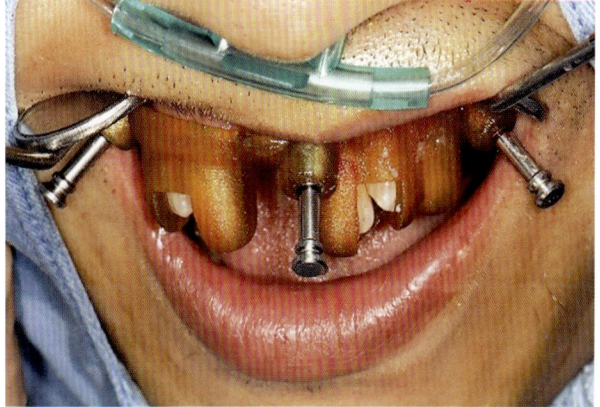

图 9-3-24　插入固位钉，可见导板与天然牙牙面依然贴合

2. 拔牙及翻瓣

（1）取下固位钉，取下导板，拔除所有残留天然牙，并按照即刻种植前天然牙的处理要求搔刮牙槽窝，去净所有肉芽组织，球钻磨除部分感染牙槽窝壁的感染骨质，有条件可以使用激光处理窝洞壁，大量冲洗。

（2）切开翻瓣：终末牙列在拔牙后翻瓣较常规无牙颌更容易，如果植入位点在拔牙窝，可以不需要翻瓣；翻瓣时切口需要设计为保证唇侧和舌腭侧均有至少 2mm 的角化黏膜（图 9-3-25）。

3. 种植导板下扩孔及植入种植体　种植导板就位后按照本章第二节中的扩孔要点进行扩孔，根据骨质决定是否用肩台成型钻或攻丝钻以保证种植体的初期稳定性，全程引导下植入种植体。扩孔及植入位置准确时，种植体携带体从导环中央穿出（图 9-3-26）。

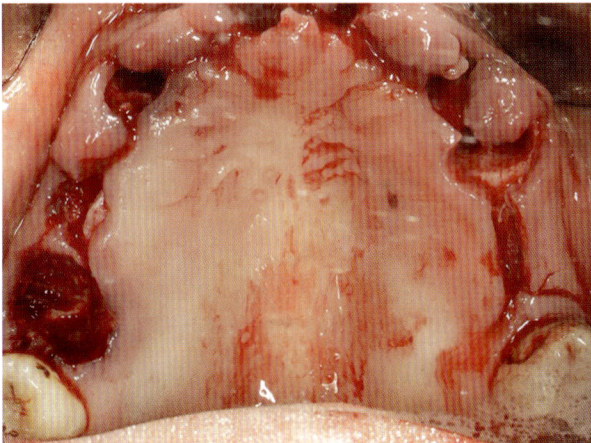

图 9-3-25　切开翻瓣

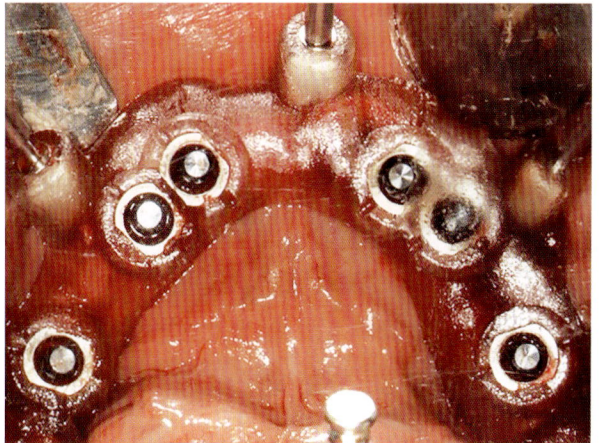

图 9-3-26　导板全程引导下植入种植体

4. 截骨　更换截骨导板,用超声骨刀平整骨面,一般平整后骨面位于种植体平面或略高于种植体。

5. 植骨　拔牙窝的跳跃间隙内需要植骨,一般植入低替代率骨粉和自体骨的混合物。如果需要即刻负重,全口种植一般不做大量的轮廓外骨增量(图 9-3-27)。

6. 即刻修复体制作　缝合后,预成修复体通过共用固位钉位置或基底导板就位,pick-up 制作并修整形成即刻修复体(图 9-3-28)。

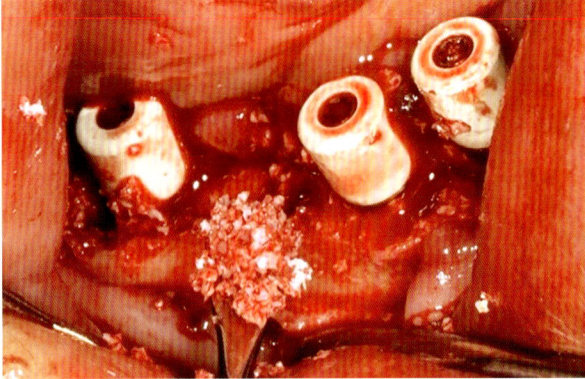

图 9-3-27　拔牙窝的跳跃间隙内植骨

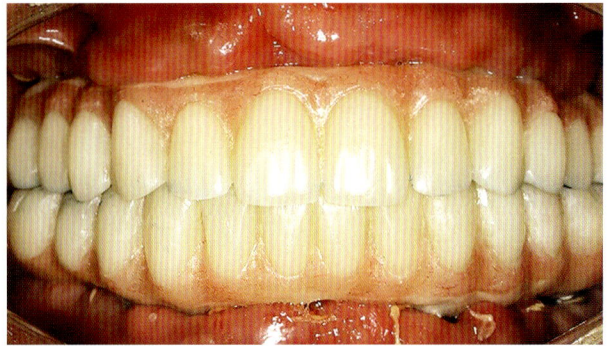

图 9-3-28　即刻修复体制作并就位

第四节　数字化导航在全口种植手术中的应用

一、数字化导航在全口种植手术应用的原理及优势

(一)数字化导航的原理

数字化导航技术在种植外科手术的应用类似机动车驾驶中使用全球定位导航系统的原理。其原理主要是追踪原理和配准原理。

1. 追踪原理　目前大部分导航在种植外科手术依靠光学信号对患者术区侧的颌骨及种植手机的位置进行追踪定位。

(1)根据光学定位原理对于导航的分类:可分为主动式和被动式。

1)主动式追踪:将一组红外发光二极管集成在手机定位器或固定在患者颌骨上的定位板上,由发光管按特定的顺序发射脉冲,由导航定位仪接收光学信号,从而推算种植手机或患者颌骨的位置。

2)被动式追踪:导航定位仪发射红光或可见光,手机定位器或固定在患者颌骨上的定位板将光学信号反射给导航定位仪,完成术中的定位追踪。

(2)无牙颌导航的追踪方式:在患者为终末牙列状态即天然牙相对稳定且有一定高度时,一般可以利用剩余天然牙固定追踪装置(图 9-4-1);而天然牙缺失时,需要额外在患者颌骨内植入固位钉,用来支持追踪装置(图 9-4-2)。此时固位钉的位置需要提前设计,要求在全程手术中不能影响种植体的位置。上颌一般垂直于唇侧牙槽嵴植入,下颌一般在正中的位置。种植体植入后将该固位钉取出。

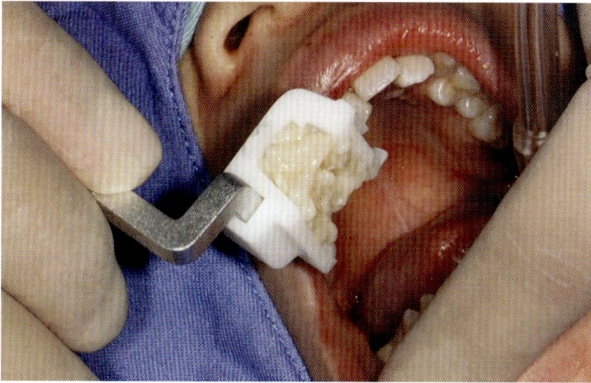

图 9-4-1　固定装置内注入速凝树脂,由天然牙
固定颌骨定位板

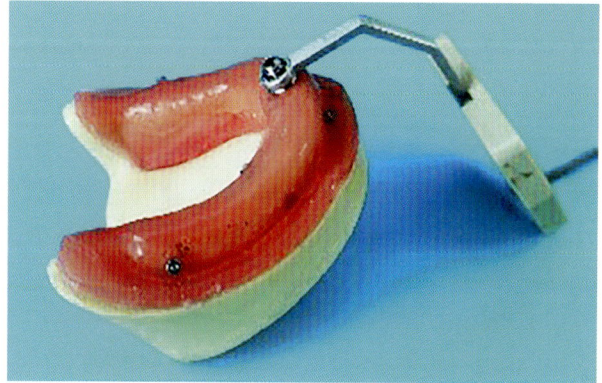

图 9-4-2　无牙颌由单个固位钉支持颌骨定位板

2. 配准原理　配准是将影像学资料上获得的信息和患者实际术区所在的三维空间建立联系。配准的精确与否关系能否正确还原术前计划,进而指导术中种植体的精准植入。

(1)配准装置配准:对于终末牙列而言,如果在后牙区存在 3~4 个有一定高度、较为稳定的天然牙,可以利用该天然牙支持导航仪配备的配准装置即 U 型管(图 9-4-3)。

(2)骨内配准钉配准:在绝大多数情况下,无论是终末牙列还是无牙颌,均需要利用骨内配准钉进行配准。一般术前提前 30 分钟或前一天在患者术区颌骨内植入至少 4 颗配准钉,植入位置的选择不应影响后续种植体植入(图 9-4-4)。配准时需要检查配准钉的稳定性,选择稳定的配准钉进行配准。其过程为钻针尖端与配准钉上部表面接触,完成配准,检查配准结果,可以单独删除配准误差较大的配准点。为防止配准钉出现松动,可以多植入 3~4 颗配准钉。

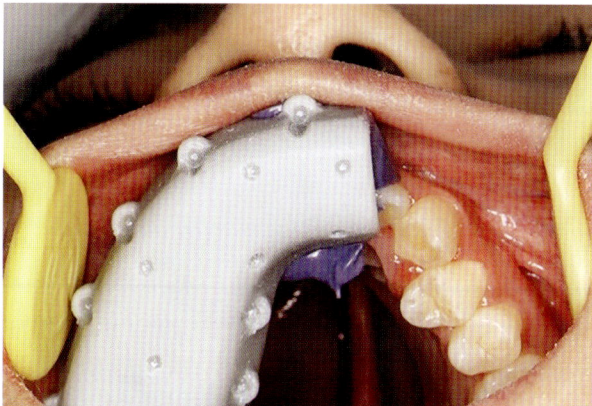

图 9-4-3　患者依赖前牙支持 U 型管进行配准

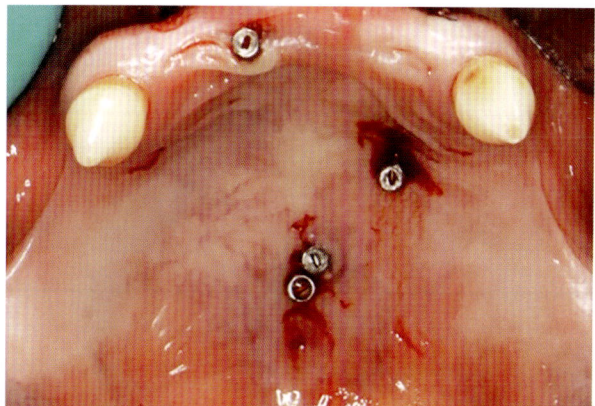

图 9-4-4　终末牙列颌骨内植入 6 枚钛钉进行配准

追踪和配准完成后,导航定位仪即可追踪钻针尖端在颌骨内的位置并显示在屏幕中,此时可以按照屏幕上钻针位置的提示,对准定点、轴向并进行相应的扩孔和全程植入。

(二)全口种植手术中应用导航相对于导板的优势

1. 直视下操作　导航术中为直视下进行种植扩孔及种植植入,可以实现与自由手完全一致的手术视野、降温和种植手感。由于不受导板中导环的影响,因此在扩孔时可以有意识地对抗骨阻力较高的一侧,以减少扩孔时钻针的侧滑。

2. 张口度　导航不受导板中套环高度的影响。在无牙颌患者张口受限时,如果使用导板,后牙区的全程扩孔极其不易,而导航可以解决该问题,因此应用范围较广。

3. 翻瓣　无牙颌患者利用导板进行手术时,如何翻瓣一直是较难解决的问题。环切可能减少角化黏膜,翻瓣可能引起导板无法就位,基底导板与种植导板相组合对于翻瓣的问题有一定缓解,但可能降低导板的强度和精准度。而导航辅助的无牙颌手术的翻瓣只要避开配准钉的位置则与常规自由手没有明显差异。

4. 术前准备简单　导航辅助的无牙颌种植手术较导板手术更加简单,只要患者有稳定准确的全口义齿,利用全口义齿双扫法获得理想修复体的位置,当日植入配准钛钉,理论上可以就诊当日进行手术。

5. 方案修改随时进行　导航手术中发现设计的种植体位置有问题时,均可随时修改方案,包括所设计种植体的品牌、型号及种植体的三维位置及角度;而无牙颌导板一旦打印则不能再进行调改。

6. 操作舒适　无牙颌导航手术在术中种植扩孔及植入操作时均为平视屏幕操作,不需要一直低头俯视术区,更符合人体工程学。

二、数字化导航辅助全口种植手术的流程

（一）数据采集

1. 理想修复体数据　数字化导航辅助进行全口种植时,其理想修复体来源与数字化导板相同,可以用患者原有全口义齿填塞牙胶作为放射导板进行双扫技术,或进行数字化哥特式弓制作并获得颌位关系,或构建虚拟患者虚拟排牙并进行验证。

2. 骨组织信息数据　通过拍摄第一次 CBCT 获得。

3. 软组织信息数据　软组织信息对导航而言并不重要,如果是进行双扫法,则可以顺便测量种植位点对应的黏膜厚度,从而辅助选择螺丝固位基台的穿龈高度等。

（二）术前种植设计

1. 种植体位置设计　与导板辅助的种植设计相同。手术方案可以借助第三方的设计软件设计后将设计文件导入,也可以直接在导航自带的软件内设计。设计后形成种植位点导航设计文件。

2. 固位钉位置设计　固位钉用来支持导航的颌骨定位板,上颌位于前牙区,垂直于唇颊侧牙槽嵴骨;下颌位于两个切牙之间,垂直于牙槽嵴顶。一般要求固位钉均能进入骨内 3~4mm 保证其稳定性,同时需要避开种植体位点。

3. 配准钉位置设计　配准钉位置需要避开重要解剖结构(如下牙槽神经管、薄弱的上颌窦壁);避免影响种植体植入路径;对于术中需要修整牙槽嵴的患者钛钉的植入位置尽量靠根方,避免影响去骨的操作。设计时可以仅设计配准钉的位置,术中凭经验植入,也可以利用已有数据,制作配准钉导板,保证配准钉安全、准确地就位。

（三）导航术前准备

1. 配准钉植入　手术前 24 小时内,局麻下穿黏膜垂直于牙槽骨骨面手动植入 4~6 颗具有自攻性的配准钛钉,要求尽量分散,不在同一平面,钛钉在骨内的长度至少 2mm 以保证钛钉的稳定性。若配准钉的植入时间与手术时间不在同一天,则需检查配准钉不能松动(图 9-4-5,图 9-4-6)。

2. 配准 CBCT 导入　植入配准钉后患者拍摄第二次 CBCT,将第二次 CT 的 Dicom 数据与种植位点设计文件利用骨嵴以及光滑致密的骨皮质相拟合,由此,种植位点设计软件中出现配准钉影像信息(图 9-4-7)。

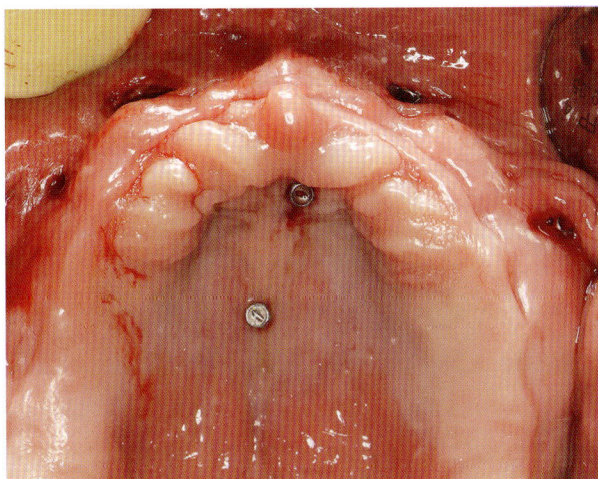

图 9-4-5　上颌配准钛钉

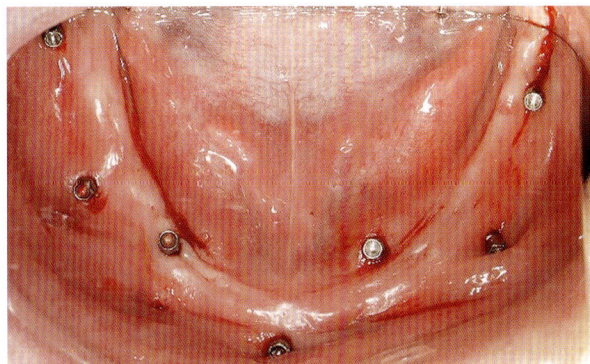

图 9-4-6　下颌配准钛钉

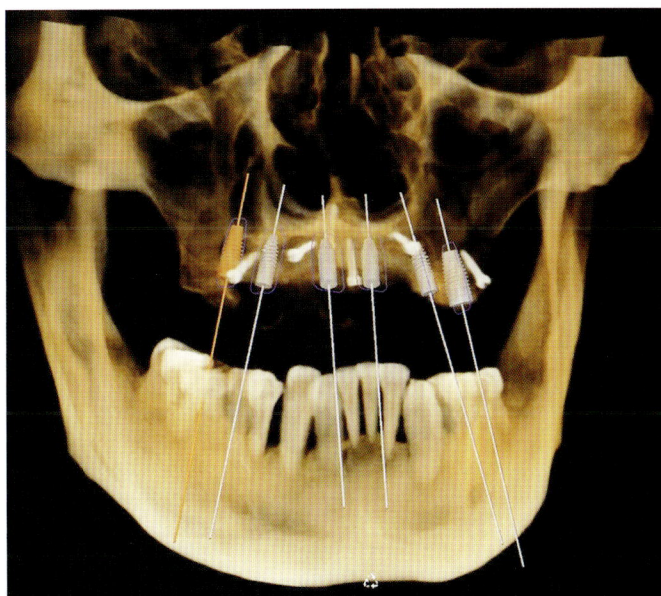

图 9-4-7　融合后的导航设计软件,既有种植体位置,也有配准钉信息

3. 标定　患者消毒铺巾,取手术卧位。将颌骨定位板和手机定位板在患者术区附近进行标定,建立导航的空间坐标系。此步骤在部分导航系统中由于预先进行了手机定位器的预标定,只要手机定位器和手机之间的螺丝没有松动就可以跳过。

4. 单固位钉植入　局部浸润麻醉后,在上下颌相应位点植入颌骨定位板的单固位钉,务必保证该固位钉的稳定性。连接颌骨定位板,再次调整导航定位仪,保证颌骨定位板和手机扩孔时的手机定位器均能被识别。

5. 配准　将标定钻连接手机,标定钻放在配准钉头部,在软件中点击同样的配准钉位置,必须确保两者位置一致,完成配准后系统自动计算平均配准误差,建议误差 <0.3(图 9-4-8)。误差大的配准点可以单独删除配准信息后重新配准。配准完成后如果配准钉的位置不干扰种植位点则保留,如果干扰则旋出钛钉。一般建议尽可能保留配准钉用以进行导航术中的实时验证以及意外断电、参考板松动后重新配准。

6. 局部麻醉　麻醉方法同导板下全口种植的麻醉。导航对于局部浸润麻醉的要求更低,不必顾虑黏膜肿胀对于导板就位的影响。

7. 验证　术前需验证钻针的位置和轴向是否正确。在等待麻醉起效期间进行钻针的位置和轴向的验证,这是检验导航是否精确的关键步骤。对于有一定稳定的残根的终末牙列而言,可以选择天然牙的尖嵴窝沟进行验证;对于无牙颌而言,可以在翻瓣后暴露致密的骨嵴或在配准钉上进行验证。在显示屏上选择实时应用的种植钻针,医生将钻针头放在验证点上,在导航仪软件的二维或三维视图中查看钻头是否也处于同样的位置(图 9-4-9)。

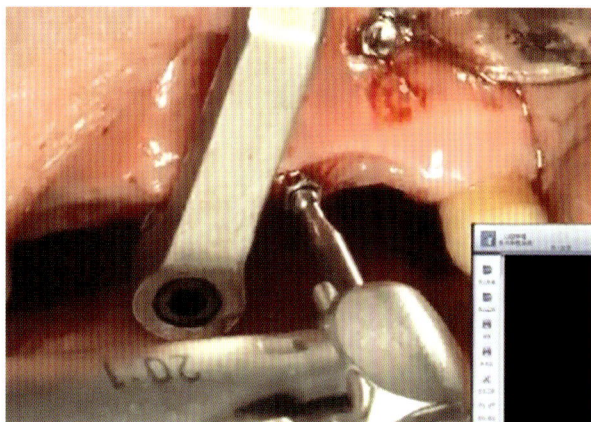

图 9-4-8　将标定钻针放在配准钛钉头部内按照顺序配准

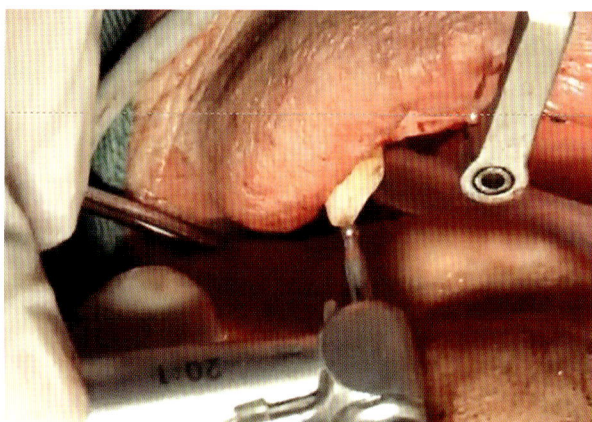

图 9-4-9　将手机标定球钻放在预留天然牙的牙尖上进行验证

(四)导航引导下的无牙颌种植手术

1. 翻瓣　导航引导下进行无牙颌种植手术时,翻瓣对于导航的影响较小,可以按照保留角化黏膜和术后增加唇侧轮廓的原则进行切口设计和翻瓣。

2. 实时导航引导下的扩孔和植入　医生根据导航指引进行正确位点、轴向和深度的扩孔。扩孔和植入时,可以通过观察屏幕中的提示,按照定点对准、轴向对准、控制深度的原则进行。扩孔完成后建议用引导杆观察种植体穿出的位置、角度和种植体之间的平行度。扩孔和植入时注意事项与自由手种植一致(图 9-4-10~ 图 9-4-12)。

3. 临时修复　全程导航引导下的种植体手术一般采用口外扫描或者特殊扫描杆的口内扫描采集印模,经过数据匹配后制作临时修复体,一般在拆线时佩戴临时牙;若有预制的临时修复体,也可以通过口内 pick-up 的方式进行即刻修复(图 9-4-13)。

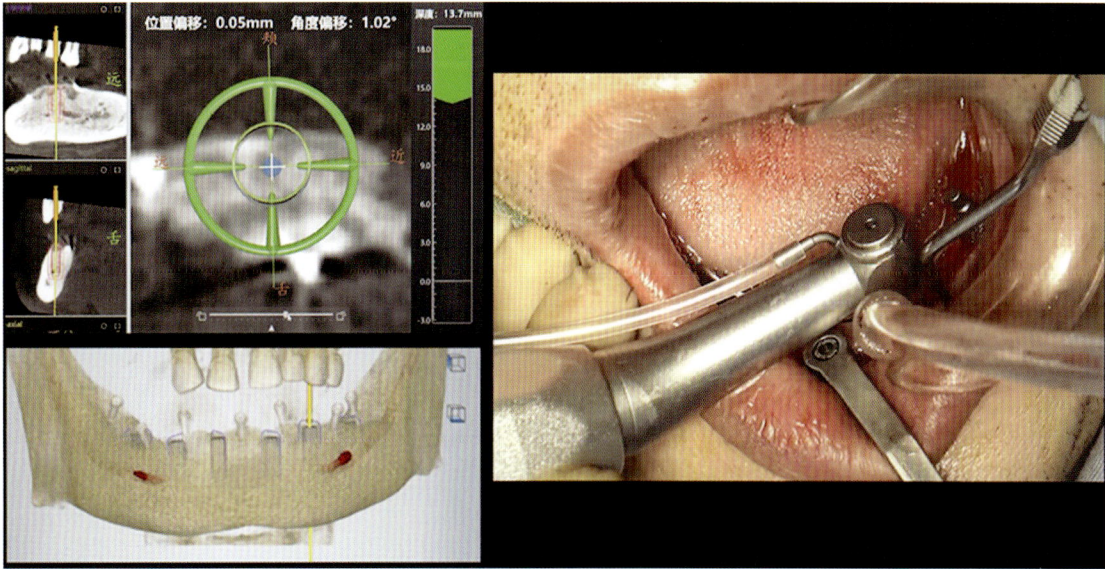

图 9-4-10　按照导航屏幕进行定点,控制轴向和深度,依次扩孔

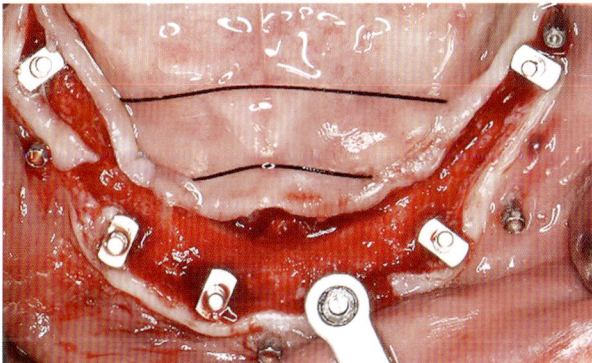

图 9-4-11　利用导航引导完成第一根钻针所有位点的扩
孔,可见种植体之间的角度达到设计角度

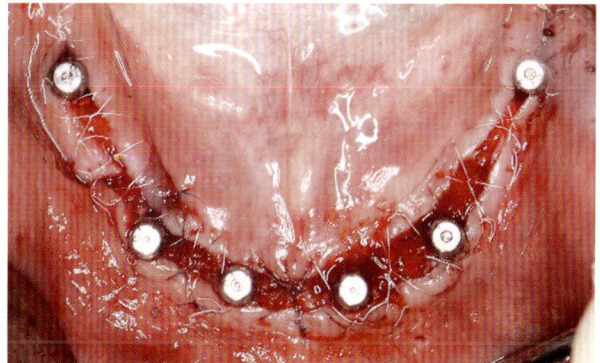

图 9-4-12　种植体植入后上保护帽,缝合关创

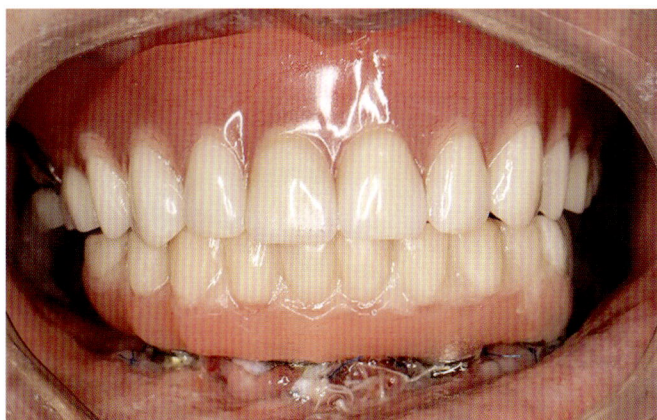

图 9-4-13　口内 pick-up 即刻制作全口临时修复体

第五节　机器人在无牙颌种植中的应用

一、机器人在无牙颌种植中应用原理及特点

（一）机器人应用于无牙颌种植的原理

口腔种植手术机器人基于其显著的高精度及高稳定性的优势,在口腔种植方面有越来越广泛的应用。种植机器人通过机械臂在导航的引导下按照术前的手术规划可自动完成种植窝洞的制备,到达指定深度后自动停止下钻。光学跟踪定位仪可实时捕捉患者位移,患者术中头部发生轻微移动,机械臂也可以实时随动校准,确保孔洞制备精准。

机器人在无牙颌中应用的原理实际与导航相似,均涉及追踪装置及配准装置的设计。目前机器人的追踪装置和配准装置有如下几种模式。

1. 传统模式

（1）传统模式追踪配准装置的组成:传统模式是机器人辅助无牙颌病例中最早期阶段所使用的配准方法,主要通过一种无牙颌配准装置进行虚拟坐标与真实空间的配准。该装置由两部分组成,第一部分位于口内,主要起到固定作用,通过 3 颗钛钉将该装置固定在牙槽骨上（图 9-5-1）。因为装置位于前牙区牙槽骨唇侧,因此钛钉与牙槽骨唇面垂直进入骨内。第二部分为口外部分,呈弧形对称分布,上表面有多个注册孔,可以使用蛇形探针进行患者注册,将虚拟坐标与真实空间进行配准（图 9-5-2）。

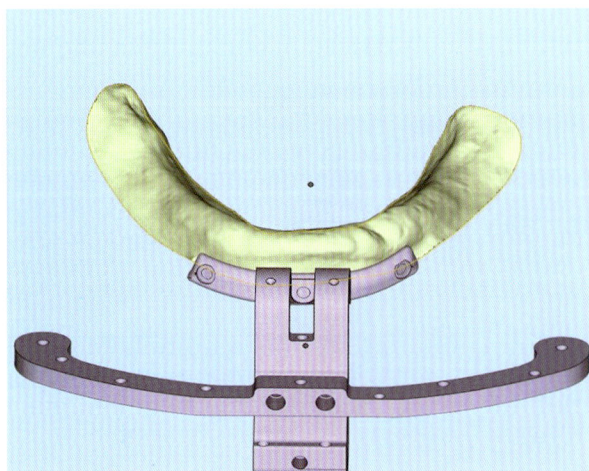

图 9-5-1　传统配准装置

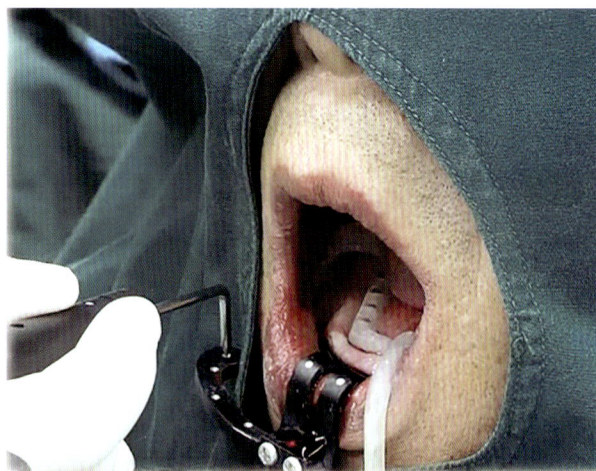

图 9-5-2　蛇形探针注册

（2）传统模式种植术前准备的流程：对于使用该方法的患者，手术当天需要首先在局部麻醉下进行配准装置的固定，通过 3 颗钛钉的旋入实现，并确保在患者晃动头部或行走时配准装置仍然具有良好的稳定性。接着患者需要佩戴装置进行 CBCT 的拍摄并获取 DICOM 数据，将数据导入软件中，通过颌骨三维重建，与术前已经有种植体规划的颌骨进行匹配，从而将术前规划转移到新的设计中来（图 9-5-3）。而每个配准装置的注册孔信息都包含在单独的文件中，将文件导入软件中可以获得相应注册孔位置。随后便将追踪患者颌骨位置的 marker 固定到配准装置前方预留的插槽之中，使用探针进行患者注册，并使用机械臂辅助种植窝洞预备及种植体植入（图 9-5-4）。

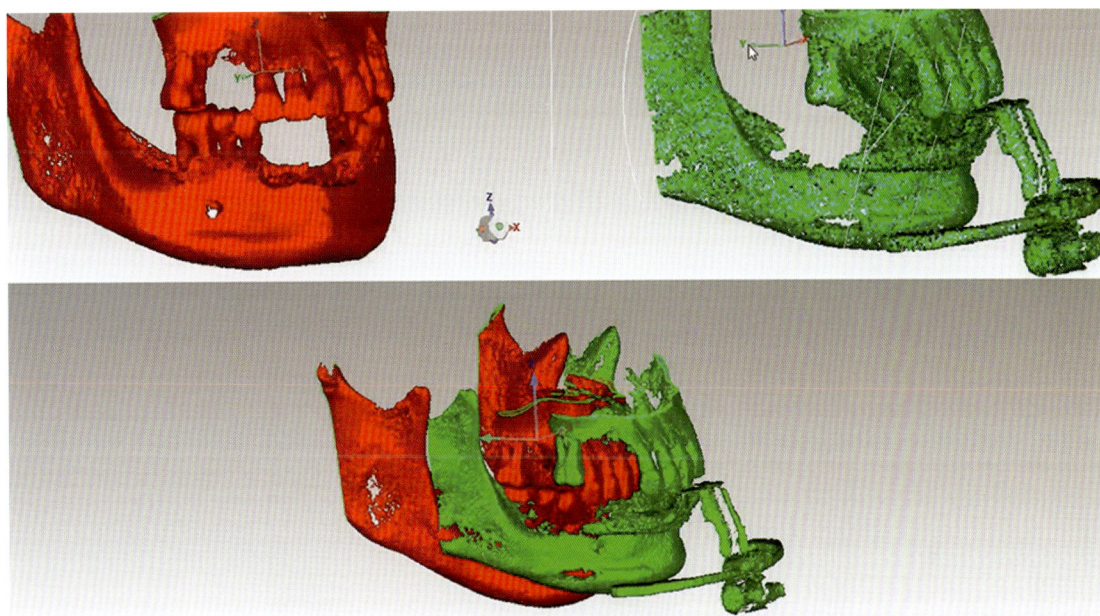

图 9-5-3　颌骨匹配

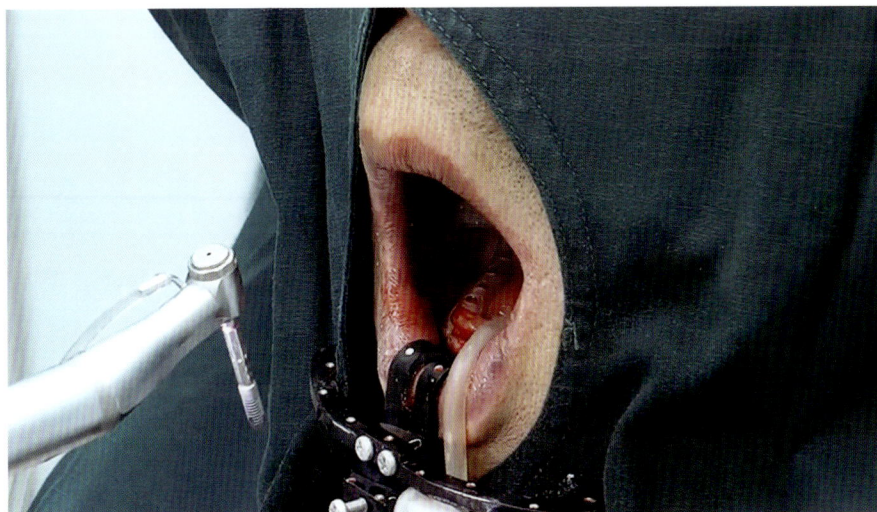

图 9-5-4　机械臂辅助种植体植入

（3）传统模式的局限性：

1）手术当天需要在佩戴配准装置后拍摄 CBCT，术前准备时间较长。

2）患者拍摄 CBCT 需要经过非手术区域，对于无菌难以保证，一定程度上增加了感染的风险。

3）如果患者颌骨密度为Ⅳ类骨，配准装置固定时松动的可能性增加，大大影响手术精度。

4）牙槽嵴高度不足时，该装置无法通过钛钉固定，该方法不适用。

5）配准装置的注册孔在口外，距离术区有一定距离，可能影响精度。

（4）传统模式的优点：配准装置是预制的，患者可以在到院当天佩戴装置拍摄 CBCT，并进行机器人辅助种植手术。

2. 创牙模式　顾名思义，该模式为创造"天然牙"进行追踪装置和配准装置的固定。实际上是通过支抗钉及其上部结构来实现的。

（1）支抗钉的选择与设计：

1）创牙模式所用的特制支抗钉有两种直径：2mm 和 2.4mm。通常直径 2mm 的支抗钉适合骨质较硬的Ⅰ、Ⅱ类骨，而直径 2.4mm 的支抗钉适合骨质较松的Ⅲ、Ⅳ类骨。而其长度有 6、8、10、12mm 四种，根据患者的牙槽骨条件选择不同的长度，支抗钉至少需要进入骨内 3~4mm，并且稳定性 >20N·cm。旋入支抗钉时，尽可能使支抗钉头部的下缘与黏膜相接触，避免倒凹的产生（图 9-5-5）。

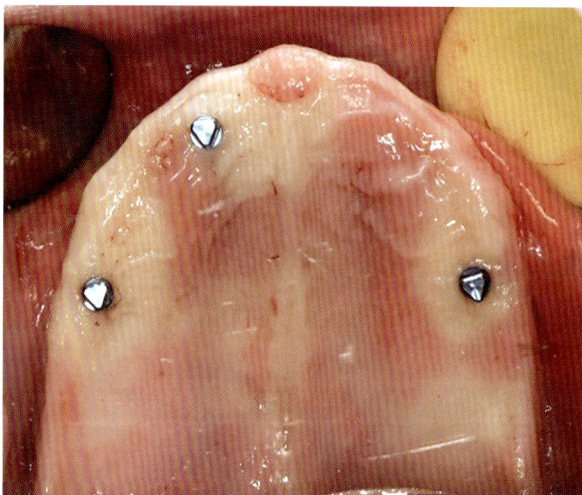

图 9-5-5　支抗钉就位

2）支抗钉的位置：支抗钉的位置不能影响种植体的位置。上颌可以选择腭中缝与切牙乳头附近，下颌可以选择两侧后牙及前牙咬合面进行放置。可以制作一副简易导板指导支抗钉的旋入，避免其与种植体距离过近。在进行单颌机器人种植手术时，需要 3~4 颗支抗钉来实现上部导板的稳定固定。

3）支抗钉植入：植入支抗钉时，对于患者骨质较硬的情况，可以用定位钻或者先锋钻破开骨皮质后，再手动拧入支抗钉调整合适扭力。不同支抗钉轴向保持一致更利于导板的准确就位。

（2）支抗钉上部结构设计：在支抗钉旋入颌骨之后，目前有两种方式进行其上部结构的设计。

1）通过将流体树脂堆塑在支抗钉上方，形成梯形结构，利于之后对于导板的支持和稳定（图 9-5-6）。随后对患者口内进行口扫取模获得支抗钉准确的表面数据。

2）使用特制的支抗钉基台与支抗钉相连，在支抗钉基台上方直接进行定位板设计（图 9-5-7）。由于支抗钉基台表面为金属，口扫过程会产生反光，从而影响精度。因此，随后用传统印模方法取模。取模前需要填塞支抗钉下缘和黏膜之间的倒凹，避免印模材料进入其中，在托盘脱位时导致支抗钉松动。

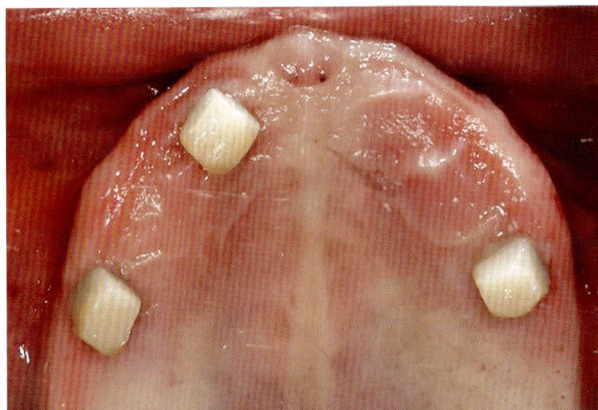

图 9-5-6　堆塑流体树脂呈梯形

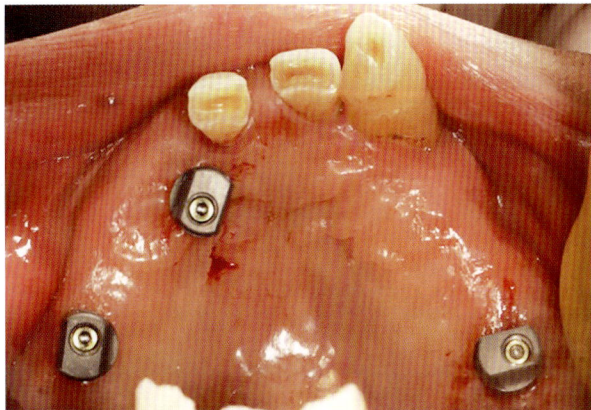

图 9-5-7　特制支抗钉基台

（3）拍摄 CBCT：获取 DICOM 数据，拍摄过程中患者头部保持稳定。匹配口内印模数据和 CBCT，进行上方配准定位板的设计。

（4）上部配准定位板设计：支抗钉上部的配准定位板需要满足几个功能，包括留出种植位点空间、留出翻瓣空间、支持颌骨定位板、注册（即导航中的配准）。

1）种植位点空间：配准定位板会根据种植体位置形成引导环，用于指示种植位点。

2）翻瓣：对于翻瓣手术，导板边缘距离黏膜瓣需要有一定距离，留出翻瓣空间。

3）注册孔的设计：机器人配准用的注册孔通常需要设计在坚硬稳定的结构上，对于本模式的机器人无牙颌手术而言，注册孔往往分布在支抗钉上部周围的区域。①对于流体树脂堆塑的支抗钉，配准定位板是通过粘接剂固定在流体树脂上，配准定位板对于流体树脂进行全包绕覆盖，并放置 2~3 个注册孔（图 9-5-8）；②对于特制支抗钉基台，配准定位板通过小螺丝固定在支抗钉上（图 9-5-9），注册孔同样设计在支抗钉的周围或坚韧稳定的黏膜上（如上颌结节处）（图 9-5-10），同时需要避开螺丝通道的区域。

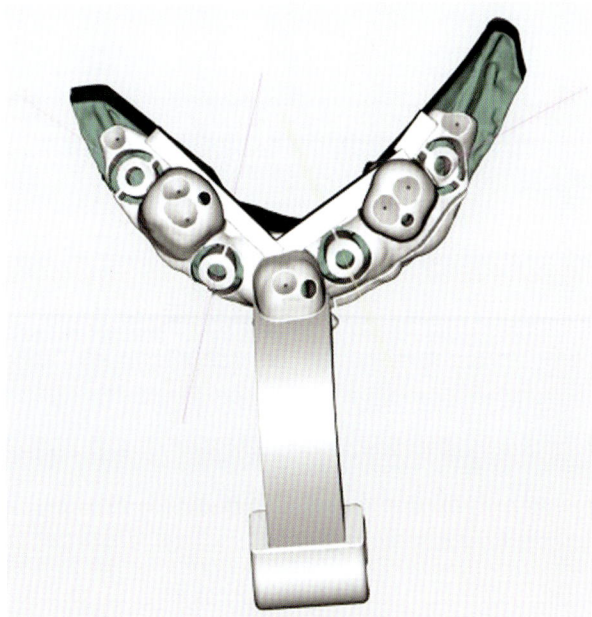

图 9-5-8　支抗钉流体树脂上方配准定位板设计
包括种植位点通道、追踪装置固定槽、注册孔。

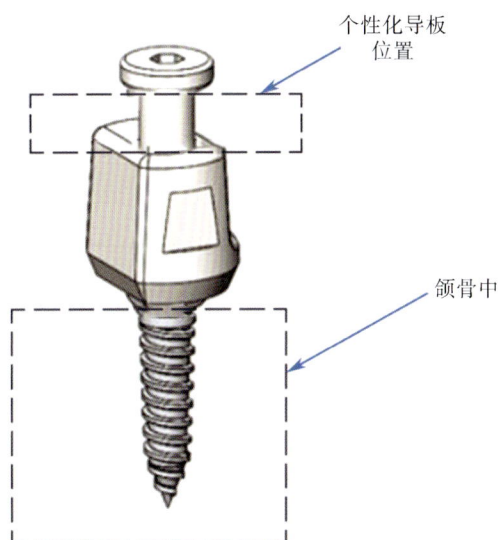

图 9-5-9　特制支抗钉基台及上部螺丝

个性化导板位置

颌骨中

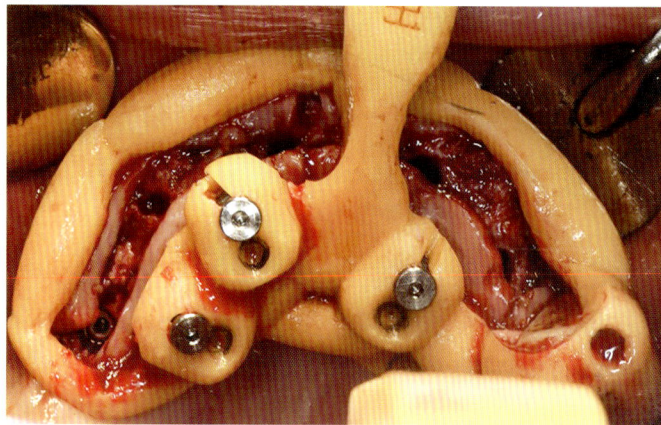

图 9-5-10　由特制支抗钉支持的配准定位板
支抗钉的上部螺丝将配准定位板固定在支抗钉上,其周围设计注
册孔,并留出翻瓣空间。

4)配准定位板的体积:需注意是否会在钻针预备至终点时阻挡手机,尤其在支抗钉区域。

5)配准定位板的制作:通常选择打印强度较高的材料。为了避免术中出现突发情况,一般需要额外备用一套。打印过后需要在模型上试戴导板,调磨影响就位的部分,并检查能否完全拧入固定定位板的螺丝。

(5)种植手术:

1)术前检查:检查支抗钉是否有晃动移位情况,保证 2 个及以上的支抗钉稳固才能进行手术。

2)手术:将定位板就位于支抗钉上方,根据支抗钉头部结构为流体树脂或支抗钉基台,使用相应的粘接剂或螺丝固定配准定位板,并将追踪患者颌骨位置的 marker 固定到定位板前方预留的插槽之中,使用探针进行患者注册,并使用机械臂辅助种植窝洞预备及种植体植入。

(6)创牙模式的局限性:

1)患者需要提前一天配合进行支抗钉的拧入,直到第二天手术完成后才能取出,可能有一定的异物感和不适感。

2)需要根据支抗钉位置进行配准导板设计和制作,无法当天进行手术,增加了患者就诊次数。

3)导板的设计和制作都需要在 24 小时内完成,对于技师的经验要求较高。

(7)创牙模式的优点:

1)在支抗钉具有良好稳定性的情况下,该术式具有较高的精度。

2)术中时间短,操作相对简单。

3. 组合导板模式　对于终末牙列同时有多颗相对稳定的余留牙患者时,可以考虑采取组合导板模式。

(1)组成:该模式类似无牙颌种植导板,通过复位导板和余留牙进行基底导板的就位(图 9-5-11),并使用固位钉将基底导板固定于牙槽骨上。基底导板上可以放置注册孔用于患者配准(图 9-5-12),也可以额外制作一副配准导板就位于余留牙上(图 9-5-13),并放置注册孔于牙面上。

(2)操作流程:将追踪患者颌骨位置的 marker 固定到配准定位板前方预留的插槽之中,使用探针进行患者注册,完成注册后取下配准定位板并拔除余留牙,使用机械臂辅助种植窝洞预备及种植体植入。

(3)组合导板模式的优点:该方式主要适用于有相对稳定的余留牙病例,且操作相对简单,手术效率高。

（4）组合导板模式的缺点：提前设计和打印复位导板、基底导板和配准定位板，对医生数字化技术要求高，需要熟悉多种数字化设计软件。

4. 配准钉模式 此模式与无牙颌导航的配准钉原理相同，通过置入配准钉并拍摄 CBCT，进行虚拟与现实的配准，同时使用单独的固位钉支持 marker 来追踪患者的颌骨运动（图 9-5-14）。

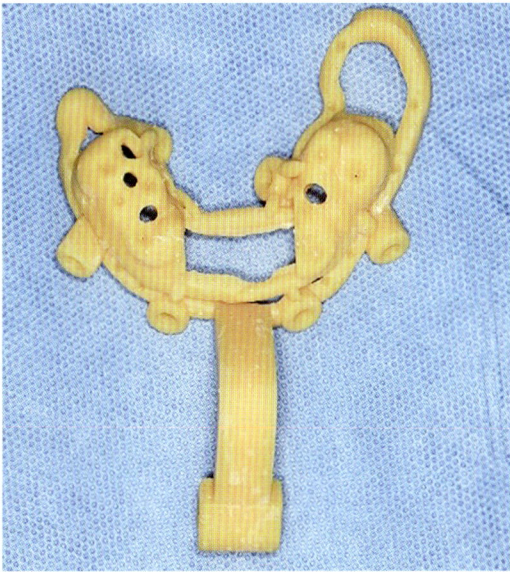

图 9-5-11 复位导板与基底导板

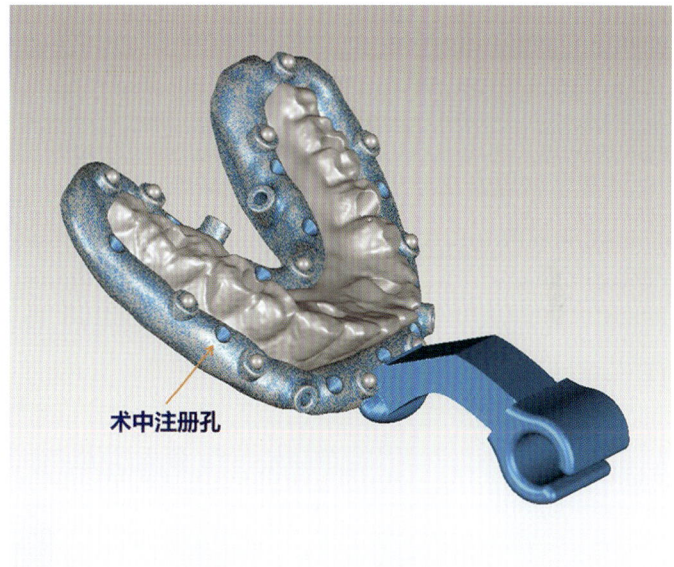

图 9-5-12 注册孔位于基底导板上

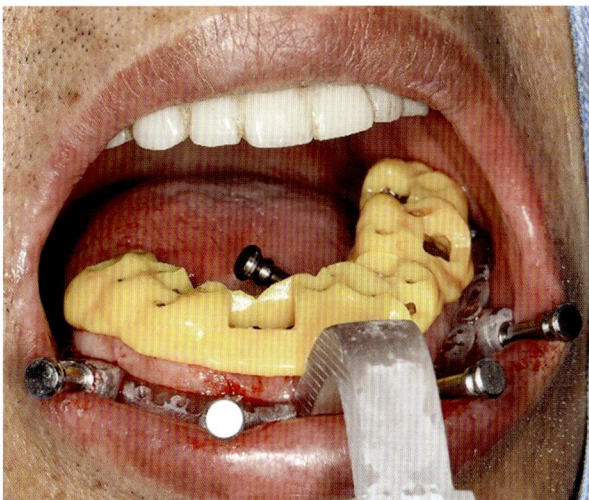

图 9-5-13 配准导板就位于余留牙上

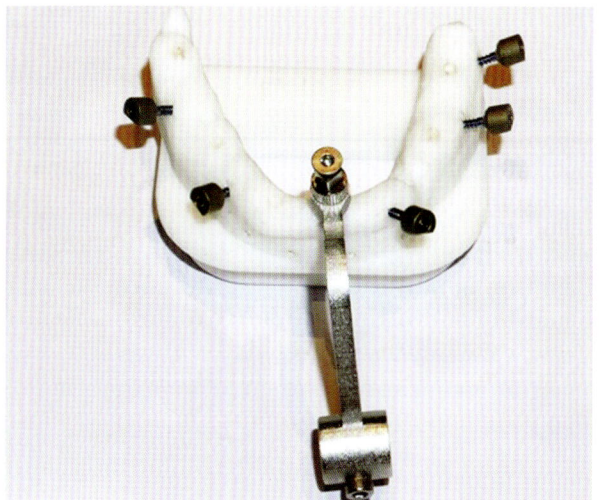

图 9-5-14 配准钉模式

（二）种植机器人的特点

1. 种植机器人的优点

（1）高精度：根据 2023 年口腔种植机器人应用共识，基于目前的文献报道，口腔种植机器人在种植窝预备精度方面优于自由手、外科导板及导航技术，但仍然需要更多的临床报道。

（2）高稳定性：机械臂扩孔时没有疲劳性，可以始终维持高精度扩孔及植入。

（3）高效率：机器人能够不间断连续工作，特别对于无牙颌来说扩孔效率较高。

（4）减少职业暴露。

2. 种植机器人的缺点

（1）术前准备时间长。

（2）机器人占据空间大。

（3）一般需要多个助手：机器人进行操作时，一般由主刀医生控制机器人，助手帮助牵拉和吸水，尚需第二个助手协助控制机器人面板，因此对人员配置要求较高。

（三）机器人在无牙颌种植中误差来源

1. 口扫和 CBCT 匹配的误差　支抗钉基台因为是金属，大部分口扫都无法准确获取表面数据，匹配可能会有误差。

2. 种植体位置设计是根据术前 CBCT 所设计的，在利用第三方软件将术前和术中的两个 CBCT 进行拟合导出植体位置时，一般会有一定的误差。

3. 术中人员操作手法差异也会造成误差，包括标定圆盘、口内注册的手法。

4. 种植手机选择而引起的误差，对于骨质较硬的患者，部分手机机头下钻过程会有轻微晃动造成备孔误差，机头稳定性越好误差越小。

5. 骨质不均匀引起的误差，如果一侧骨质较硬，备孔过程侧向力会较大，一般会向骨质较松一侧偏移，反复提拉可以消除一部分误差。

二、无牙颌机器人种植手术流程

（一）术前准备

1. 配准和注册　根据第一部分所述，选择机器人注册和配准模式，完成了术前准备以及术中配准注册后，将机械臂末端连接钻针，并拖动机械臂，将钻针放置于患者口内导板的注册孔上，与屏幕中钻针位置进行比对，从而进行精度验证。

2. 机械臂台车位置准备　在无牙颌种植位点预备中，通常将左侧与右侧分开进行预备，并且根据使用的机械臂末端不同有不同的操作流程。

（1）机械臂为常规的直型末端（图 9-5-15），则预备右侧位点时，机器人台车也放置于患者右侧；预备左侧位点时，台车位于患者左侧。在完成一侧预备后，将台车移动至另一侧，此时无需重新进行机械臂和针尖标定等，只需要重新进行患者口内注册即可继续进行种植手术。

（2）机械臂为拐弯末端进行左或者右 60° 角度调整（图 9-5-16），不需要换边台车，只需要调整拐弯末端角度后，重新进行机械臂和针尖标定以及口内注册后，再进行种植预备。需要注意的是，拐弯末端拖动感较难控制，轻轻拖动前方手机，后方机械臂关节较大范围运动，容易进行断电后保护。

图 9-5-15　直型末端

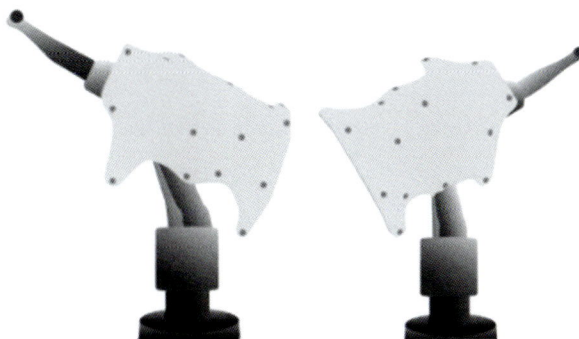

图 9-5-16　拐弯末端

3. 录制路径　机械臂开始扩孔前需要录制机械臂扩孔位点路径。一般将机械臂在从后牙区往前牙区移动时,可以经过该一侧所需要预备的所有种植位点上方。通过脚踏上的精调按键,可以使钻针在多个种植位点上方平移,从而实现一根钻针依次连续预备多个牙位,提高手术效率。录制路径时注意不要触碰对颌牙、配准导板或软组织。

（二）机械臂辅助的种植手术

在机械臂辅助的下钻过程中,钻针相对于种植体设计位置的深度和角度、钻针受到的侧向力、钻针尖端受到的力反馈实时显示在屏幕上。因此,术者需要时刻关注屏幕中的信息,尤其是侧向力。当阻力侧向力超过 10N·cm 时,建议松开脚踏进行提拉,然后再次踩下脚踏进行下钻,下钻过程中机械臂会自动完成钻针位置的校正,从而避免误差出现堆叠。在即刻种植下钻过程中,往往需要多次的提拉校正,从而实现精准的种植窝洞预备。机器人预备最后一钻的预备情况要根据前期预备中的力反馈情况确定,以保证最终种植体植入获得充分的初期稳定性。

（杨醒眉）

参考文献

1. GREENSTEIN G, CAVALLARO J J. Cantilevers extending from unilateral implant-supported fixed prostheses: a review of the literature and presentation of practical guidelines. J Am Dent Assoc, 2010, 141 (10): 1221-1230

2. DRAGO C. Ratios of cantilever lengths and anterior-posterior spreads of definitive hybrid full-arch, screw-retained prostheses: results of a clinical study. J Prosthodont, 2018, 27(5): 402-408

3. KIM Y, OH T J, MISCH C E, et al. Occlusal considerations in implant therapy: clinical guidelines with biomechanical rationale. Clin Oral Implants Res, 2005, 16(1): 26-35

4. MORTON D, GALLUCCI G, LIN W S, et al. Group 2 ITI consensus report: prosthodontics and implant dentistry. Clin Oral Implants Res, 2018, 29(S16): 215-223

第 十 章
种植体支持式全口固定修复的印模和颌位关系记录

第一节　概述

　　种植体支持式全口固定修复是指完全由种植体提供支持、固位及稳定作用的固定全口义齿（图 10-1-1）。患者不能自由摘戴，义齿所承担的咬合力全部由种植体承担，能最大限度地恢复患者的咀嚼、美观和发音功能，且咀嚼功能接近于天然牙，能明显提高患者的舒适度，满足患者拥有固定牙齿的心理需求，更容易恢复患者的自信。

　　种植体支持式全口固定修复一般为 4~6 颗种植体，上部结构加工制作复杂，对制取印模的精度要求高。种植体与修复体之间是刚性连接，无弹性缓冲，在种植体与修复体内部容易产生不良应力。同时，作为全口重建修复，修复体还应符合以下标准：①恰当的垂直距离与颌位关系；②稳定的牙齿接触关系；③与患者颜面部美学相符合的牙齿的形状、长度、宽度和良好的三维位置；④足够的唇部支撑；⑤符合患者期望的咀嚼功能和美学效果。

　　综上，在无牙颌种植体支持式全口固定修复治疗过程中，准确获取多种植体空间位置关系和转移上下颌恰当的颌位关系是保证良好修复效果的关键。印模与颌位关系记录通常也是临床操作过程中最有挑战性、最耗时的环节。

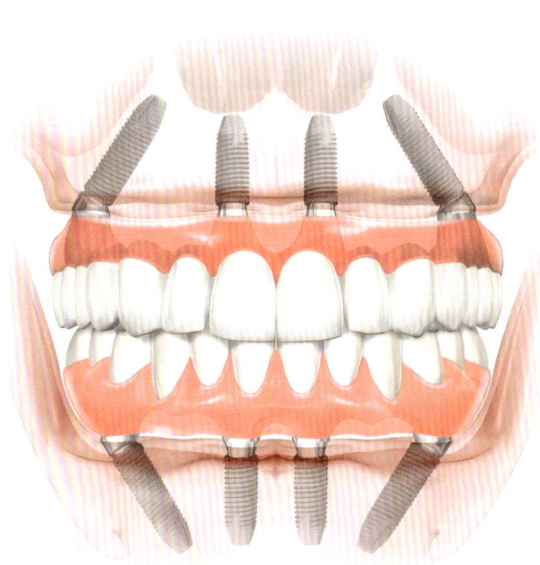

图 10-1-1　种植体支持式全口固定修复示意图

第二节　传统方法制取印模及颌位关系记录

一、印模制取

健康天然牙牙周膜纤维的弹性可提供 56~108μm 的生理动度,但种植体骨结合成功后为刚性连接,并无牙周膜结构的形成。种植体的动度由骨组织弹性决定,在 10μm 量级。因此,涉及多单位种植体互相制约的种植体支持式全口固定修复体要求更高的精确度,才能获得被动就位(passive fit),这对于牙列缺失患者种植修复的长期成功具有重要作用。被动就位,是以不产生应力的方式将一个部件适配于另一个部件。种植修复程序中,要求基台或修复体在无应力状况下达到精确就位。为避免在种植体与修复体内部产生不良应力,防止机械并发症的发生,准确制取患者口内的印模对于种植体支持式全口固定修复体尤为重要。

(一)印模材料的选择

制取种植体支持式全口固定修复体,印模材料与口内组织面和基台上方的转移杆直接接触,记录口内种植体上方基台及其周围的软组织信息。临床制取的印模要求具有较高的表面清晰度和良好的尺寸稳定性,印模材料的选择直接影响印模的精度。缩合型硅橡胶、水胶体和石膏等印模材料由于强度低、韧性低、精确度差等原因,不适用于牙列缺失种植印模的制取。

聚醚橡胶印模材料和加成型硅橡胶材料均具有良好的流动性、弹性和可塑性,且凝固后尺寸稳定(体积收缩 <0.1%)、强度高,两者均可用于种植体支持式全口固定修复体印模的制取。

(二)印模前的准备工作

种植体上部基台(abutment)是指二段式种植系统中,用于支持和 / 或固位种植修复体或上部结构的种植修复部件。基台固定于种植体上端,并穿出牙龈暴露于口腔中,相当于常规修复中基牙预备体的部分。

种植体支持式全口固定修复制取印模阶段,种植体已连接复合基台。基台的穿龈高度和穿出角度对牙列缺失固定修复患者的功能恢复和美学效果有较大的影响。当患者口内多颗种植体较为平行时,通常选用与种植体轴向一致的直基台,实现多个修复基台之间有共同就位道。当共同就位道状况不理想时,通常选用角度基台,确保修复基台之间有共同就位道。另一方面,选用不同穿龈高度的修复基台将其暴露于口腔中,便于临床上检查修复体是否被动就位和减少修复体边缘对于牙龈软组织的刺激。

进行种植体支持式全口固定修复印模制取前,需通过影像学检查确认复合基台顺利就位,并按照相应扭矩要求旋紧。

(三)印模方式的选择

1. 二次印模　牙列缺失,行种植体支持式全口固定修复的患者,需要精确转移多颗种植体空间位置关系,故需要进行二次印模。

首先,可用转移杆及成品托盘制取患者的初印模。初印模边缘伸展要求同全口义齿印模,检查印模的完整性,放置替代体,灌制石膏模型,用自凝或光固化暂基托制作个别托盘。个别托盘边缘伸展要求同常规固定义齿印模要求,后缘伸展至下颌的磨牙后垫或上颌结节处(图 10-2-1),在转移杆和夹板固定转移杆刚性结构的相应位置开窗,为终印模材料、转移杆(或临时钛基底)和夹板固定转移杆的刚性结构预留空间（图 10-2-2）。刚性连接技术是指在应用个别托盘制取开窗印模时，将转移杆在种植体或修复基台就位后，在口内采用既具有一定强度又具有一定硬度的材料将转移杆坚固连接在一起的技术。

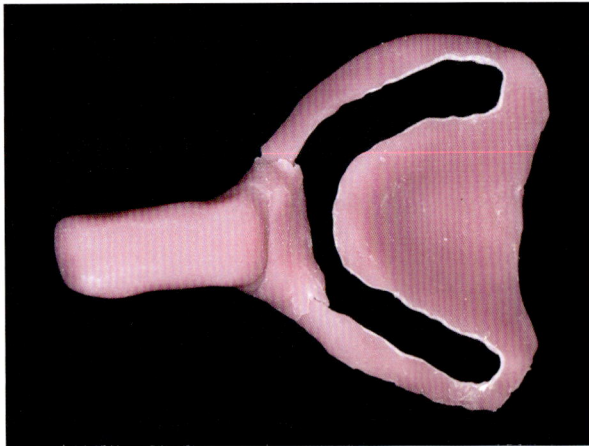

图 10-2-1　个别托盘

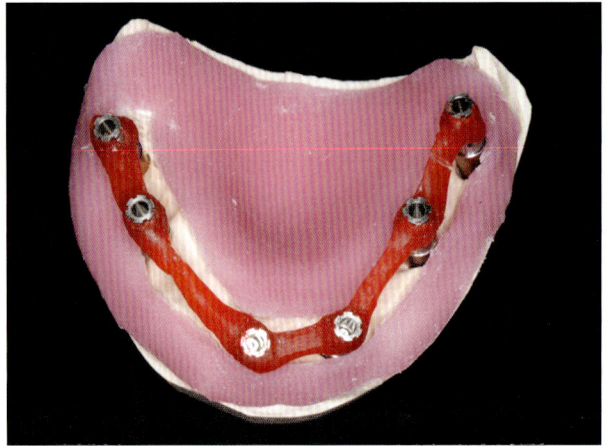

图 10-2-2　预留印模材料、转移杆和
转移杆的刚性结构的空间

　　2. 基台水平印模　将基台在口腔内的位置和方向转移到工作模型上，称为基台水平的印模。这时获取的印模反映的是种植体上方戴入基台后口腔内情况，可在此基础上直接完成上部修复体的制作。基台水平印模的优点是基台在上部修复体加工过程中，不需要从口内取下并转给技师，避免了基台被磨损、破坏。而且，由于基台已在口内就位，整个加工试戴过程不用再被取下，简化了操作流程，并能保证基台与种植体间的精密吻合。该方法的缺点是在口内选择基台并保证有共同就位道，有一定的操作难度。

　　3. 开窗夹板式印模　制取开窗式夹板印模。先将根据初印模制作的、带有刚性连接结构的转移杆固定在基台上，按照规定的扭矩锁紧。使用成型塑料将转移杆连接成一体（图 10-2-3，图 10-2-4）。其目的是尽最大可能地将成型塑料的聚合收缩总量降至最低。在患者口内试戴开窗的个别托盘，调磨开窗位置，确保转移杆固定螺丝能从开窗处无阻力穿出（见图 10-2-4）。

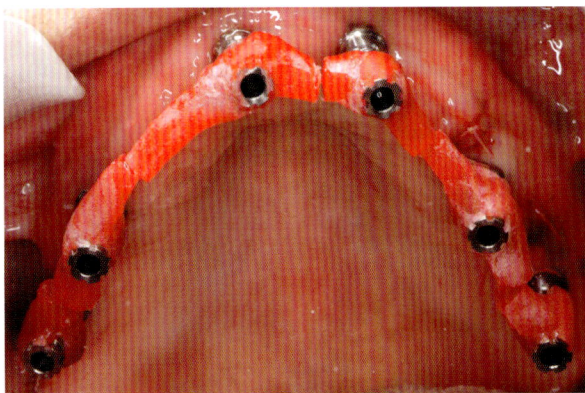

图 10-2-3　根据初印模制作的、带有刚性连接结构的转移杆

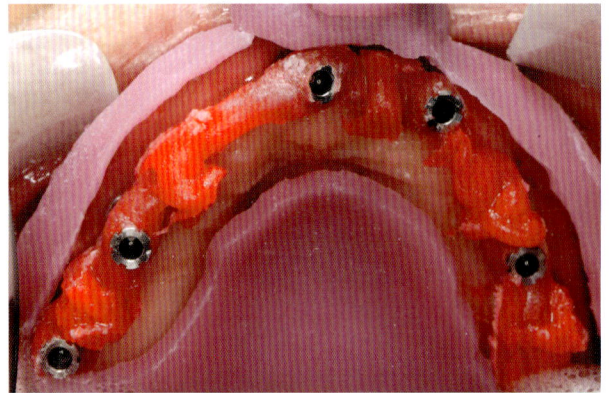

图 10-2-4　成型塑料连接转移杆

　　在转移杆周围注射适量调拌好的聚醚或加成型硅橡胶轻体印模材料，再将置有聚醚或加成型硅橡胶重体印模材料的托盘口内就位，待印模材料凝固后从螺丝孔处拧松转移杆的固定螺丝，转移杆会被

固定在印模材料内从患者口内一起取出,恰当放置替代体,涂布分离剂,注射人工牙龈,灌注石膏模型(图 10-2-5,图 10-2-6)。

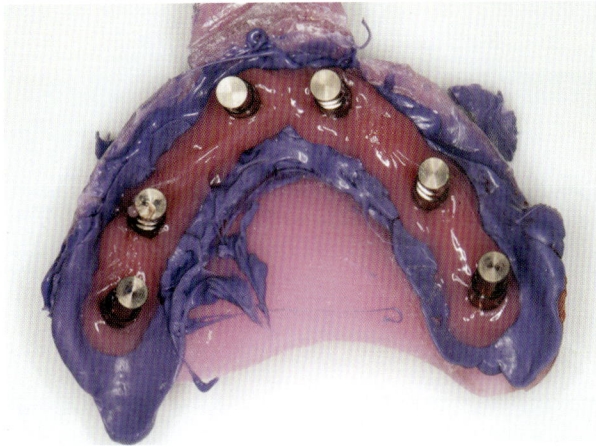

图 10-2-5　恰当放置替代体

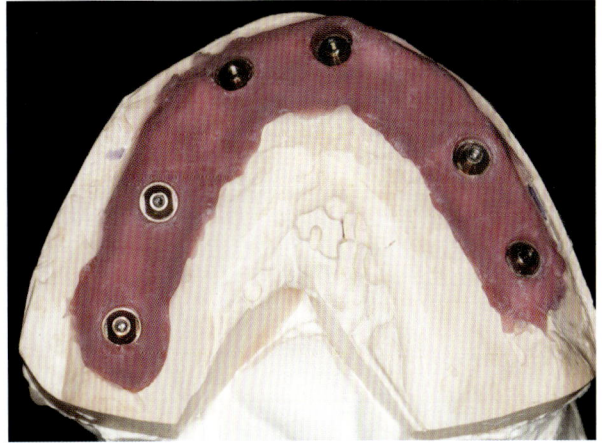

图 10-2-6　基台水平的石膏模型

综上,使用适合的印模材料,根据初印模制作个别托盘,完成基台水平的开窗夹板式印模,灌制模型,将患者口内多个基台的空间位置关系精确地转移,获得与口内多个基台空间位置信息一致的体外工作模型,在此基础上完成修复体的制作。

二、颌位关系记录

记录上下颌正确的位置关系是建立正确咬合及设计修复体的关键。无牙颌种植体支持式全口固定修复与其他无牙颌修复方式一样需进行口内颌位关系的记录。

(一)面弓转移

面弓转移是指通过面弓将上颌与两侧面部相关参考点(通常为铰链轴)的空间位置关系转移到𬌗架上的过程(图 10-2-7,图 10-2-8)。面弓转移确定了上颌牙列与颞下颌关节的相对位置关系。

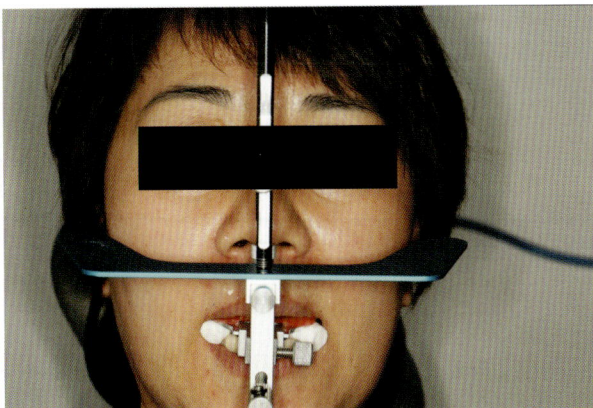

图 10-2-7　面弓转移正面照

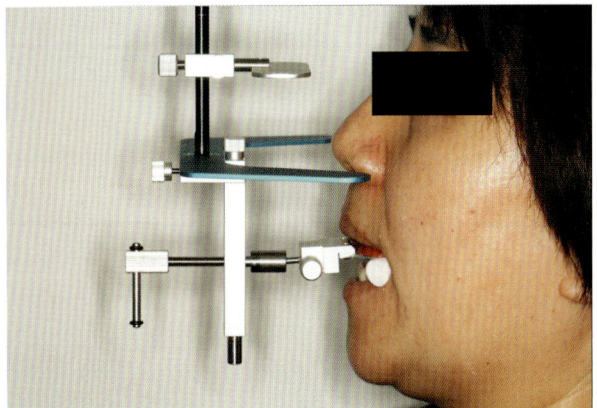

图 10-2-8　面弓转移侧面照

(二)上下颌牙列颌位关系记录

进行无牙颌种植体支持式全口固定修复的患者,已丧失原有颌位关系,在确定恰当的垂直距离及水平关系后,可通过以下方式完成颌位关系记录。

1. 基台保护帽记录颌位关系　多用于种植体支持式全口固定的即刻修复。利用基台保护帽稳定𬌗记录材料,确定颌位关系后,在上下颌基台保护帽的间隙(通常为 2~3mm),注入咬合记录材料(通常为硅橡胶类材料),记录颌位关系(图 10-2-9,图 10-2-10)。

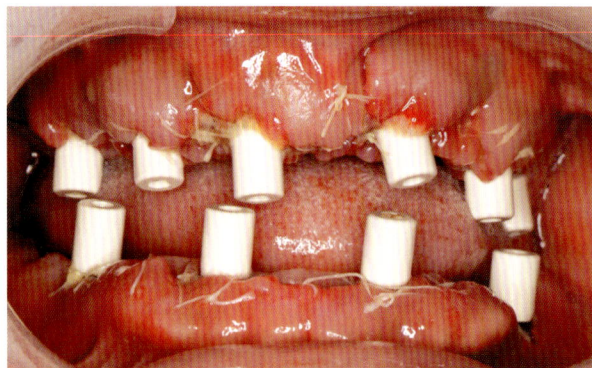

图 10-2-9　上下颌基台保护帽

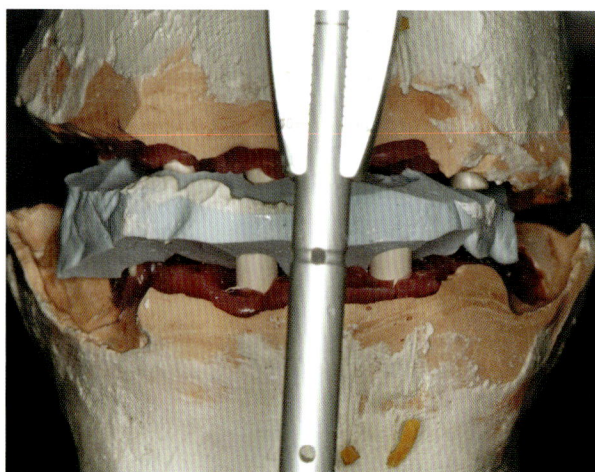

图 10-2-10　利用基台保护帽记录颌位关系

2. 暂基托及蜡堤记录颌位关系　可以类比全口义齿修复,在工作模型上制取光固化暂基托及红蜡堤,配合𬌗记录材料完成颌位关系记录(图 10-2-11)。对于种植体支持式全口固定修复,制取颌位关系记录时的暂基托建议通过转移杆或临时基台与种植体相连接,一方面可以增加暂基托的稳定性,另一方面可以增加颌位关系记录的可重复性及精确性。

3. 临时修复体记录颌位关系　牙列缺失种植固定修复患者在戴用临时修复体 3~6 个月后,经过评估,临时修复体能较好恢复患者的咀嚼、美观、发音等功能,且颞下颌关节和肌肉无异常时,临时修复体可用于颌位关系记录。取下患者口内的临时修复体,确认其在灌制工作模型上的顺利被动就位(图 10-2-12)。如果可以顺利就位,可通过临时修复体上𬌗架(图 10-2-13),进行永久修复体的制作;若不能顺利就位,则需要通过前述暂基托及蜡堤的方式重新完成颌位关系记录。

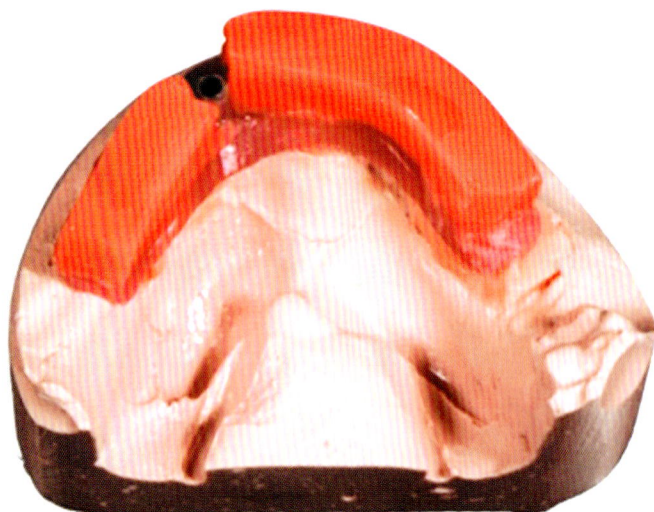

图 10-2-11　光固化暂基托及蜡堤记录颌位关系(面弓𬌗架)

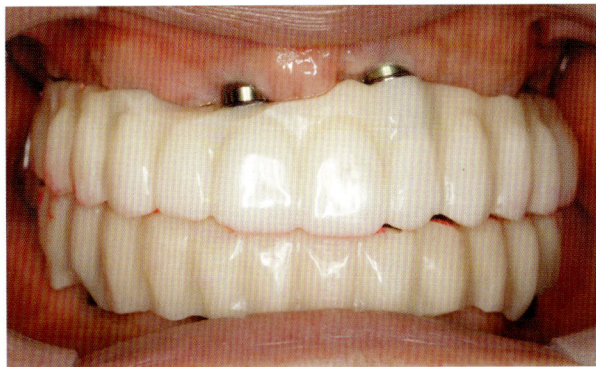

图 10-2-12　戴用良好的临时修复体

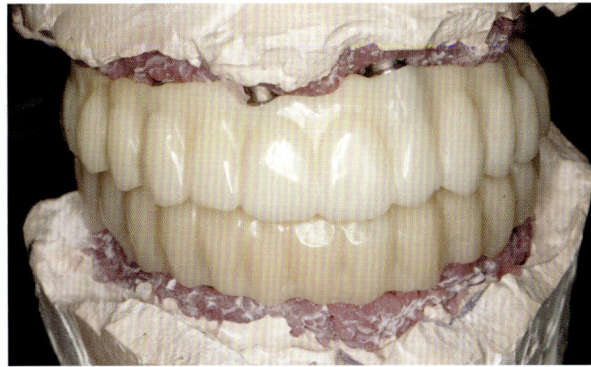

图 10-2-13　临时修复体记录颌位关系

第三节　数字化方法制取印模及颌位关系记录

一、数字化印模技术

数字化印模技术是利用光学扫描仪直接收集患者口腔的软硬组织表面形态,省略临床准备印模和灌注石膏模型的步骤,简化操作处理,从而缩短了患者张口时间并改善了患者的就诊体验。它比传统印模技术更方便、快捷,减少了临床医师椅旁工作时间和技术人员的工作量。

依据数据采集方式不同,可分为直接数字化印模技术和间接数字化印模技术。直接数字化印模技术是指通过三维扫描直接将患者的种植体空间位置信息转为数据,主要包括口内扫描、种植体三维位置口外扫描等。间接数字化印模技术是指通过扫描患者的石膏模型间接采集口腔内的牙列及软硬组织信息,模型扫描是目前使用最为广泛的间接数字化技术。本部分内容主要集中在牙列缺失种植固定修复患者的直接数字化印模。

(一)口内扫描

口内扫描(intra-oral scan)是指用口内扫描仪扫描和捕获口腔内部结构表面并转换成数字文件格式的过程,可直接获得患者口内的光学印模。口内扫描的具体原理、基本操作、注意事项详见第二章。

鉴于口内扫描仪器的广泛普及,以及改良扫描杆的深入研究,口内扫描技术获取牙列缺失患者多颗种植体空间位置信息的数字化印模一直是研究热点。2018 年,Flügge 等研究显示,在牙列缺失体外研究模型上,当种植体平行时,传统的开窗夹板式印模的平均线性偏差为 97.1μm(95% 置信区间:93.2~100.9μm),角度偏差为 2.0°(95% 置信区间:1.6°~2.0°)。通过口内扫描牙列缺失模型上平行种植体的数字化印模的平均线性偏差为 51.0μm(95% 置信区间:28.0~74.0μm),随着种植体间距的增加,口内扫描图像拼接过程中产生和积累的固有误差导致长跨度扫描过程中偏差增加,精度降低。2020 年,中山大学陈卓凡教授团队,基于激光共聚焦的口内扫描仪,研究了 4 颗平行种植体的牙列缺失模型上,采用原厂扫描杆的正确度中位数为 35.85μm(29.80~49.10μm),精密度中位数为 48.40μm(40.80~57.90μm)。2021 年,首都医科大学附属北京口腔医院耿威教授团队,基于激光共聚焦的口内扫描仪,研究了上颌牙列缺失模型 6 颗种植体的原厂扫描杆的正确度中位数为 43.45μm,精密度中位数为 36.00μm。2022 年,Alessandro 等人使用基于激光共聚焦和可见光的口内扫描仪,研究牙列缺失模型上平行或带有倾斜角度的 6 颗种植体的数字化印模的准确性,结果显示,口内扫描的线性误差为 100μm,角度误差为 1.177°。

传统的扫描杆由三个部分组成,扫描区域、扫描体和底座,多为柱形、锥形或球形,没有延伸结构,对多颗种植体或较大跨度的种植体间的口内扫描时,图像拼接误差较大,无法提供临床上令人满意的结果(图 10-3-1)。有些种植体基台上的扫描杆增加延伸臂等辅助结构,以减小图像拼接过程中产生的误差,此辅助扫描结构被称为光学桥(light bridge)。具有刚性延伸结构以增加特征数据点的改良扫描杆可用于记录单颌 4~6 颗种植体的空间位置信息,减少口内扫描过程中图像拼接的误差,精准地获取多颗种植体的空间位置信息,并在此基础上完成上部修复体的制作(图 10-3-2)。2020 年,中山大学陈卓凡教授团队,通过使用带有延伸臂的扫描杆,将牙列缺失模型 4 颗平行种植体的线性正确度中位数从 35.85μm 提高到 28.45μm,精密度中位数从 48.40μm 提高到 27.30μm,并且与原厂的没有延伸臂的扫描杆相应参数有统计学差异。通过"光学桥"提高牙列缺失数字化印模准确度的体内研究,主要集中在病例报告。譬如,由塔夫茨大学、纽约大学、沙特阿拉伯吉达阿卜杜勒阿齐兹国王大学、华盛顿大学四所大学在 35 位患者 45 个单颌牙列缺失病例,通过口内扫描分别获取过渡义齿和原厂扫描杆的信息,借助于腭侧的标志物将两次口内扫描结果进行对齐后,设计修复体,45 个牙弓中有 39 个修复体实现了良好的被动就位。国内,北京大学口腔医院毋育伟等人,报道了 1 例应用刚性延伸结构以增加特征数据点的改良扫描杆,记录上颌 6 颗种植体和下颌 4 颗种植体的空间位置信息,通过口内扫描获取上下颌多颗种植体的数字化印模,进行修复体的设计,并完成了钛支架的切削和口内试戴,钛支架在口内实现了良好的被动就位后,完成永久修复体的制作和戴入(图 10-3-3~ 图 10-3-10)。戴用后 1 年修复体良好,种植体周软硬组织健康稳定。

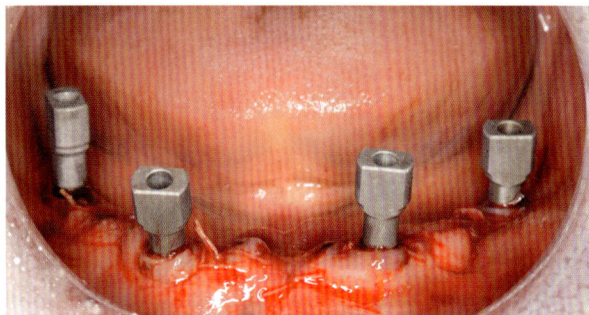

图 10-3-1 无延伸臂的扫描杆

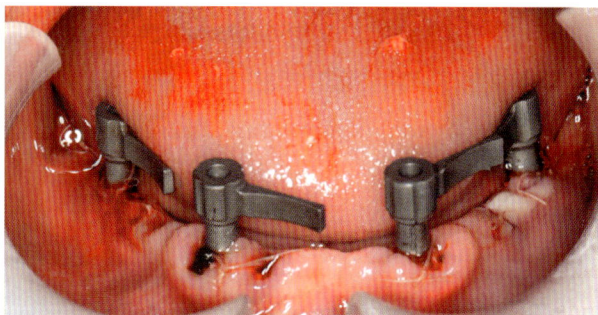

图 10-3-2 具有刚性延伸臂的扫描杆

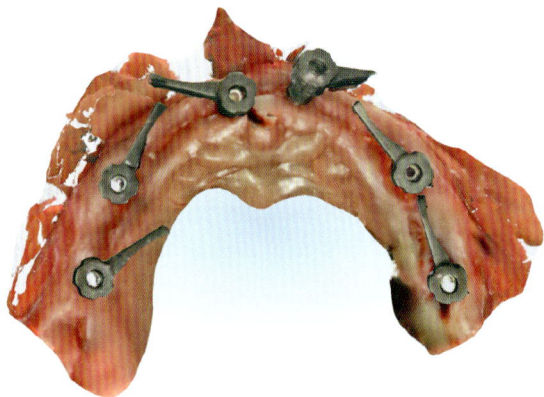

图 10-3-3 上颌口内直接数字化印模
(来源于中华口腔医学会《中国口腔医学继续教育杂志》,
2023,26(2):87-94)

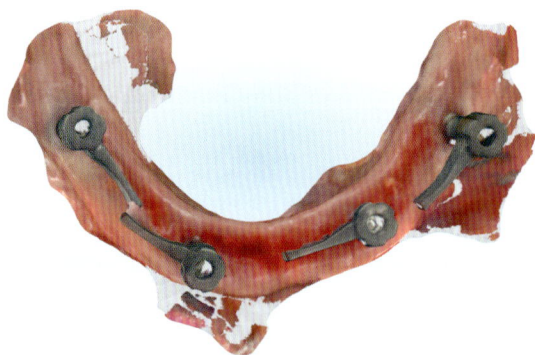

图 10-3-4 下颌口内直接数字化印模
(来源于中华口腔医学会《中国口腔医学继续教育杂志》,
2023,26(2):87-94)

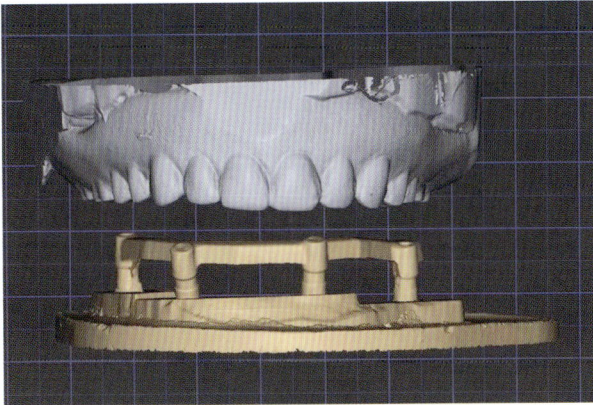

图 10-3-5　钛支架一体长桥设计
（来源于中华口腔医学会《中国口腔医学继续教育杂志》，
2023，26（2）：87-94）

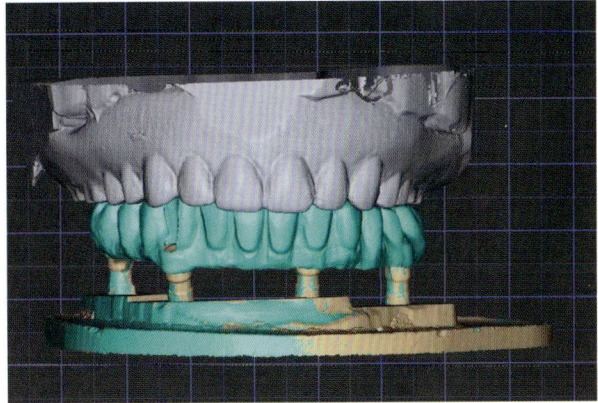

图 10-3-6　修复体设计
（来源于中华口腔医学会《中国口腔医学继续教育杂志》，
2023，26（2）：87-94）

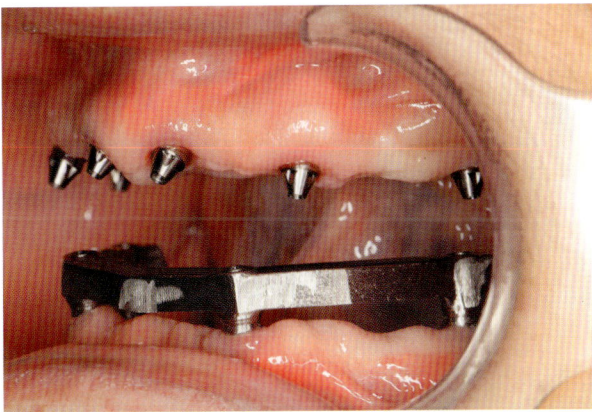

图 10-3-7　钛支架口内试戴
（来源于中华口腔医学会《中国口腔医学继续教育杂志》，
2023，26（2）：87-94）

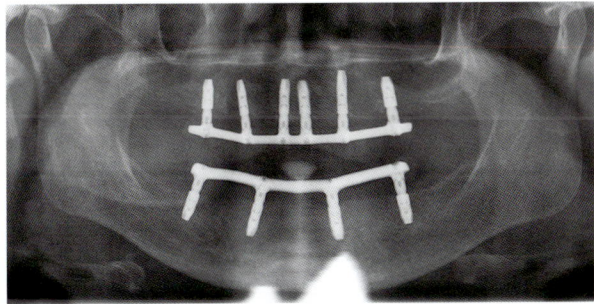

图 10-3-8　曲面体层片检查钛支架被动就位
（来源于中华口腔医学会《中国口腔医学继续教育杂志》，
2023，26（2）：87-94）

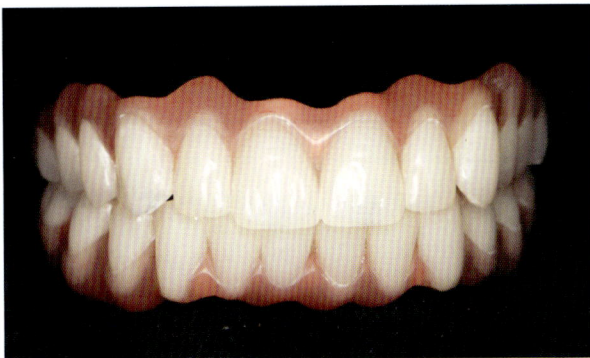

图 10-3-9　完成修复体的制作
（来源于中华口腔医学会《中国口腔医学继续教育杂志》，
2023，26（2）：87-94）

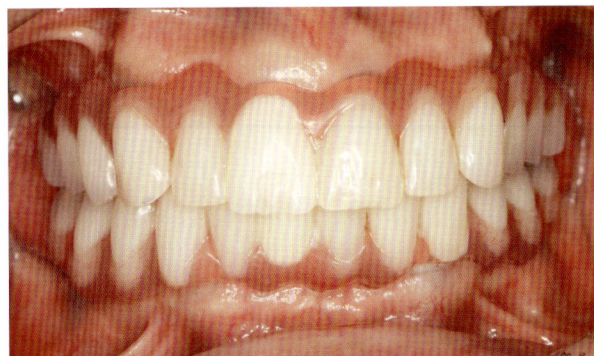

图 10-3-10　修复体戴入
（来源于中华口腔医学会《中国口腔医学继续教育杂志》，
2023，26（2）：87-94）

小结: 口内扫描时,通过增加光学桥或口内扫描辅助装置,可以增加特征数据点的信息,减少口内扫描过程中图像拼接误差,从而准确获取种植体的空间位置信息,完成修复体的设计和制作。

(二)口外扫描

口外扫描(extra-oral scan)是指医师手持摄影单元对固定在种植体上方的特定扫描杆进行扫描,摄影单元(扫描头)位于患者口外,基于立体摄影测量技术(stereophotogrammetry)原理获取种植体的三维空间位置信息。通过光学摄像机连续拍摄被测量物体的多视角照片,计算机自动寻找和测量照片中被拍摄物体同名像点(兴趣点,譬如图 10-3-11 和图 10-3-12 中白色的圆点),对被扫描物体三维形状、大小和空间位置进行重建,从摄影图像中可以确定 2 个或多个种植体之间的空间位置。口外扫描采用多个摄像头增加扫描范围来获取多个种植体的空间位置,避免了口内扫描过程中图像重叠的问题。口外扫描技术可用于基台水平的大跨度多牙连续缺失及牙列缺失患者的种植修复数字化印模,结合口内扫描获取剩余牙列及软组织数字化信息(图 10-3-11,图 10-3-12)。摄影测量是一种用于转移种植体空间位置信息的高精度数字化方法。研究表明,与传统开窗夹板式印模和口内扫描的方法相比,摄影测量在转移种植体位置方面具有更高的准确性。

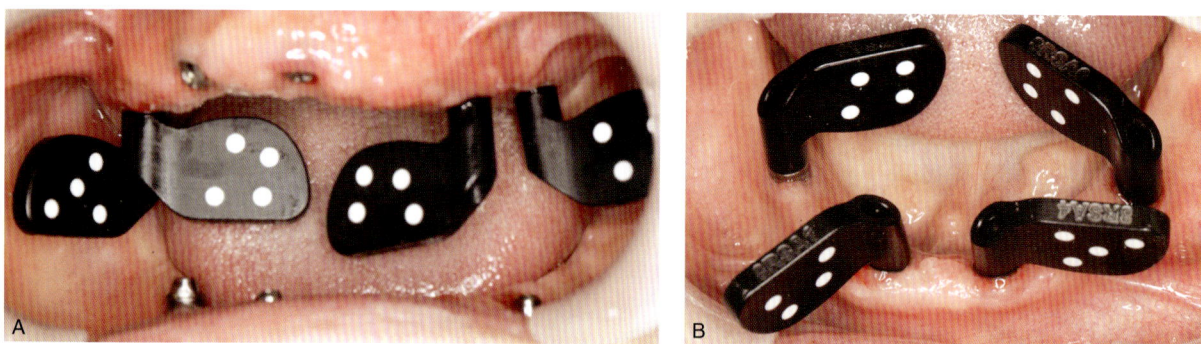

图 10-3-11　口外扫描法获取多植体空间位置信息
A. 上颌; B. 下颌。

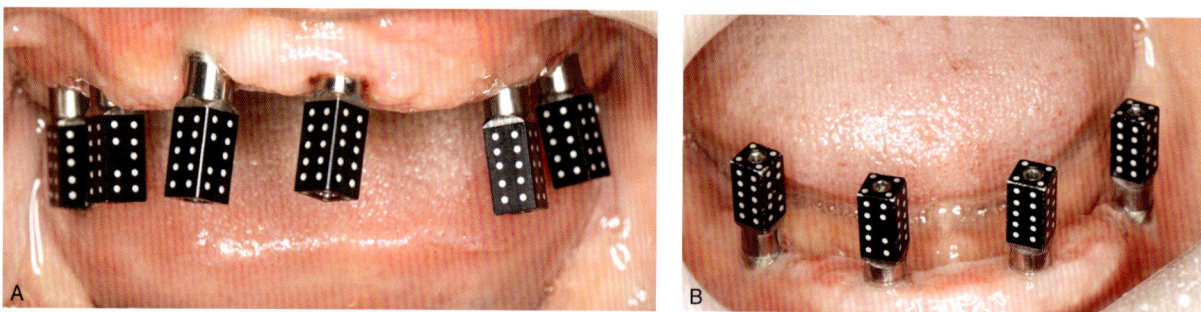

图 10-3-12　口外扫描法获取多植体空间位置信息
A. 上颌; B. 下颌。

体外研究显示,线性偏差方面,传统开窗夹板式印模的平均中位数范围为 7.42~885μm,口内扫描数字化印模的平均/中位数范围为 9.48~283μm,基于摄影测量技术的口外扫描印模的平均值/中位数范围为 20.15~88μm。在角度偏差方面,传统技术与数字化技术接近。大多数研究表明,牙列缺失种植固定修复患者传统的印模制取方法的角度偏差的平均值/中位数范围为 0.11°~1.2°,数字技术报告的平均值/中位数范围为 0.23°~1.409°。

口外扫描获取牙列缺失种植固定修复患者数字化印模的体内研究主要集中在病例报告,通过基于数字化印模制作修复体的被动就位来证明口外数字化印模的准确性。西班牙瓦伦西亚大学 María

Peñarrocha-Diago 等人,通过口外扫描技术,为 8 名患者 11 个单颌牙列缺失病例完成了数字化印模的制取,并完成了临时修复体制作,所有修复体均实现了良好的被动就位。在平均观察了 14 个月后,口外扫描印模技术制作修复体和传统开窗夹板式印模组的边缘骨吸收均为 0.6mm,两者没有统计学差异。国内,北京大学口腔医院毋育伟等人,报道了 6 名患者 8 个单颌牙列缺失病例,通过口外扫描技术,记录 4~6 颗种植体的空间位置信息,并在此基础上设计制作种植体支持的临时固定修复体。观察 6 个月,种植体周骨组织稳定。具体操作流程如下:基于摄影测量原理的口外扫描技术(见图 10-3-12),获取上颌 6 颗种植体、下颌 4 颗种植体上方扫描杆的三维空间位置信息(图 10-3-13)。将口外扫描获取的扫描杆的三维空间位置信息和口内扫描获取的基台及其周围软组织的信息进行对齐,得到扫描杆及其周边口腔黏膜信息的数据(图 10-3-14,图 10-3-15)。根据扫描杆的表面信息逆向计算出基台的空间位置信息(图 10-3-16)。通过调节 CBCT 的阈值,暴露基台,将口内扫描获取的带有基台及其周围软组织信息的数据、逆向计算的基台数据与 CBCT 中基台的数据配准,得到基台及其周围软组织的空间位置信息(图 10-3-17,图 10-3-18)。基于上述多模态数据配准的牙列缺失患者多植体的口外数字化印模信息,完成上部修复体的设计和制作,并实现了良好的被动就位(图 10-3-19~ 图 10-3-22)。

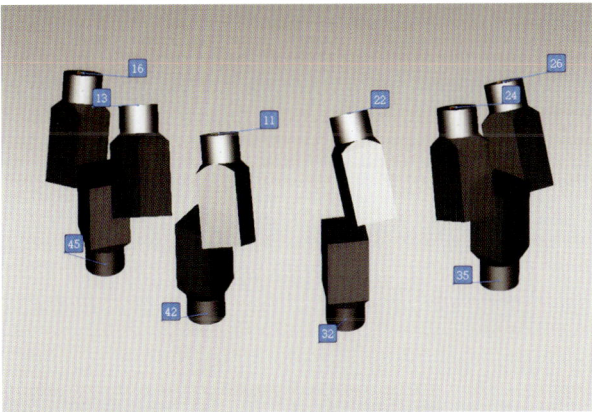

图 10-3-13　ICam4D 扫描杆三维空间位置信息

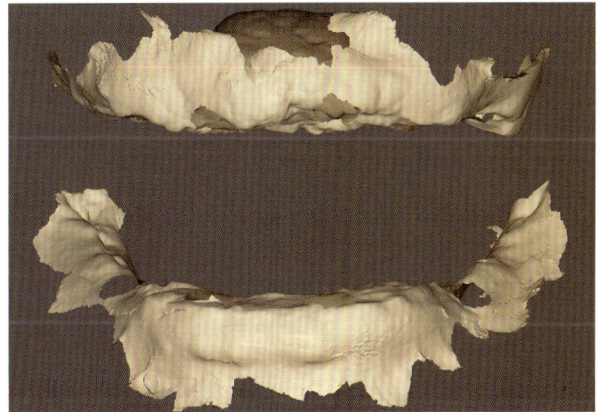

图 10-3-14　基台周围软组织信息

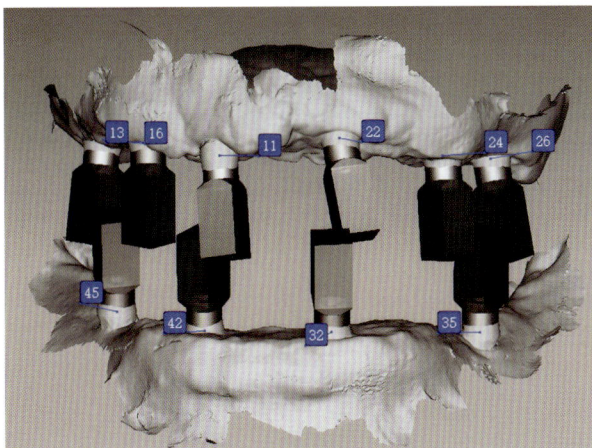

图 10-3-15　ICam4D 扫描杆及其周围软组织信息

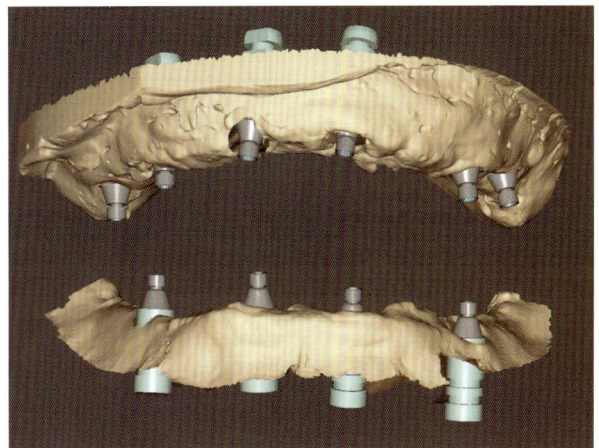

图 10-3-16　基台三维空间位置信息

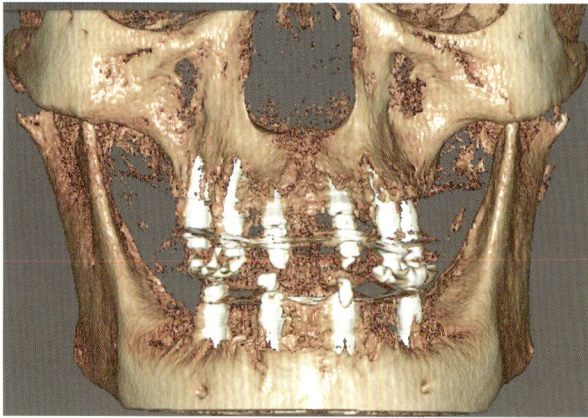

图 10-3-17 CBCT 中基台的信息

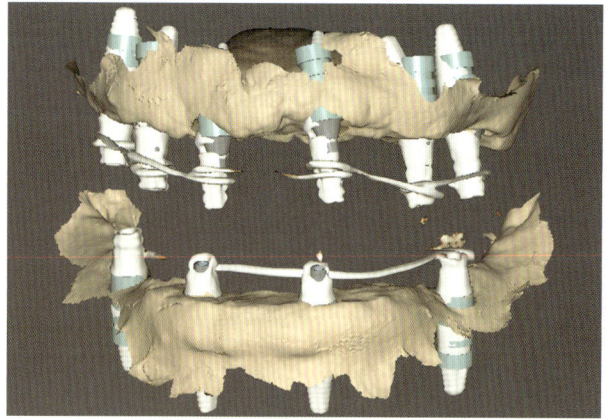

图 10-3-18 扫描数据及 CBCT 数据配准后得到
基台及其周围软组织的位置信息

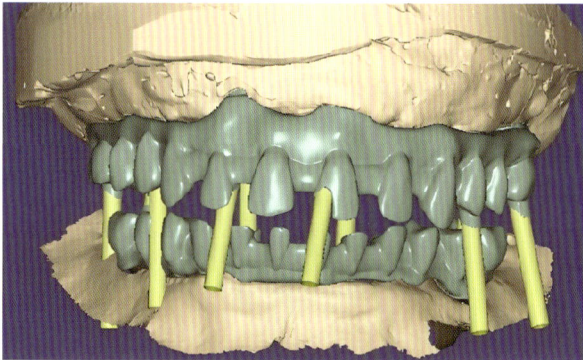

图 10-3-19 一体长桥设计

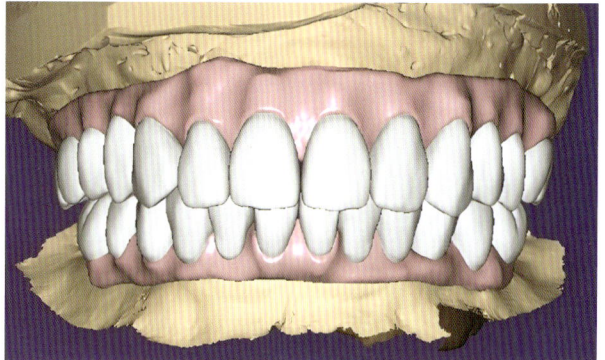

图 10-3-20 修复体设计

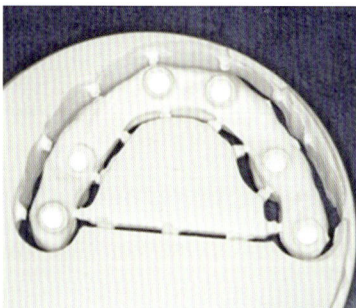

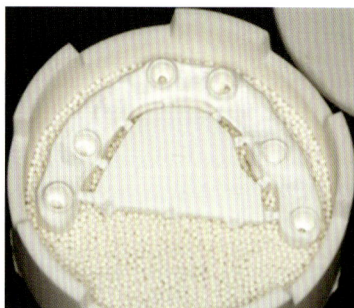

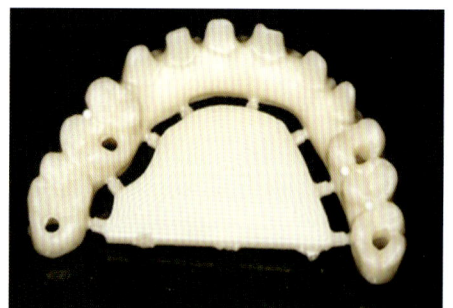

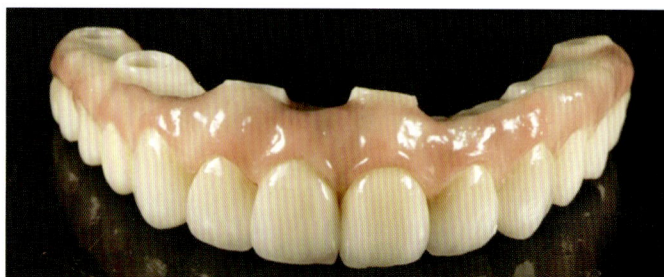

图 10-3-21 基于口外扫描数字化印模制作的修复体

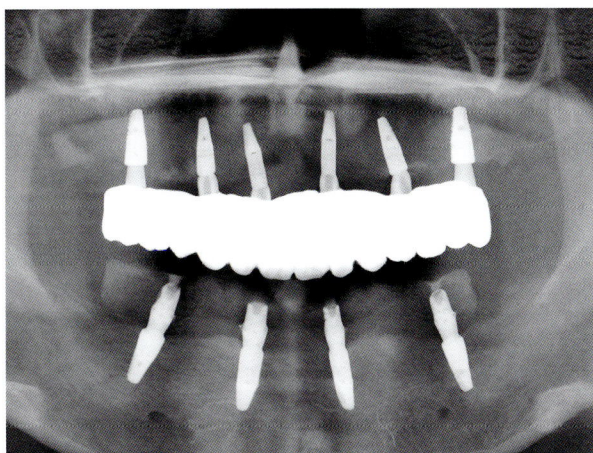

图 10-3-22　曲面体层片检查修复体被动就位

因此,通过基于摄影测量技术的口外扫描获取了牙列缺失患者多颗种植体的空间位置信息,还需要通过口内扫描辅助获取基台周围软组织信息,以及与 CBCT 基台数据配准,得到牙列缺失患者多颗种植体的数字化印模信息,继而进行最终修复体的设计。

二、数字化颌位关系记录

记录上下颌正确的位置是建立正确咬合及设计修复体的关键。只有正确的颌位关系才能在模型上进行正确的排牙和预调,减少椅旁调改,避免咬合高点和咬合干扰的发生,而避免对牙体牙周产生局部的损害和引起颞下颌关节咀嚼肌功能紊乱。

传统的颌位关系转移利用咬合记录材料、基托、哥特式弓描记器、面弓等转移上下颌间关系和颅颌关系。整个过程同样存在烦琐、费时、技术敏感性高、不便于保存和运输、系统性误差等问题,以及不可避免地高度依赖医生或技师的经验和手工操作,存在一定局限性。除了烦琐的操作步骤,还有石膏膨胀、石膏模型咬合面瑕疵影响上下颌咬合匹配等问题,而光学口内扫描结合虚拟𬌗架的应用解决了以上问题。传统上下颌石膏模型上𬌗架时,通过咬蜡、咬合硅橡胶等介质,已有研究表面咬合介质会改变实际咬合,而通过模型或口内扫描直接获取的上下颌咬合关系,不仅缩短了操作时间,而且获得的相对位置更准确、更客观。哥特式弓在确定下颌位置时,利用患者的下颌自主运动并描记出相应轨迹,通过确定下颌运动起始与终止点,推测下颌位置。但传统哥特式弓的可重复性较难保证,即颌位的再现性不够精准。通过使用下颌运动轨迹描记仪,可以将下颌的三维运动显示在计算机屏幕上,从冠状面、矢状面和水平面三个方向观察下颌位置,并通过多次运动描记,找到可以重复、自然舒适的下颌位置。另外,利用数字化软件将 CBCT 三维影像与下颌运动数据、口腔模型数据结合获取的数字化颌位关系,可以显示个性化的三维下颌动态影像,能够直观看到静态关节位置与动态关节运动,有利于提高颌位关系转移的精度、减少操作步骤和差错,提高预调𬌗准确性,具有很好的运用前景。

(一)间接数字化颌位关系记录

间接数字化颌位关系记录是指实物𬌗架在配套扫描台上通过仓扫获取的上下颌间关系和颅颌关系。间接数字化颌位关系记录的误差为(0.55±0.31)mm,误差来源于面弓转移和扫描过程等。

（二）直接数字化颌位关系记录

直接数字化转移法是通过口内扫描颊侧咬合确定上下颌间关系,使用下颌运动轨迹描记仪、面部扫描、CBCT 等技术确定𬌗平面和铰链轴。当涉及牙位少时,口内扫描和模型扫描的误差均较小,平均为 10~20μm。当涉及全牙列颌位关系转移时,在体外研究模型上,哈佛大学 Dianne 等人在 2024 年报道,传统的交叉上𬌗架和数字化口内扫描之间存在显著差异（ $P<0.001$ ）,交叉上𬌗架石膏的线性误差为（ 201.6 ± 137.0 ）μm,口内扫描组为（ 50.3 ± 47.5 ）μm。这与 Marta Revilla 等人的体外研究结果一致,下颌运动轨迹描记仪和口内扫描仪获取的静态颌位关系是 200μm 左右。Marta Revilla 等人在 2023 年研究显示,在一名牙列完整、口内无修复体、无颞下颌关节紊乱、下颌运动正常（最大开口度 54mm）的 41 岁男性志愿者口内,受试者通过口内扫描获取的数字化颌位关系转移的线性误差范围为 0.511~0.596mm。口内扫描在受试者口内获取颌位关系的精度低于体外研究模型,可能与口腔固有环境中唾液、血液、温度、开口度、口腔修复材料（高透光、高抛光）、扫描区域、诊室光源等影响因素有关。同时,牙位多时口内扫描精度下降,软组织扫描精度也下降。虽然口内扫描反映的咬合接触程度较模型扫描更为紧密,但口内扫描不能够反映牙周膜受压变形的程度。

1. 静态直接数字化颌位关系转移 静态直接数字化颌位关系转移是通过口内扫描和锥形束计算机断层扫描（CBCT）数据将牙列缺失种植固定修复患者上下颌静态位置关系（颌间关系）和上颌与颅骨的位置关系（颅颌关系）转移到虚拟𬌗架的全数字化方法,是基于不同数据中的同名点配准实现的。同名点配准是指多个扫描数据中具有相同区域重叠度部分中的特征标志点进行配准的方法。通常是在同源或非同源的两个数字化数据的区域重叠关系的数据中寻找同名标志点,直至满足完成拼接所需要的约束条件进行拼接或配准操作。同名点配准的方法应用十分广泛,可用于扫描数据拼接和颌位关系建立等。数据中至少有 3 个稳定而且分布在不同区域的同名标志点是实现配准精度的首要条件。静态直接数字化颌位关系转移减少了椅旁的操作时间,提高了患者的舒适度。但是需要大视野 CBCT 扫描和口内扫描的临床操作和相关设备。

为阐述如何借助同名点配准,实现静态颌位关系的直接数字化转移,下面以病例为例进行展示。在直接数字化印模采集阶段,通过口内扫描获取了过渡修复体上下颌牙列和牙齿表面的信息,以及静态咬合关系（图 10-3-23~ 图 10-3-25）。在上下颌牙列静态咬合信息（见图 10-3-25）和基台及其周围软组织（见图 10-3-14）两个口内扫描数据中,颊侧角化牙龈在两次口内扫描过程存在重叠部分,从中选取三个不同区域的表面标志点进行配准,完成了颌间信息的对齐（图 10-3-26,图 10-3-27）。

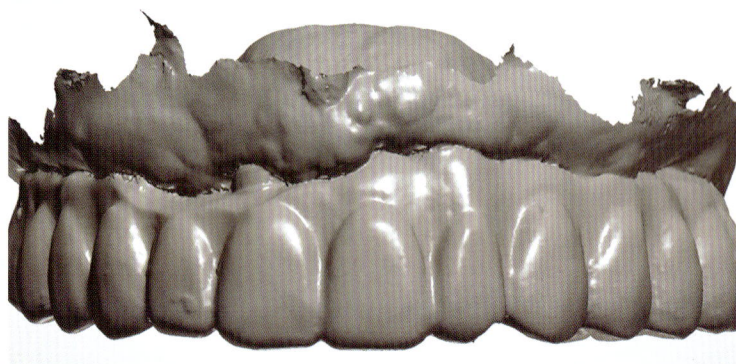

图 10-3-23 口内扫描获取上颌牙列信息

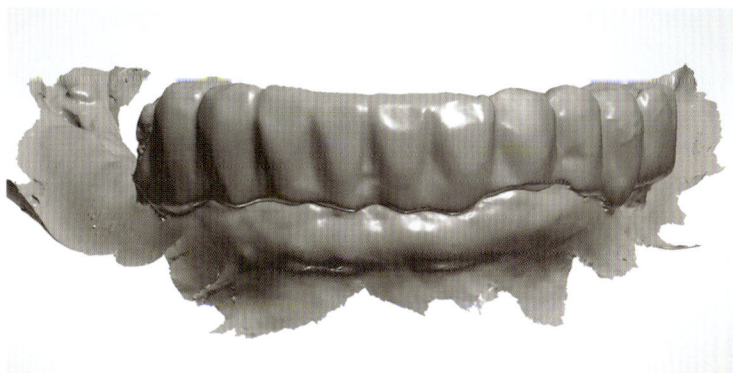

图 10-3-24　口内扫描获取下颌牙列信息

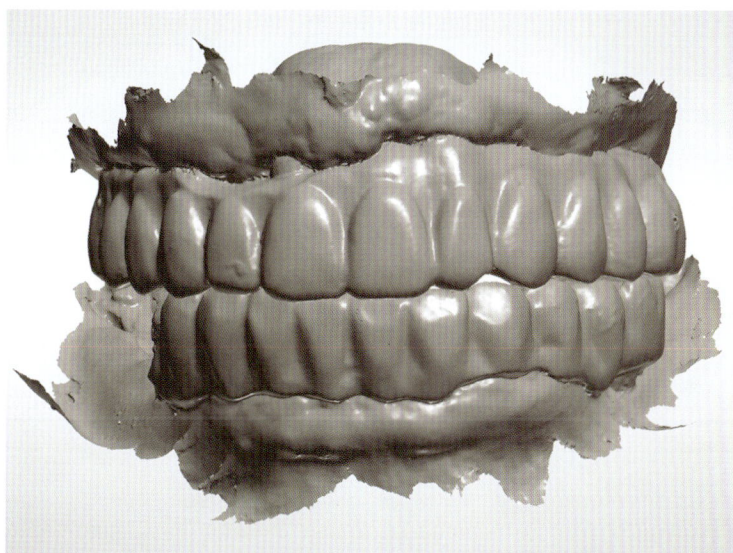

图 10-3-25　口内扫描获取上下牙列咬合信息

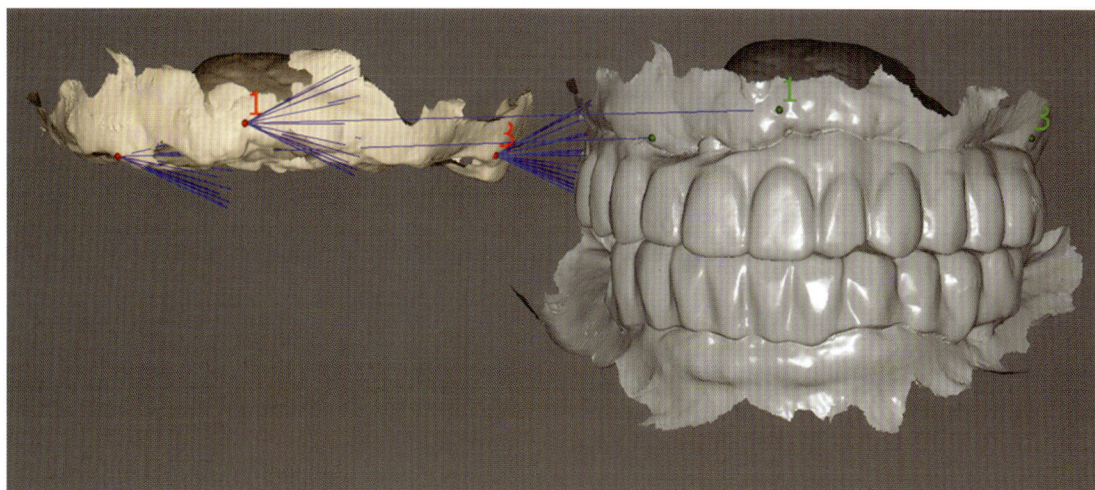

图 10-3-26　上下牙列咬合，上下颌牙龈共同标志点配准

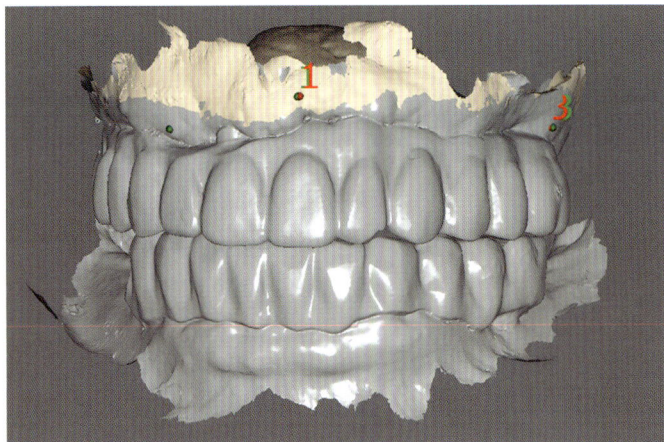

图 10-3-27　基台及其周围软组织与颌间信息进行融合

　　CBCT 数据中的上颌骨与颞下颌关节的颅颌关系（图 10-3-28）和基台及其周围软组织的口内扫描（见图 10-3-14）两个数据中，种植体上部的基台是两者的重叠部分，从中选取三个不同区域的表面标志点进行配准，完成了颅颌间信息的对齐（图 10-3-29）。将颌间关系和颅颌关系通过重叠区域的共同标志点配准，完成数字化牙列缺失患者直接数字化颌位关系和种植体空间位置的数字化印模的转移，用于未来修复体的设计和制作（图 10-3-30）。

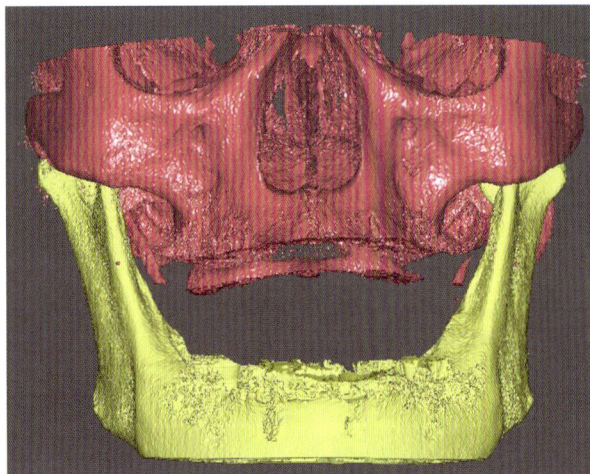

图 10-3-28　CBCT 数据中的颌间关系

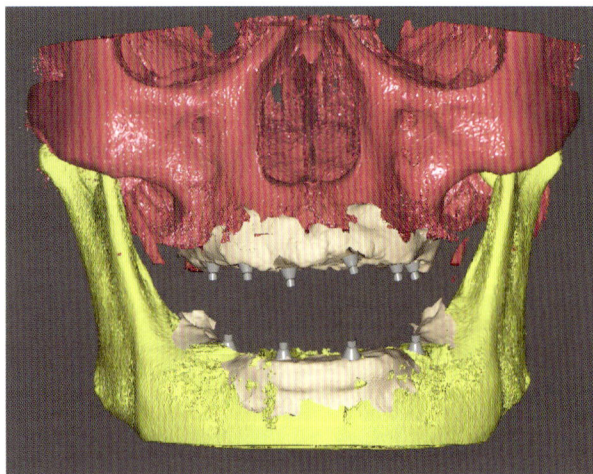

图 10-3-29　颅颌间信息融合

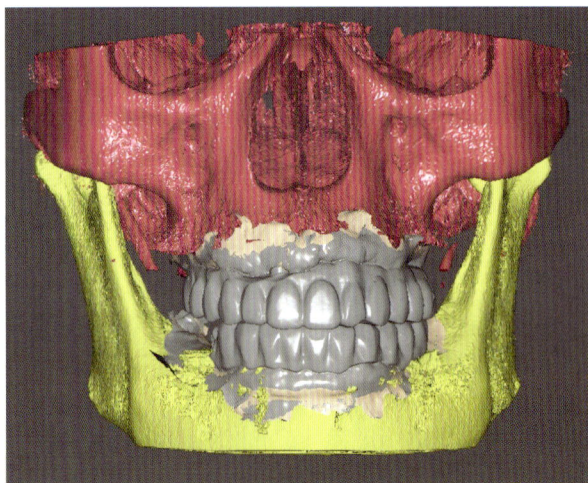

图 10-3-30　直接数字化静态颌位关系

2. 动态直接数字化颌位关系转移　数字化下颌运动轨迹描记系统,通过记录和分析患者下颌开闭口、侧方运动、前伸运动及咀嚼运动数据后,可以准确、快速地帮助临床医生确定下颌的位置、颌位关系及个性化的运动特点,通过软件计算得出理想或适宜的建𬌗位置。数字化下颌运动轨迹描记系统可以直接生成全可调𬌗架所需的参数,直接导入虚拟𬌗架,完成动态颌位关系的转移。同时,数字化下颌运动轨迹描记数据,可以与其他多元化的数据进行多维度、多参数、多模式个体特征的数据进行配准。下颌运动轨迹描记系统获得的患者下颌骨运动数据与 CBCT 获得的下颌骨解剖结构数据、面扫数据、口内扫描数据等多元数据进行配准。这种全新的三维数据集合可以精确"再现"牙列缺失患者的颜面部信息、颅颌硬组织信息、口腔内软组织信息、多颗种植体的空间位置信息等,精确还原动态条件下患者咀嚼、发音时的下颌运动。因此,下颌运动轨迹描记数据的使用,是实现动态颌位关系转移的关键。

以下病例展示了动态颌位关系转移的流程。通过口内扫描的方法,获取患者上、下颌牙列牙齿的表面信息和静态颌位关系(图 10-3-31)。

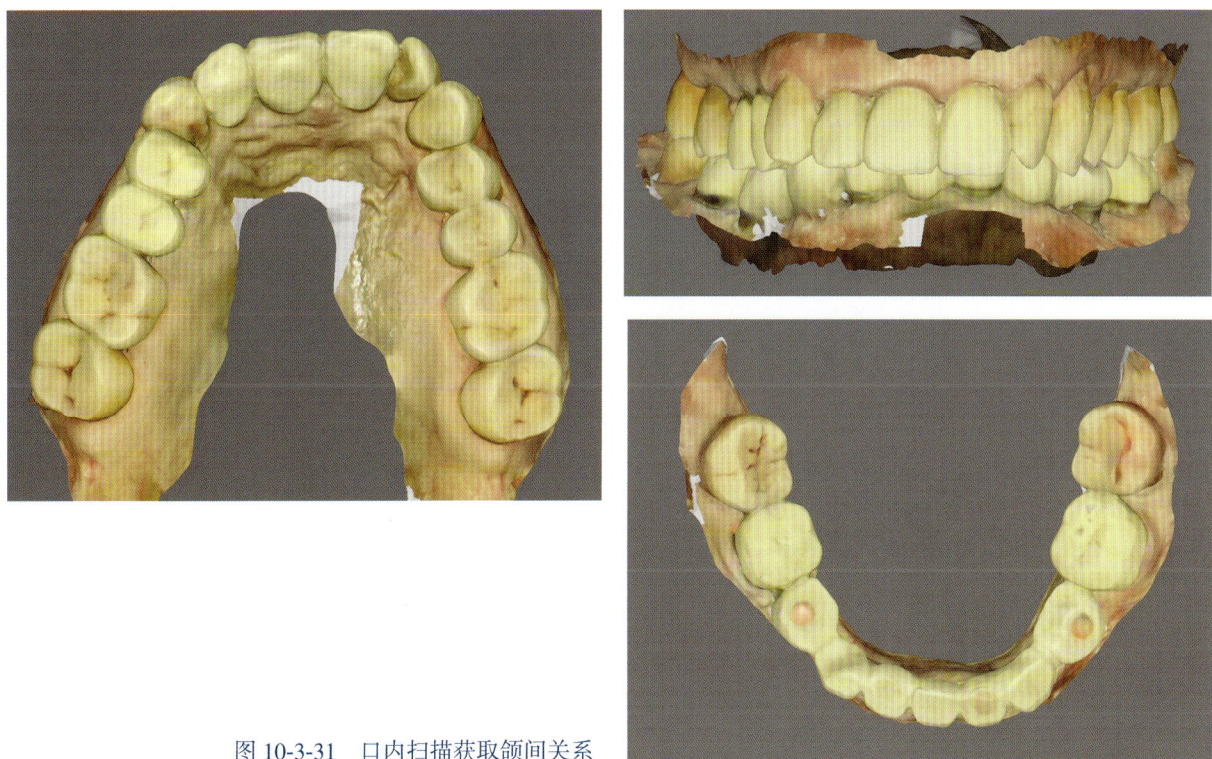

图 10-3-31　口内扫描获取颌间关系

利用下颌运动轨迹描记仪记录下颌的运动轨迹,借助于上、下颌的咬合记录,把上颌相对于颅底的位置关系、上下颌牙列静态咬合信息进行转移(图 10-3-32~ 图 10-3-34)。同时,记录上、下颌咬合记录的𬌗叉上有坐标原点(图 10-3-35)。将患者咬合记录𬌗叉上的坐标原点,和系统设定的坐标原点进行配准,完成上颌相对于颅底、上下颌牙列静态咬合信息、虚拟𬌗架的位置关系建立(图 10-3-36)。将上述多模态信息整合到患者 CBCT 数据中,得到下颌前伸、侧方和正中咬合的动态颌位关系数据(视频 10-3-1)。但是具备动态颌位关系信息尚不足以提供足够的信息制作一副良好的修复体。还需要面部的美学信息以保证修复体的中线与面部中线相一致,𬌗平面与口裂的中线相一致等。通过牙齿的表面标志点,将面扫信息与口内扫描牙列的信息配准(图 10-3-37)。为了进一步增加数据的准确性,将患者的 CBCT 数据作为框架结构与面扫信息和下颌运动轨迹数据进行对齐,构建虚拟患者(图 10-3-38~图 10-3-40)。虚拟患者包含有口内黏膜信息、牙齿表面信息、牙列信息、颌位信息、种植体空间位置信息、下颌牙列运动信息、颜面部美学信息等。

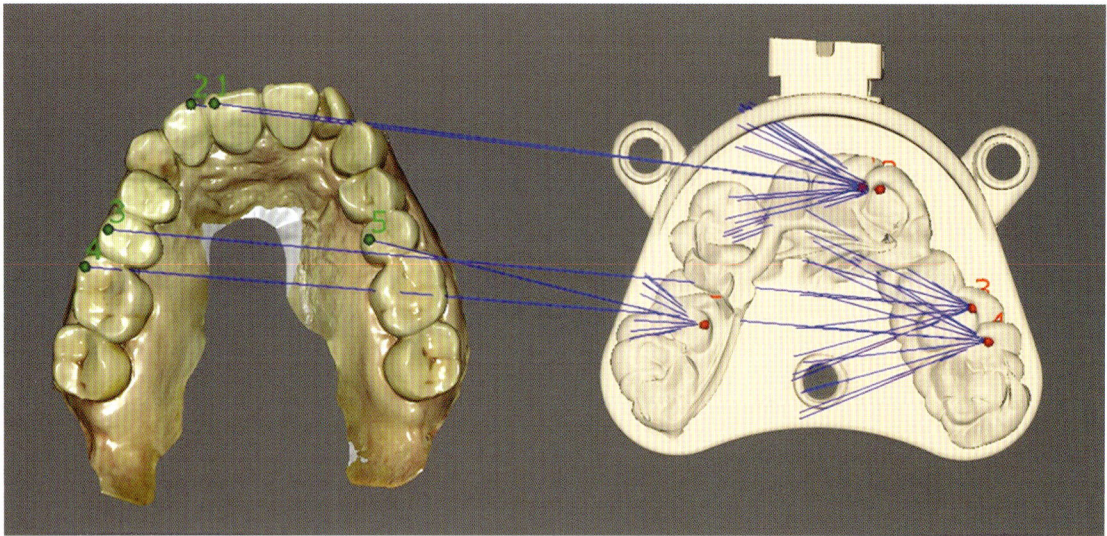

图 10-3-32　上、下颌的𬌗叉咬合记录

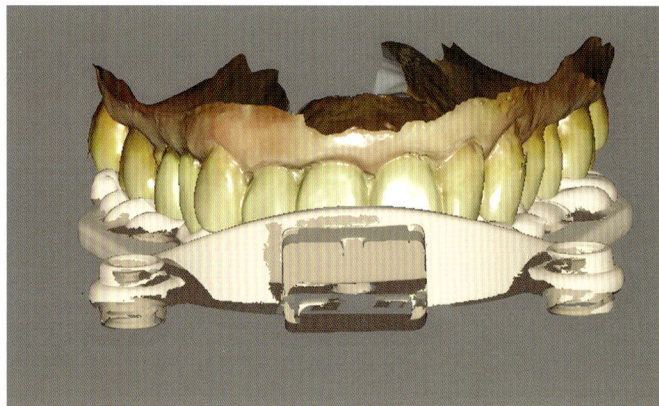

图 10-3-33　颅颌间位置关系转移

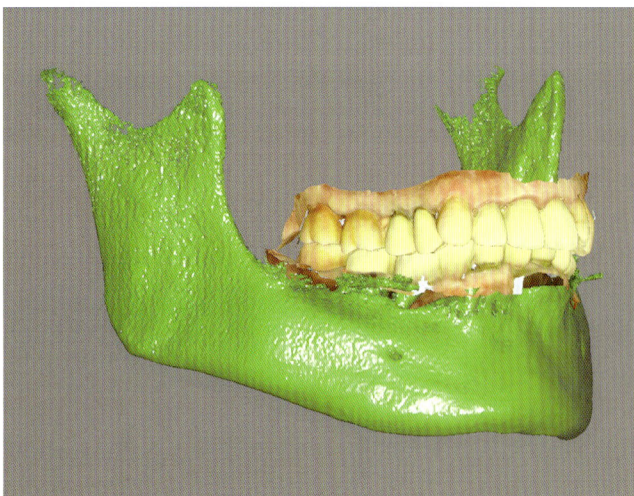

图 10-3-34　颌间位置关系转移

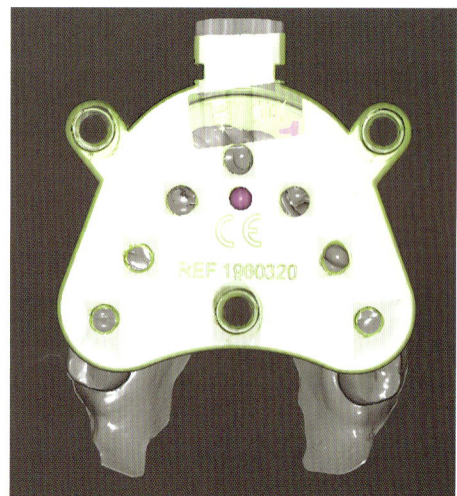

图 10-3-35　𬌗叉上的坐标原点

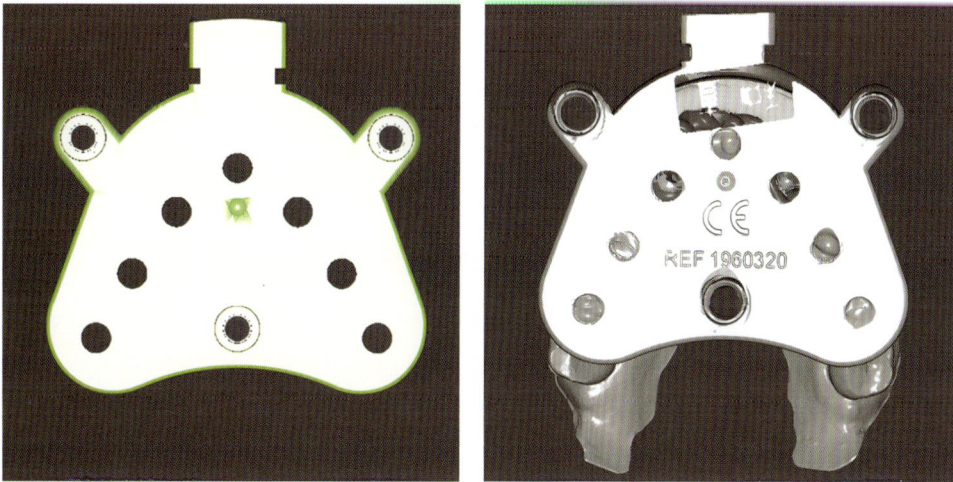

图 10-3-36　𬌗叉上的坐标原点和系统设定的坐标原点进行配准

视频 10-3-1　动态颌位关系转移
①扫描二维码
②用户登录
③激活增值服务
④观看视频

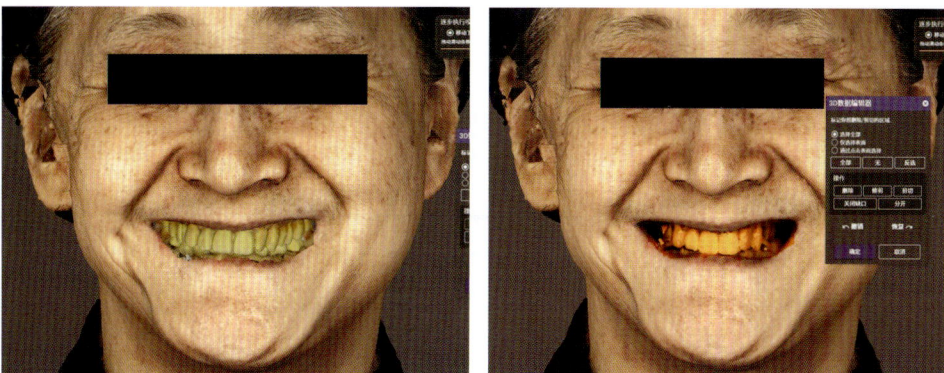

图 10-3-37　将面扫信息和口内扫描获取的颌间关系的数据进行配准

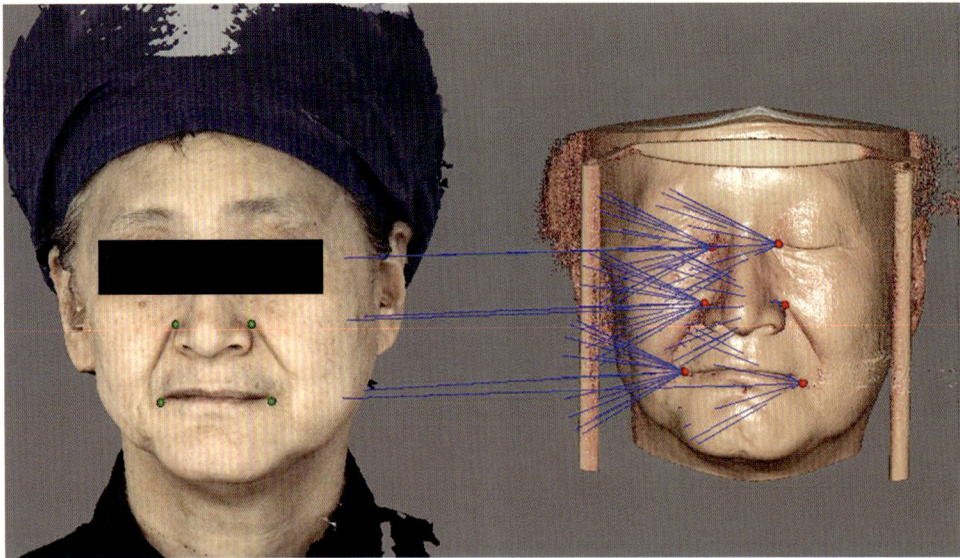

图 10-3-38　面扫信息和 CBCT 的软组织数据进行配准

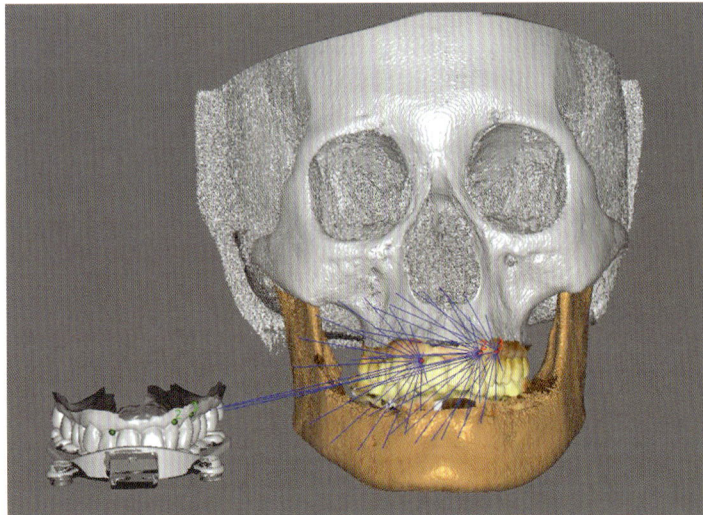

图 10-3-39　下颌运动轨迹数据与颌骨数据的配准

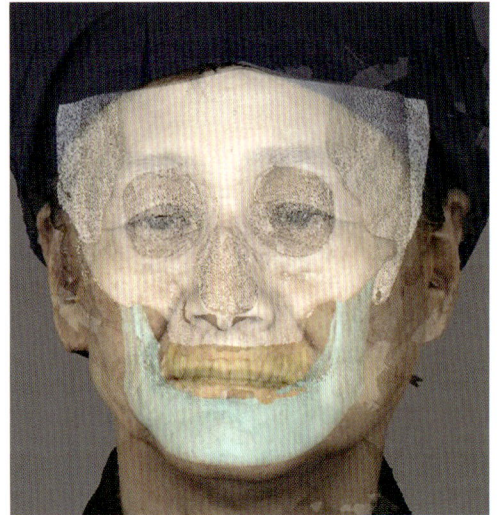

图 10-3-40　虚拟患者的构建

　　因此,可通过下颌运动轨迹描记仪记录患者的动态颌位关系信息,利用同名点配准或坐标系配准并整合口内扫描(获取上、下颌牙列信息,牙齿表面信息以及静态的颌间关系)、面扫(获取患者的面部中线、瞳孔连线、口角连线等美学信息)、CBCT(颅面部骨组织和软组织信息)和牙列缺失患者多颗种植体的空间位置信息,完成牙列缺失患者直接数字化颌位关系的记录和转移。

(毋育伟)

参考文献

1. MA B, YUE X, SUN Y, et al. Accuracy of photogrammetry, intraoral scanning, and conventional impression techniques for complete-arch implant rehabilitation: An in vitro comparative study. BMC Oral Health, 2021, 21(1): 636

2. SALLORENZO A, GÓMEZ-POLO M. Comparative study of the accuracy of an implant intraoral scanner and that of a conventional intraoral scanner for complete-arch fixed dental prostheses. J Prosthet Dent, 2022, 128 (5): 1009-1016

3. HUANG R, LIU Y, HUANG B, et al. Improved scanning accuracy with newly designed scan bodies: An in vitro study comparing digital versus conventional impression techniques for complete-arch implant rehabilitation. Clin Oral Implants Res, 2020, 31 (7): 625-633

4. FLÜGGE T, VAN DER MEER W J, GONZALEZ B G, et al. The accuracy of different dental impression techniques for implant supported dental prostheses: A systematic review and meta analysis. Clin Oral Implants Res, 2018, 29 (Suppl 16): 374-392

5. PAPASPYRIDAKOS P, VAZOURAS K, GOTSIS S, et al. Complete digital workflow for prosthesis prototype fabrication with double digital scanning: A retrospective study with 45 edentulous jaws. J Prosthodont, 2023, 32 (7): 571-578

6. KOSAGO P, UNGURAWASAPORN C, KUKIATTRAKOON B. Comparison of the accuracy between conventional and various digital implant impressions for an implant-supported mandibular complete arch-fixed prosthesis: An in vitro study. J Prosthodont, 2023, 32 (7): 616-624

7. LUU D, KAN E, KIM S W, et al. Comparison of accuracy in digital and conventional cross-mounting. J Prosthet Dent, 2024, 132 (4): 784-791

8. 毋育伟, 曹佳, 韩飞, 等. 模型扫描结合逆向工程技术建立多植体空间位置信息的研究. 口腔医学研究, 2022, 38 (09): 823-826

9. 毋育伟, 曹佳, 钱军, 等. 改良口内扫描直接印模技术在牙列缺失患者种植固定修复中的应用1例. 中国口腔医学继续教育杂志, 2023, 26 (2): 87-94

10. 钱军, 曹佳, 杨力, 等. 口外扫描技术在牙列缺失患者种植固定修复中的临床应用: 附6例报告. 现代口腔医学杂志, 2022, 36 (3): 209-212

11. REVILLA-LEÓN M, AGUSTÍN-PANADERO R, ZEITLER J M, et al. Differences in maxillomandibular relationship recorded at centric relation when using a conventional method, four intraoral scanners, and a jaw tracking system: A clinical study. J Prosthet Dent, 2023, 132 (5): 964-972

12. REVILLA-LEÓN M, FERNÁNDEZ-ESTEVAN L, BARMAK A B, et al. Accuracy of the maxillomandibular relationship at centric relation position recorded by using 3 different intraoral scanners with or without an optical jaw tracking system: An in vivo pilot study. J Dent, 2023, 132: 104478

13. 宿玉成. 口腔种植学词典. 北京: 人民卫生出版社, 2020

第 十 一 章
数字化钛网在骨增量程序中的应用

第一节　数字化钛网的应用优势

一、从传统钛网到数字化钛网在骨增量中的应用

引导骨再生技术在种植治疗中是一项常见且有效的技术，对于复杂骨增量程序，需要使用空间维持能力优异的材料来扩增骨轮廓，20世纪80年代末，为了获得更好的空间维持能力，钛网首次被用于上颌牙槽嵴缺损的骨性修复。随着钛网骨增量技术的应用和发展，逐渐发展出不同形式的钛网类型，其差别在于孔隙大小、孔径形态、钛网厚度、表面处理、制造工艺等。近几年来，数字化技术的发展在骨增量程序当中得到了良好的应用，数字化钛网更多地解决了临床上复杂的骨缺损病例。

（一）传统钛网的应用

传统钛网有整张的平面形态和固定成形的预弯制形态（图11-1-1，图11-1-2）。对于传统平面形态的钛网，在使用中需要经过裁剪、修型、弯制、微调整等步骤，有较高的技术敏感性。即使是预成弯制钛网，在使用中也需要根据骨缺损的大小和范围，挑选合适规格的钛网，进行调整和固定，同样取决于术者的经验和操作熟练程度。这些传统钛网可以为骨增量带来良好的结果，但也存在着术者的个体差异，为临床应用带来了挑战。

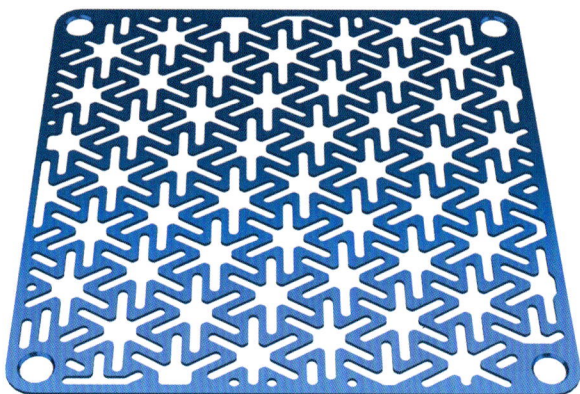

图 11-1-1　传统成品钛网

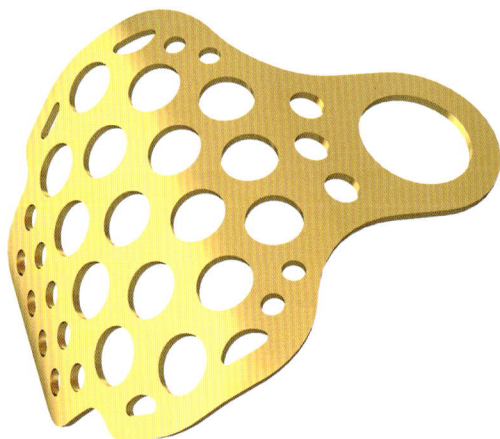

图 11-1-2　传统预弯制钛网

（二）数字化钛网应用与发展

随着数字化技术的发展与普及，钛网的应用也逐渐依托数字化方式呈现。

最初的数字化钛网，是根据术前拍摄的CBCT数据重建模型后，在缺失位点使用数字化方式设计种植体的理想植入位点和所需骨增量，将种植体平台设计在理想龈缘根方3~4mm，确保唇侧骨板厚2mm的前提下，并超额设计唇颊侧0.5mm和牙槽嵴顶1mm的骨增量，以补偿术后6个月内可能发生的骨吸收（图11-1-3~图11-1-5）。

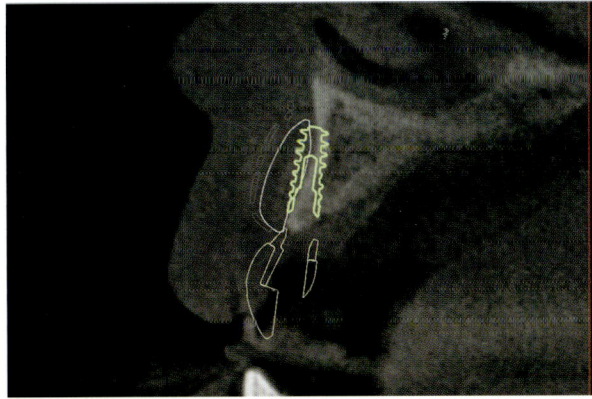

图 11-1-3 CBCT 数据重建颌骨后，模拟种植体位置和骨缺损范围

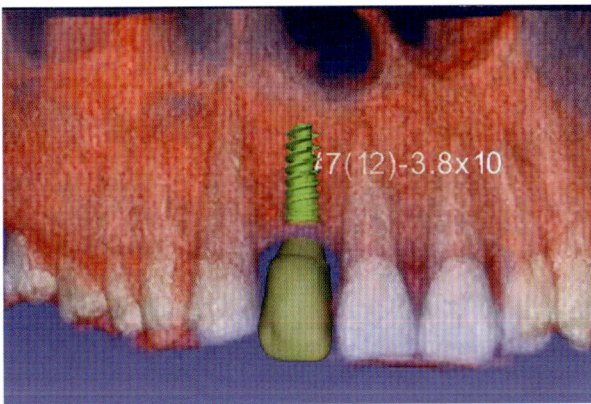

图 11-1-4 数据重建模拟修复体和理想种植体三维位置

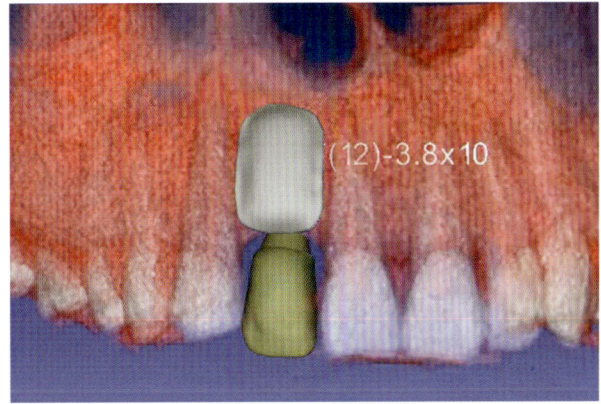

图 11-1-5 根据种植体三维位置模拟植骨范围

之后根据设计后的骨轮廓打印模型，手工裁剪钛网、弯制钛网。需注意钛网的近远中应与相邻牙齿保持 1mm 距离，采用专用的钛网弯制工具可以从不同维度对钛网进行弯制，提高弯制效果和效率（图 11-1-6~图 11-1-11）。弯制成形后的钛网，在手术当中准确就位，减少术中调整和弯制的时间，大大提高了精度和缩减了手术时间（图 11-1-12~图 11-1-14）。这种通过数字化方式进行术前模拟、打印 3D 模型、根据模拟植骨需求弯制钛网的流程，较传统钛网大大提高了操作精度，可见数字化方式带来的明显优势。

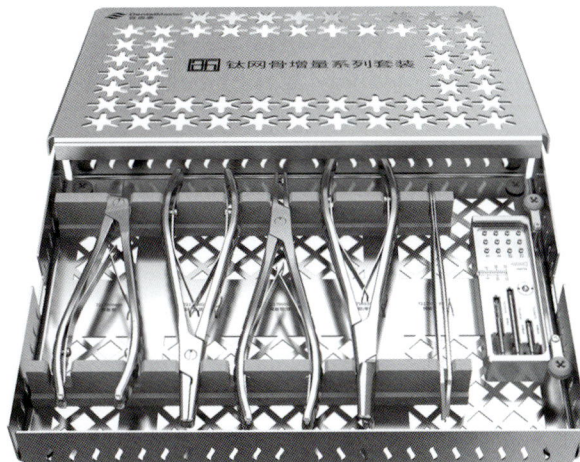

图 11-1-6 钛网弯制专用工具内含五把专用钛网弯制钳，并附带自攻性固位钉和引导钻

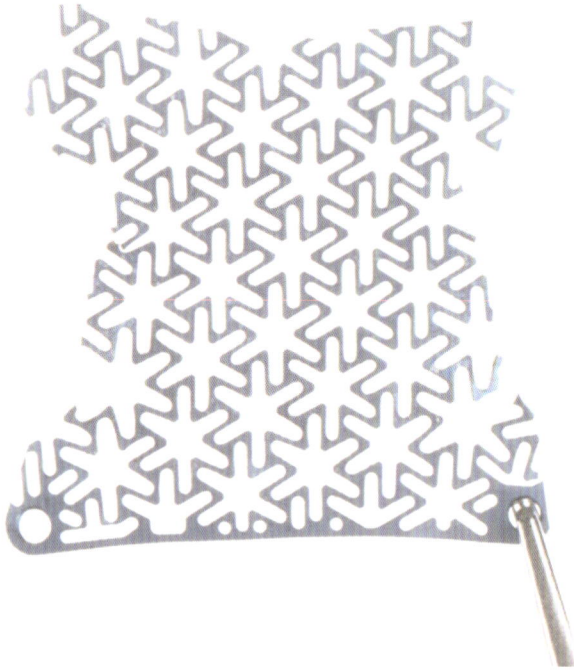

图 11-1-7 裁剪钛网大小

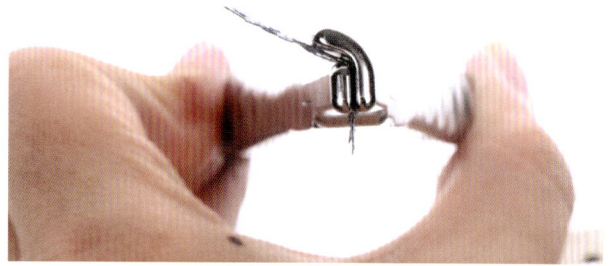

图 11-1-8 弯扳钳弯制

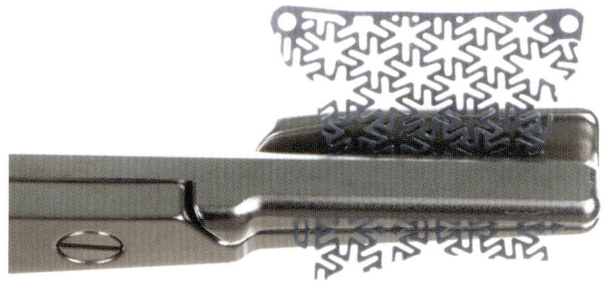

图 11-1-9 弯扳钳调整

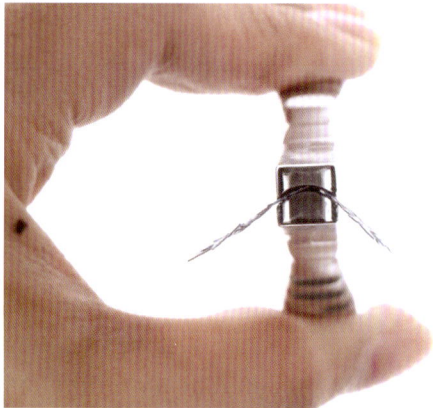

图 11-1-10 弯曲钛网弧度

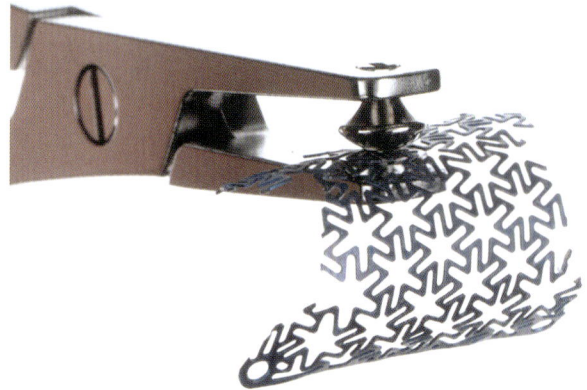

图 11-1-11 预弯成三维形态

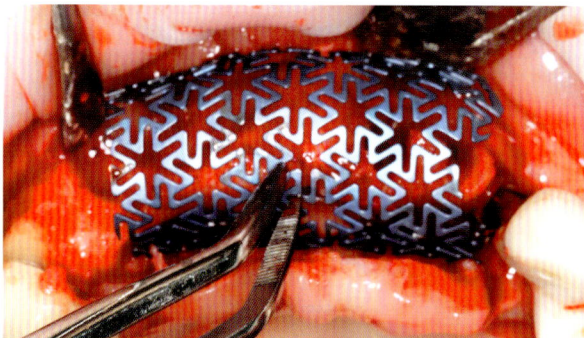

图 11-1-12 预成钛网口内试戴,就位准确,
减少椅旁调整步骤

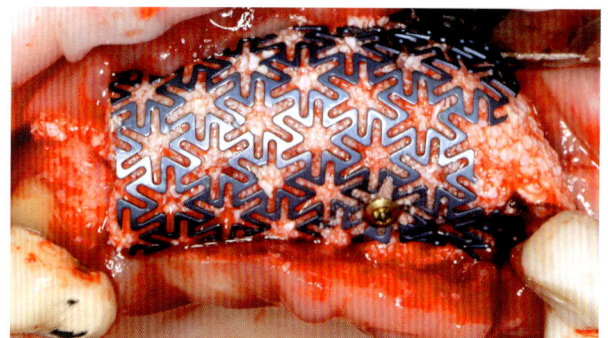

图 11-1-13 植骨后准确就位,贴合度良好

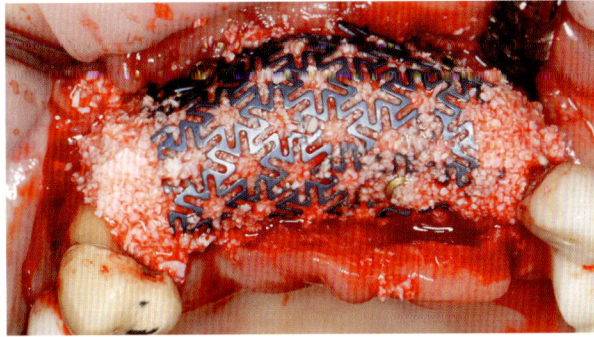

图 11-1-14 植骨后使用自攻性固位钉固定钛网

随着 3D 打印技术的成熟,越来越多的金属打印工艺日趋成熟,3D 设计软件功能也逐渐完善,形态设计能实现更多维度的呈现。

2015 年之后,3D 打印个性化钛网(3D-printing individualized titanium mesh,3D-PITM)在临床上应用越来越广泛。此类钛网可以获得更精确的边缘扩展范围,能够实现精确的就位,同时具备更好的支撑能力。该技术通过术前采集患者 CBCT 数据,根据种植需要虚拟增量重建颌骨,再根据重建的理想骨轮廓构建钛网形态。完成设计后导出数据,排版并使用金属打印设备完成制作;最后经过后处理、打包、高温高压消毒等程序,交付给临床医生,手术医师在术中直接拆开无菌包装后即可使用(图 11-1-15~图 11-1-19)。随着钛网打印工艺的成熟和构型的多样化,以及基础和临床应用研究的日趋成熟,这项技术为复杂骨增量程序带来更多的优势。

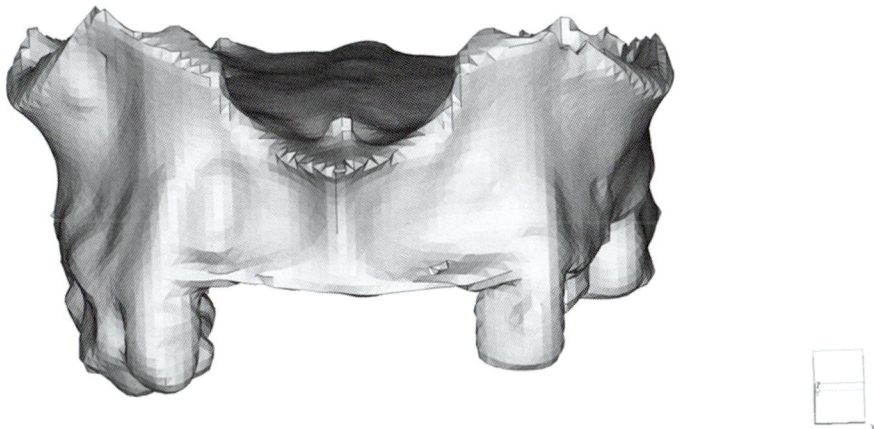

图 11-1-15 CBCT 重建颌骨形态

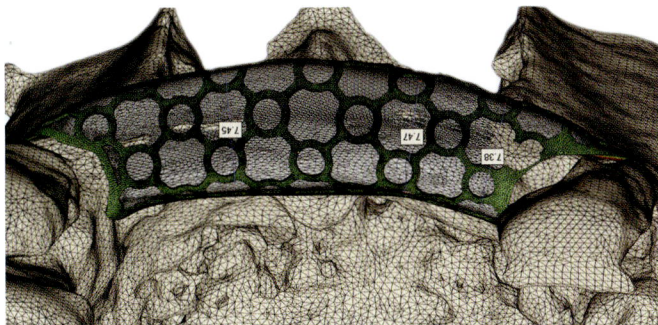

图 11-1-16 设计钛网宽度和延伸范围

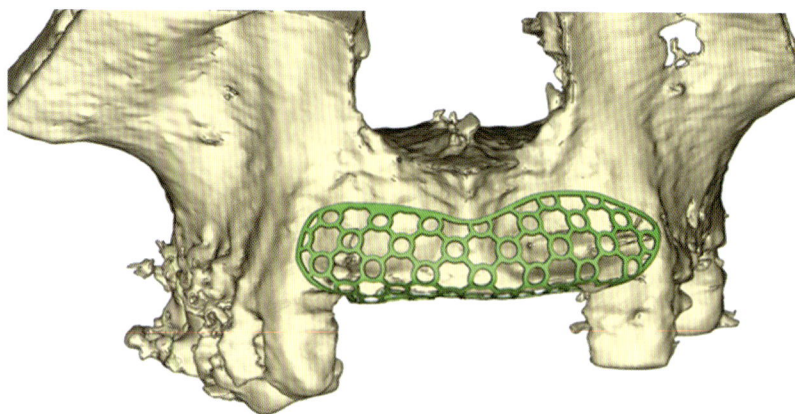

图 11-1-17　完成钛网设计

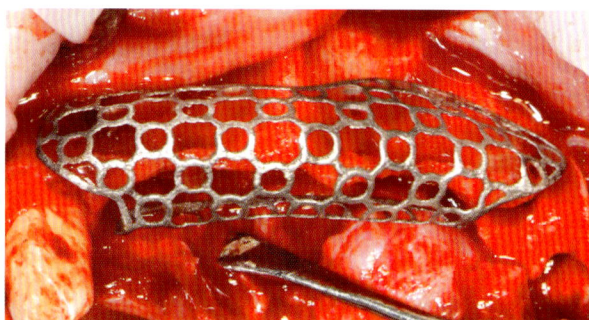

图 11-1-18　钛网口内试戴,贴合度良好

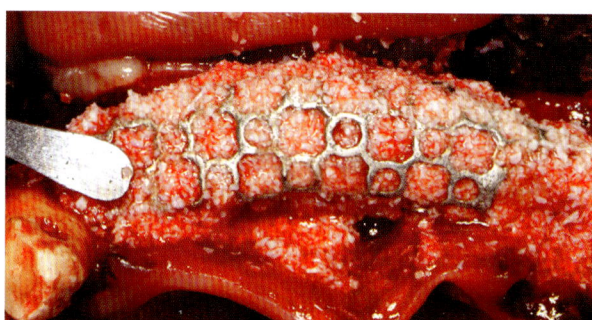

图 11-1-19　钛网植骨并固定钛网

二、数字化钛网的骨增量效果

Chiapasco M 等(2021)使用数字化定制钛网进行骨增量,增加的宽度和高度分别达到平均 6.35mm 和平均 4.78mm。重庆大学附属口腔医院黄元丁教授团队 2023 年临床研究显示,通过 3D 打印个性化钛网进行骨增量,宽度、高度、体积骨增量分别增加了(5.22±3.19)mm、(5.01±2.83)mm、(588.91±361.23)mm³。该临床研究针对临床上不同类型的骨缺损设计钛网形态,并通过 3D 打印制作钛网,应用于单颗或多颗及不同类型骨缺损病例中均有充足的增量。根据 Terheyden 分类的缺损状态,均可使用 3D 打印数字化钛网进行增量。即使是严重骨缺损病例,使用 3D 打印数字化钛网术后 3 个月平均水平骨增量为(3.02±1.52)mm,最高可达 7.53mm,平均垂直骨增量为(3.71±1.82)mm,最高可达 7.30mm。根据以往文献报道,数字化钛网可用于各种类型的骨缺损。

三、数字化钛网与传统钛网的使用对比

(一)操作性

3D 打印数字化钛网适应证广泛,基于数字化技术和 3D 打印技术的 3D-PITM 可用于各种类型的骨缺损修复,尤其在严重骨缺损病例中具有明显优势。

3D 打印数字化钛网在术前对 CBCT 数据经过精确的测量与设计,实现了理想的骨增量空间重建,并可以很好地贴合相邻的骨性解剖结构。而传统钛网需要在术中反复调整和弯制,在操作过程中会发生回弹和形变,容易对钛网就位带来一定的影响。因数字化钛网已经在术前准备工作上做得非常充分,从而减少了术中的操作时间和操作难度,大幅度提高了术者和患者的舒适度(图 11-1-20~ 图 11-1-25)。

数字化钛网还可以在术前设计导板引导就位,在骨增量患者的治疗中使用导板可有效提高导板就位精度,导板就位最大偏差为1.5mm,平均偏差为0.6mm。也可以在钛网就位的固位钉孔处使用导板引导,通过预备固位钉孔,钛网就位后对齐钉孔并使用固位钉固位,达到钛网精准就位的目的,通过这种方式,术前计划打印模型的轮廓线与GBR术后轮廓线基本一致,均准确覆盖了术前设计骨增量的轮廓线(图11-1-26~图11-1-29,图片由华西口腔伍颖颖教授提供)。

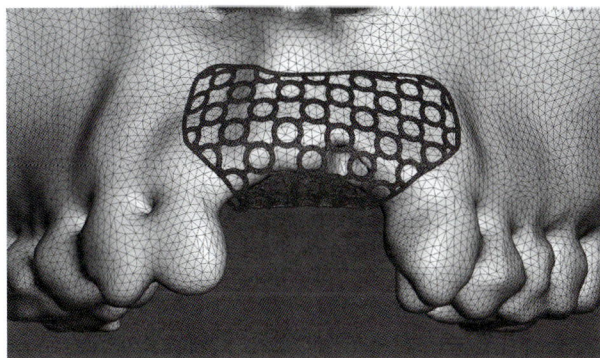

图11-1-20 钛网设计正面观

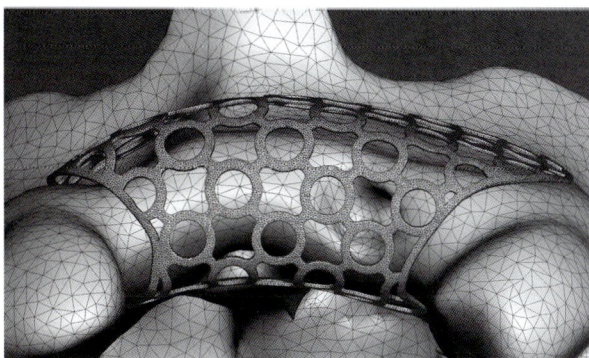

图11-1-21 钛网设计殆面观

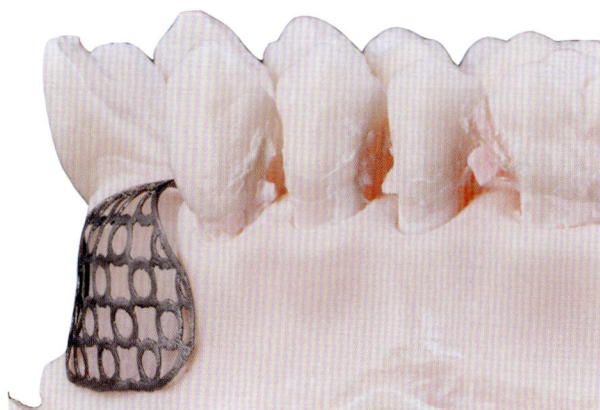

图11-1-22 模型侧面贴合情况

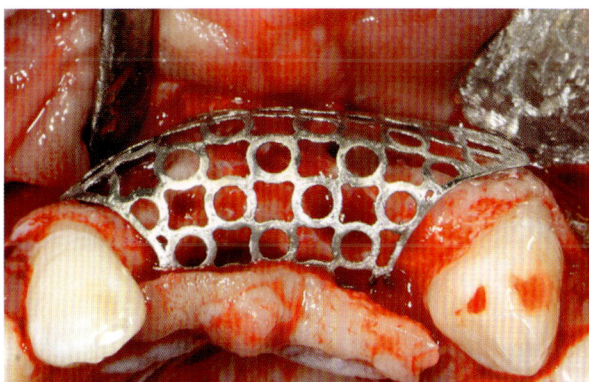

图11-1-23 钛网口内就位贴合情况

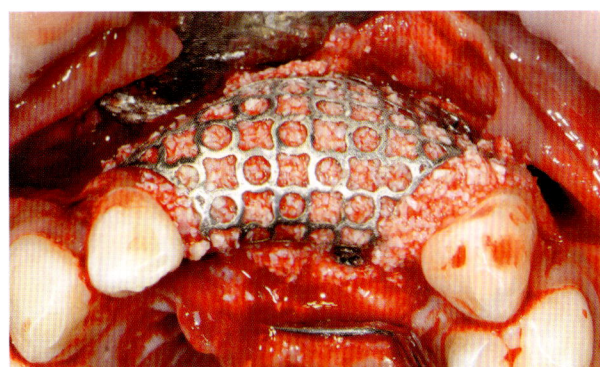

图11-1-24 放入骨移植材料后贴合情况

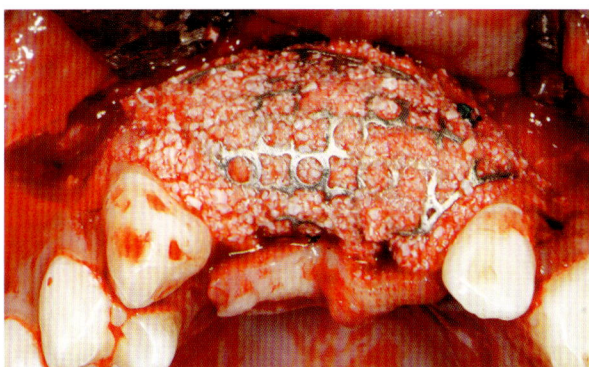

图11-1-25 固位后贴合情况

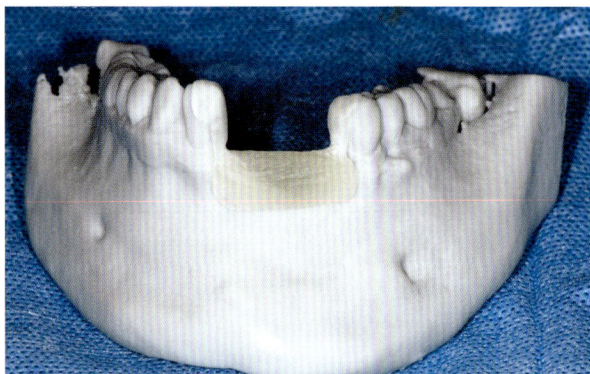

图 11-1-26　模型上制作钛网就位树脂导板

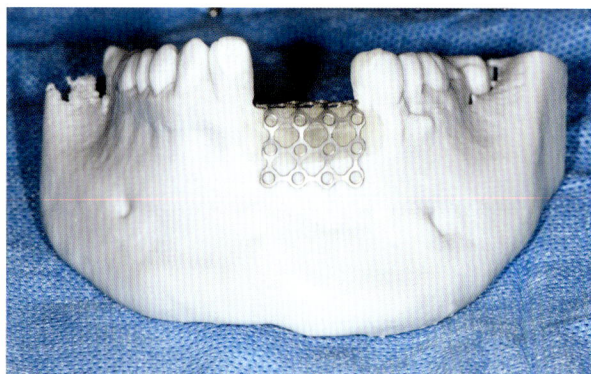

图 11-1-27　钛网在树脂导板上弯制和在模型上就位

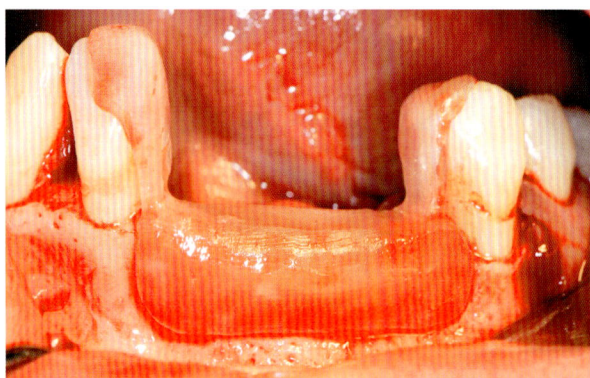

图 11-1-28　树脂导板通过邻牙在口内就位

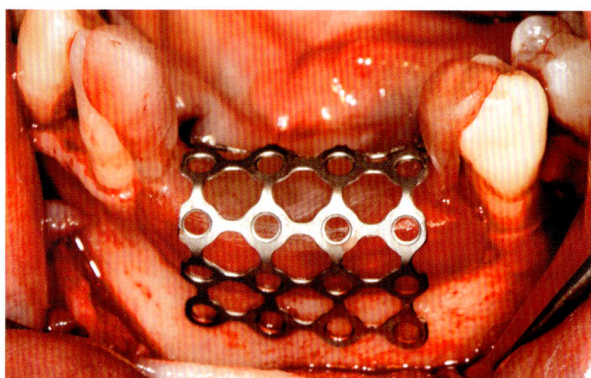

图 11-1-29　钛网通过树脂导板在口内就位

　　数字化钛网的固定也较传统钛网更简单。在数字化钛网准确就位后，钛网边缘贴合度良好，已具备一定的固位能力，只需要少量的固位钉辅助固位，就可以使钛网稳定不移位，边缘也不会发生翘起；而传统钛网需要足够多的固位钉来固定钛网边缘，避免发生移位，在固定过程中有可能导致钛网边缘翘起，需要术中再次调整。

　　国内 3D 打印数字化钛网临床研究中表明，使用数字化钛网对于 4~5 个缺牙区，大多数情况下只使用 2 颗螺钉，无牙颌牙槽嵴最多使用 4 颗螺钉，即可获得良好的固位。数字化 3D 打印钛网的精度和与受植区的适应性以及固定螺钉数量的减少可以简化手术。3D 打印钛网的固位孔在设计时可以避开重要解剖结构，因此也降低了操作敏感性（图 11-1-30，图 11-1-31）。

　　常用的传统钛网厚度为 0.1~0.2mm，孔隙结构固定，在固定过程中有可能发生变形和坍塌；而数字化钛网理想厚度为 0.3~0.4mm，抗压能力大大优于传统钛网，在固定过程中很少发生形变和坍塌。

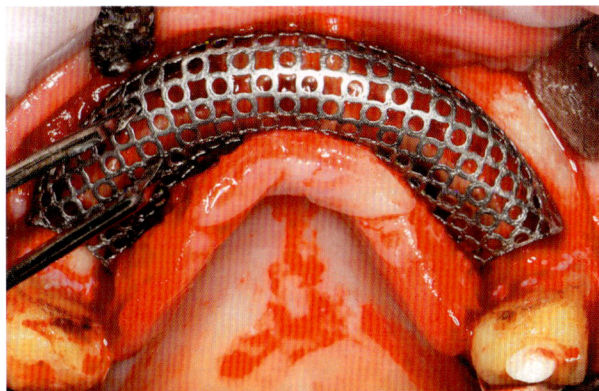

图 11-1-30　全牙弓使用 3D 打印钛网骨增量，
就位后贴合性良好

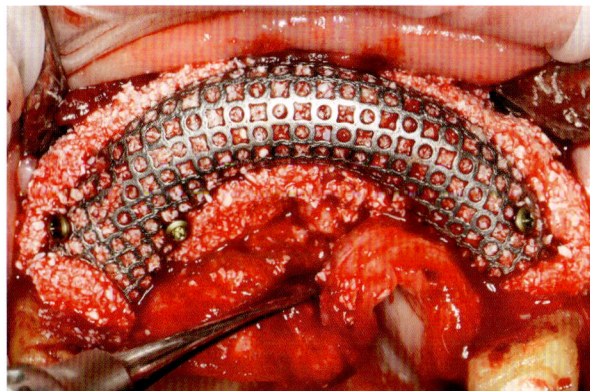

图 11-1-31　植骨后使用 4 枚固位钉固定，
3D 打印钛网稳定性良好

数字化钛网在临床使用过程中，操作高效，就位准确，固位后稳定，空间维持状态根据术前模拟设计能稳定且长久地维持成骨空间，不会在骨再生期间发生塌陷，最终精准地实现骨增量效果，并且与术前设计效果基本一致。有学者对术前模拟和术后实际重叠分析表明，骨增量轮廓最大形态差异为 3.4mm，骨增量轮廓的高度与宽度平均差异分别为（0.5±0.4）mm 和（0.6±0.5）mm。计划的骨再生量与术后6~9 个月呈现的骨再生量基本一致。

数字化设计骨增量的体积易于确定，也减少了骨增量材料的浪费。通过 3D 打印，网状结构的特性和生物性能可以通过调整其微观结构得以优化，因数字化钛网孔隙分布更为合理，提高骨移植材料的血管化能力，同时获得了稳定的空间维持，更利于成骨。

（二）并发症

用钛网进行骨增量最常见的并发症是钛网暴露，文献中所报道的传统钛网暴露频率范围很广，从 5% 到 50%。数字化个性化钛网可以改善其对牙槽骨解剖结构的适应性，并增加骨移植材料的稳定性，同时具有相对光滑的外形、可以减少锐利边缘对黏膜的刺激，因此 3D-PITM 的术后暴露率更低（0%~33%）。近几年文献报道，引起钛网暴露方面，数字化定制个性化钛网组（7.7%）低于传统钛网组（23.1%），这就可以减少骨增量的并发症的发生率、提高手术成功率。

（三）数字化钛网骨增量的长期稳定性

钛网在骨增量中有着良好的空间维持能力，在复杂骨缺损病例中，可以长期稳定地维持空间，并获得空间内新骨形成。研究表明，对于水平骨缺损组的骨宽度、垂直骨缺损组的骨高度、水平骨宽度来讲，术后 6 个月与术后即刻相比未见明显骨吸收。Zhang 等用 CBCT 评估唇侧骨吸收，结果显示，平均 23.13个月后，垂直向骨吸收的中位数是（0.81±1.00）mm，种植体平台处的水平骨吸收为（0.13±1.19）mm。3D-PTIM 的支持和保护作用确保了高质量的骨形成。

在研究数字化钛网骨增量时，观察周期为一年以上，Dellavia 等研究的垂直骨丢失量均值为0.35mm，水平骨丢失量均值为 0.34mm。可见，钛网骨增量对严重骨缺损病例有良好的骨重建功能，而且能维持较长时间的稳定性。

第二节　数字化钛网的设计要求

以修复为导向,设计理想修复体,再将种植体放置在理想三维位置。唇侧骨厚度需增量 2mm 理想的厚度,并超额设计 0.5mm 的骨量,以补偿术后可能发生的骨吸收,即设计唇侧骨板厚度为 2.5mm。舌侧设计 1.5mm 骨量,确保最终舌侧最少有 1mm 余留骨量,同样,在种植体平台上方超额设计 1mm 的垂直向骨增量,这样既补偿愈合阶段的骨吸收,又避免了超出骨弓轮廓的无效植骨(图 11-2-1,图 11-2-2)。

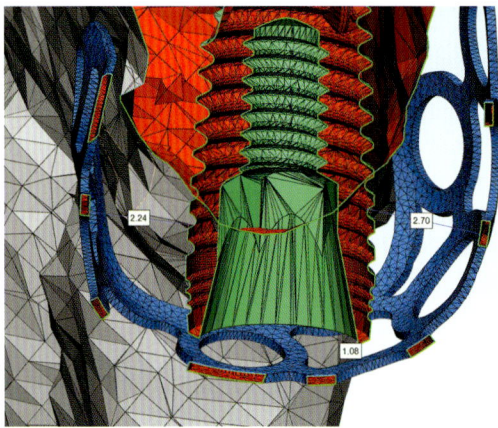

图 11-2-1　设计数字化钛网时,确保种植体唇颊侧 2.5mm 以上骨宽度

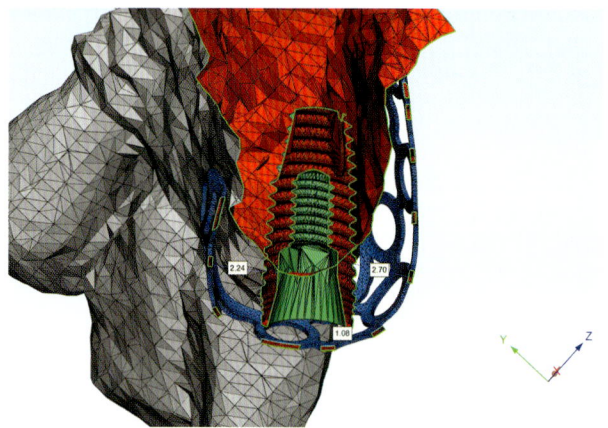

图 11-2-2　设计数字化钛网时,确保种植体冠方 1mm 以上骨量

钛网颊舌向宽度会根据相邻牙位根面凸起最高点为参考,与其弧度一致,确保能最大量地扩增牙槽骨轮廓,同时也避免较高的并发症(图 11-2-3)。

在钛网平面高度的设计上,需要注意避免钛网边缘过高于邻面骨,钛网的内表面应与骨平面高度一致(图 11-2-4)。

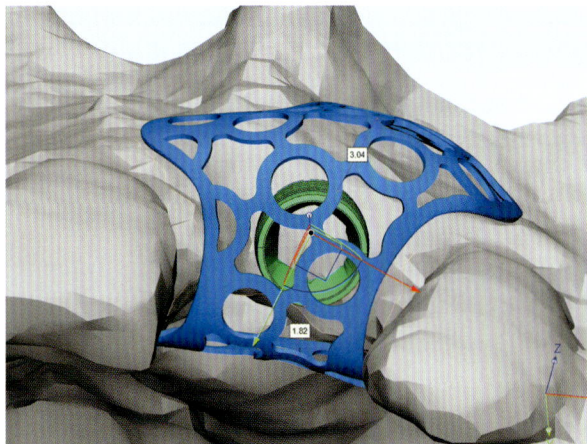

图 11-2-3　设计数字钛网颊舌向宽度

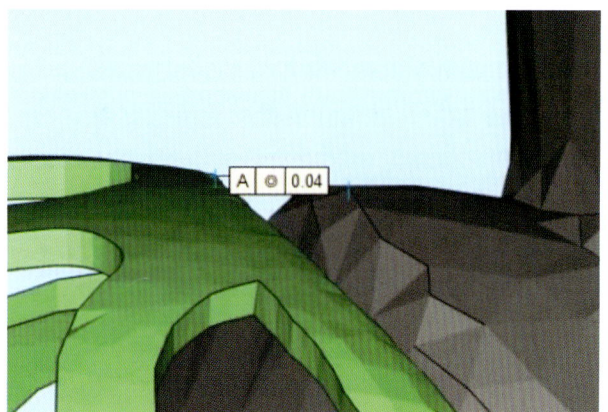

图 11-2-4　钛网边缘高度与邻面骨高度保持一致,避免钛网高出邻面骨嵴

设计钛网边缘尤为重要。为了避免钛网内植骨材料的感染,钛网边缘在设计时需要离开相邻天然牙。因钛网离相邻天然牙太近,无法伸软组织愈合时形成新的附着,软组织封闭不理想会导致细菌侵入,从而导致骨移植材料的感染。设计钛网边缘位置一般会距邻牙1~2mm左右的距离(图11-2-5)。钛网边缘延伸会根据骨缺损范围设计,近远中延伸范围需大于骨缺损范围2mm,理想情况卜达到邻牙根面凸起附近(图11-2-6)。唇(颊)舌(腭)根方延伸范围少量超过骨缺损范围即可,考虑到手术创伤和固位钉放置以及二期取出的问题,不建议边缘延伸过长。

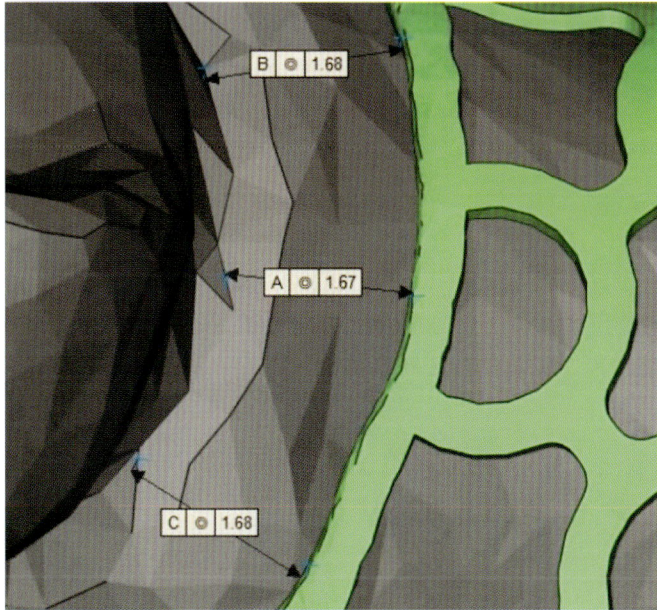

图 11-2-5　钛网边缘距离邻牙颈部距离 1.5~1.8mm

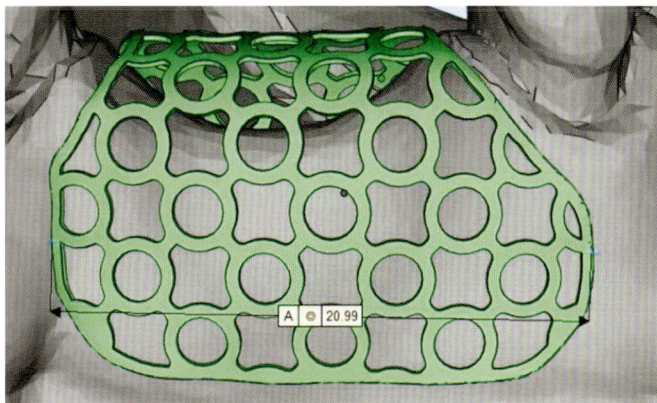

图 11-2-6　钛网近远中延伸范围,不超过相邻牙齿的根面凸起

钛网覆盖范围的设计类型分为 L 型和 U 型。L 型钛网在唇(颊)侧骨缺损区,延伸至牙槽嵴顶转折处,该设计钛网面积较小,但固位性、稳定性相对较差,主要依赖于钛钉固定,适用于水平向骨缺损。U型钛网能够将骨增量材料包裹于骨缺损区,固位性、稳定性较好,多用于垂直向骨缺损、水平向骨缺损或者混合型骨缺损。

第三节　数字化钛网临床应用的关键细节

一、数字化钛网的口内验证

钛网打印完成后与 3D 打印的颌骨模型一起交付给临床医生,临床医生首先需要进行术前的模型验证,即把钛网放置在打印的模型上进行就位检查,并评估钛网的就位道和钛网贴合情况,验证钛网固位钉的位置。根据术前评估的骨密度以及骨皮质厚度预判是否需要进行引导钻预备固位钉钉孔(图 11-3-1~图 11-3-8)。

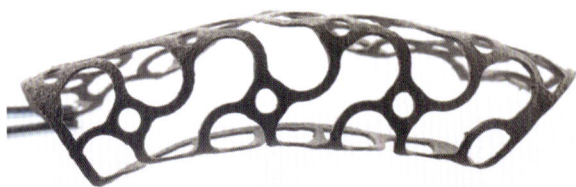

图 11-3-1　3D 打印钛网检查

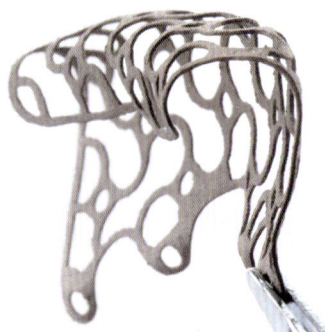

图 11-3-2　钛网右侧面检查

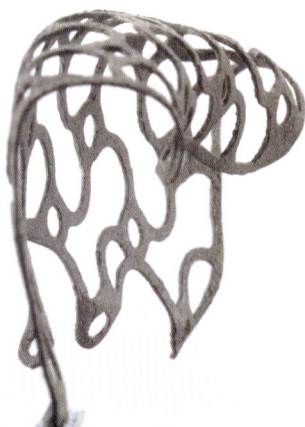

图 11-3-3　钛网左侧面检查

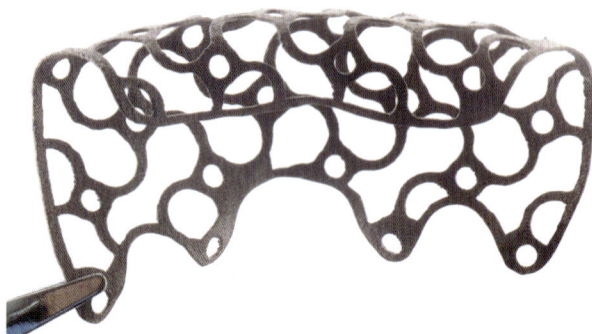

图 11-3-4　钛网舌侧面检查

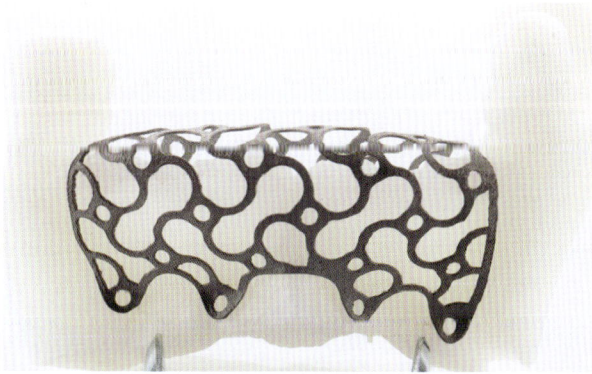

图 11-3-5　模型就位检查

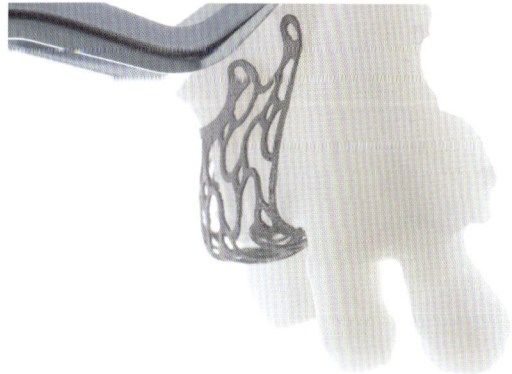

图 11-3-6　模型就位检查左侧面

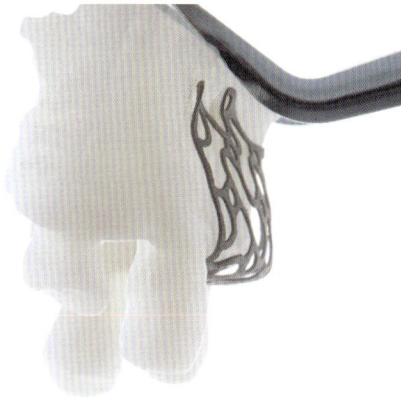

图 11-3-7　模型就位检查右侧面

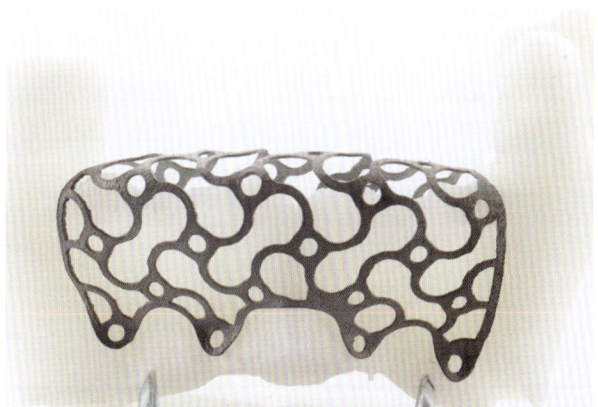

图 11-3-8　模型就位检查唇侧面

钛网模型上检查操作无误后,将钛网放置在 95% 酒精溶液中使用超声荡洗,干燥后用灭菌袋包装,高温高压消毒,为手术准备。

手术翻瓣、充分暴露骨缺损范围后,打开灭菌的钛网,使用金属镊或者钛镊夹持钛网在口内骨缺损区就位,如有数字化就位导板也可辅助钛网就位。一般 3D 打印钛网设计边缘位置都会准确贴合骨弓轮廓,可通过骨形态使钛网准确就位,然后观察边缘贴合情况和钛网的稳定性,钛网设计有良好的贴合性,就位后会有相应的固位形使钛网稳定。如术中发现钛网就位困难或者贴合较差,应分析原因,也可术中用持针器或止血钳等工具对钛网做适当修整,确保钛网就位及贴合(图 11-3-9)。

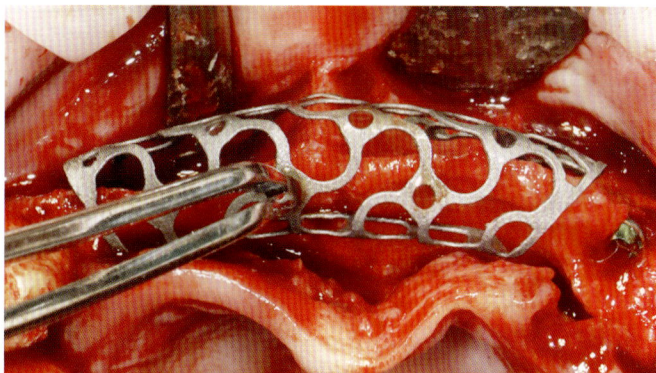

图 11-3-9　口内试戴,检查钛网就位情况和贴合度

二、数字化钛网的就位与固定

确认钛网能顺利就位后,对骨缺损区域进行准备,骨面清创,预备滋养孔,对植骨区域的软组织做初步减张处理。完成准备后在术区进行骨移植材料的充填,先在缺损区均匀充填与设计骨增量轮廓大致相似的骨移植材料,用器械轻压成型并保持稳定,再在钛网内容纳适当成团的骨移植材料(如:使用自体血液衍生物制作的黏性骨),用钛镊夹持钛网就位,适当加压确保钛网与术前试戴位置一致,钛网就位后可调整位置,检查钛网贴合度,然后根据术前设计位置用固位钉固定钛网。

一般 2~4 枚固位钉即可稳定固定 3D 打印数字化钛网,固位钉固定的位置一般为唇颊侧靠近根方区域、嵴顶附近以及腭侧边缘,尽量分布均匀,避开重要解剖结构,同时需考虑到固位钉入路,应便于手术操作和后期取出。

使用固位钉时,避开重要解剖结构非常重要。在下颌后牙区,要避免损伤颏神经及下牙槽神经;上颌后牙区,需避让上颌窦,以免造成上颌窦穿孔;上颌前牙区,腭侧固位钉避开鼻腭孔。一般唇颊侧放置 2~3 颗固位钉,腭侧 1 颗固位钉,可获得个性化钛网良好的固定;前磨牙及磨牙区,固位钉一般放置于唇颊侧及牙槽嵴顶偏舌、腭侧(图 11-3-10~ 图 11-3-12)。

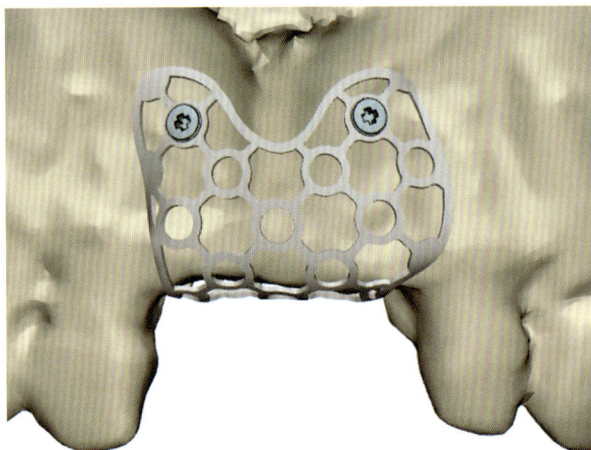

图 11-3-10　固位钉位置放置

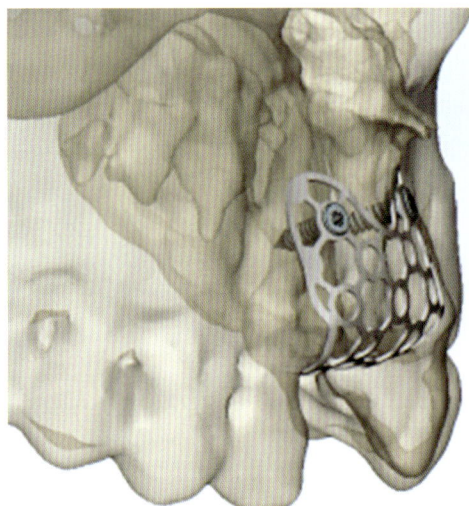

图 11-3-11　固位钉骨内深度

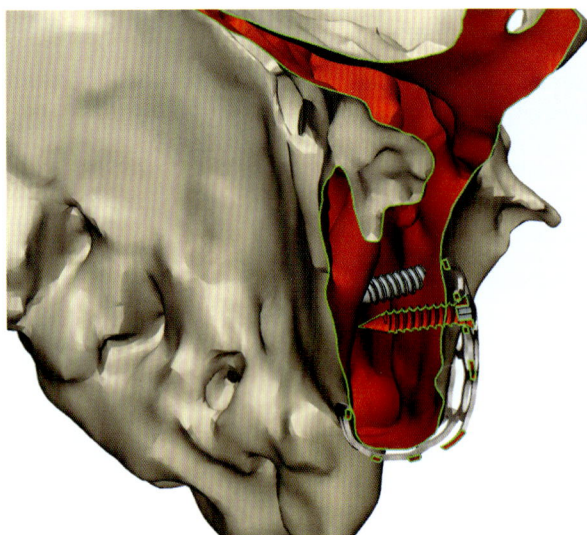

图 11-3-12　固位钉长度

使用钛网的 GBR 中,钛网需要牢固固定,以防止影响血凝块形成的微运动。为确保钛网稳定,应选择骨量较多的位置安装固位钉。固位钉贴紧钛网即可,不要使固位钉过度加压导致钛网变形或移位。如固位钉区域骨密度较高,可以使用引导钻打穿骨皮质,然后固位钉通过自攻螺纹进入骨内。建议使用自攻型固位钉,通过固位钉和钛网的刚性稳定使钛网贴合、稳定。固定后使用镊子检查钛网的稳定性,确保完成固定后钛网不会发生移位和晃动(图 11-3-13~ 图 11-3-16)。

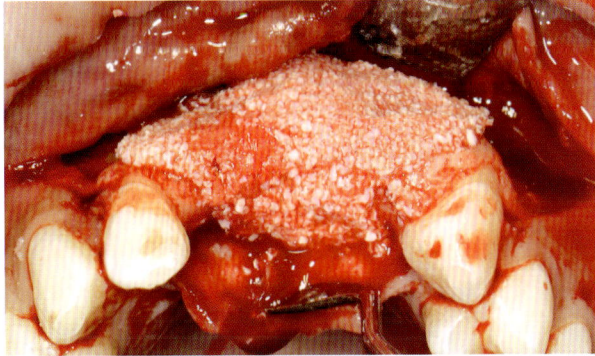

图 11-3-13　缺损区填入骨移植材料

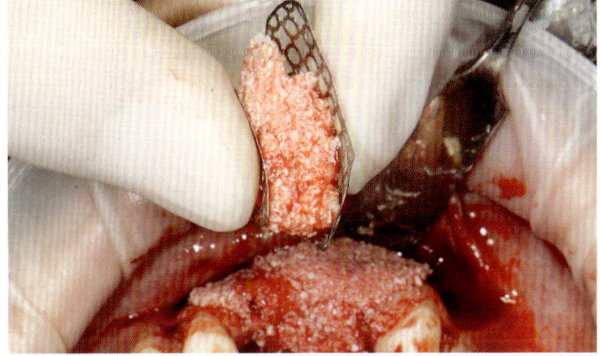

图 11-3-14　钛网内容纳成团性良好骨移植材料

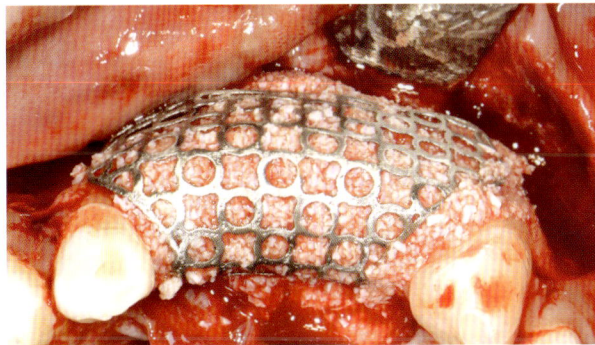

图 11-3-15　钛网准确就位,检查边缘贴合情况

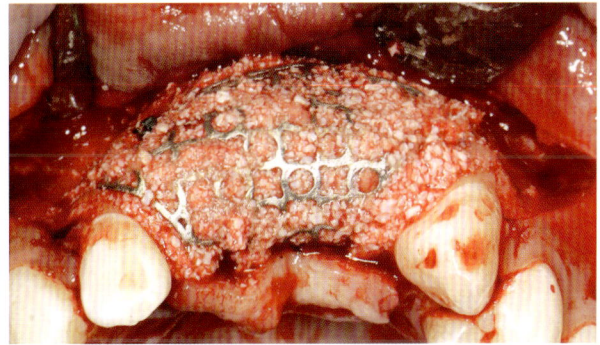

图 11-3-16　固位钉固定钛网,检查其稳定性

钛网完成稳定固定后,使用小充填器和探针填满骨移植材料,确保钛网内骨移植材料充足,并对骨移植材料适当加压。钛网边缘也应使用小颗粒骨粉覆盖,形成平滑坡度以保护钛网边缘避免后期暴露风险。平滑的过渡不会导致钛网边缘突起,避免刺激软组织(图 11-3-17,图 11-3-18)。

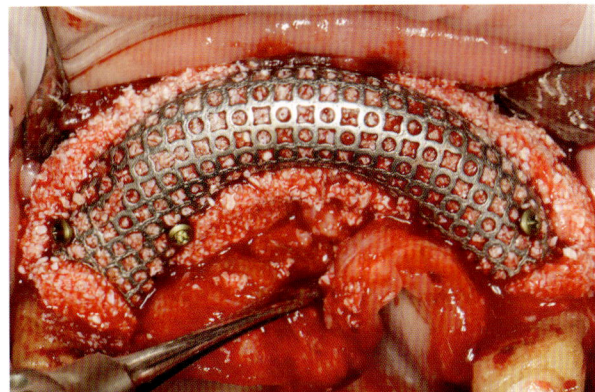

图 11-3-17　使用 4 枚固位钉固定全牙弓钛网

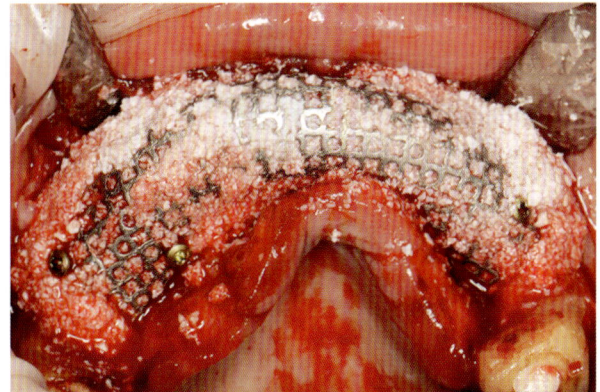

图 11-3-18　钛网边缘放置骨粉,保护钛网边缘

第四节　数字化钛网临床应用流程

一、患者的选择与术前准备

临床上,当有骨缺损患者就诊时,检查患者口内软组织形态与塌陷情况,拍摄患者的 CBCT,评估患者的骨缺损情况,根据 CBCT 数据重建骨缺损范围,确定骨缺损临床分类,制订初步骨增量计划,是否是钛网骨增量的临床适应证(表 11-4-1)。

同时了解患者治疗意愿,是否有必要、是否能接受复杂骨增量程序,告知患者包括手术方式、手术创伤、手术次数、治疗周期、治疗费用以及可能发生的并发症。钛网植骨属于复杂骨增量技术,术前对患者的评估非常重要,排除外科手术的禁忌证,并需要对患者口内状态进行检查和充分评估。在进行植骨手术之前,需要进行全口牙周基础治疗,并进行口腔卫生宣教,对骨增量区域邻牙进行检查,如有牙体牙髓或牙周问题需在植骨前完成治疗。

表 11-4-1　术前评估表

评估内容	预后情况		
	不理想	一般	可预期
牙龈生物型	薄型	中厚	厚
软组织情况	浅前庭沟、瘢痕	角化黏膜宽度 <2mm	健康并有足量角化黏膜
骨缺损范围	多颗牙位		单颗牙位
余留骨宽度	1~3mm	3~4mm	4~5mm
骨缺损类型	垂直加水平	垂直	水平

二、数字化钛网应用的手术操作流程

（一）麻醉

骨增量手术均采用局部浸润麻醉,根据术前设计翻瓣范围,适当扩大麻醉区域,一般采用 4% 阿替卡因(含 1∶100 000 肾上腺素)局部浸润麻醉,减少术中出血,并根据患者体重注意控制麻药用量。

（二）切口设计与翻瓣

为了实现充分的软组织减张,并在骨增量程序中有良好的术野,切口设计一般为牙槽嵴顶正中切口,牙槽嵴正中是一个血供很差的区域,被称为"黏膜白线"。这条线位于角化牙龈内,适合做切口。对于上颌区域有垂直骨缺损的病例,可考虑略偏唇颊侧做水平切口,可以增加腭侧瓣的长度,利用唇侧瓣减张实现更好的创口关闭。同时延伸邻近缺损的 1~2 颗牙位,并在双侧远中做垂直切口至唇颊侧前庭转折处,确保基底部宽度大于嵴顶部,如此可以保持良好的血供。于牙槽嵴顶正中使用 15 号或者 15C 刀片垂直于骨面,从一侧连续切开至另一侧,切透骨膜直至骨面,相邻牙龈沟使用 12D 刀片紧贴牙面切开,附加切口换用 15 或 15C 刀片垂直于骨面全厚层切开。龈沟内切口和牙槽嵴顶切口都不会留下可见的瘢痕,完整的骨膜切开也有利于翻开全厚瓣(图 11-4-1,图 11-4-2)。

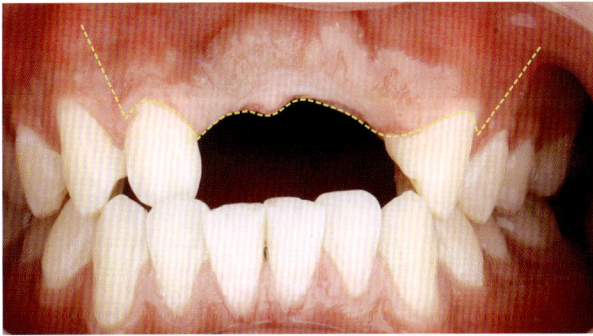

图 11-4-1　术前切口设计

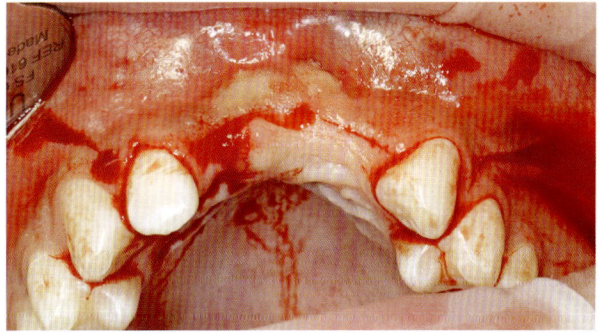

图 11-4-2　口内切口

（三）翻瓣

使用骨膜剥离器全厚层翻瓣,操作时用骨膜剥离器紧贴骨面,推进骨膜剥离器,钝性剥离软组织,确保翻瓣过程中保持骨膜的完整性,这对避免钛网暴露有重要作用。完整翻瓣至切口区,基底区一般翻瓣至膜龈联合线根方 10mm 以上。充分暴露骨缺损区,便于检查和手术操作有良好的视野和入路(图 11-4-3~图 11-4-5)。

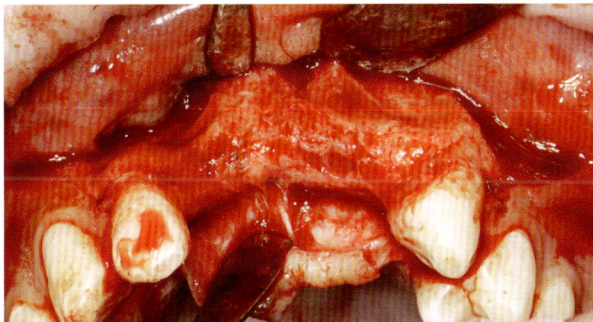

图 11-4-3　全厚翻瓣暴露切口区

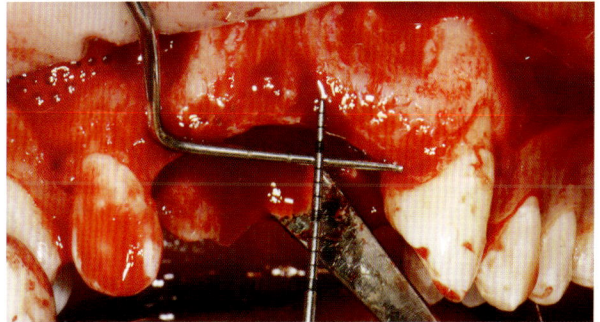

图 11-4-4　检查骨缺损情况

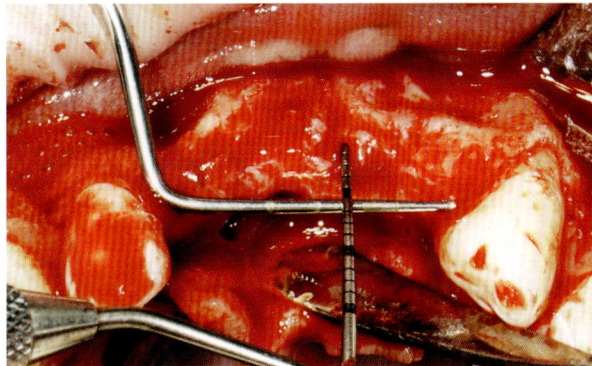

图 11-4-5　测量骨缺损范围

（四）钛网口内试戴

术区暴露后,打开高温高压灭菌的钛网包装,用镊子夹持钛网放置在骨缺损区,检查就位情况,边缘是否贴合,能否准确就位,有无阻挡和稳定性不足的问题,如出现上述问题可以使用器械对钛网进行调整(图 11-4-6,图 11-4-7)。

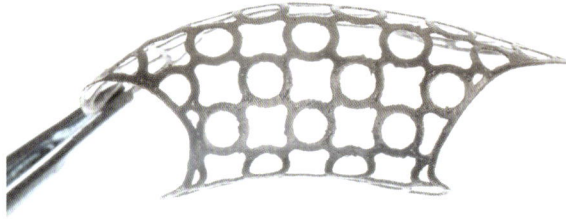

图 11-4-6　使用镊子夹持钛网

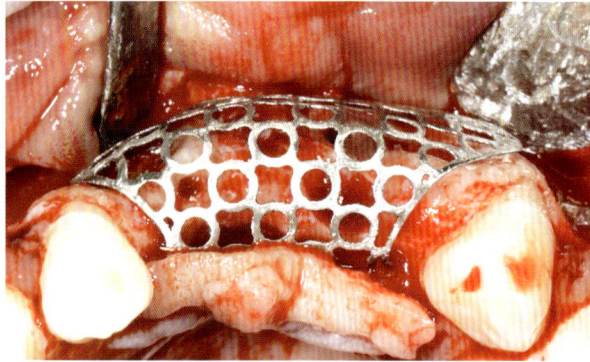

图 11-4-7　把钛网放置在骨缺损区域,检查钛网的就位情况和贴合情况

(五)软组织减张

使用无齿镊或显微齿镊检查瓣的张力,减少牵拉造成软组织瓣的损伤,影响后期创口关闭。未减张之前瓣的张力释放范围较小,需要进一步切断骨膜。在基底区使用新的手术刀(15 号或 15C)垂直或呈 60°角连续切断骨膜,进入骨膜深度 1~3mm,从远中往近中沿同一方向切开,确保骨膜切开的位置在膜龈联合根方。冠向牵动软组织瓣,检查瓣的推进情况。如果减张不充分,可在同一区域肌肉层切得更深一些,或者更接近根尖区使用与前一个平行方向的骨膜切断。使用剥离器钝性松解骨膜下的结缔组织,使组织瓣得到充分的拉伸。并在植骨完成后,检查组织瓣最终松解的程度,颊侧瓣边缘至少覆盖切口 3~5mm(图 11-4-8~图 11-4-12)。

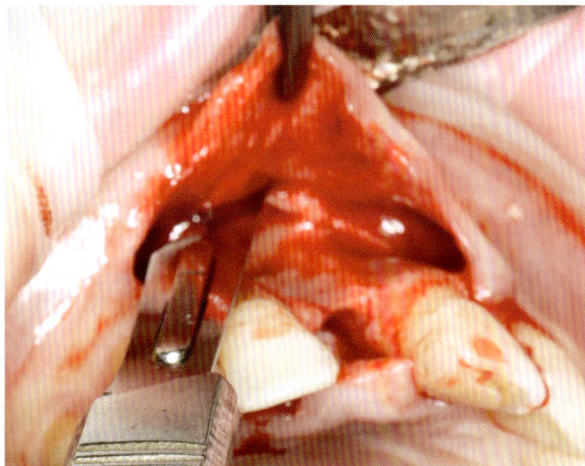

图 11-4-8　基底部切断骨膜

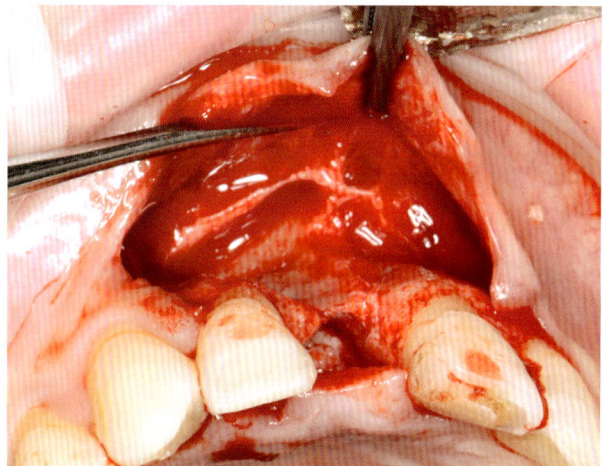

图 11-4-9　深层松解骨膜下组织

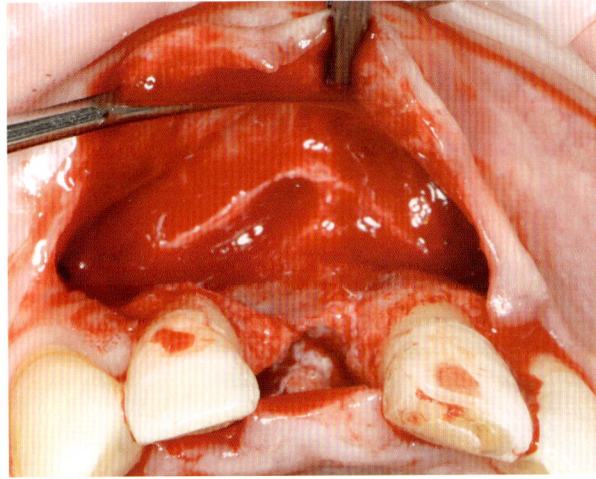

图 11-4-10　检查瓣的松解状态

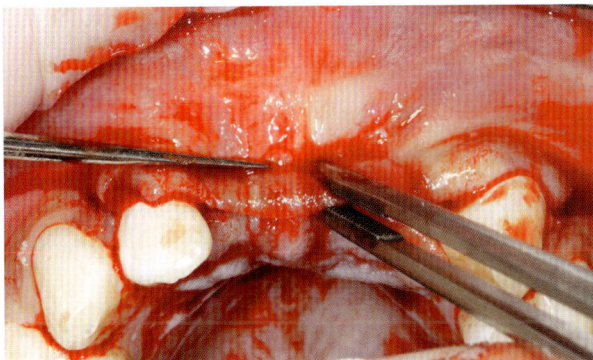

图 11-4-11　植骨之前减张检查

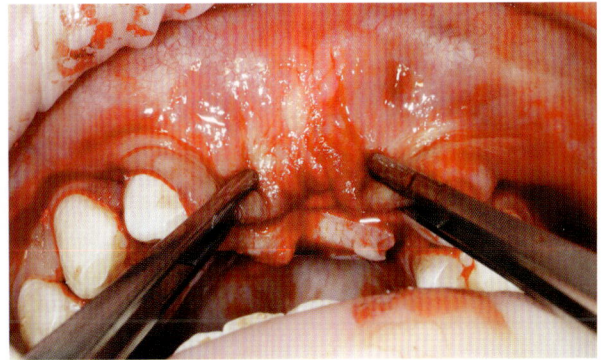

图 11-4-12　植骨之后减张检查

（六）术区准备

暴露骨缺损区后骨面去除软组织,使用钨钢或金刚砂球钻清理骨面软组织,一般建议用 1 200r/min 的转速及生理盐水冷却,对术区进行清创,同时去皮质化（图 11-4-13,图 11-4-14）。

骨面清理完成后,可以在同区获取少量自体骨,使用刮骨器或者取骨钻在骨缺损周围骨量较好处获取。尽量选用旋转器械低速预备获取自体骨屑,既提高骨屑获取速度,又可以确保自体骨屑的活力（图 11-4-15~ 图 11-4-17 ）。

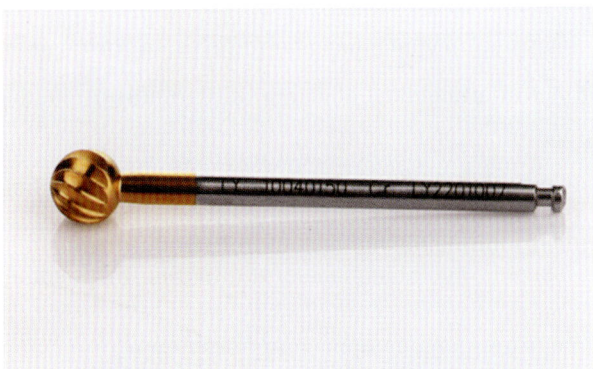

图 11-4-13　20：1 转速的钨钢球钻

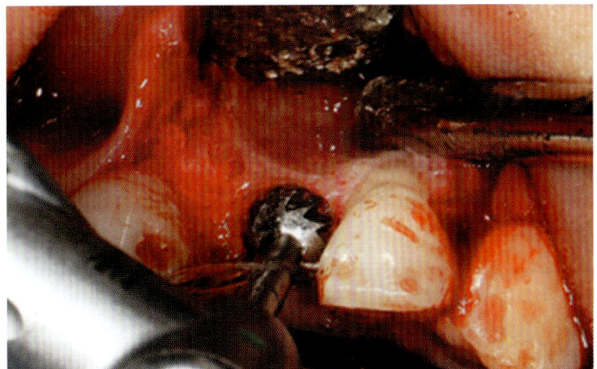

图 11-4-14　球钻对骨面进行清理

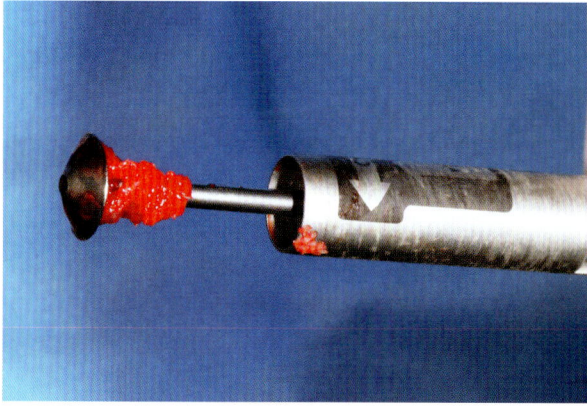

图 11-4-15　刮骨器获取骨屑

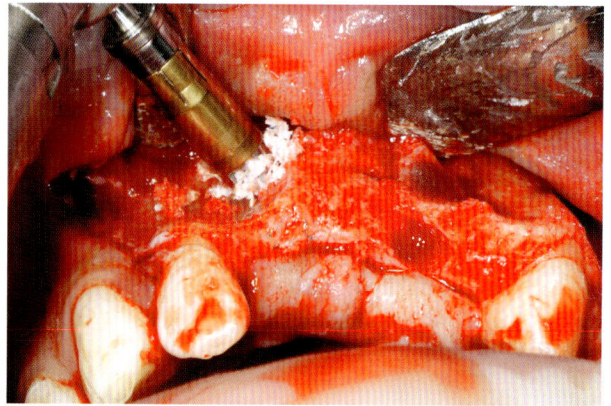

图 11-4-16　取骨钻获取自体骨

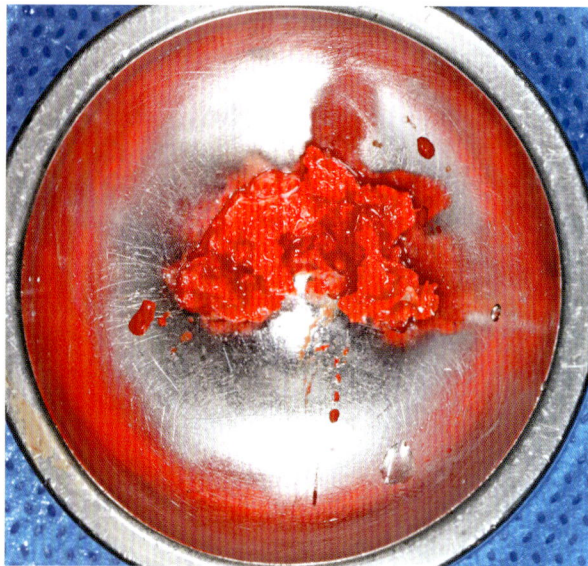

图 11-4-17　自体骨屑

　　骨移植材料放置之前,需要在骨皮质上预备滋养孔,使用钻针穿透骨皮质,达到骨松质内,并有良好的血供,只有充足的血供提供成骨细胞才能完成新骨形成过程。使用直径约 1mm 的钻针,在水冷情况下,钻针垂直于骨面,钻针穿透骨皮质即可,避免损伤到重要解剖结构和相邻的牙根(图 11-4-18,图 11-4-19)。

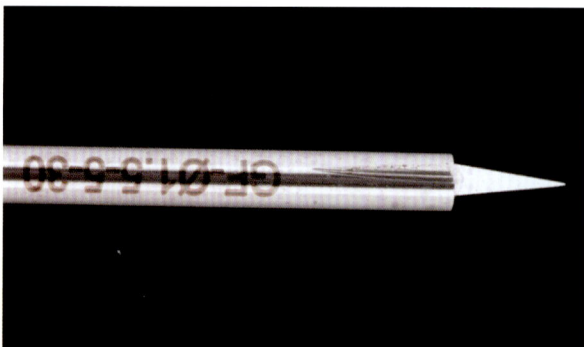

图 11-4-18　专用滋养孔钻针

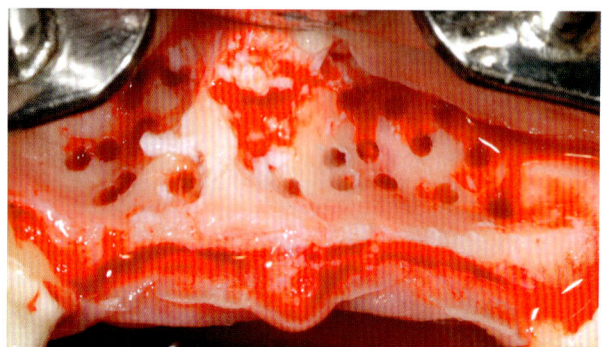

图 11-4-19　骨面上预备滋养孔

（七）植骨材料放置与钛网固定

临床研究使用不同比例的自体骨和异种骨（多为小牛骨）的钛网进行骨增量，自体骨与异种骨的比例通常为 1∶1 或 3∶7。组织学研究表明，当自体骨在植骨混合物中所占比例增加时，新骨的比例有增加的趋势。对于小范围水平向骨缺损使用钛网对于自体骨的混合似乎要求不高，而对于大范围骨缺损或者垂直向骨缺损，使用自体骨混合有着明显优势。组织学分析可知，个性化钛网下新形成的组织矿化程度高，组织结构良好，血管占新形成组织的 4.06%。为了提高成骨质量和缩短成骨周期，加入自体骨颗粒有明显的优势。

近年来术者倾向于用 1∶1 自体骨混合小牛骨，加入自体血小板浓缩物制作成"黏性骨（sticky bone）"，更方便操作。先在受区均匀铺大致形状骨粉，轻压成型，在钛网内容纳适当成团良好的骨移植材料，就位到试戴前的位置，钛网就位后调整位置，确保位置精准，使用 2~4 枚自攻性固位钉固定，推荐位置一般在唇颊侧靠近根方区域、嵴顶附近以及腭侧边缘。先用器械稳定钛网，用 1 枚自攻型固位钉在钛网边缘固定，一般使用种植机马达，调成植入模式 30r/min，扭力 35N·cm，用固位钉持钉器轻微加压垂直于骨面慢速旋入，固位钉钉帽锁住钛网表面即可，不能施加过大压力到钛网表面，避免钛网变形或移位。第 1 枚固位钉固定后，检查钛网位置是否偏斜，确认无误后，再完成其他固位钉的固定。钛网需要牢固固定，以防止影响血凝块形成的微运动。最后，钛网内用小充填器和探针填满骨粉颗粒，适当加压，钛网边缘使用小颗粒骨粉覆盖，形成平滑坡度（图 11-4-20~ 图 11-4-24）。

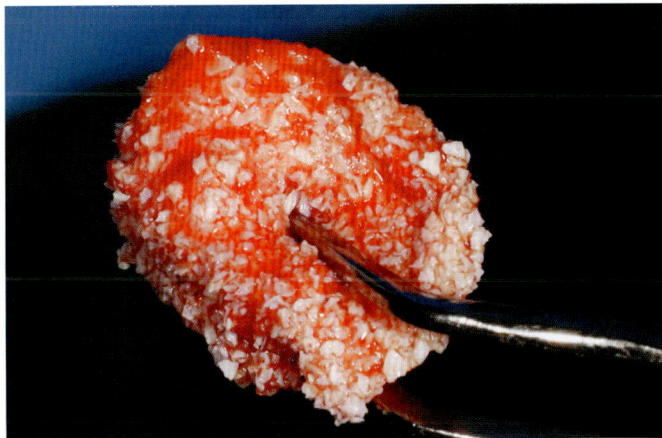

图 11-4-20　自体骨混合小牛骨制作 sticky bone

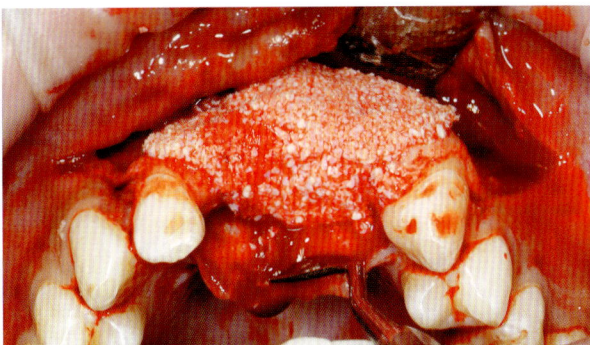

图 11-4-21　受区放置骨移植材料，加压成型

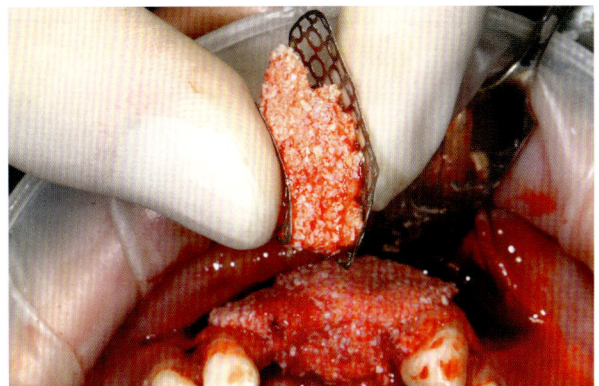

图 11-4-22　钛网内容纳骨移植材料

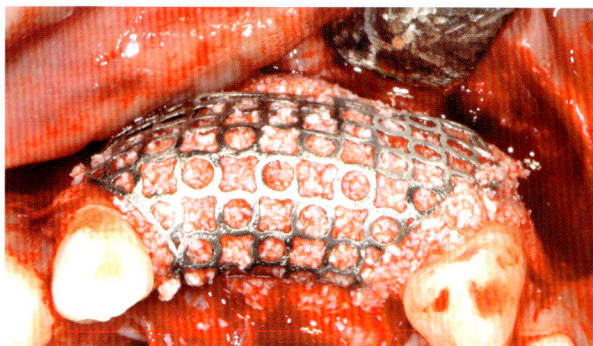

图 11-4-23 钛网准确就位后,使用 3 枚
自攻性固位钉固定钛网

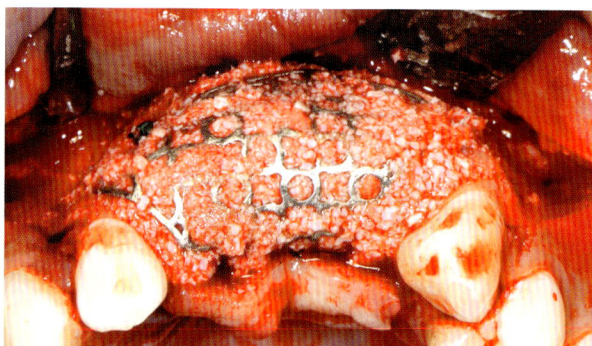

图 11-4-24 钛网内填入骨粉与钛网表面平齐,边缘
覆盖小颗粒骨粉,保护钛网边缘

(八)钛网表面保护

文献研究表明,在钛网表面覆盖富血小板纤维蛋白(platelet-rich fibrin, PRF)膜可以降低钛网暴露率,PRF 膜主要放置于切口处及软组织较薄处,因 PRF 中含丰富的细胞、生物活性分子等,可促进组织愈合,增强血管生成,降低感染率。应用 PRF、可吸收生物膜双层覆盖钛网表面以促进软组织的生长愈合,隔绝上皮细胞长入。使用 PRF 黄色凝胶部分压成薄片状,覆盖在钛网表面,尤其是在钛网边缘和嵴顶转折处,均匀铺平后还需要覆盖可吸收胶原膜,确保胶原膜完全覆盖钛网表面。一般情况下,如果 PRF 膜覆盖钛网边缘时,可以先盖 PRF 膜后盖胶原膜,当然,这种情况应用时两者先后顺序并不关键。但如果 PRF 膜覆盖在嵴顶区域,应先覆盖胶原膜,再在胶原膜上覆盖 PRF 膜,以利于创口区域软组织愈合。但胶原膜并不能阻止假骨膜的生成。

(九)关闭创口缝合

关闭创口前再次检查组织瓣的张力,使用镊子牵拉软组织,瓣无明显回弹力,一侧瓣完全覆盖切口超过 5mm,近远中的间隙不超过 2mm,确保垂直瓣也能缝合关闭。瓣的关闭推荐使用 PTFE(聚四氟乙烯)缝合线,反角缝合针,使用水平褥式和间断两种缝合方法联合进行创口关闭,先用水平褥式缝合方法使组织瓣对齐,然后用单线间断缝合方式完成严密缝合(图 11-4-25,图 11-4-26)。

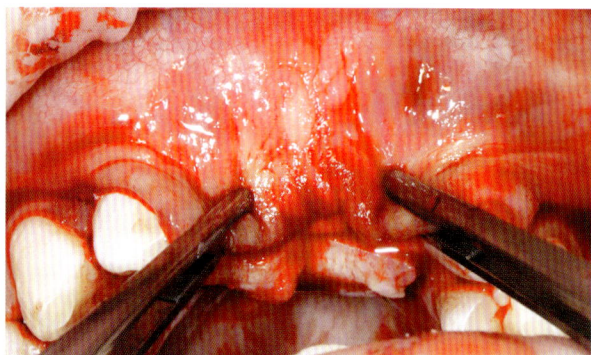

图 11-4-25 软组织减张检查

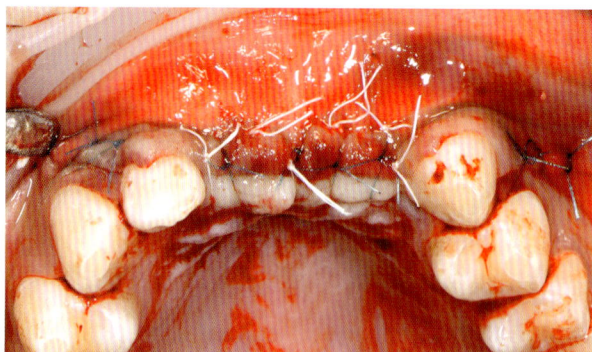

图 11-4-26 无张力严密缝合

(十)术后维护

从手术后 24 小时到拆线,使用 0.12% 氯己定溶液进行菌斑控制。术后使用镇痛药物,例如布洛芬 200~600mg,每天 3 次,持续 7 天。对 β-内酰胺酶过敏的患者使用抗生素治疗,如克林霉素 600mg 每天 3 次。不常规使用皮质类固醇,因为它们可能会减慢愈合速度并增加术后感染的风险。局部可以采用胶原贴保护创面(图 11-4-27)。

术后术区需要加压冰敷48小时，减少术后肿胀和疼痛。同时需要保护术区，控制邻牙牙周健康，保持口腔卫生。植骨区避免外力压迫，使其在无干扰情况下愈合。恢复期间避免外力及创伤，做好定期复查计划。愈合期间不建议使用活动义齿作为过渡性义齿，避免对术区造成压力，如果是在前牙区钛网骨增量，可以考虑粘接于邻牙的固定修复体作为临时过渡（图11-4-28）。

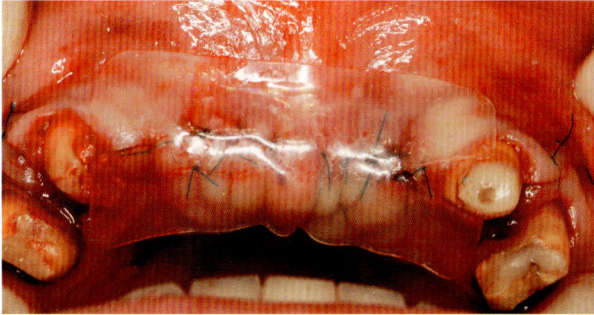

图11-4-27　术后术区胶原贴保护

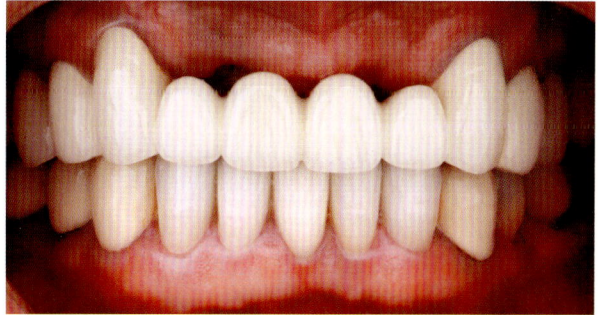

图11-4-28　术后临时修复体

三、数字化钛网应用的并发症预防与处理

（一）钛网暴露的预防

在复杂骨增量手术中，并发症并不能完全避免，我们希望能够通过恰当的预防措施，尽量减少钛网暴露并发症的发生。针对这一常见的并发症，主要有以下预防办法。

1. 适应证选择　对于软组织质量不佳、减张困难及吸烟患者，慎用钛网做骨增量。

2. 术前牙周基础治疗，口腔卫生宣教，预防性使用抗生素。

3. 合理设计钛网孔径和钛网厚度，嵴顶转折处圆钝，边缘内收避免翘起，钛网表面抛光，减少导致钛网暴露的干扰因素。

4. 术中切口设计合理，远离钛网边缘，翻瓣时确保软组织瓣的完整性，减张切口位置远离钛网区域，确保软组织减张充分。

5. 钛网表面覆盖富血小板纤维蛋白（platelet-rich fibrin，PRF）或浓缩生长因子（concentrated growth factor，CGF）膜。

6. 对软组织充分减张，使用双层缝合方式关闭创口，对薄牙周表现型患者，必要时可采取软组织移植术。

7. 术后保护，避免创伤和临时修复。

（二）钛网暴露的处理方法

钛网暴露的时机不同，对成骨的影响结果也不一致。

如果钛网在早期（4周内）暴露，骨缺损区域往往出现纤维组织增加和骨形成减少的现象。它还可能破坏异种骨残余颗粒与周围骨的融合。一旦发生早期暴露，需要积极观察是否有感染情况，一旦发生感染就需要及时取出钛网，否则就只需保持口腔卫生，观察后期恢复情况。

手术晚期暴露是指发生在骨增量后4周以后，可能导致暴露区域的植骨吸收15%~25%，使暴露部位的骨体积略不足。暴露未感染的情况下先进行预防性抗感染治疗，对暴露的钛网需修剪尖锐或不规则的边缘。暴露区域无需拆除钛网即可愈合，不会引起后续感染、植骨失败等严重并发症，也不严重影响缺损区域的骨再生。

无论是早暴露还是晚暴露，都不容易引起继发感染，这可能与钛网表面光滑、钛网与植骨材料之间形成的假骨膜的保护作用有关（图11-4-29~ 图11-4-38）。

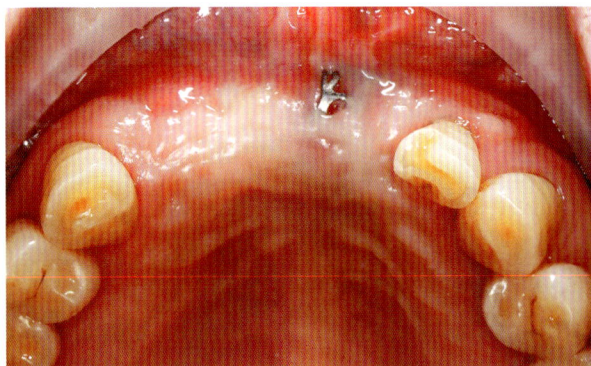

图 11-4-29　上颌 11—21 缺失,12、21 植入种植体,
21 宽度不足,行钛网植骨,1 个月后出现暴露

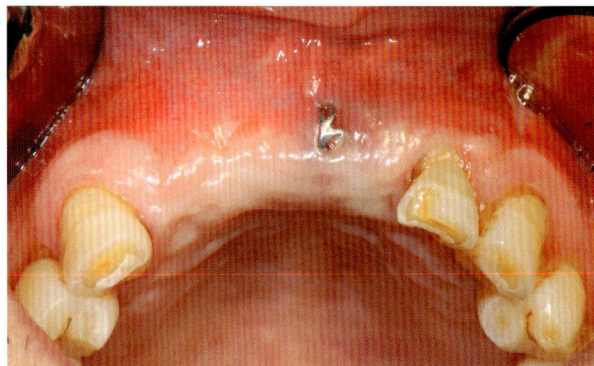

图 11-4-30　21 钛网植骨暴露 6 个月后,未见感染

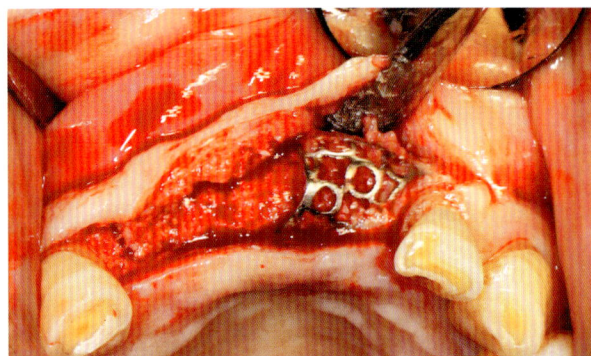

图 11-4-31　植骨后 6 个月,翻瓣暴露植骨区域

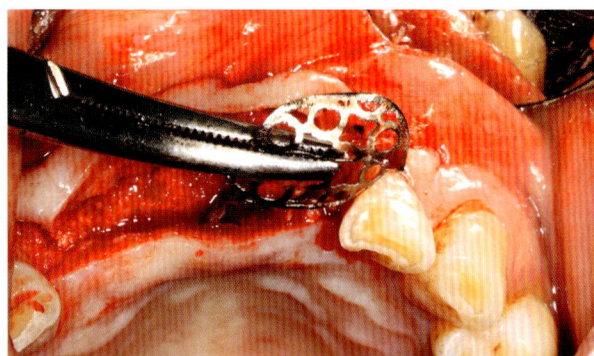

图 11-4-32　取出部分暴露的钛网

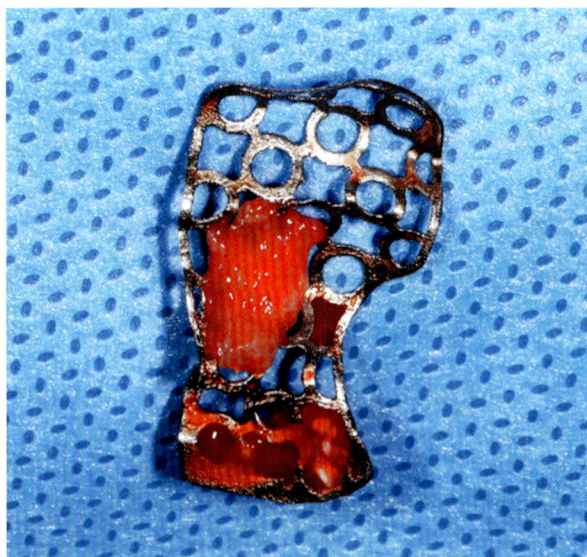

图 11-4-33　钛网内有明显假骨膜,未见感染现象

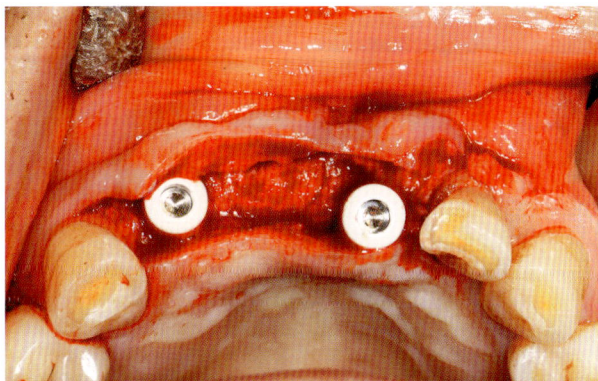

图 11-4-34　安装愈合基台

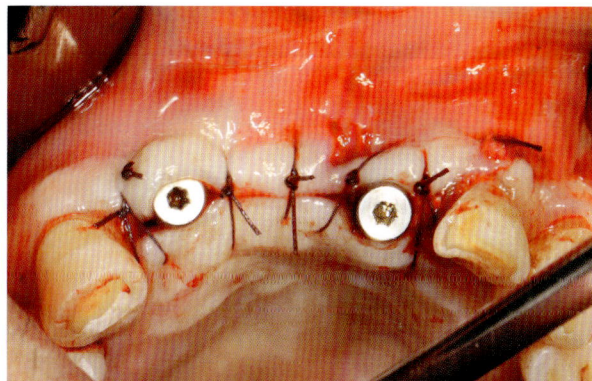

图 11-4-35　关闭创口,缝合

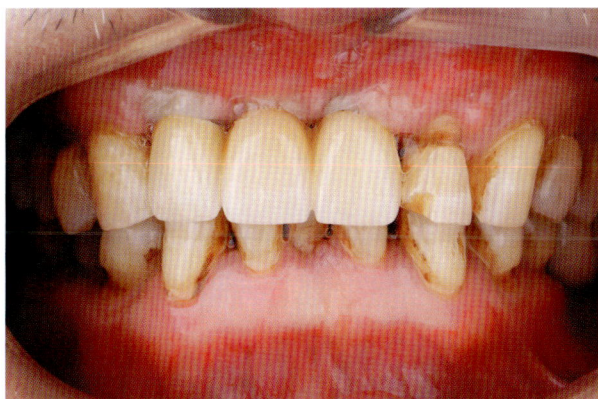

图 11-4-36　二期手术 1 个月后完成戴牙,口内正面观

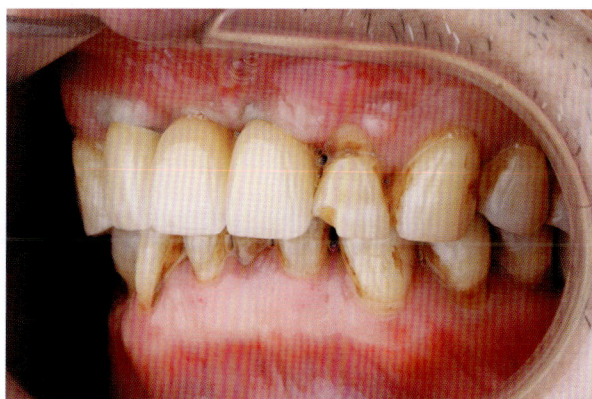

图 11-4-37　完成戴牙口内右侧面观

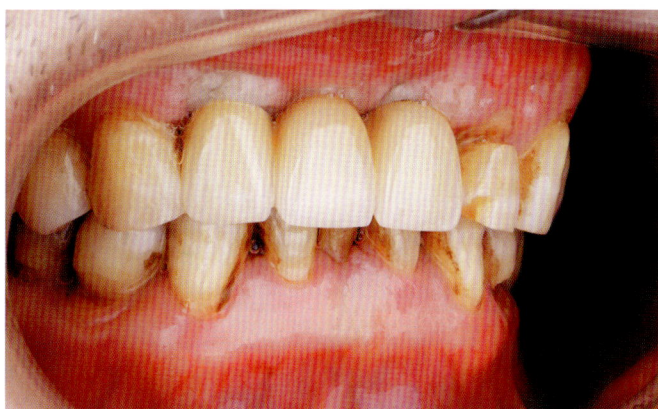

图 11-4-38　完成戴牙口内左侧面观

若钛网暴露,但钛网下方无暴露的骨组织,有软组织覆盖,可以密切观察,定期复查,使用 2% 的氯己定含漱液冲洗暴露区域。若伴有骨移植材料暴露,应使用 2% 氯己定冲洗液冲洗松动污染的骨移植材料,口服抗生素,预防感染。暴露情况下建议局部应用氯己定凝胶,以减少手术部位感染的可能性。在发生钛网暴露的少数患者中,会对口腔卫生维持带来障碍,甚至会刺激口腔黏膜,此时可以采用磨除法去除暴露的钛网。一般针对 3~4 周早期暴露面积较大的病例。使用高速手机金刚砂车针磨除暴露钛网,使钛网尽量隐藏在软组织内。若暴露范围较小,局部应用 0.2% 氯己定凝胶后观察;暴露范围较大(>1.5cm²)或同时存在术区感染时,应尽早取出钛网并给予抗感染治疗(图 11-4-39~ 图 11-4-41)。

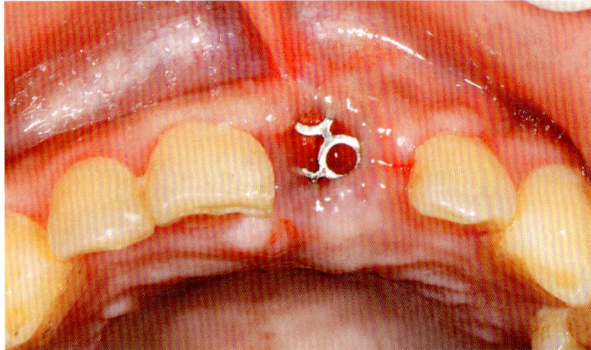

图 11-4-39　21 钛网植骨后 1 个月,
出现 5mm 暴露,未见感染现象

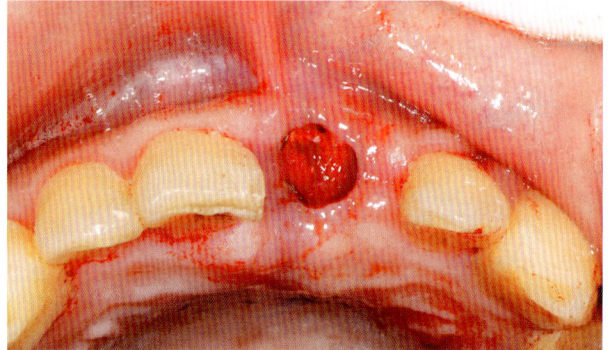

图 11-4-40　使用手机磨除暴露部分钛网,
对术区进行冲洗消毒

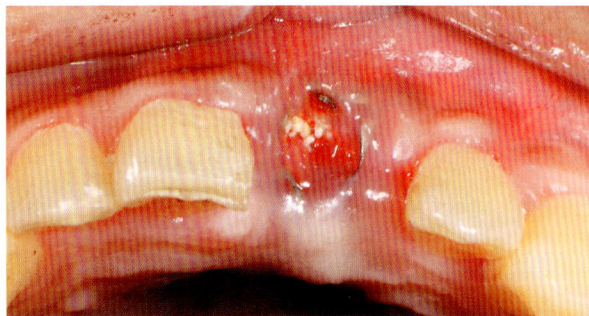

图 11-4-41　钛网暴露后 3 个月复查

第五节　数字化钛网临床应用的展望

一、数字化钛网设计的优化与改进

数字化钛网的工艺日趋成熟,减少钛网暴露的问题也是临床医生共同关注的焦点。首先应进一步优化钛网的理化和机械性能,例如孔隙率、结构、厚度、刚度和可塑性。

(一)厚度

对于降低钛网的厚度,建议为 0.2mm,设计适当的孔径大小与形态,此厚度首先能提供支撑再生位点的空间的刚性,其次能够保护移植材料,再次该厚度有柔韧性,能够降低软组织裂开的风险。

（二）孔隙率

钛网的孔径较大时孔径能提供良好的血供,但同时带来更多骨移植材料内陷问题,骨粉塌陷后无法更好地支撑软组织而导致钛网从软组织中突出,出现钛网暴露,适当大小的孔径可能更有利于软组织的稳定。

钛网的厚度与孔隙率之间有一定关系。钛网越厚孔隙率越小,空间维持能力越强,但是越厚的钛网对黏膜的刺激性越大,孔隙率越小越容易造成外侧软组织瓣血供不足,钛网暴露的风险更大,同时阻碍骨细胞迁移,影响成骨;然而大孔隙率可能影响钛网机械性能,易发生形变和塌陷,同时对骨移植材料的支撑也不够全面,会导致骨移植材料塌陷。

（三）表面抛光

钛网表面抛光技术也可以进一步优化,降低钛网表面粗糙度。文献报道的增强成骨细胞亲和性的最佳粗糙度为 $0.5\mu m$,可以减少对软组织的刺激,从而降低钛网暴露率。因此,改善 3D 打印钛网表面粗糙度对钛网暴露可能有改善;有研究表明也可以通过电解抛光处理,能够提供较光滑的表面(图 11-5-1~ 图 11-5-3)。

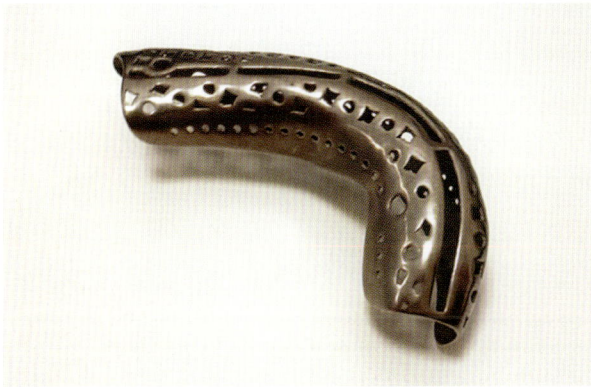

图 11-5-1　表面抛光钛网侧面观

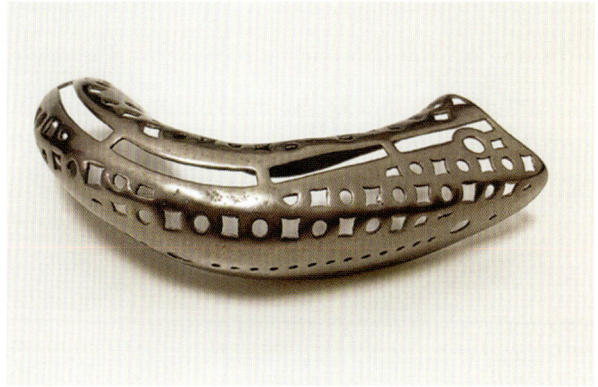

图 11-5-2　表面抛光钛网颊面观

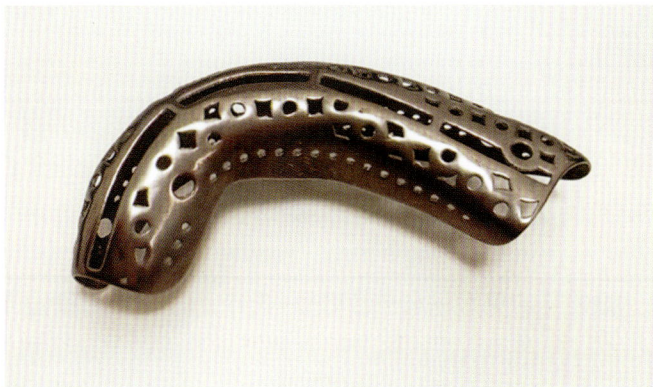

图 11-5-3　表面抛光钛网舌面观

（四）取出的便利性

钛网的设计还应该考虑增加取出便利性。钛网需要二次手术取出,需要再次翻瓣暴露术区,增加二次创伤。设计 3D 打印钛网时,可以在颊侧范围仅做少量扩展,使钛网范围局限于缺牙区,周围骨量充足的区域不做延伸。为了方便取出,钛网边缘区域可设计成小孔径,避免过多的软组织长入。二期手术时,尽量使外科医生只通过牙槽嵴顶切口即可取出钛网,避免大范围翻瓣(图 11-5-4)。

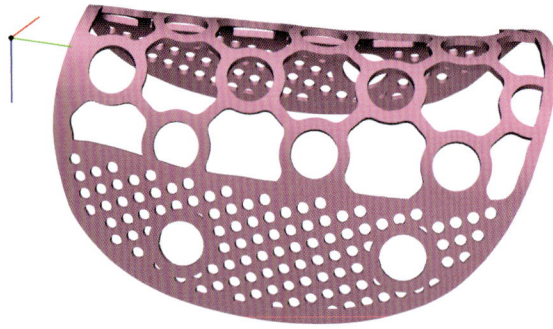

图 11-5-4　钛网边缘设计更小孔径，便于后期取出

二、数字化钛网的表面改性

近年来，有很多关于钛网表面改性的设计研究，在钛网表面纳入合成生物活性材料。在 Nguyen 等人一项研究中，比较了在 GBR 中覆盖钙磷涂层的钛网和未处理钛网对大鼠模型的影响，发现与未处理钛网组相比，实验组在钛网下无软组织干预。且实验组骨密度显著高于对照组（$P<0.05$），提高了骨再生的结构耐久性。最新研究中，锶被用来促进成骨细胞的增殖和分化，抑制破骨细胞的活性。将其与钛网表面的钙磷涂层结合，在大鼠模型上测试其在 GBR 中的作用与未处理和钙磷包覆钛网相比，锶钙磷包覆钛网的形态更均匀、密度更大，使骨再生区骨密度更高，促进骨与钛网的骨融合，防止愈合早期软组织长入。另外，有研究 HA/β-TCP 纳米管状钛网，提高了钛网和双相接枝材料的生物活性，可促进钛网上早期接触骨形成。因纳米管状钛网可促进钛网上早期接触骨形成，从而减少钛网向缺损处塌陷，提高牙槽嵴重建的可预测性。

超亲水表面被认为更有利于成骨细胞在骨再生区域的迁移，可以认为光活化功能在钛网 GBR 中具有积极意义。就技术而言，钛网表面的光活化处理比较容易实现，目前有针对种植体表面光活化处理的设备已经应用于临床，只需要将种植体放入紫外线设备中照射 15~30 秒即可增加钛种植体的表面亲水性，钛网同样也可以使用相同的设备进行紫外线照射来提高钛网表面的亲水性。

三、新型材料研究与应用

随着数字化和三维打印技术的发展，通过使用个性化打印的屏障膜可实现空间维护、骨移植物的精确可预测性和优化患者的针对性策略。不仅仅是钛金属作为支架材料应用于临床，还有生物相容性良好的 PEEK 和氧化锆材料也应用于骨增量程序中的支架打印。

2020 年，Morsy 等人研究 14 例严重萎缩的上颌前牙槽嵴患者（34 枚种植体）使用个性化的 CAD/CAM PEEK 片作为骨增量支架。最终平均垂直和水平骨增加（3.47 ± 1.46）mm 和（3.42 ± 1.1）mm。有学者研究，分别使用个性化打印的 PEEK 网和预弯钛网分组重建严重萎缩的上颌牙槽骨，发现了 PEEK 网与预弯钛网获得了相似的临床结果。然而，由于加工技术的限制，他们研究中使用的 PEEK 网的厚度达到了 2mm，导致占用成骨空间更大，手术难度更高。

也有关于氧化锆打印材料应用于骨增量程序的报道，把个性化氧化锆片用于在垂直向和水平方向上大范围骨增量，与骨缺损大小无关，并具有良好的生物相容性，经过测试，定制 3D 氧化锆屏障证实了良好的临床和组织学表现，即使在过早暴露的情况下，也没有显示出感染的迹象，最终获得良好的骨增量效果。氧化锆 3D 打印技术日趋成熟，但对于作为骨增量空间维持的打印厚度有较高要求，目前打印厚度无法达到 0.2mm 并同时能保证其强度。

作为新型材料的金属钽,也有相关研究。钽具有低毒和高耐腐蚀性特点,是一种很有潜力的生物金属材料。研究中比较了钽支架和钛支架的生物学性能,发现 3D 打印钽支架具有与骨松质相似的力学性能,在体内外表现出与钛支架相同的成骨趋势。

近年来,越来越多的团队在研究可降解的支架材料,避免钛网二次取出带来的手术创伤。多种高分子聚合物、磷酸盐和可降解金属支架等在体外研究和动物实验取得阶段性成果。这些支架材料有望带来更高的安全性能、可预期的结果、可控制的治疗效果,以及更小和更少的手术创伤。

(吕昊昕)

参考文献

1. HARTMANN A, PEETZ M, AL-NAWAS B, et al. Patient-specific titanium meshes: Future trend or current technology? Clin Implant Dent Relat Res, 2021, 23(1): 3-4

2. VOVK Y, VOVK V. Results of the guided bone regeneration in patients with jaw defects and atrophies by means of Mondeal® occlusive titanium membranes. Int J Oral Maxillofac Surg, 2005, 34(5): 74

3. ZHANG T, ZHANG T, CAI X. The application of a newly designed L-shaped titanium mesh for GBR with simultaneous implant placement in the esthetic zone: A retrospective case series study. Clinical Implant Dentistry and Related Research, 2019: 862-872

4. LI S, ZHANG T, ZHOU M, et al. A novel digital and visualized guided bone regeneration procedure and digital precise bone augmentation: A case series. Clin Implant Dent Relat Res, 2021, 23: 19-30

5. CHIAPASCO M, CASENTINI P, TOMMASATO G, et al. Customized CAD/CAM titanium meshes for the guided bone regeneration of severe alveolar ridge defects: Preliminary results of a retrospective clinical study in humans.Clin Oral Impl Res, 2021, 32: 498-510

6. NAN X, WANG C, LI L, et al. Application of three-dimensional printing individualized titanium mesh in alveolar bone defects with different Terheyden classifications: A retrospective case series study.Clinical Oral Implants Research, 2023, 34(6): 639-650

7. 郭雪琪,陈韵欣,杨岚,等. 3D 打印个性化钛网修复严重牙槽骨缺损的短期效果观察.中国口腔种植学杂志, 2021, 26(6): 368-375

8. ZHANG G, MIAO X, LIN H, et al.A tooth-supported titanium mesh bending and positioning module for alveolar bone augmentation and improving accuracy.J Esthet Restor Dent, 2023, 35(4): 586-595

9. YANG W, CHEN D, WANG C, et al.The effect of bone defect size on the 3D accuracy of alveolar bone augmentation performed with additively manufactured patient-specific titanium mesh.BMC Oral Health, 2022, 22(1): 557

10. 王婷婷,王凤,吴轶群. 3D 打印数字化个性化钛网在牙槽嵴引导骨再生中的临床应用.中国口腔种植学杂志, 2022, 27(4): 208-216

11. LI L, WANG C, LI X, et al.Research on the dimensional accuracy of customized bone augmentation combined with 3D-printing individualized titanium mesh: A retrospective case series study.Clin Implant Dent Relat Res, 2021, 23(1): 5-18

12. 程熠,黄海涛.牙槽骨增量中 3D 打印个性化支架材料的研究现状.中国口腔种植学杂志, 2023, 28(2): 114-118

13. 周立波,宿玉成,李昕茹,等.比较个性化钛网与传统钛网在引导骨再生后暴露的系统综述.中国口腔种植学杂志,2022,27(2):112-118

14. 袁帅,陈陶,李帝泽,等.三维打印个性化钛网在美学区牙槽骨缺损骨增量中应用的效果评估.中华口腔医学杂志,2020,55(11):878-884

15. DELLAVIA C, CANCIANI E, PELLEGRINI G, et al.Histological assessment of mandibular bone tissue after guided bone regeneration with customized computer-aided design/computer-assisted manufacture titanium mesh in humans:a cohort study.Clin Implant Dent Relat Res, 2021, 23(4):600-611

16. BRIGUGLIO F, FALCOMATA D, MARCONCINI S, et al.The use of titanium mesh in guided bone regeneration:a systematic review.Int J Dent, 2019, 7(2019):9065423

17. 张立强,刘洋,姜昕,等.增材制造个性化骨增量钛网的工程实现.中国口腔种植学杂志,2021,26(6):354-361

18. POLIDO W D, MISCH C M.An update on vertical bone augmentation.Forum implantologicum:materials and procedures for bone augmentation-an update, 2021, 17(2):123

19. 韩泽奎,张亮,谢菲,等.SLM 3D打印钛网表面聚氨酯涂层的涂覆及表面性能的研究.中国口腔种植学杂志,2022,27(1):16-21

20. EL MORSY O A, BARAKAT A, MEKHEMER S, et al.Assessment of 3-dimensional bone augmentation of severely atrophied maxillary alveolar ridgesusing patient-specific poly ether-ether ketone(PEEK)sheets.Clin Implant Dent Relat Res, 2020, 22(2):1-8

21. DONG Q, ZHANG M, ZHOU X, et al.3D-printed Mg-incorporated PCL-based scaffolds:A promising approach for bone healing.Mater Sci Eng C Mater Biol Appl, 2021, 129:112372

22. HARTMANN A,SEILER M.Minimizing risk of customized titanium mesh exposures-a retrospective analysis.BMC Oral Health, 2020, 20(1):36

52检